U0906894

编　委　会

21世纪中西医临床医学专业系列教材

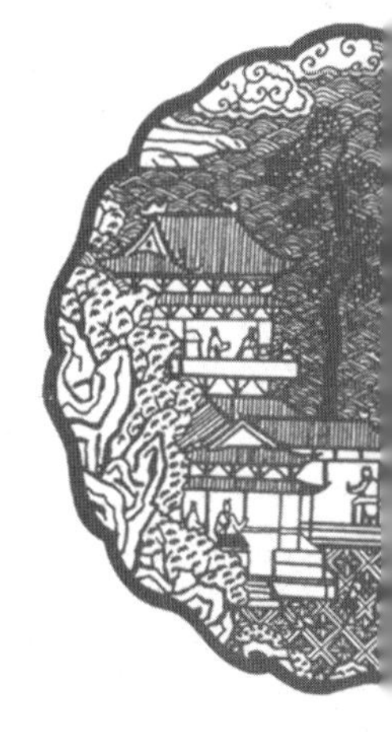

中西医结合内科急症学

（第3版）

刘 南 主编

◎
广东高等教育出版社
广州

图书在版编目（CIP）数据

中西医结合内科急症学/刘南主编．—3版．—广州：广东高等教育出版社，2020.1（2022.2重印）
ISBN 978-7-5361-6544-1

Ⅰ．①中… Ⅱ．①刘… Ⅲ．①内科-急性病-中西医结合-诊疗 Ⅳ．①R505.97

中国版本图书馆CIP数据核字（2019）第162374号

ZHONGXIYI JIEHE NEIKE JIZHENGXUE

广东高等教育出版社出版发行
地址：广州市天河区林和西横路
邮编：510500 电话：87551597
佛山市浩文彩色印刷有限公司印刷
787毫米×1 092毫米 16开本 30.25印张 711千字
2007年9月第1版 2013年8月第2版
2020年1月第3版 2022年2月第2次印刷
定价：59.00元

内容简介

《中西医结合内科急症学》是广州中医药大学第一临床医学院为了适应中西医结合临床专业教学的需要，组织编写的中西医结合临床医学系列教材之一。

全书共三篇，第一篇主要介绍中西医急诊基础理论；第二篇介绍危重症；第三篇主要介绍常见内科急症的诊疗及急诊常用的诊疗技术。全书共收集44个病症。全书以西医病名为纲，同时论述中西医内容，对每一病症均从概述、病因病理、临床表现、实验室及其他检查、诊断与鉴别诊断、治疗、临床思路、预后与转归、预防与调护9个方面进行论述。其中，临床思路是本书重要特色之一，这部分内容重点对该病在发生、发展以及诊治过程中有关诊断、治疗的重点、难点等诸多相关问题进行临床提示，集中反映了临床专家的诊治精华和实践经验，也是中西医如何结合的切入点，对如何发挥中西医优势有一定指导意义。

本书体例新颖，特色鲜明，内容丰富，资料翔实，实用性强，力求反映当今中西医结合诊治的成果，不仅可做中西医结合临床专业医学生教材，也可供各级中医生、中西医结合医生临床上参考。

序

21世纪中西医临床医学专业系列教材由广州中医药大学第一临床医学院中西医临床医学专业教材建设委员会组织编写，由广东高等教育出版社出版，适用于中西医临床医学专业，适合中西医结合执业医师考试和中西医结合中、高级技术资格考试的需要。

中西医结合是我国医学领域重要的发展方向。中西医结合的目的是使中西医优势互补，共同为保障我国人民健康做出贡献。中华人民共和国成立以后，毛泽东提出了“中西医结合”的指导思想，是根据我国既有传统的中医学，又有西医学的现实国情提出来的。温家宝总理最近题词：“实行中西医结合，发展传统医药学。”在国家领导人的倡导和中西医专家的共同努力下，经过50年的研究与实践，中西医结合事业得到了长足的发展。

中西医结合事业要有更大发展，关键是教育。从20世纪90年代开始，我国的高等教育领域开设了中医专业本科的中西医结合方向课程。2002年，教育部批准设置中西医临床医学专业，标志着中西医结合的高等教育开始走向规范。目前中西医结合培养模式深受社会欢迎，说明将中西医结合正式纳入高等本科教育体系有其重要意义。

广州中医药大学从2004年开办中西医临床医学专业，近3年已招收本科学生380余人。根据中西医临床医学专业的培养目标，我们设立了中西医临床医学专业教材建设委员会，拟定教学大纲和教材建设规划，组织编写《中西医结合内科学》《中西医结合外科学》《中西医结合妇产科学》《中西医结合儿科学》《中西医结合骨伤科学》《中西医结合眼科学》《中西医结合耳鼻咽喉科学》《中西医结合内科急症学》和《临床医技学》等一系列教材，覆盖全部临床学科以及影像诊断等领域。各科教材的主编均为具有丰富临床与教学经验、学术造诣深厚的中西医结合专家。本套教材力求达到思想

性、科学性、启发性、先进性和适用性的统一。内容主要体现中医与西医基础理论、中西医结合临床基本知识和基本技能，注重西医诊断与中医辨病、辨证的结合，中西医治疗方法的优势互补，并提出中西医结合的临床思路，反映中西医结合在各个临床学科的新进展、新理论、新成果。本系列教材的编写本着“以精品育精英”的原则，从教材的规划、编写到审定等各个环节，多次组织专家进行认真的讨论，不断完善，保证质量，力争编出特色、编出水平。本系列教材突出中西医结合的优势，注重对学生临床思维、实践能力与创新能力的培养。

目前，广州中医药大学第一临床医学院拥有中医临床基础、内科、骨伤科和妇科等4个教育部重点学科；拥有国家级精品课程“中医妇科学”，省级精品课程“中医内科学”“中医伤科学”“伤寒论”“温病学”“中医眼科学”，校级精品课程“中医耳鼻喉科学”和“金匮要略”等；承担了国家级“十五”“十一五”规划教材、案例式教材共31部的主编和副主编工作；培养了一批中西医结合临床专业的硕士和博士研究生。这些为本系列教材的编写创造了条件。

“工欲善其事，必先利其器”。教材是教学工作与课程建设的重要载体。本系列教材的编写和出版，是广州中医药大学中西医临床医学专业本科教育的一项重要工作。希望这套教材给教师提供理论与实践教学的范本，给学生提供系统、实用的临床读本，促进学生的知识、能力、素质协调发展，为培养高素质的中西医结合人才做出贡献。

广州中医药大学第一临床医学院
中西医临床医学专业教材建设委员会
2007年6月

第三版前言

2013 年 4 月，本教材进行了第 2 版的更新。2013 年至今，第 2 版教材使用过程中收到了不少学生的反馈意见，同时，中西医急诊医学领域的知识也在不断发展更新。

为了更好地体现和适应急诊医学的发展，编委会对本教材进行了再次修订，在第 2 版基础上删除了“甲状腺危象”章节，并新增了“脓毒症”“登革热”“毒蛇咬伤”和“电复律术”的内容。

修订过程中我们仍坚持原教材中西医有机结合的思路，并充分注意了内容的基础性和严谨性。

临床上，由于病人个体差异和医疗技术的迅速发展，治疗方法和药物剂量不断变化，因此，本书内容仅供参考，不负法律责任。

由于编者水平所限，加上时间仓促，书中必然存在诸多不足，请广大读者不吝指正。

《中西医结合内科急症学（第 3 版）》编委会

2019 年 6 月

再版前言

2007年9月，为了适应中西医结合临床专业教学的需要，本编委会编写了本教材的第一版。

第一版教材出版后，在大专、本科、硕士研究生等不同层次和夜大、全日制等不同学制的学生教学中广泛使用，使用过程中得到了大量的肯定，也收到了不少中肯的意见和建议。这些鼓励和批评，都是促使我们不断改进和完善的动力。

近5年来，各类突发公共卫生事件不断出现，对急诊医学提出了更高要求。在多次突发公共卫生事件当中，中西医急诊医学均发挥了各自的长处，体现了取长补短、中西结合的优势。急诊医学及各相关专业学科的知识在这段时期内也大量更新，不少中医药治疗机制得到认可，也大量发表和更新了临床指南、规范和共识。为了吸收并采纳新知识，进一步总结我们的临床经验，以使本教材能与时俱进，更好地体现和适应急诊医学的发展，我们对本教材进行了重新修订，并删除了“严重急性呼吸综合征”这一节。

修订过程中我们始终坚持贯彻中西医有机结合的思路，坚持临床实用。考虑到教材的特点，我们也充分注意了内容的基础性和严谨性。

本书分总论和各论两部分，总论介绍中西医急诊基础理论，各论主要介绍内科常见急症和部分诊疗技术。本次修订中增加了几位编委，他们都是长期在急诊一线工作的中青年骨干医师，具有丰富的临床经验。

在临床上，由于患者个体差异和现代医疗技术的迅速发展，治疗方法和药物剂量不断变化，因此本书提供的资料仅供参考，不负法律责任。

由于编者水平所限，加上时间仓促，书中必然存在很多不足，请广大读者不吝指正。

《中西医结合内科急症学》编委会

2013年4月

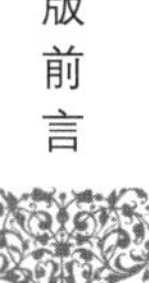

前　言

为了适应中西医结合临床专业教学的需要，广州中医药大学第一临床医学院中西医临床医学专业教材建设委员会组织编写了中西医临床医学系列教材，本教材是其中之一。

急诊医学是20世纪70年代以后逐渐形成的新兴临床医学专业，是一门应医学科学发展和社会需求两个重要因素而形成的新学科。急诊医学的水平在一定程度上反映了一个医院、一个城市乃至一个国家医疗的整体综合水平。西医学在我国发展迅速，对临床急症的救治已形成一套较为完整的处理方法；中医急诊学也源远流长，几千年来已形成了完整的理论体系，积累了丰富的临床经验。中西医各具特色，各有优势。取两者之长，补两者之不足，可望使中国医学有所突破，从而提高临床疗效，造福于人类。

本教材编写力求贯彻中西医有机结合思路，从临床实用的角度出发，把我们长期从事中西医结合治疗急症的临床经验进行总结，突出我院特色，并有所创新。书中同时介绍中西医对内科常见急症的诊治方法，既突出西医的成果，又体现中医的优势，并切入两者的结合点，使学生了解、熟悉和掌握中西医结合内科急症学的基本理论和基础知识，为以后中西医结合治疗内科急症打下良好的基础。

中西医如何进行结合是一个较为复杂的问题，广大医务工作者做了大量的研究工作，进行了许多有益的探索，取得了一定的成绩，但还不够理想，还需要不断完善和提高，需要更多的突破。

本书分总论和各论，总论介绍中西医急诊基础理论，各论主要介绍内科常见急症和部分诊疗技术。总论、心脏骤停和心肺复苏术、急性左心功能衰竭由刘南编写；急性上消化道出血、急性胰腺炎、急性胆囊炎、暴发性肝衰竭、流行性出血热、伤寒、霍乱由左俊岭编写；急性脑血管病、癫痫持续状态、中枢神经系统感染、休克由林新锋编写；急性心肌梗死、严重心律失常、主动脉夹层、高血压危象、急性心脏压塞由黄小平编写；急性呼吸衰竭、急性呼吸窘迫综合征、自发性气胸、肺栓塞、重症哮喘、传染性非典型肺炎由叶志中编写；糖尿病酮症酸中毒、甲状腺机能亢进危象、低血糖症、

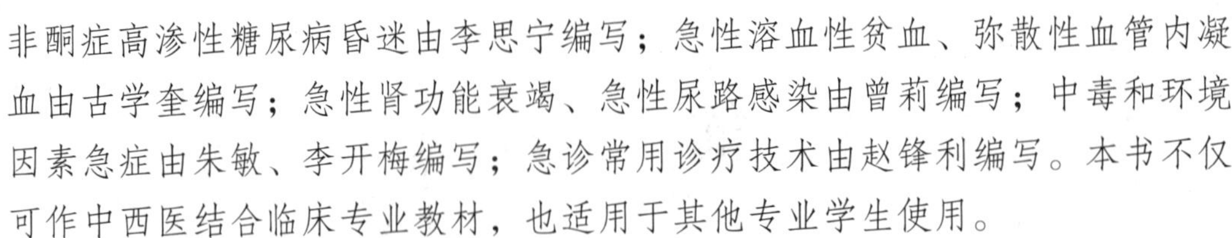

非酮症高渗性糖尿病昏迷由李思宁编写；急性溶血性贫血、弥散性血管内凝血由古学奎编写；急性肾功能衰竭、急性尿路感染由曾莉编写；中毒和环境因素急症由朱敏、李开梅编写；急诊常用诊疗技术由赵锋利编写。本书不仅可作中西医结合临床专业教材，也适用于其他专业学生使用。

由于编者水平所限，加上时间仓促，书中必然存在很多不足，请广大读者不吝指正。

刘　南　林新锋　左俊岭

2007 年 6 月

目　　录

第一编　总　论

第二编　危重症

第三编　各论（常见内科急症）

第一编　总　论

第一章 急诊医学的概念、范畴和发展概要

急诊医学是20世纪70年代以后逐渐形成的新兴临床医学专业，是一门应医学科学发展和社会需求两个重要因素而形成的新学科。人类为了生存而同自然界各种不利因素做斗争，并在与疾病斗争过程中总结经验而形成了医学。随着社会进步和生产力水平的提高，医学科学不断发展，逐渐出现了不同的分支，从最初的内外科两大分支，派生出如今众多的三级学科，如心血管内科、呼吸内科、骨科等，临床各学科的分支越来越细。社会进步和生产力发展在满足人类物质文明的同时也带来了不幸，如战争、交通意外、创伤、中毒、自然灾害等对人类的伤害明显增加，产生了大量的伤员；随着生活水平的提高，人的寿命越来越长，老龄化程度加重，工作生活节奏越来越快，加上不良的生活习惯，心、脑血管急症发病率以及其他急、危症发病率都在不断增加。这些伤病员如何得到有效迅速的救治呢？以系统器官界定的传统专科虽然在专业治疗上有其优越性，但又有其局限性和知识偏窄的一面，缺少跨学科技术。专科医生在面对复杂的病情时鉴别诊断难度很大。因此，要使这些伤病员得到有效迅速的抢救，就需要一批特殊的受过专门培养的跨学科医师——急诊医学专业医师，需要建立一个新的医学工程，就是要建设完善的“急诊医疗服务体系（emergency medical service system，EMSS）”，即院前急救→急诊科急救→ICU急救（病房）三部分。这个体系开始于院前，医务人员把最有效的处理方法，以最快的速度送到病人、伤员身旁，首先给予必要的初步处理，维持他们的生命，然后安全地转送到较近的医院急诊室，进一步明确诊断和加强治疗。多数病人接受急诊处理后，伤、病情况得到改善，可以离开医院回家或以后到门诊随诊，少数病人经过急诊处理病情稳定后转入相应专科病房。这种方式有效地提高了急诊抢救的质量和成功率，并形成了一个专业理论体系——急诊医学。

20世纪70年代美国率先将急诊医学独立于其他学科，开始出现急诊医学的雏形。1979年急诊医学获美国医学会正式承认，从而成为一门独立的新学科，并成为医学科学的第23门专业学科。欧美一些发达国家多数已建立自己的急救网络，大大地推动了急诊医学的发展。我国急诊急救工作历史悠久，50年代中期，我国大中城市开始建立急救站，重点是进行院前急救。但真正得到重视是在20世纪80年代初。1980年10月卫生部颁发《关于加强城市急救工作的意见》，强调健全急救组织，加强对急救工作的领导，逐步实现急救现代化的进程。1982年3月卫生部医政司召集若干急诊工作方面的专家开了“咨询会”，草拟《医院建设急诊科（室）的建设书》，次年颁布了《医院建设急诊科（室）的方案》。1984年6月卫生部颁发《医院急诊科（室）建设的通知》，指出急诊医学已发展成为新兴独立学科，必须改革现行管理体制，把急诊工作提高到一个新水平。此后全国不少医院都组建了急诊中心（站），大多数县级以上综合性医院的急诊室都纷纷改建为急诊科。1985年在杭州召开的急诊工作会议上，推选成立了全国急诊医学会筹备组，并正式向中华医学会提出申请。1986年12月1日中华医学

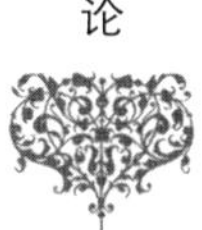

会常委会正式批准成立“中华医学会急诊医学专科学会”，并于次年在杭州召开成立大会，至此我国急诊医学正式被承认为一门独立学科。

急诊医学是医学领域中一门新兴的跨学科的边缘学科，它包括急救医学、危重病医学、灾害医学、复苏学、创伤学、毒物学、儿科急救学和急诊医疗服务体系八个方面。它是以急性创伤、急性病和慢性病急性发作的诊治为核心内容的。急诊医学与其他临床学科有很大的交叉性，但急诊医学与全科医学是完全不同的概念。全科医学是以人为中心，以维护和促进健康为目标，向个人、家庭与社区提供医疗、预防、保健、康复、健康教育和计划生育技术指导六位一体的基层卫生服务。急诊医学也是以病人为中心，但其关注的焦点是病人的生命，运用最先进的设施和方法，以最快的速度、最有效的手段，尽最大可能地挽救急危重症病人的生命和最大限度地减轻病人的伤残。急诊医学不同于其他二级学科，更不同于三级学科，它不分内外科，更不是以某一系统疾病的诊治为重点，它所要救治的是所有急症而不分科，因此它涉及所有临床专业和多数基础医学专业。其救治的范围主要有急危重症和一般急症，急危重症主要有心脏骤停、休克、心血管急症（急性心肌梗死、急性左心功能衰竭、高血压危象、恶性心律失常）、呼吸系统急症（大咯血、急性呼吸衰竭、急性呼吸窘迫综合征）、消化系统急症（上、下消化道大出血，暴发型肝衰竭，急腹症）、神经系统急症（急性脑血管病、癫痫持续状态）、内分泌急症（糖尿病酮症酸中毒、低血糖昏迷、各种内分泌危象）、多器官功能衰竭、创伤、急性中毒等，一般急症有发热、眩晕、呕吐、腹泻、鼻出血、哮喘等。

急诊医学被国际医学界承认为独立学科仅仅 30 多年，但发展极为迅速，各个领域都有不同程度的进展，EMSS 体系日趋成熟。目前我国院前急救模式有四种，这些模式各有优点，也有不足，并在不断完善。2000 年和 2005 年得到国际复苏指南的广泛认可，心肺复苏（cardiopulmonary resuscitation，CPR）技术的全社会普及训练和 CPR 的基础研究，特别是对 CPR 后脑复苏的高度重视促进了复苏学的发展；院前或急诊室溶栓救治急性心肌梗死的推广，降低了急性心肌梗死的死亡率；严重创伤、中毒、多器官功能衰竭、急性呼吸窘迫综合征等研究取得了进展；急诊人才的教育和科研也有了提高。急诊医学的发展对提高医疗质量、减少疾病伤残发挥了重要的作用，急诊医学的水平在一定程度上反映了一个医院、一个城市乃至一个国家整体综合实力。虽然如此，但急诊医学在我国被承认的时间不长，目前对急诊医学的认识还存在差异，急诊医学的发展还存在很多困难，要想使其像其他学科那样真正成为比较完善、独立的学科，还需要长期的努力。如我国到现在只有少数医科大学设有急诊医学专业，影响了急诊医学的教育和人才培养；不少医院虽然在形式上已成立了急诊科，但在人员编制乃至急诊科的布局上均未达到较为理想的程度，还属于依赖型或过渡型而不是独立型；由于各地经济实力、城市规模等存在差异，院前急救服务体系水平参差不齐，模式不同，网络建立也不完善，在急救平均反应时间和急救水平上和发达国家仍有较大差距；对急诊医学不够重视，对急诊医学的社会属性认识不足影响了对急诊事业的投入；忽视了急诊外科队伍的建设，影响了创伤急救的质量；等等。急诊医学是一门年轻的学科，在各方面尚待完善，只要政府重视和社会支持，从事急诊、急救医学的同仁们长期努力，急诊医学将会得到蓬勃发展，急诊医学的明天将充满希望。

第二章　急诊医疗服务体系概论

急诊医疗服务体系概括来说由院前急救、医院急诊科（室）急救、重症监护病房（ICU）急救三个部分组成。三者既有明确分工，又有密切联系，形成一个有机整体，为各种急危病人提供快速而有效的急救医疗服务。组建 EMSS 应包括以下内容。

一、院前急救

院前急救体系可以由独立的一个机构组成，也可以由多家医院组成，它必须具备下列条件。

（一）建立完善的急救网络

急救网络（first aid）包括两层意思：一是指一个地区或城市应该有一个急救指挥中心以及分布合理的急救站组成急救网络，急救指挥中心统一接收呼救信息，能够在短时间内下达指令，调度指挥足够数量的最近的救护车迅速赶赴现场。二是指大中城市应建立三级“接收医院”急救网络，一般一级急救网络由社区医院和乡镇医院组成，可收治一般伤病员；二级急救网络由区、县级医院组成，可收治较重的伤病员；三级急救网络由市级综合性医院和教学医院组成，收治病情危重且较复杂的伤病员。目前我国各地的急救中心模式不一，主要有四种：①北京模式，是单独建立的具有现代化水平、专业配套的急救中心，实行院前院内急救一体化，但是任务半径较长。②广州模式，是全市统一的急救医疗指挥中心，各医院划区分片负责院前急救。③重庆模式，是依附一所医院建立的急救中心，容易出现急救资源浪费。④上海模式，院前急救由急救中心及各救护分站独立承担，统一指挥调度，急救半径小，反应快，但与院内急救联系不够密切。不管是何种模式，都要求有足够的急救站，分布合理，急救半径尽可能小。如美国西雅图急救站星罗棋布，抢救半径较短，一般救护车均可在 6 min 内到达出事现场，所以它是世界上复苏成功率最高的城市之一。

（二）合格的急救人员

院前急救人员应该接受严格的院前急救专业培训，能熟练掌握止血、包扎、固定、搬运等技术，掌握基础生命维护以及常见急症的应急处理。他们要具有较强的应急能力，操作熟练，基本功过硬，能独立工作。急救人员包括急救医师、急救护士和急救技术人员。作为院前急救人员，如果是急救医师当然是最好的，但成本太高，所以也可以是急救护士。在美国主要负责院前阶段抢救和运送工作的是急救技术人员，这类人员按其技术水平分为三类：随车急救技士（EMT－I）、中级急救技士（EMT－A）和急救医助（EMT－P）。这一措施不仅能迅速提高救治能力，而且节省了大量培训经费。急救医师只在必要时才随车出诊，在多数情况下，急诊科护士往往成为第一个提供急救医疗

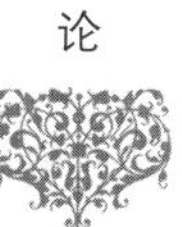

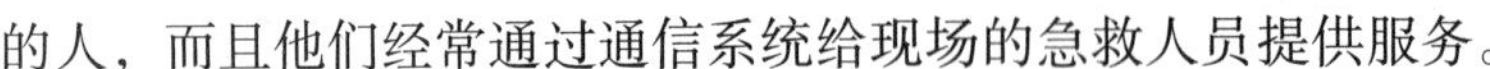
的人，而且他们经常通过通信系统给现场的急救人员提供服务。

（三）现代化的通信工具

现代化的通信系统是院前急救的关键环节，是提高应急能力的基础。全城乃至全国应有统一呼救电话号码，现在我国已规定为“120”。“120”专线电话应该设立急救专线电话，才能保障急救通信线路的畅通，也应配有自动录音装置，录音保存一定的时间以备查。急救指挥中心、急救站（急诊科）和救护车之间应有无线电话联络系统，它可以快速联结三者，经过迅速的分诊和调度，一条现场急救、安全运输和收受医院急诊室之间的绿色通道即已接通。现代化的通信系统还不只这些，应该有计算机辅助调度系统，可以测算出呼救者的地点和病情，根据车辆流程自动调度距离现场最近的救护车驶至急救现场，配有卫星定位系统，通过指挥中心的电子计算机监测和显示所有救护车的位置和状态，救护车上都有无线通信系统，能与指挥中心、急诊科保持联系，病人在车上不仅能得到及时的救治和监护，而且测得的数据能传送到医院急诊科，并根据医院急诊科专科医生的指令对病人做进一步的救治。

（四）功能齐全的运输工具

急救运输工具是急救单位执行紧急救护任务必不可少的设备，它可以提高应急能力，保证急救人员及时、迅速到位。用于输送伤病员的交通工具应由国家统一规定标准。交通工具主要是陆路救护车，在特殊情况下也可以使用直升机和医用小飞机。救护车必须数量充足，性能良好，能快速启动和高速行驶，具有较好的避震性能，安装有现代化的通信设备和空调系统，配备常用的急救设备和药品。

二、医院急诊科

急诊科是医院急救的第一线，是与院前急救联系最密切的部分，可以说是医院的“缩影”和医院综合实力的反映。虽然目前我国大部分的医院都建立了急诊科，这方便了急危重病人的就医；但很多医院对急诊科在医院的地位认识不足，投入不够，急诊科的建设还存在不完善的地方，政府和医院必须重视和加强急诊工作，才能使急诊事业得到更大的发展。

（一）急诊科的人员与结构

急诊医学已是一个独立的跨学科的医学专业，急诊科在医院应该是一级科室，应与其他临床科室有同样的编制。急诊科的医生主要是固定的急诊专业医生。急诊专业医生与其他专科医生的最大不同点是他们必须掌握多学科或跨专业的理论知识与技能，才能适应急诊急救病人的紧迫、复杂、多变的挑战，诊断治疗才有可能做到迅速、准确、高效。发达国家早已实行急诊专科医师培训计划（emergency program）。培训时间一般为3～4年，招收的学员都是医学本科毕业生（年轻住院医师），经过急诊专科培训合格，才能持证上岗，成为急诊专科医师。毋庸讳言，目前我国急诊从医人员都未经过急诊专科培训，大多是从内、外科转业而来。因此，要提高我国急诊急救医疗质量，就必须从根本上实行急诊专业医师培训制，并制定出急诊专业医师职称晋升、工资待遇等相应配套政策，使急诊专业早日规范化。国家卫生和计划生育委员会已对急诊专业准入制度进行了研究，相信不久的将来我国也会实行急诊专业准入制度。目前三级医院尤其是教学医院普遍的做法是急诊上岗前经过2~3年的临床各科轮转及上岗前短期培训，不过这种轮转制尚处在起步阶段，与国外急诊专业培训相比，差距还很大。为了确保轮转培训质量，应当不断总结更合理的轮转计划、科目、内容、时间、考核制度等，真正做到规范化，才能确保高质量的急诊医疗服务。另外，急诊医学硕士点的建立，为急诊医学培养了一批专业师资力量，将来会有更多急诊医学专业人才充实急诊队伍，使急诊医疗服务体系向着规范化的方向发展。除了固定的急诊专业医生外，其他临床科室的低年资医生也要到急诊科轮转，接受急诊专业的临床培训，时间可以在3~6个月。在急诊科实习和进修的医生不应安排其单独值班。

（二）急诊科的任务

急诊科的任务包括医疗、教学和科研。治疗各类急性病及慢性病急性发作，依据不同病情对病人做出回家、留院观察或收入急诊病房、ICU的决定。虽然急诊室每天接待的急症病人，大多是一般急症，需急救或组织专业人员急救的属少数；但应该认真对待每一例病人，不可忽视或轻视一般急症的处理，因为其中有一部分病人有可能演变成危重病人。医院要对急诊专业医生、来急诊科轮转或进修的医生及急诊专科护士进行定期培训，有条件的可以举办各种继续教育的培训班。急诊科也要开展科研工作，虽然它的科研工作与其他临床科室可能重叠，但是随着医学的发展，急诊科研工作也越来越专业化，科研的重点是开展复苏学、休克、复合伤、多系统和器官衰竭的研究，结合急诊临床改进或研制有关的医疗仪器和设备。

（三）急诊科布局

急诊科应自成一区，为了方便病人就诊，应设在医院大门的一侧，与门诊楼相邻，人物流向合理，室内采光充足，空气流通，楼下有停车场，有专门的救护车通道。建立绿色通道，设有醒目的急诊和分区标志。小儿急诊与成人急诊应分开为宜，急诊传染病隔离病房独立成区，手术室、清创室、辅助检查科室、药房、收费等部门均应在急诊小区内，急诊观察床位或急诊病房床位应与急诊量相适应。

三、ICU

ICU是专门收治危重病人进行集中监护和治疗的场所。它始于20世纪50年代，麻醉技术及外科手术的发展使某些危重病手术治疗成为可能，术后对病情监护及护理的加强，逐渐形成特护小组及特护病房，最终发展成ICU。急诊ICU实际上是急诊医疗服务体系的组成部分。进入急诊抢救室的病人经急诊处理后，如涉及多个科室而归属不甚明确的病人，可收住急诊ICU。

（一）急诊ICU的设置

急诊ICU病床数与急诊量、危重病人所占比例以及医院有无其他专科ICU等因素有关，一般以4~6张为宜，床位太少不能满足临床需要，床位过多则可能导致使用率不高，医护人员相对过剩，设备闲置，造成人力物力浪费。所以原则上以每间病房设置1张病床较好，占地15~20 m^2，除了有中心监测站外，还有医护办公室、配药室、治

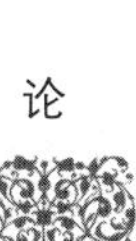

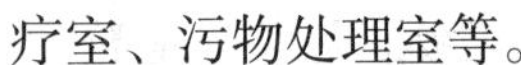

疗室、污物处理室等。

（二）人员配备

医生人数与床位数之比一般为（1～1.5）∶1，护士人数为3∶1，所有医护人员均必须经过专业培训，经考试合格后方可上岗工作。

（三）主要设备

应配备有循环系统和呼吸系统监测设备，包括心电图机、心电监护仪、多功能监护仪、除颤器、体外起搏器、血气分析仪、呼吸机，以及潮气量、呼气末二氧化碳及血氧饱和度的监测仪，还要配备血液透析机、血糖测定仪、电子输液泵、床边X光机、降温毯、自动生化分析仪、床边B超机等，有条件的还可配备颅内压监测仪和脑电图仪等，这些设备不一定要一步到位，可以逐步完善。

第三章　院前急救概述

一、概念

院前急救有广义和狭义之分。广义的院前急救是指伤病员在发病或受伤时，由医务人员或目击者对其进行必要的急救，以维持基本生命体征和减轻痛苦的医疗活动和行为的总称。它既是医疗单位闻讯后赶赴现场的救治活动和行为，也可以是经过 CPR 等普及培训教育的红十字卫生员、司机、交通警察、营业员以及其他人员的救治活动。

狭义的院前急救则专指由通信、运输和医疗基本要素所构成的专业急救机构，在病人到达医院前实施的现场救治和转送途中进行的医疗活动。

广义与狭义的区分在于是否有公众的参与。

二、院前急救的重要性

院前急救是医疗卫生行业的重要窗口服务，是社会安全保障系统的重要组成部分，是急救急诊医学的首要和重要环节，其技术与服务的质量直接影响到整个急救急诊服务的最终效果。其重要性包括以下两个方面。

1. 院前急救是急诊医疗服务体系的重要组成部分，是急诊医学的首要和重要环节。其意义在于：在急危重症病人的发病初期就给予及时有效的现场抢救，维持病人的生命，防止病人的再损伤，减轻病人的痛苦，并快速安全地将其护送到医院进行进一步的救治，为院内急救赢得时间和条件，减少急危重症病人的病死率和致残率，其重要性不言而喻。许多病人突发急症后在到达医院前就已经死亡或濒临死亡，其中最重要的原因之一就是没有得到及时正确的院前急救。病人心脏骤停超过 10 min，复苏生存的可能性极低，如果没有院前急救在开始的几分钟进行 CPR，来到医院就算设备再好，医术再高明，都难使其起死回生。

2. 院前急救医疗服务的建立对于社会与城市功能的实现以及急诊医学学科体系的发展有着开拓性的影响。无论对于政府及政府官员或者对于急救医疗专业界人士，院前急救医疗服务体系的建立与发展都是一项重大的课题。现代社会以及社会不断进步所产生与演化的公共卫生事件包括：

（1）交通意外事件：尤其是高速公路意外事件。

（2）火灾：尤其是城市高层建筑火灾事件。

（3）传染病：包括既往的与新发生的传染病的群体扩散紧急事件。

（4）恐怖事件：包括化学、生化恐怖事件。

（5）社会暴力事件。

（6）自然环境改变导致的洪水、台风、海啸等自然灾害。

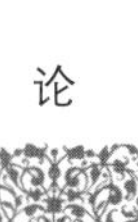

同时，由于现代社会对人的生命保护、人对生命价值认识都发生了重大变化，公共卫生事件应急处理及时与否都关系人民的生命安全和社会稳定。因此，院前急救医疗服务体系作为社会应急反应最主要的基础平台，对于降低人、财、物损失，起着至关重要的作用。急危重症的前端服务即院前急救医疗的建立与完善，必将在急诊医学整体学科体系建立上起到划时代的作用。院前急诊医疗服务的建立与完善，使急危重症病人更能得到全程的医疗服务；其院前医疗质量的提高，降低了急危重症病人院外死亡率，降低了伤病人残疾率，尤其是外伤病人。院前急救客观上带动并引导了院内急诊与危重病ICU专业的发展，同时将全民急救保健意识与实践提高到了新的高度，使公民意识到除了专业医护人员以外，公民自身的急救常识与措施对生命的存在与挽救也有其不可忽视的重要作用，从而引领人们对生命救治认识的革命，使愈来愈多的人来关注生命，关注如何挽救生命、爱惜生命、尊重生命以及尊重生命的质量。

三、我国院前急救现状

我国院前急救的现状是：缺乏健全的法律制度及培训良好的专职急救医师；火警、交警、巡警、医院等各部门之间的相互配合及横向联系甚少；资金投入有限，救护车、通信等设备落后；院前急救的区域覆盖面、从业人员不断增多；各地院前急救医疗服务发展仍然十分不平衡，尤其是西部地区与农村地区还比较落后；已经建立起来的城市院前急救医疗体系仍然不成熟、不完善、不规范；政府投入与管理等方面还存在不同程度的问题。

四、院前急救的特点

（一）社会性强

院前急救活动涉及社会各个方面，使院前急救跨出了纯粹的医学领域，这就是其社会性强的表现。急救的对象有时是流浪乞讨人员、精神病病人、走失的老人等；有时是斗殴、自杀、交通事故、食物中毒、枪伤等伤病员。有很多工作并不限于医学业务范围，而是要和公安、交通管理、民政、卫生管理等部门沟通合作，及时做好汇报工作，才能完成的任务。

（二）随机性强

病人何时呼救，重大事故或灾害何时发生等难以预测，因此，必须制定完善各种应急救治的预定方案，随时做好急救准备。

（三）病种复杂多样

病人涉及各科，疾病谱广，而且是未经筛选的急症和危重症病人，分科太细，难以应付，要求医生必须知识渊博，通晓全科，治疗上以对症为主。急救小组必须团结协作，相互支持。

（四）时间紧急

一有“呼救”必须立即出车，一到现场必须迅速抢救，充分体现“时间就是生命”的原则，紧急处理，不容迟缓。紧急还表现在不少病人及其亲属心理上的焦急和恐惧，要求迅速送往医院的心情十分迫切，即使对无生命危险的急诊病人也不例外。

（五）急救环境条件差

现场急救的环境大多较差，如狭窄的地方难以操作；暗淡的光线不易分辨；有时在马路街头，围观人群拥挤、嘈杂；有时事故现场的险情未排除，可能造成人员再受伤；在运送途中，救护车震动和马达声常使听诊难以进行，触诊和问诊也受影响。

（六）抢救工作难度高、强度高、风险高

危重病人病种复杂，病情变化大，急救条件差，给抢救工作带来一定的难度；到现场要随身携带越来越多的抢救物品；若现场在高楼且无电梯就得辛苦爬梯；若现场是在救护车无法开进的小巷或农村田埂就得弃车步行；医护人员还要指导和参与搬运病人。这些都要消耗体力。

五、院前急救的两个原则

院前急救有两个重要原则。第一个原则是“对症治疗”（deal with symptoms）。院前急救的主要目的不是为了“治病”，而是为了“救命”。采用对症治疗的措施稳定病人的生命体征，在入院前最大限度地维护和保证病人的生命是院前急救的主要工作和任务。但是从医学的整体来看，对症治疗在任何时候都是不得已而为之，有目的地对因治疗才是治疗疾病的关键。因此，在保障病人生命的同时，急救人员应该尽可能地了解和分析病人的病因，进行病因治疗，从根本上解除病人的病痛。第二个原则是“拉起就跑”（scoop and run）。对一些无法采取措施或即使采取措施也无济于事的危重伤病，应该尽快将病人送到有条件治疗的医院，不要在现场做无价值的抢救。时间就是生命，如对一例腹部多发刀伤、肝脏破裂、严重失血性休克的病人的院前急救，如果没有在现场实施手术和输血的能力，急救者应尽快将病人送至有条件的医院进行输血和手术止血。再如急性心肌梗死合并心源性休克的病人，最需要的是在主动脉气囊反搏的支持下行介入治疗，所以要缩短院前急救时间，尽快运送病人至介入室，使冠脉早期开通，心肌得到再灌注，从而提高挽救病人生命的概率。因此院前急救人员应对危重病人的病情进行恰当评估，以挽救病人生命为目的，让病人得到尽快有效的治疗。院前急救的两个原则充分体现了“以人为本”的现代医学理念。

六、院前急救的任务

确定任务的目的在于明确院前急救在整个急救过程中的工作范围。主要任务有五个方面：

（一）平时对呼救病人的院前急救

这是主要的经常性任务。呼救病人一般分两种类型。一类为短时间内有生命危险的病人，被称为危重病人或急救病人，占呼救病人的10%～15%，如心肌梗死、窒息、休克等，其中要进行就地心肺复苏抢救者不到5%，抢救的目的在于挽救病人生命或维持其生命体征。另一类为病情紧急、短时间内尚无生命危险者，占呼救病人的85%～90%，如骨折、急腹症、重症哮喘等病人，被称为急诊病人，现场处理的目的在于稳定病情、

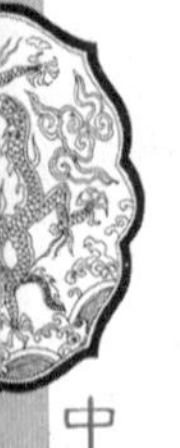

减轻病人在运送过程中的痛苦和避免并发症的发生。

（二）灾害或战争时对遇难者的院前急救

对遇难者除应做到平时急救的要求外，还要注意在现场与其他救灾专业队伍的密切配合以及自身的安全。若遇特大灾害或因战争有大批伤员时，应结合实际情况执行有关抢救预案，无预案时须加强现场指挥、现场伤员分类和现场救护，应区别不同情况，做到合理分流运送。

（三）特殊任务时的救护值班

特殊任务时的救护值班指当地的大型集会、重要会议、国际比赛、外国元首来访等救护值班，执行此项任务要求加强责任心，严防擅离职守，若意外遇有伤病员可按上述两条处理。

（四）通信网络中的枢纽任务

通信网络一般由三个方面构成。一是市民与急救中心的联络；二是中心与所属分中心、救护车、急救医院即EMSS内部的联络；三是中心与上级领导、卫生行政部门和其他救灾系统的联络。在通信网络结构中，急救中心承担着承上启下、沟通信息的枢纽任务。

（五）普及急救知识

急救知识的普及可提高急救服务的成功率，平时可通过广播、电视、报纸、杂志等对公众普及急救知识，开展有关现场救护及心肺复苏的教育。

七、院前急救的内容

院前急救与院内急救的内容有所不同，不能完全用医院的各种医疗常规来要求，它强调现场急救和途中救护。

（一）现场急救

目的在于挽救和维持病人的基本生命体征，减轻转运途中的痛苦和避免并发症，不是给予确定性、病因性治疗，而是强调对症治疗。具体内容包括以下几个方面。

1. 维持呼吸系统功能。包括吸氧、吸痰及清除口腔分泌物、人工呼吸、气管插管等。

2. 维持循环系统功能。包括胸外心脏按压、心电监护、除颤、体外起搏器的使用，严重心律失常的药物治疗等。

3. 维持中枢神经功能。如急性脑血管病处理、预防脑水肿、降低颅内压和控制癫痫等。

4. 急性中毒、意外事故处理。

5. 脑、胸、腹、脊柱、四肢以及其他部位的止血、包扎、固定、搬运。

6. 止痛、止吐、止喘、止血等对症处理。

（二）搬运

应采用安全、轻巧的搬运方法尽快把病人搬上救护车或病床。最常用的是担架搬运，抬担架时应注意保持担架的平衡，严防病人跌落。

（三）运输

急救运输既要快速，又要注意平稳安全，运输时应时时想到病人的病情。为了避免突然刹车造成的损伤，病人的担架应该固定好，医护人员和陪护人员应使用安全带或抓牢扶手，病人在车内应根据病情采取坐位或平卧位。四肢骨折病人应给予外固定防止颠簸，脊柱骨折病人应下垫硬板，昏迷呕吐病人应将头偏向一侧以避免呕吐物误吸。运输过程应严密观察病情变化。

八、院前急救病历书写的基本要求

客观、真实、准确、及时、完整是《病历书写基本规范（试行）》对病历书写的基本要求，当然，它也是对院前急救病历书写基本要求的精辟概括。

（一）院前急救病历的意义

院前急救病历不仅是对病人病情及院前救治的记录，而且具有法律文书的功能和作用。同时，它也体现着院前急救服务的质量，也是医学循证的重要资料。

（二）院前急救病历的特点

1. 建立履行告知义务卡。院前急救中要严肃而又不失关爱、急切而又不失细致地履行好医生知情告知的权利和义务，这同样也是维护病人的知情权利的体现。院前救治场地不固定，时间上要分秒必争，为此要建立履行告知义务卡，该卡一式三联，分别为急诊科存联、病家存联、入住科室存联。履行告知义务卡用复写纸印制，即只需填写第一联，其余两联为复写，三联内容一致。

2. 院前急救病历的格式。鉴于院前急救分秒必争，故院前急救病历以表格式设计为主。危重病人抢救内容增多者可用“院前急救病历续页”记录，力求真实完整地记录。如果不能通过院前急救病历反映院前的医疗活动而导致不能举证，则失去了院前急救病历书写的意义。院前急救病历完成的时间原则上要求在6 h以内。

3. 院前急救病历的管理。院前急救病历的管理，应按照《医疗事故处理条例》配套文件《医疗机构病历管理规定》进行规范。急救中心（站）应当建立病历管理制度，并定期对院前急救病历进行质量检查以及时发现和解决院前急救医疗活动中的问题，以利于进一步提高和完善。

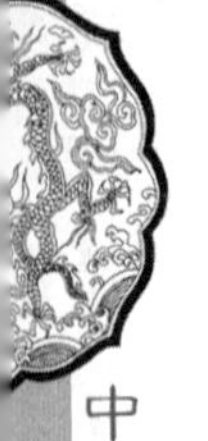

第四章　中医急诊基础理论

第一节　绪　　言

中医急诊学是在中医基础理论指导下，运用辨证论治方法研究急危重症的发生、发展、变化规律及诊断治疗的一门跨学科、跨专业的新兴学科。中医急诊学是重要的临床专业课，是中医学术发展的充分体现和标志，是中医学术发展的动力。从中医学的发展史上来看，历代中医学学术的发展离不开中医急诊学的突破。

中医学有着悠久的历史，中医急诊学也源远流长，几千年来已形成了完整的理论体系，积累了丰富的临床经验。春秋战国时期《黄帝内经》一书的问世是中医学理论形成的重要标志，同时也奠定了中医急诊学的理论基础。该书对相关急症的含义与范围、病因病机、病名、诊断、治则与治法以及预后转归、预防护理等均有论述。东汉张仲景的《伤寒杂病论》开创了中医急症辨治的先河，以六经和脏腑辨证治疗热病、暴喘、急黄、出血、厥逆等常见急症，并总结出较为系统的理、法、方、药理论和经验，至今仍指导着临床急救，如现代选用白虎汤治疗乙型脑炎，选用大承气汤治疗中风、肠梗阻及胰腺炎等高热，均取得满意疗效。晋代葛洪《肘后备急方》集魏晋与南北朝各代急症的证治精华，首次以急诊手册形式论述常见急症的应急处理，并拓宽了急症范围，记载了多种给药途径和熏洗、敷贴、吹入等外用方 346 首，尤其是创立了肠吻合术。隋代巢元方《诸病源候论》分 67 门，证候 1 720 条，其中关于急症的证候有 300 条以上，不断充实和发展了中医急症病名、证候和病因病机，创立了扩创引流术，强调综合处理。唐代孙思邈的《备急千金要方》和《千金翼方》记载了很多治疗急症的经验，共有备急方 27 首，首创导尿术。如救治猝死，首先外用“仓公散”开窍，急救时“取药如大豆，内竹管内吹鼻得嚏，则气通便活”，内服“还魂散”，若口不开，去齿下汤即活，同时又针间使、百会，灸人中。如此有散剂、汤剂不同剂型，口服、鼻饲、外用等给药途径，针药并用等，大大提高了急症的治疗效果。王焘《外台秘要》又汇集和发展了急症理论，丰富了急救方法，进一步强调了综合急救的重要性。宋代的《圣济总录》《三因极一病证方论》等不仅丰富了急症方书与抢救技术，而且对病机理论也有所发展。金元时期的学术争鸣更进一步推动了中医急诊学的发展。刘完素创立火热病机，善治火热病，尤对寒凉药物的使用具有独到的见解，创立了有效的辛凉急救方药。张从正善用汗、吐、下三法，主张“邪非人身固有，乃为外入或由内生，应速除之”。朱丹溪创滋阴论，后世治疗急性热病的养阴、护液、保津等法一直沿用。于此，明代吴又可著《温疫论》，在六淫致病的基础上，又提出了“多种戾气”致病的病源篇，对瘟疫的治疗，主张急症急攻，“数日之法，一日行之”的治疗原则。清代叶天士、吴鞠通等温病学家创立了卫气营血和三焦辨证，对治疗急性热病做出了重要贡献。温病学派至清代发展到鼎盛时期，尤其是对温病的高热、惊厥、抽风、昏迷、斑疹、吐衄、厥脱等急症的治疗，采取解表、清气、透营凉血、解毒化斑、通络、开窍、救脱等一系列救治措施。中华人民共和国成立后，党和政府非常重视中医急诊学的发展，中医急症研究取得了一些进展，但没有质的飞跃。20 世纪 70 年代末至 80 年代初，中医急诊学进入了一个振兴与发展时期，国家开始重视中医急诊的研究工作。1983 年 11 月，卫生部中医司在重庆召开了全国中医院急诊工作座谈会，提出了《关于加强中医急诊工作的意见》；1984 年，国家中医药管理局医政司在全国组织了外感高热（分南、北方组）、胸痹心痛、胃痛、厥脱、中风、血证和剂型改革攻关协作组，这些急症协作组在中医急症诊疗规范化、临床研究、剂型改革、基础与实验研究等方面取得了一定成果。目前，中医急诊学已成为一门相对独立的学科，各中医院都建立起急诊科，机构建设、队伍建设和学科建设有了较大的发展，推动了中医急症学术水平的提高。

中医急诊学的实质已成了中西结合以中医为主的“现代中医急诊学”。它既不同于现代急诊医学的重微观而略宏观，也不同于传统的中医急诊学的重宏观而略微观，而是以中医急诊学理论为主体，以“古为今用”“洋为中用”为原则，吸取现代急诊医学之所长，并以先中后西、能中不西、中西结合的诊治顺序处理各科急危重症的一门新型医学。现代医学在我国发展迅速，对临床急症的救治已形成一套较为完整的处理方法，但中西医各具特色，各有优势。若能取两者之长，补两者之不足，可望使中国医学有所突破，提高临床疗效，造福于人类。中西医结合是一个较为复杂的问题，如何进行结合，我国广大医务工作者从 20 世纪 50 年代就开始探索，从基础到临床进行了大量的研究工作。目前，中西医结合治疗急症，多采用西医检测手段明确诊断，统一病名，进行中医辨证论治，辨病与辨证相结合，在辨证的基础上辨病，治疗上或以西药为主，或以中药为主，或中西药结合治疗，或在疾病的不同阶段选用中药或西药治疗，取得了不少成果，在治疗各种急腹症、休克、急性脑血管病等方面取得较好疗效。如对急性肠梗阻的治疗，过去以手术方法为主，术后并发症多，病死率较高，采用中西医结合治疗后手术率下降，有些病例在严密观察下保守治疗，降低了病死率。

第二节　中医急症的病因病机

疾病的发生发展变化取决于病因病机，即不同的致病因素作用于人体，所出现的病理变化不同。故对于急症治疗，必须探明其病因，分析其病机，方能达到治本的目的。如《素问·至真要大论》所言：“必伏其所主，而先其所因。”

一、病因

急症病因复杂，概括而言，不外内外二因。病于外者，有六淫邪毒、疫疠之气；病于内者，有情志失节、饮食所伤、内生痰瘀水毒；更有意外损伤、伤害、医源性、药源性病因，而引发急症暴发。

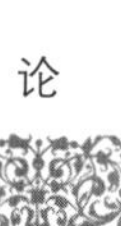

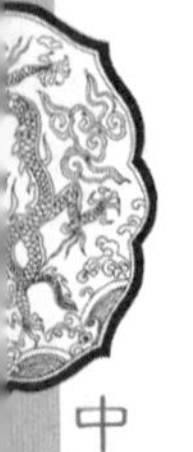

（一）外感病因

1. 六淫。六淫邪毒伤人多发生于六时之变，阴阳失调，气候反常，非其时而有其气，化为毒烈之气，侵犯人体而发病。其中以风邪、寒、火热、暑、湿为主。

（1）风邪：风性善行而数变，流行最广，常因季节不同，随其气候变化，而有风温、风寒、风暑、风燥之异，又常与其他邪气结合为风湿、风火等，故古人称“风为百病之长”。

（2）寒：寒为阴邪，易伤阳气；寒性凝滞，寒邪侵犯人体往往会使经脉气血凝结，从而出现各种疼痛的症状；寒性收引，易致气机收敛，腠理闭塞。伤于体表者为伤风，直接伤于里者为“中寒”。

（3）火热：火热为阳盛所生，火与热只是程度不同，多由外感温热邪气所化，温为热之始，热为火之渐。古人有“五气化火”之说，凡风、寒、暑、湿、燥五气均可转化为火。

（4）暑：暑是夏令的主气，暑热挟风伤表，邪在上焦。若在烈日下长途奔走或劳动于田野等，感受暑热，称其为中暑。中暑是热证，多因动而得之，阳主动，故也称阳暑。相反，暑令因静而得病，就称为阴暑。暑多挟湿气，这是由于天热地湿郁蒸的结合，故古人治暑兼治湿。

（5）湿：湿为重浊之邪，黏滞难化。若气候潮湿，涉水淋雨，居处潮湿，汗出沾衣等均可使湿邪侵袭人体。湿属阴邪，与风邪结合为风湿，与寒邪结合为寒湿，与热邪结合为湿热。

2. 疠气。疠气是一类具有强烈传染性的外邪，又称“疫气”“疫毒”等。疠气引起的疾病称为“疫病”“瘟病”“瘟疫病”。疠气可以通过空气传染，从口鼻而入致病，可随饮食入里或蚊叮虫咬而发病。疠气致病与六淫不同，《伤寒全生集》认为疫病“盖受天行疫疠之气而为病，乃非伤寒比也”。疠气致病具有强烈的传染性和流行性，发病急骤，病情危笃，临床症状基本相似。

（二）内伤病因

1. 情志因素。即七情，是指人的喜、怒、忧、思、悲、恐、惊七种情志变化。在正常情况下，七情是人体对客观外界事物和现象所做出的七种不同的情志反映，一般不会使人发病，只有突然、强烈或长期持久的情志刺激超过人体本身生理活动的调节范围，引起脏腑气血功能紊乱，才会导致疾病的发生。七情能否发病除七情强度外，还与机体本身的耐受、调节能力有关。急症病人主要以喜、怒、惊所伤常见。

（1）喜：喜本心志，为邪属阳，主升。心肺皆为阳脏，故暴喜伤心而及肺，造成阳气太浮，使百脉开解；“喜则气缓”，又使神气涣散，不能自主，出现精神不能集中，甚则失神狂乱的症状。

（2）怒：怒为肝志，为邪属阴。怒则气上，肝失泄，肝气上逆，血随气逆，并走于上，临床上常见有头胀头痛、面红目赤、呕血，甚则昏厥猝倒等症状。

（3）惊：惊则气乱，突然受惊，损伤心气，导致心气紊乱，心无所倚，神无所归，虑无所定，出现心悸、惊恐不安等症状。

2. 饮食所伤。饮食是人体摄取食物，并将其转化成水谷精微及气血，维持生命活动的最基本条件，但是饮食失宜又常常成为致病因素。急症发病以暴饮暴食、饮食不洁多见。

(1) 暴饮暴食：是指吃东西超过了人体脾胃的受纳运化能力，则可导致饮食阻滞，脾胃损伤，出现脘腹胀满、嗳腐吞酸、厌食、吐泻等症。故《素问·痹论》说："饮食自倍，肠胃乃伤。"

(2) 饮食不洁：是指食用了不清洁、不卫生或陈腐变质或有毒的食物。饮食不清洁、不卫生可引起多种肠胃道疾病，出现腹痛、吐泻、痢疾等，或引起寄生虫病。若进食腐败变质、有毒食物可致食物中毒，常出现剧烈腹痛、吐泻，重者可出现昏迷或死亡。

(三) 继发性病因

在各种病因作用下，脏腑功能失调，气机受损，气血逆乱，产生痰饮、瘀血、结石等邪毒，这些在疾病过程中形成的病理产物在一定条件下阻闭气机，伤及脏真而成为急症病因。

1. 痰饮。痰饮内停，阻滞气机，影响脏腑气机的升降，流注经络，阻碍气血的运行。其致病广泛，无处不到，变化多端。

2. 瘀血。体内血液停滞，不能正常循行，不仅失去正常血液的濡养作用，还会影响全身或局部血液的运行，出现疼痛、出血、内脏癥块等症状。

3. 结石。结石为有形病理产物，停留在脏腑器官内，多易阻滞气机，影响气血、水谷、水液等运行与排泄，通道梗阻不通则可发生剧烈的绞痛，损伤脉络可引起出血。

(四) 意外损伤

意外损伤是指人体在各种意外因素作用下，造成机体直接损害而生急病。临床上以物理性损伤、化学性损伤及各类中毒多见。

1. 物理性损伤、化学性损伤。包括各种创伤、雷击伤、电击伤、烧伤、冻伤、溺水、自缢、虫兽咬伤等直接损伤皮肤、肌肉、筋脉、骨骼以及脏腑而出现伤筋、损肉、断骨、决脉等；或血溢脉外，瘀血内闭，阻碍气机，甚至直损脏腑；或出血过多，导致昏迷、抽搐、亡阳等严重病变；或内蕴化毒，损伤正气。

2. 各类中毒。包括药物中毒、食物中毒和毒气中毒等，各类毒物入侵机体，闭阻气机或毒物直接损伤脏器、脏真而发病。

此外，还有医源性、药源性等急症病因。

二、病机

急症病机的辨识贵在于四诊之中搜求致病之因作用于人体具体部位而引发的一系列病理变化过程，而后才能明辨证理，用药有效。其主要内容有以下4方面。

(一) 脏器脏真受伤

脏真者，五脏皆有，承受于先天，济养于后天，即《灵枢·刺节真邪》所说："真气者，所受于天，与谷气并而充身者也。"脏器者，乃同质之物相聚而成，为脏真之所

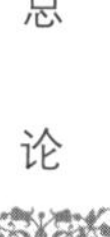

附。器者，生化之宇，无物不有，是有形质的组织，分布脏体内外，是机体升降出入之窍。脏有器，才能有生化之能。而其生化之能，必得真气活动之功，方显其正常的生理作用。其受伤，是以内有所因，外有所感，从而引起脏与脏，脏与腑，脏腑与经络、气血的互用失常，水津代谢失用而生。然病邪未损及脏器，脏真未累，元真之气尚能通畅，卫气自固，营气内守，神机流贯，则正气尚能托邪外出，故病象虽重，但邪犯较浅，病情亦轻，病势为微，病证属顺。若邪强毒盛，伤及脏器，累伤脏真，则邪毒与血气相乱，正受邪束，或正气不支，均不能托邪外达，使经络血脉壅滞，元真之气郁痹而不畅，神机流贯受阻，生化欲息，以致精气、神败伤，造成“十二官相危，使道闭塞而不能，形乃大伤”。故其病发卒暴，凶险丛生。所以，《素问·玉机真脏论》说：“气虚身中，卒至五脏绝闭，脉道不通，气不往来。譬如堕溺，不可为期。”《灵枢·阳明脉解》也说：“厥逆连脏则死，连经则生。”

（二）气血精神受损

中医急症的发生发展主要取决于病变过程中气、血、精、神的盛衰。它决定着病人生与死，顺与逆。因气、血、精、神是人体生命之链，性合之用，故明代张景岳强调：“人身以气血为本，精神为用，合是四者以奉生，而性命周全矣。”

1. 气。病发于气者，有外因而生，多源于六淫邪毒，疫疠之气；有内生而病，每源于九气致乱。无论病生于内外，皆能造成气机阻滞，郁则气积，既伤津液，又耗正气，更犯神明。火毒炽盛，耗血动血，妄行生瘀，煎津成痰，火、瘀、痰互结，上逆下扰，变生危候。火极不平，损气伤正，以致元真受损，无力拒邪外达而生痈肿；气病之伤，也能造成正气消耗。“气不足，便是寒”，寒凝津血，结而为痰，滞而为瘀，故轻者为寒病，重则为厥为逆。亦有正气徒耗，危伤脏真，元真脱泄者，为危为死。故庄子说：“气聚则生，气散则死”。

2. 血。病发于血，有外生者，多因疫疠之气，寒热外邪所致；有内生者，每由饮食不节、意外损伤或喜怒失常而成。其病先成于营者，而后累伤于血，则邪扰血络，以致血不能安行脉中，轻则血由络渗，重则络破脉伤，而生痰生瘀，或内溢外泄，甚至亡血脱气。其病先成于气，造成气血逆乱，奔走横逆，脉络郁痹不通，变生厥逆阻绝之危候。亦有邪毒入血，逆陷腠理而发内痈外疮之患。“血者，水也。”津液也在其中。血液内变，津血失常，渗而为饮水思源，聚结成痰，滞而生瘀，痰瘀之邪随血脉运行而流窜周身，阻闭气机，故病发为重。亦有血虚生风而发抽搐，或邪血相结，内扰神明，而见证多端，故“血为百病之胎”。

3. 精。精者，身之本也，精源于先天，济养于后天，津、液、血、汗、涕等均为精之属。故精之用乃性命之本也。伤精源于外者，有火毒、寒毒、疫疠之气等，造成本精亏虚，气不化生，正虚于内而不能托邪外出，极易导致邪毒肆虐而内陷，攻心冲脑，为病险恶。或邪毒内炽，侵伤骨髓，久而不出，轻则伤津损液，耗血动血，使正气被邪毒所束，故病发危笃，变证百出。重则精亏髓枯，精不化气，正气不支，神机化灭，气立孤危而亡者。正如《灵枢·本神》所说：“五脏主藏精者也，不可伤，伤则失守而阴虚，阴虚则无气，无气则死矣。”

4. 神。神源于先天之精，并以后天之水谷之精气充养之，藏之于脑，分属于脏腑、百骸之中，故五脏、百骸皆有神。神、魂、魄、意、志五神统领五脏活动之用，使之相辅相成，生而有序，制而有节，承而不绝，生化不息，神为其主。神之伤，或因外邪内侵，直犯神明；或因脏腑、气血病变，侵伤五神；或因情志所伤，内动神明；或因脑髓病变，神明失主。神病则心失主，五神失用，以致脏腑功能失序而紊乱。轻则精神恍惚，神情错乱，或妄作妄言。重则脑髓受伤，神机不用，升降出入失常，窍络闭塞而见神昏谵语，循衣摸床。甚则神气散败，两目正圆而为危为险。故曰："得神者昌，失神者亡。"

（三）升降出入失常

"升降出入，无器不有。"升降出入是脏腑功能活动的基本形式。其枢轴源于中气，即胃气。中气在身，自动自静，出入有序，生发有时，序而有制，则人身生化正常，可见升降出入失常为急症发生的主要病机。其病发于外者，先因中焦脾胃亏虚，卫气不足，营气不充，营卫失调，开关不利，腠理不固，以致外邪乘虚内侵，留滞于表，凝滞腠理，出入失常，而为外感之疾。更有"温邪上受，首先犯肺，逆传心包者"。病发于内者，有邪毒炽盛，内陷于中，或情志失调、饮食所伤、意外中毒等，造成脾胃受伤，中枢不运，升降失常。升多降少者，脏腑功能多偏亢，气血阴阳逆乱，故临床上多表现为上盛下虚，本虚标实，甚则气升而不降，血逆而不下，致血脉阻绝，或气机壅闭而见厥逆、卒中、薄厥、猝死等危象，终致真气脱泄而亡；降多而升少者，脏腑功能偏衰，三焦水道不通，气血阴阳亏损，故临床多表现为脏腑气血亏损，甚则五脏衰竭，危则胃气败亡，水谷不进，或气衰失摄，阴津消亡，必死无疑。正如《医门法律》所言："五脏六腑，大经小络，昼夜循环不息，必赖大气斡旋其间。""大气一衰，则出入废，升降息，神机化灭，气立孤危矣。"即"有胃气则生，无胃气则死"。

（四）病症传变顺逆

营卫化生，运行于六腑，由腑而内流于脏，由脏而外流于腑。脏腑相通，经络为用，气血营卫始能周流于全身，循环不止，冲气以为和也，方能健康无病。急症的传变也是依据上述之理。其变化过程的规律，一般而言：顺传者，毒气不剧，正气尚能胜邪，故多由渐而传，其势较缓，其传变多按疾病的普遍规律，有序相传，如温病"卫之后方言气，营之后方言血"；伤寒的循经传、表里传；杂病急症的脏腑表里传及生克乘侮规律相传等。其逆传者，由于正气衰惫，或邪盛毒剧，正气不支，邪毒长驱直入，入腑陷脏，以致脏器受损，脏真受伤，故病势突变，凶险难复，且不按疾病的普遍规律发展变化。如病热在肺，应传大肠，但反逆犯心包、脑神，累伤于肾，亦有邪毒势盛，正气不支，毒气内陷，深伏脏腑，蚀体损用，以致生化欲绝、精气已涸、神机欲灭、神气败伤，故险危逆证丛生。更有毒剧正衰，损及脏腑，又伤经络，以致邪毒与气血相结，津结成痰，血病成瘀，造成内而脏腑衰竭，外而经络不用，血脉凝滞，故险恶并见，甚则正气消亡，精气外脱，阴阳离绝。

第三节　中医急症的诊断和辨证要点

中医急症的诊断与辨证离不开中医基础理论体系的指导。必须遵循中医急症发生发

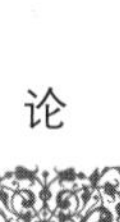

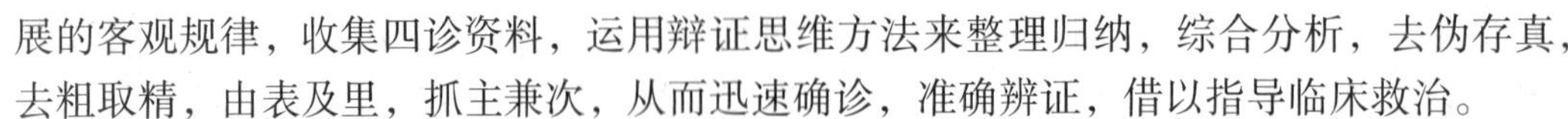

展的客观规律，收集四诊资料，运用辨证思维方法来整理归纳，综合分析，去伪存真，去粗取精，由表及里，抓主兼次，从而迅速确诊，准确辨证，借以指导临床救治。

一、观察病象，掌握主证

病象即疾病的临床表现，是病人最为直接的外在表现，是反映机体内外平衡失调的病理变化，体现疾病内在本质的征象，是医生最容易获得的第一手资料。它不仅能反映出急症病人的痛苦，而且还能体现出危及病人生命的环节所在，因此是诊断和辨证的基础。主证是指病症表现最突出、病人感觉最痛苦的一个或几个主要症状，是疾病发展过程中某一阶段出现的各种症状的概括，它反映病证的本质。在中医急症中，由病象入手，认清主证，就能提纲统目把握疾病的关键，并由此分析和解决疾病过程中的主要矛盾。例如：由气血瘀滞所致的积证，但在其发生发展的过程中，可以表现为胁痛、黄疸、鼓胀、呕血、昏迷等各种病象，辨证时需要根据临床不同阶段的表现做出不同主证的诊断，才能有效地进行治疗，若一概用活血化瘀，往往得不到预期的治疗目的。

从病象入手辨证的临床医学模式，不受医疗条件的限制，是首要的诊查手段，绝不可盲目单一地依靠理化检查结果而去诊断和辨证，否则会舍本求末，造成误诊、漏诊，使病人失去救治机会。

中医急症的诊断与辨证，还要从宏观、微观两方面入手，并将两者有机结合起来，依据最直接而客观的临床资料，才能准确地诊断和辨证。要避免单纯的“心法”“心悟”等逻辑推断造成的主观臆测。既要注意整体的宏观四诊，也要重视微观诊断和辨证，即积极地吸收现代科技手段，宏微结合，才能帮助定位、定性、定量而确定诊断与辨证，而且还能判别疾病的轻重、病位所在、病势趋向，帮助处理好救治中的量效关系。

二、分析病机，辨明主次

急症病人的病情较急、较重，有时会错综复杂，故应及时准确地诊断辨证治疗，通过简洁而迅速的临床诊查，结合中医整体观念和“证随人见”的动静变化等辨证理论，实事求是地辨析其病因所属、病位所在、病情虚实、病势逆从、病情轻重等内容，从而判断出病机核心之所在，明辨主次，找出主要矛盾，即危及病人生命的关键环节，进而准确无误地诊断与辨证。

急症的病机应着重区别病人正邪对比、脏器真气情况、标本缓急、表里先后、寒热真假、气机逆乱、虚实进退等方面，还要结合四时气候变迁、饮食起居、病人体质差异和疾病证候的动态变化，辨明主次从属，为中医急症的诊断与辨证提供充分的依据，避免用静止的、机械的观点去诊断和辨证。

三、详审病势，明断顺逆

急症病人的急救关键在于及时地阻断病势逆转，防止和纠正逆、险、危病候，这就要求医生在临床急救中，应用中医药的理论，准确地判断其顺逆险危。

一般而言，病人虽发病急，病情重，但面色润泽有光，隐而不露，肌肤润泽，目光精彩，神志不乱，语言明晰、清亮，呼吸如常，四肢温润，指甲红润，毛发润泽，二便不脱，口唇舌质红润而光泽，苔薄而淡，脉见胃、神、根者，此属顺证。

症见腹胀身热，肢冷无汗或冷汗出，神蒙欲寐，烦躁气急，便秘或腹泻，目暗睛迷，面色晦暗，甚则出血发斑，口唇青紫，舌赤少泽或紫黯，苔厚而黑或黄燥有刺，或胸满引背，脉小疾或洪大，甚则雀啄、屋漏，此属逆变之候。

有起病卒暴，热深厥深，神昏谵语或不语，或言语妄乱，四肢厥冷，颜面青红，胸中独热，摸之灼手，舌硬或卷短，或嗜睡鼾声，齿燥无泽，舌红绛少苔而干，脉大疾或伏数；亦有毒火内炽，症见面目俱赤，渴喜冷饮，胸腹热甚，坚满拒按，便结尿涩，神昏肢厥，甚则舌卷囊缩，口噤齘齿，脉象洪数，舌质深绛，苔黄燥或起芒刺；亦有正虚邪陷，症见神昏谵语，或呢喃自语，甚则昏厥发痉，不语如尸，妄笑如痴，目闭舌强，气短息促，手足厥冷，额汗自出，男子囊缩，女子乳缩，爪甲青紫，舌质紫绛，苔焦黑，脉沉细数。此三种皆属险候。

若病起暴急，症见晕厥不语，手足抽搐，面色青白，烦躁不安，汗出如油，肢厥如冰，呼多吸少，张口抬肩，两目内陷而无神，瞳仁或大或小，或正圆直视，浆水不入，二便自遗，爪甲青紫，或周身斑块，舌体卷缩，脉见散乱，证属危候，乃精气神败伤，元真欲竭，阴阳欲离，死亡之先兆。

第四节　中医急症的治则治法

中医急症的临床救治在于首先确立治则，才能及时、准确地进行临床救治。治则即治疗原则，正如《素问·移精变气论》所言“治之要极，无失色脉，用之不惑，治之大则”，是针对急症发生的病机而确定的指导性原则。如寒者热之、热者寒之、虚则补之等。治法是具体的治疗方法，是在辨证与治则指导下，针对某一病证或同一病机的多种疾病起到治疗作用的具体治疗措施或方法。如“其在皮者，汗而发之”，为汗法的治则，而“风寒在表者，治以辛温解表法；风热在表者，治以辛凉解表法”等则是汗法的具体运用。因此，治则与治法不可混淆。只有治则明确，才能指导治法，以法立方，以方统药，各种治疗措施有的放矢而起到急救之目的。

一、中医急症的治疗原则

中医急症的治疗原则必须遵循中医治疗学理论，根据其临床特点，掌握以下几个方面。

（一）辨析病机，急救为主

临床急症具有起病急骤、变化迅速、病情复杂等特点，极易伤及病人的生命。这就要求急诊医生在临诊时务必详细询问病史，探究病源，明辨病机，找出症结，才能确立相应治则，以切断凶、逆、险、危的致命环节。由于急症发病急，变化快，病情重，预后差，故“急则治其标，缓则治其本”为急诊临床的重要原则。病情未明之时不可强求病位所在、病因所属等，而应急救护命。如高热甚则抽搐，应急予退热镇惊，神昏者

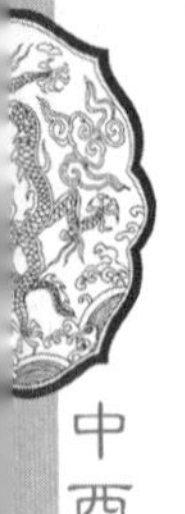

急予开窍醒神，急性出血又当止血宁血。

（二）随证辨治，综合处理

急诊病情变化迅速，其发展的各个阶段，病象不一，病机不同，病位各异，需要随证辨治，正如《素问·至真要大论》所言："寒者热之，热者寒之，微者逆之，甚者从之，坚者削之，客者除之，劳者温之，结者散之，留者攻之，燥者濡之，急者缓之，散者收之，损者温之，逸者行之，惊者平之，上之下之，摩之浴之，薄之劫之，开之发之，适事为故。"

急症并非孤立的证候或症状，而是病因、病位、病机、正邪消长、阴阳变化的具体表现。因此急症的临床要及时而准确地分析和解决危急因素，无论扶正或祛邪，无论口服或外用之剂，不分针灸推拿、刺络之术，都是针对急症之急综合处理的方法。多剂型、多途径、多方法的综合治疗，尤其对危重病人更为重要，能更全面地反映出辨证论治的原则，能较快地将急症在治疗中的标本缓急统一起来，有效地提高救治效果。

（三）观察先兆，防治其变

中医治病十分强调"治未病"，在临床急救中尤为突出"已病防变"的治疗思想，因此，急救时不但要治其已病之脏腑，更要顾护未病之脏腑，以保全性命为主，即"务在先安其未受邪之地"，以防止病邪进一步损伤脏真之气，旨在固其本元之气。若五脏元气未伤，"气长则顺"，否则"气变则逆"，故当及时地阻断病邪内侵之路，防止病进伤正，元气被伤，正不胜邪，逆陷入里，救治即难，为恶为险。故临床急救的选方用药，一要顾护正气，护津保气，二要注意未病脏腑的调养。

二、中医治法在急诊中的运用

中医的治法很多，这里介绍常用的几种治法在急诊中的运用。

（一）疏风解表法

疏风解表法是使用具有疏风解表功能的药物组成方剂，治疗外感发热性疾病，常分辛温解表和辛凉解表。辛温解表治疗风寒感冒，辛凉解表治疗风热感冒。该法同时还具有胜湿、止痒等其他功效。

1. 主要分类和常用方剂。根据机体感受风、寒、湿、热、疫毒等病因的不同，疏风解表法可分为：发散表邪主治外感风寒或风热证，常用方剂有麻黄汤、桂枝汤、银翘散、桑菊饮；祛风胜湿主治风湿在表证，常用方剂有九味羌活汤；祛风止痒，常用方剂有防风解毒汤、消风散；散湿利水主治水肿兼表证，常用方剂有越婢汤、胃苓汤；透发麻疹主治疹疡不畅，常用方剂有升麻葛根汤、竹叶柳蒡汤；消散疮疡主治疮疡表证，常用方剂有荆防败毒散、仙方活命饮；通鼻治渊，常用方剂有苍耳子散。

2. 现代药理作用。

（1）解热：麻黄、桂枝、荆芥、防风、苏叶、蒿本、薄荷、菊花、升麻、柴胡、葛根、蝉蜕、浮萍等，对实验性动物发热有解热作用。

（2）镇痛：桂枝、荆芥、防风、蒿本、薄荷、升麻、柴胡、蝉蜕等，对小鼠尾部机械压迫法或醋酸扭体法等所致疼痛反应有一定抑制作用。

（3）抗炎、抗变态反应：麻黄、荆芥、防风、升麻、柴胡等，对动物实验性关节炎有一定抑制作用；麻黄、苏叶、荆芥、辛夷花、柴胡、葛根等，对Ⅰ型变态反应有抑制作用，苏叶对Ⅳ型变态反应有抑制作用，葛根对Ⅲ、Ⅳ型变态反应有抑制作用。

（4）促进巨噬细胞吞噬功能：苏叶、柴胡、葛根等，对消灭入侵人体之病原体及消除体内毒素均有重要作用。

（5）诱生干扰素：实验证明苏叶、白芷、升麻、蝉蜕等，有诱生干扰素作用，从而可抑制病毒的复制。

3．临床应用。

（1）对普通感冒、流感、疟疾、肺炎、流行性腮腺炎、头痛等均有较好效果。

（2）治疗变态反应性疾病：如过敏性鼻炎、荨麻疹、湿疹、痒症、多形红斑等可用桂枝汤加减治疗，风湿性关节炎、类风湿性关节炎可辨证使用桂枝芍药知母汤、白虎加桂枝汤等治疗。

（3）心血管疾病：桂枝水煎液能增强小鼠心肌营养性血流量，桂皮醛能抑制血小板聚集，桂皮醛及桂皮酸有抗凝血酶作用。冠心病、心律不齐、心力衰竭、心肌炎等可辨证使用桂枝甘草汤、苓桂术甘汤等治疗。大剂量葛根素及复方均能明显降低血清胆固醇等。

（二）清热解毒法

清热解毒法是使用清泄里热、解热毒的药物，治疗热毒证。常分清热泻火、清热燥湿、清热凉血、清热解毒。

1．主要功用和常用方剂。根据机体的虚实及热邪在气、营、血分的不同，可将清热解毒法分为：清热泻火主治气分实热证，常用方剂有白虎汤、黄连解毒汤；清热燥湿主治湿热证，常用方剂有白虎加苍术汤；清热凉血主治血热证，常用方剂有犀角地黄汤；清热解毒主治热毒证，常用方剂有五味消毒饮；清解暑热主治暑热证，常用方剂有雷氏清凉涤暑汤；清退虚热主治阴虚内热，常用方剂有青蒿鳖甲汤、清骨散。

2．现代药理作用。

（1）杀菌或抑菌、抗病毒作用。

（2）解毒：苦参能增强肝细胞色素 P450 功能而起解毒作用，穿心莲、野菊花、蚤休有解蛇毒作用。黄连、黄芩、黄柏、玄参、银花、土茯苓、蛇莓与养阴清肺汤、抗白喉合剂等，对细菌毒素或其他毒物有解毒作用。

（3）消炎：夏枯草、水牛角、龙胆草、野菊花等，对某些实验性炎症具有消炎作用。

（4）对神经系统的作用：石膏、知母、栀子、金银花、连翘、大青叶等有不同程度的解热作用；水牛角、犀角具有抗惊厥、镇静作用。

（5）对免疫功能的作用：生地、丹皮、赤芍、龙胆草等，有促进 T 细胞数量增加或功能增强的作用。苦参有抑制 T 细胞增殖的作用。丹皮、赤芍等有增强体液免疫的作用。夏枯草、青蒿、地骨皮等有抑制体液免疫的作用。青蒿、穿心莲等能增强溶菌酶活力，可以调节细胞免疫和体液免疫。

（6）对心血管系统的作用：丹皮、赤芍、玄参、苦参等，能扩张冠脉、抗心绞痛。

犀角、紫草等有增强心肌收缩力的作用。栀子、青蒿能减弱心肌收缩。苦参、黄连等有抗心律失常的作用。生地、地骨皮有减慢心律的作用。银柴胡尚有抗动脉粥样硬化的作用。

（7）对血液系统的作用：黄连、苦参、金银花、地骨皮等有降血脂的作用。生地、丹皮、赤芍、黄连等有抗凝作用。石膏、犀角、贯众、蚤休等有止血的作用。

3. 临床应用。主要治疗感染性疾病，也可以治疗脑血栓形成、冠心病、原发性血小板减少性紫癜、肿瘤等。

（1）呼吸道感染：如感冒、流感、急性扁桃体炎、支气管炎、肺炎等属温病初起，可用银翘散治疗，鱼腥草对上呼吸道感染、支气管炎、支气管肺炎、大叶性肺炎及肺脓肿等都有较好疗效。

（2）急性细菌性痢疾、急性胃肠炎、伤寒、霍乱等急性消化道感染，可用黄连粉或水煎剂等治疗。

（3）疟疾：青蒿素治疗疟疾在疗效、低毒方面优于氯喹和现代其他抗疟药。

（三）苦寒攻下法

苦寒攻下法是使用苦味寒性而具有泄下作用的药物组成方剂，治疗大热里实、壮热神昏、热结便秘、湿热黄疸、湿热下痢、血热妄行等证候。

1. 苦寒攻下法分类和常用方剂。根据虚、实、寒、热的病因病机不同主要分为：寒下法主治宿食、燥矢、悬饮，常用方剂有大承气汤、舟车丸、十枣汤；温下法主治寒冷积滞，常用方剂有大黄附子汤、温脾汤；润下法主治大便秘结，常用方剂有麻子仁丸；攻补兼施法主治气虚、阴虚便秘，常用方剂有增液承气汤、黄龙汤。

2. 现代药理作用。

（1）泻下药对消化系统生理功能的影响。

顺应消化道的生理功能　六腑以通为用，胃气以通降为顺，否则就上逆产生呕吐、嗳气、腹胀等症状。泻下还应顺应肠道的传导方向，加速肠管向下蠕动，有利于粪便的排泄和防止产生肠管的梗阻。胃得通降，脾得健运，保护胃肠黏膜的屏障作用，保证胃肠激素的正常分泌，正是中医“脾旺不受邪”的观点。

利胆作用　大黄能轻度促进胆汁与胰液的分泌，能利胆排石，促进消化。

保肝作用　单味大黄能降低血清胆红素，消除黄疸，改善黄疸性肝炎的肝功能及临床症状。

增加肠血流量，改善肠缺血　肠道缺血是许多急腹症的重要发病原理，对一些急性感染性疾病与急症，如休克、急性呼吸窘迫综合征等的病情发展起重要作用。

对消化道的止血作用　大黄可促进血小板的黏附和聚集，有利于血栓形成，同时促进血管收缩而有利于止血；其抑制胃蛋白酶活性有利于防治溃疡病及其出血并发症。

（2）泻下作用对泌尿系统功能的影响。

利尿作用　大黄可使尿量增加，并促进输尿管蠕动，尿中钠、钾也明显增加。大黄对利尿具有双向调节作用，服用片剂有时尿量反而减少。

对氮质代谢的影响　用大黄提取液口服或腹腔注射，发现血中尿素氮减少，同时对尿毒症引起的钙、磷代谢紊乱有纠正作用。

（3）具有抗菌、抗炎作用：以大黄为例，金黄色葡萄球菌和溶血性链球菌对之最为敏感。另外，从大黄中分离出林德霉素，林德霉素具有与阿司匹林、保泰松相似的抗炎镇痛作用。

（4）解热作用：对温病发热而伴有腑实者，通腑泄热常有泻而热解之效，因通下而排除肠道蕴积之细菌及其毒性产物，改善肠道血运，消除肠源性内毒素的吸收。

（5）祛痰镇咳及其他作用：芫花、商陆都具有较好的镇咳作用；生大黄能明显提高人外周血白细胞对金黄色葡萄球菌的吞噬活性，促进人体产生干扰素，抑制多种消化酶等。

3. 临床应用。

（1）呼吸系统疾病：如大叶性肺炎可用凉膈散合麻杏石甘汤；喘息型支气管炎和支气管哮喘可用小青龙汤；渗出性胸膜炎用芫花、甘遂、大戟等；成人呼吸窘迫综合征可选用通腑泻肺的方法。

（2）消化系统疾病：如消化性溃疡并出血、胆管、胰腺感染性疾病、急性黄疸型肝炎、痢疾、急性出血性坏死性肠炎、急性肠梗阻均可运用中药治疗。

（3）心血管系统疾病：如冠心病、急性脑血管疾病。

（4）泌尿系统疾病：在对急、慢性肾功能衰竭的治疗中，发现大黄可清血分之热、解血分之毒，为降低血内氮质潴留之良药。

（5）对流行性乙型脑炎也有较好疗效。

（四）清营凉血法

清营凉血法是使用具有清营凉血、化斑止血等作用的药物组成的方剂，治疗邪热入于营血，壮热、神昏、身发斑疹或血热妄行、吐血衄血等证候。

1. 近代对卫气营血辨证的认识。卫分阶段主要反映机体的防御代偿功能；气分阶段出现机能或代谢障碍，临床症状明显，病变是可逆的，病因消除后可以恢复正常；营分阶段则病情恶化，症状和体征恶化，机体部分脏器或组织损伤明显；血分阶段脏器及组织严重损伤，免疫防御功能下降，水、电解质和酸碱平衡紊乱，乃至脏器功能衰竭，播散性血管内凝血等发生。实验结果表明：抓住恶寒或寒战、发热渴饮、神昏抽搐、斑疹出血四大症状特点，这是从病理角度佐证卫气营血阶段的依据。

2. 现代药理作用。清营凉血的代表方剂是犀角地黄汤，主治“邪热入营，血热妄行”证，由犀角、生地、赤芍、丹皮组成。犀角有解热作用，生地有消炎及促进血液凝固作用，赤芍有镇静、镇痛、增加血流量和减少血管阻力的作用，丹皮有抗菌作用，综合全方，有解热、消炎、止血的作用。

3. 临床应用。各种急性感染性疾病、败血症、脓毒血症、尿毒症、肝昏迷以及急性白血病出现出血症状或高热神昏。

（五）开窍通络法

开窍药是以通关开窍、苏醒神志、治疗神昏内闭证为主要功用的药物。本类药多味辛、性温或凉，分为凉开和温开，凉开清心开窍、凉解热毒，主治热闭症。热闭者多因温热毒邪内陷心包、痰热蒙蔽心窍而致，应以牛黄等凉开药或麝香等温开药配大剂清热解毒之品以治之，牛黄、人工牛黄及安宫牛黄丸、牛黄醒脑注射液等则有明显的镇静、抗惊厥作用。温开温通气机、开窍解郁，主治寒闭症。寒闭者则多由寒湿痰浊之邪、秽浊之气内闭心包及气机逆乱而致，应以温开的麝香、苏合香等治之，麝香、冰片、樟脑等能兴奋中枢神经系统而有开窍醒神的效果。

1. 主要功用和常用方剂。清心开窍、凉解热毒（凉开）主治热闭，常用方剂有安宫牛黄丸、牛黄清心丸、至宝丹、紫雪丹、神犀丹、小儿回春丸；温通气机、开窍解郁（温开）主治寒闭，常用方剂有苏合香丸、通关散。

2. 现代药理作用。

（1）中枢兴奋和中枢抑制：温开的麝香、冰片、樟脑等，能兴奋中枢神经，麝香能明显增强小鼠耐常压缺氧能力，能减轻脑水肿程度，对中枢神经系统的缺氧性损伤有明显的保护作用；凉开的牛黄、人工牛黄及安宫牛黄丸等，则有明显的镇静、抗惊厥、抑制中枢的作用。最近的研究表明中枢可能存在牛磺酸能神经，牛磺酸可能是一个中枢抑制性神经介质，或是一种神经调节剂。

（2）对心血管系统的作用：牛黄具有明显的强心作用，能明显增加心率，增强心肌收缩力。实验表明冰片能使冠状动脉流量明显增加。

（3）抗炎解热：麝香、牛黄、人工牛黄等具有较强的抗炎作用，尤以对炎症早期的毛细血管通透性增高、渗出水肿以及炎症中期的白细胞游走的抑制作用为强。牛黄的抗炎作用因配伍而有明显变化，如牛黄、麝香再加入蟾酥，则抗炎强度为水杨酸的116倍。

（4）抗感染：牛黄对小鼠的试验性乙脑病毒感染有一定保护作用，麝香、安息香、苏合香、冰片等也有一定的抗菌防腐效果。

3. 临床应用。

（1）急性传染、感染性疾病：出现高热烦躁、神昏谵语、惊厥昏迷等，常用安宫牛黄丸、至宝丹、紫雪丹等“三宝”，清热作用以安宫牛黄丸为最佳，紫雪丹次之，至宝丹又次之，而开窍之力则反之。

（2）冠心病心绞痛：应用单味冰片、冠心苏合香丸治疗心绞痛效果明显。

（3）疼痛：麝香酮片或麝香酮注射液治疗偏头痛及一般血管性头痛，冰片、白酒控制晚期癌痛，冰片、细辛控制多种类型疼痛。

（六）活血祛瘀法

活血祛瘀法是使用具有疏通血脉、祛瘀通滞使血流畅达的药物组成的方剂，治疗血瘀证。活血化瘀与改善微循环具有同一意义，微循环障碍是许多疾病发病的中间环节，活血化瘀药是通过改善微循环紊乱而起到异病同治的作用。

1. 活血化瘀法的分类和常用方剂。由于血瘀证的病因、病机、证候的异同，所以在活血化瘀的总则指导下，有多种分类方法。如行气活血，代表方有血府逐瘀汤；益气活血，代表方有补阳还五汤；养血和血，代表方有四物汤、桃红四物汤；温阳活血，代表方有生化汤、少腹逐瘀汤；凉血活血，代表方有解毒活血汤；还有攻下逐瘀、软坚逐瘀、利水逐瘀、止血逐瘀等治法。

2．现代药理作用。

（1）对心血管系统的作用。

对心脏的作用　对20种活血化瘀中药试验研究表明：增加冠状动脉血流量，减少左室做功，降低心肌耗氧量，如丹皮、红花、川芎、鸡血藤、郁金、赤芍等；降低心肌耗氧量，但增加冠状动脉血流量不明显，如刘寄奴、丹参、山楂等；增加冠状动脉血流量，但降低心肌耗氧量不明显，如益母草、五灵脂、当归等；增加心肌耗氧量，不利于冠心病的治疗，如大黄、苏木、三棱、莪术、没药等；此外，尚有一些活血化瘀药对心脏血流动力学各单项指标有不同影响，其净效应还有待进一步研究。

对血管的作用　扩张血管可能为活血化瘀方药的共性，可增加心、脑、肾、肢体等不同组织的血液灌注，对动脉、静脉、毛细血管都有影响。如冠心Ⅱ号、补阳还五汤、宫外孕方、活血化瘀汤、通脉灵等对多种微循环障碍病人和动物模型有较好的防治效果。对实验性微循环障碍有显著的改善作用，如红花、莪术、刘寄奴、延胡索、五灵脂为最好，川芎、益母草、丹皮、没药、山楂、苏木次之，而鸡血藤却能促进微循环障碍的发展，牛膝、当归、三棱、王不留行、山楂、降香、葛根、野菊花等药对血管紧张素Ⅱ受体有显著的阻滞作用。

（2）对血液系统的作用。

抑制血小板功能　临床及实验证明活血化瘀方药对血小板黏附、聚集和释放等功能均有明显的抑制作用。

抗凝、增强纤溶性　具有抗凝作用的活血化瘀中草药，如川芎、丹参、乳香、泽兰、红花、莪术、姜黄、没药、水蛭等；溶解新生血栓、防止血栓进一步发展的活血化瘀药，如丹参、赤芍、红花、姜黄、水蛭等。

（3）对免疫系统的影响：对新生儿溶血症用活血化瘀方，可抑制细胞抗体形成及血清抗体的形成，抑制免疫作用；益气活血方（黄芪、川芎）有与转移因子相似的提高细胞免疫功能的作用；一些常用于感染、肿瘤、局部炎症或包块的活血化瘀方药，具有免疫增强效应。

（4）对炎症的影响：某些活血化瘀药具有抑制病原微生物的作用；某些活血化瘀药能调整机体状态，影响炎症过程，可通过改善局部循环、降低毛细血管通透性、减轻渗出和水肿，从而减轻炎症反应程度，并促进吞噬细胞功能，促进炎症的吸收，使炎症局限化。

（5）其他：对增生性疾病的影响，如抗肿瘤；对神经系统的影响，如乳香、没药、三七的镇痛作用及丹参、延胡索、芍药等镇静、抗惊厥作用。

3．临床应用。

（1）心、脑血管疾病：冠心病心绞痛、高血压病、慢性肺源性心脏病、病窦综合征等运用活血祛瘀法治疗效果明显；应用川芎嗪注射液治疗缺血性脑血管病，应用补阳还五汤治疗脑血管意外后遗症均取得满意疗效。

（2）弥散性血管内凝血（DIC）：应用血府逐瘀汤注射液治疗DIC，取得较好疗效。亦有资料表明用红花泽兰注射液预防流行性出血热发热期DIC有一定的作用。

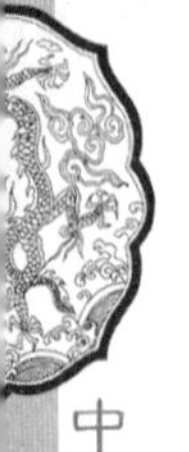

（七）保养津液法

保养津液法是使用具有养阴清热、生津止渴的药物组成方剂，治疗温热病邪热伤津，口渴、咽干、唇燥之证。在温热病中，阴液耗伤程度的轻重，直接关系着温热病的转归和预后，所以保养津液是提高治疗温热病疗效的重要环节。

1. 保养津液的主要方法和常用方剂。

（1）扬汤止沸，撤热保津：以透邪清热解毒的药物消除致热致病的因素，减轻邪毒对人体正气和脏腑组织的直接损害，避免津血渗于脉外等阴液内耗，有利于正气和脏腑组织功能的恢复。

（2）釜底抽薪，通腑泄热：即用泻下的方药以泄热，邪热结于阳明，轻则灼伤胃阴，重则煎熬肾液，非单纯清热解毒所宜，舍通腑泄热别无他法。用此法把邪毒排出体外，则病情将有所改善。

（3）药先于病，防治伤阴：在卫分加入气分药，在气分加入营分药，使邪热不致内入，外透而解，是防止邪热伤阴的有效措施，也是中医“未病先防”思想的具体体现。

（4）甘凉濡润，充液救阴：甘寒生津的代表方有五汁饮、雪梨羹，宜用于高热烦渴、津液损伤者。

（5）保养阴津，不忘益气：温热病不但损伤阴液，还可损伤阳气，根据阴阳互根、阳生阴长的理论，治疗时不要忘记益气这一重要治则。如白虎加人参汤是治疗津气两伤的典型方剂。

2. 现代药理作用。中医保养津液法并非单纯性的补液，而应从以下几个方面理解：补充糖分、维生素及钾、钙等电解质；抑制病原体或对抗中和其毒素；调节机体对病原体侵入产生的反应，如解热和抗炎作用；促进机体损伤的修复，提高机体的免疫力；兴奋肾上腺皮质功能或具有激素样作用；改善毛细血管通透性，改善微循环障碍。

3. 临床应用。

（1）邪在卫分。急宜辛凉透邪，辛凉保津，选用银翘、桑菊之属，使邪从卫分而解，防止因津伤而传入气分。

（2）邪在气分。机体对致病因子呈亢进性反应，热量过剩则高热，伤及细胞内液及细胞间液则可甚，消化功能紊乱则大便秘结、腹胀满疼痛而拒按等症。此乃由气入营之转折关头，应急用清热保津、甘寒生津、泻下存津诸法，常用银翘白虎汤、增液承气汤之类，并配用五汁饮、雪梨浆频饮。在此气营之间的关键阶段，若不注意保津养阴，一旦机体的代偿不足与抗损伤机能低落，则病迅即传营入血，甚至逆传心包。

（3）邪入营血。为感染性疾病的危重阶段，此时除继续清热解毒外，宜据病情选用咸寒养阴、凉血散血、强心、醒脑药，如复方三黄注射液、清营汤、清宫汤、“三宝”、清气解毒注射液、生脉注射液。此时突出了强心、醒脑，改善微循环障碍和防止血管内弥漫性凝血，即所谓透营转气、凉血散血以救阴精。

（八）涌吐胃毒法

涌吐胃毒法是通过引起呕吐而使有毒物质从口而出的方法，但从广义来说，无论催吐、探吐或洗胃使毒物从口而出都应属涌吐胃毒法。常用的有盐汤探吐法和洗胃两种方法，临床用于治疗从口而入的各种中毒。

（九）回阳救逆法

回阳救逆法适用于心力衰竭，阳气欲脱，阴寒内盛，见倚息喘促、鼻翼翕动、张口抬肩、心悸不宁、烦躁不安、大汗淋漓、四肢厥冷、小便量少、面色青灰、脉沉细欲绝。有关心力衰竭的中医治疗法则，可概括为益气、温阳、利水、化瘀四个方面。常用的方剂有四逆汤、回阳救急汤、参附汤、真武汤、附子汤等。

1. 现代药理作用。主要表现为对心血管系统的作用。

（1）强心：心肾阳衰则出现畏寒肢冷、脉沉迟细弱，甚则亡阳，这与心血管机能不足有关。附子、乌头、细辛、吴茱萸、干姜及四逆汤、参附汤等，有强心作用。附子煎剂、久煎剂水溶性部分均有强心作用，煎煮时间长则强心作用明显。四逆汤的强心作用可被普萘洛尔（心得安）阻断，故具有兴奋β－受体作用。

（2）抗心肌缺血缺氧：用附子注射液进行腹腔注射，能显著提高小鼠耐缺氧力，静脉注射可拮抗垂体后叶素所致大鼠心肌缺血缺氧。参附液静脉滴注可减轻犬急性心肌缺血程度，缩小心肌缺血范围。

（3）对休克及血管的影响：去甲基乌头碱能改善犬内毒素休克，增加心脏每搏搏出量、心输出量和心脏指数，降低外周阻力。参附注射液有改善失血性休克的作用，并能降低休克动物血中乳酸量和组织蛋白酶活性。

2. 临床应用。

（1）心力衰竭、休克：运用人参、丹参、附片制剂静脉滴注抗休克治疗。

（2）心律失常：运用附子注射液静脉滴注治疗病窦综合征，症状大部分改善，心率增加。

（3）心绞痛：用复方细辛气雾剂喷雾给药治疗心绞痛，其疗效与硝酸甘油相似。

三、中医外治法

中医外治法是内治法的补充，是中医学的一个重要组成部分。中医治疗急症除用内治法外，还要应用外治法，综合治疗才能提高临床疗效。常用的外治法除针灸技术外，主要还有放血、点穴、按摩推拿、刮痧、外敷、熏洗熨擦、滴鼻吹鼻取嚏、灌肠、拔罐等。

（一）放血

放血疗法又称“针刺放血疗法”，是用针具或刀具刺破或划破人体特定的穴位和一定的部位，放出少量血液，用以治疗疾病的方法。具有疏通经脉、调气理血、促邪外出、开窍醒神、泻热救急、活血消肿、化瘀解毒的功效，适用于临床各科，特别是某些急重症的抢救，如高热神昏、中暑、昏迷、休克及各种痛症。

（二）点穴

点穴疗法是根据不同病情，在病人体表一定穴位或特定刺激线上，进行点、按、掐、叩等不同手法，通过经络作用，使体内的气血通畅、脏腑功能恢复正常，以达到治

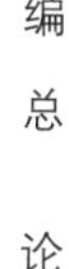

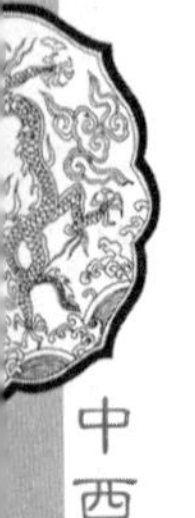

疗疾病的方法。具有调和脏腑、通经活络、行气活血的功效。适用于高血压、头痛、头晕、牙痛、昏厥、中风等。

（三）按摩推拿

按摩推拿疗法统称按摩疗法，是通过在人体体表一定的部位施以各种手法，或配合某些特定的肢体活动来防治疾病的方法，可分为拍击、按脊、刮痧等方法。具有疏通经络、滑利关节、调整脏腑气血功能、增强人体抗病能力的综合效应。可以广泛用于内、外、妇、儿、五官科等各种疾病的治疗，内科急症中的昏厥、中暑、高血压、冠心病、头痛、泄泻等均可用本法。

（四）外敷

外敷是根据病情选药，研为细粉，分别选用醋、酒、菊花汁、银花露或油类等作调料，调敷患处，其作用为截毒、束毒、拔毒、温化、行瘀、清热、定痛、排脓。分为热敷、湿敷、敷脐等方法。

1. 热敷。热敷疗法是将发热的物体置于身体的患病部位或特定部位或穴位以防治疾病的方法。具有消炎退肿、驱寒湿、止疼痛的作用。适用于寒性胃肠疾病、中暑、寒性腰腿痛。

2. 湿敷。湿敷疗法是用纱布蘸取药液敷于病人所需治疗部位或穴位上以治疗疾病的方法。具有清热消肿、收敛止痒、止痛、退热的作用。适用于发热、中暑高热、牙痛等。

（五）熏洗熨擦

熏洗熨擦疗法是利用不同的药物制成汤剂、散剂、膏剂、酊剂，运用不同的用药方法来治疗疾病。常用方法有熏药法、外洗法、药浴法、浸渍法、温熨法、擀药法等。具有开窍救急、止咳化痰、杀虫止痒、活络止痛、醒脑提神等作用，适用于急救和呼吸道疾病。

（六）滴鼻吹鼻取嚏

滴鼻吹鼻取嚏疗法是将药物制成适宜之剂型（丸、散、膏、液等），按剂型采用不同的方法（滴、塞、吹）置入鼻内，通过鼻腔吸收以治疗疾病的外治方法。具有通关开窍、辟秽解毒、发散解毒的作用。适用于心血管意外、中暑、高热神昏、头面部疾病。

（七）灌肠

灌肠疗法是以中西药药液或掺入散剂灌肠以治疗疾病的方法。具有滑肠通便、清热解毒的作用。适用于肾功能衰竭、肠梗阻等。

（八）拔罐

拔罐疗法是以竹罐为工具，利用燃烧的热力排去其中的空气，产生负压，使之吸着皮肤，造成被拔部位的皮肤瘀血现象，以达到治疗疾病的方法。具有行气活血、吸毒排脓、祛风止痛的作用。适用于感冒、头痛、咳嗽、高血压、风湿痹痛等。

第二编 危重症

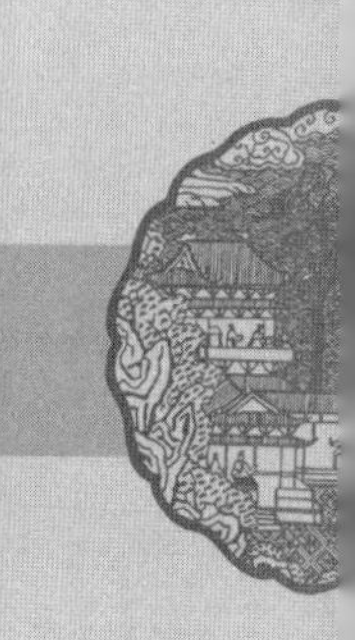

第五章　脓　毒　症

脓毒症（sepsis）是指因感染引起的宿主反应失调导致的危及生命的器官功能障碍。脓毒症如合并严重的循环、细胞和代谢紊乱则为脓毒症休克，其死亡风险较单纯脓毒症更高。本病的严重程度不仅与致病菌和毒素有关，也取决于机体的反应性。全球每年脓毒症患病人数超过1 900万，其中有600万病人死亡，病死率超过1/4，存活的病人中约有300万人存在认知功能障碍。

中医对外感发热积累了丰富的经验，《伤寒论》重点论述了外感发热的诊治。清代叶天士、吴鞠通创立的温病学说，则更详尽地论述了发热性疾病的病理机制和辨证治疗原则。

本病多归属中医学“外感发热”“厥脱”范畴。

【病因病理】

一、西医病因病理

（一）炎症失衡及免疫功能紊乱

正常情况下，机体受到微生物侵袭后，在合成、释放促炎介质的同时产生抗炎介质，以遏制促炎介质作用过度而导致组织细胞损伤，避免炎症反应失控。脓毒症时机体表现为一种复杂的免疫功能紊乱状态：一方面，促炎介质大量释放导致过度的炎症反应；另一方面，具有免疫抑制作用的炎症介质释放，表现为免疫防御反应低下，吞噬杀菌能力降低，抗原呈递功能减弱等抗感染免疫防御能力降低。

（二）神经—内分泌—免疫网络

脓毒症早期，神经系统将炎症信息传递到中枢神经，通过调节内分泌系统、免疫系统或通过神经递质直接影响脓毒症的病理过程。

（三）心肌抑制

炎症介质如TNF－α、PFA、白三烯等具有抑制心肌收缩力的负性作用，减少冠状动脉血流量，使心脏射血分数和心排出量明显降低。

（四）凝血功能障碍及微血栓形成

脓毒症时凝血系统活化，并促进炎症的发展；炎症反应也可引起凝血系统活化，两者相互影响，共同促进脓毒症的恶化。

（五）内皮细胞受损及血管通透性增加

大多数炎症介质均可导致血管内皮细胞损伤并使血管通透性增加，形成组织和器官水肿。

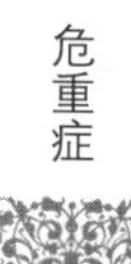

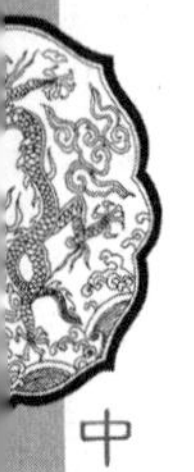

（六）低血压与氧弥散、氧利用障碍

过度炎症反应状态下出现：①内源性扩血管物质—氧化氮、前列环素、缓激肽等增加，造成血管对缩血管物质失去反应性而致功能障碍、循环阻力降低，出现低血压甚至休克。②机体同时释放内皮素-1、血栓素、血管紧张素和5-羟色胺等缩血管物质，舒、缩血管物质分泌紊乱和血管反应性低下，组织器官低灌注而出现“窃血”现象，导致氧供障碍。③氧自由基等损伤造成红细胞变形性下降和内皮细胞水肿，使红细胞难以通过更小的微血管影响氧的弥散。④组织水肿造成氧弥散障碍，导致氧利用障碍。

（七）肠道细菌、内毒素移位

肠道是机体最大的细菌及毒素储存库及不明原因感染的“策源地”，其所致的肠源性感染与脓毒症和多器官功能障碍综合征（MODS）密切相关。有学者认为，内毒素血症并不是感染引起，而是肠道细菌、内毒素移位所致，它参与了脓毒症及其并发症的病理过程。

（八）受体及信号转导

外界刺激对免疫、炎症等细胞功能的调节与受体及细胞内多条信号转导通路的活化密切相关，引起细胞应激、生长、增殖、分化、凋亡、坏死等生物学效应。

二、中医病因病机

（一）外感邪毒

感受六淫、疫毒瘴气、邪毒内陷，或外伤、中毒等导致内生热毒、瘀血，邪从火化，阳气亢奋，即“阳盛则热”；而寒、湿等阴邪易郁阻阳气的运行，即“郁阳发热”。六淫风寒邪毒乘人体正气亏虚、卫外不固而侵袭机体从而发病。

（二）内伤脏气

邪毒失治误治进而伤及脏腑，脏气内伤致气血逆乱，从而出现烦躁神昏、四肢厥冷、大汗少尿、脉微欲绝等厥脱表现。

【临床表现】

脓毒症是一个临床综合征，临床表现因个体差异较大，无特异的症状和体征。常见的临床表现有以下两方面。

一、全身炎症反应

全身炎症反应的临床表现：①体温>38 ℃或体温<36.0 ℃。②心率>90次/min。③呼吸频率>20次/min。④外周血WBC>12×10^9/L，或WBC<4×10^9/L，或未成熟细胞>10%。符合其中两条以上即可确诊。

二、与原发感染有关的症状与体征

与原发感染有关的症状与体征：如尿路感染者可有腰痛及膀胱刺激征；肺部感染可有咳嗽咳痰、呼吸困难等。部分病人尤其是老年人身体免疫功能低下者可无局部症状及体征。

【实验室及其他检查】

1. 实验室检查。

（1）血常规。动态观察白细胞计数和分类改变有助于评估病情。部分脓毒性休克时白细胞及血小板计数可降低。

（2）尿液检查。尿常规检查有助于判断肾功能损伤程度及发现有无泌尿系统感染。

（3）血生化指标。心肌损伤标志物测定有助于判断是否存在心肌损伤；乳酸浓度可较敏感地反映组织缺氧程度。血糖及胆红素、尿素氮、肌酐多见增高。

（4）动脉血气分析。表现为代谢性酸中毒及低氧血症，pH 下降，血氧饱和度下降及碱剩余负值增大。

（5）感染和炎症因子的检查。检测血清中降钙素原（PCT）、C 反应蛋白（CRP）、G 试验、GM 试验及肿瘤坏死因子（TNF）、IL－6 等有助于评估病情轻重、可能的感染类型及体内炎症反应紊乱状况。血液、尿液、支气管分泌物等体液培养是脓毒症感染诊断较为确定的方法。

（6）有创血流动力学监测。植入中心静脉导管监测中心静脉压（CVP），必要时予以 Swans-Gans 导管监测心输出量（CO）、肺毛细血管楔压（PAWP）及心脏指数（CI）有助于指导诊疗。

2. 其他检查。心电图检查可发现心肌梗死、心肌缺血、心律失常及传导系统异常；X 线检查可了解有无炎症渗出；急诊床旁超声检查有助于快速筛查可能的致病因素并指导液体复苏。

【诊断与鉴别诊断】

一、诊断要点

（一）西医诊断

对于感染或疑似感染的病人，当脓毒症相关序贯器官衰竭评分［sequential（sepsis-related）organ failure assessment，SOFA］较基线上升≥2 分可诊断为脓毒症（见表 2－5－1）。因 SOFA 评分操作起来比较复杂，临床上也可以使用床旁快速 SOFA（quick SOFA，qSOFA）标准（呼吸频率≥22 次/min；意识改变；收缩压 ≤100 mmHg）识别重症病人，如果符合 qSOFA 标准中的至少 2 项时，应进一步评估病人是否存在脏器功能障碍。

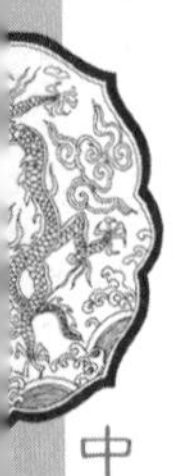

表2-5-1 SOFA评分标准

系统	项目	评分 0	1	2	3	4
呼吸系统	PaO_2/FiO_2/mmHg/kPa	≥400（53.3）	<400（53.3）	<300（40.0）	<200（26.7）+机械通气	<100(13.3)+机械通气
凝血系统	血小板/（10^3·μL）	≥150	<150	<100	<50	<20
肝脏	胆红素/(mg·dL)/(μmol·L)	<1.2（20）	1.2~1.9（20~32）	2.0~5.9（33~101）	<6.0~11.9（102~204）	≥12.0（204）
心血管系统		MAP≥70 mmHg	MAP<70 mmHg	多巴胺<5或多巴酚丁胺（任何剂量）[1]	多巴胺5.1~15.0或肾上腺素≤0.1或去甲肾上腺素>0.1[1]	多巴胺>15或肾上腺素>0.1或去甲肾上腺素>0.1[1]
中枢神经系统	格拉斯哥昏迷量表评分[2]/分	15	13~14	10~12	6~9	<6
肾脏	肌酐/（mg·dL）/(μmol·L)	<1.2（110）	1.2~1.9（110~170）	2.0~3.4（171~299）	3.5~4.9（300~440）	>4.9（440）
	尿量/(mL·d)	-	-	-	<500	<200

注：①儿茶酚胺类药物给药剂量单位为μg/(kg·min)，给药至少1 h。②格拉斯哥昏迷量表评分范围为3~15分，分数越高代表神经功能越好。

（二）中医辨病与辨证要点

1. 辨病要点。病人多以骤起高热或伴四肢厥冷，尿量减少为主症，发病前多有外感六淫邪气病史。如病情危笃可伴有神志淡漠、烦躁不安或气息微弱等症状。

2. 辨证要点。脓毒症根据临床表现分为虚实两类：病变初期以实证为主，表现为正盛邪亦盛；随病情发展表现为虚实夹杂，极期表现为正衰邪盛及正衰邪衰，最终发展为脏器衰竭；恢复期多表现为正虚邪恋的状态。

二、鉴别诊断

1. 与非感染因素造成的炎症反应鉴别。如各种结缔组织病（类风湿、皮肌炎等）、血液肿瘤病等。

2. 其他原因造成的休克。如低血容量性休克、过敏性休克等，详见相关章节。

【治疗】

一、西医治疗

（一）一般处理

减少搬动，监测重要脏器功能如生命体征及血氧饱和度、24 h 尿量等。

（二）液体复苏

脓毒性休克病人的液体复苏应尽早开始。对脓毒症所致的低灌注，推荐在拟诊为脓毒性休克起 3 h 内输注至少 30 mL/kg 的晶体溶液进行初始复苏；完成初始复苏后，评估血流动力学状态以指导下一步的液体使用。对于需使用血管活性药物（具体血管活性药物使用见“休克”章节）的脓毒性休克病人，推荐以平均动脉压（MAP）65 mmHg 作为初始复苏目标；对于血乳酸水平升高的病人，建议以乳酸水平指导复苏，将乳酸恢复至正常水平，临床也可将血管扩张剂和血管收缩剂两者联合应用，起到相辅相成的作用；应用时要根据病人具体情况，最好经中心静脉输注，用注射泵精确调整剂量。在早期复苏及随后的容量替代治疗阶段，当需要大量的晶体溶液时，建议加用白蛋白。对于脓毒症导致的急性呼吸窘迫综合征（ARDS），如无组织低灌注证据，推荐使用限制性液体治疗策略。

（三）抗感染治疗

推荐抗菌药物在入院后或判断脓毒症以后尽快使用，最佳给药时间在 1 h 内，延迟不超过 3 h。对于脓毒症或脓毒性休克病人，推荐经验性使用可能覆盖所有病原体的抗菌药物。对于脓毒性休克早期处理，推荐经验性联合使用抗菌药物，对于患有脓毒症而没有休克的病人或中性粒细胞减少的病人，不推荐常规联合使用抗菌药物。对可能有特定感染源的脓毒症病人，应尽快明确其感染源，并尽快采取适当的控制措施。

（四）糖皮质激素

对于脓毒性休克病人，在经过充分的液体复苏及血管活性药物治疗后，如果血流动力学仍不稳定，可静脉使用氢化可的松，剂量为每天 200 mg。

（五）机械通气

对脓毒症所致 ARDS 的病人进行机械通气时推荐设定潮气量为 6 mL/kg，平台压上限为 30 cmH_2O。对脓毒症导致的中度到重度 ARDS（$PaO_2/FiO_2 \leqslant 200$ mmHg）病人，建议使用较高的呼气末正压通气（PEEP）。若 $PaO_2/FiO_2 < 150$ mmHg，可考虑使用俯卧位通气。

（六）镇静镇痛

对于需要机械通气的脓毒症病人，应用最小剂量的连续性或者间断性镇静，以达到特定镇静目标。限制镇静剂的使用包括如下几种方法：包含镇静评估的护理方案、使用间歇镇静、使用阿片类药物而避免镇静剂的使用，及使用短效药物如丙泊酚、右美托咪定等。

（七）血糖控制

对于 ICU 脓毒症病人，推荐采用程序化血糖管理方案，每 1 ~ 2 h 监测一次血糖，

连续两次测定血糖 >10 mmol/L 时启用胰岛素治疗，目标血糖为≤10 mmol/L，血糖水平及胰岛素用量稳定后每 4 h 监测 1 次。

（八）应激性溃疡的预防

如果存在消化道出血危险因素，可予以 H2 受体拮抗剂如西咪替丁、法莫替丁或质子泵抑制剂进行应激性溃疡的预防。

二、中医治疗

应在本病初期阶段即截断其病势，防止向重症脓毒症方向发展。临证应区分热邪之轻重、病位之浅深、病势之缓急，并结合具体脏腑进行分型治疗。

（一）应急治疗

1. 针刺足三里、十宣等泻热。

2. 参附注射液 20 mL 静脉注射，后以 40 mL 加入 5% 葡萄糖注射液 250 mL 中进行静脉滴注，每日 1 ~2 次。也可根据辨证选用醒脑静注射液、血必净注射液等。

（二）辨证论治

1. 毒热内盛。

主要证候：高热持续不退，烦躁或神昏，恶心呕吐，舌质红绛，脉数。

治法：解毒清热。

方药：清瘟败毒饮。

方中重用生石膏直清胃热。石膏配知母、甘草，有清热保津之功，加以连翘、竹叶，轻清宣透，清透气分表里之热毒；再加黄芩、黄连、栀子通泄三焦，可清泄气分上下之火邪。

如大便难解，加生大黄（后下）；口渴明显，酌加石膏、天花粉；胸中烦闷，加枳壳、桔梗、瓜蒌皮。

2. 热结腑实。

主要证候：腹胀，呕吐，大便秘结，肠鸣音减弱或消失，舌苔黄腻，脉弦等。

治法：通腑泻下。

方药：大承气汤。

方中大黄泻热通便，荡涤肠胃，为君药。芒硝助大黄泻热通便，并能软坚润燥，为臣药，两药相须为用，峻下热结之力甚强。同时以厚朴、枳实行气散结，消痞除满，并助硝、黄推荡积滞以加速热结之排泄，共为佐使。

若兼气虚者，可加熟党参补气，防泻下气脱；兼阴津不足者，加玄参、生地。

3. 瘀毒内阻。

主要证候：高热，神昏，或疼痛状如针刺刀割，痛处固定不移，常在夜间加重，肿块，出血，舌质紫暗或有瘀斑，脉沉迟或沉弦。

治法：活血化瘀。

方药：血府逐瘀汤。

方中桃仁破血行滞而润燥，红花活血祛瘀以止痛，共为君药。赤芍、川芎活血祛瘀；牛膝活血通经，祛瘀止痛，引血下行，共为臣药。生地、当归养血益阴，清热活血；桔梗、枳壳宽胸行气。

若气机郁滞较重，加川楝子、香附、青皮等以疏肝理气止痛；瘀痛入络，可加穿山甲、地龙、三棱等以通络止痛。

疾病过程中如出现气阴耗竭、阳气暴脱表现者可参考“休克”章节中医辨证论治内容施治。

【临床思路】

临床研究表明中西医结合治疗脓毒症比单独使用西医治疗疗效更加明显，能够有效改善病人临床症状，减轻炎症反应，调节凝血系统和免疫功能紊乱，在一定程度上降低病死率。中医认为脓毒症的病因病机与虚、热、毒、瘀密切相关，四者多并行存在，因脓毒症的阶段不同，其病机的侧重点有所差异。脓毒症治疗法则以扶正固本、清热解毒通腑、活血化瘀为主。

临证要做到以下几点。

1. 早诊断、早干预、早治疗。对于高热、意识障碍或尿量减少及既往存在基础病的病人要高度警惕，结合相应辅助检查尽快确诊，结合中医病机辨证施治。

2. 疾病过程中出现高热可以中西医结合施治，柴胡类方合麻杏石甘汤或白虎汤均有泻热解毒功效。

3. 对于脓毒性休克，中医认为其归属“厥脱证”的范畴，正气欲脱，瘀毒内盛是关键病机。因此，扶正固脱、活血解毒法可与现代医学治疗优势互补，如减少血管活性药和糖皮质激素的使用。生脉注射液、参附注射液及参麦注射液临床可辨证使用。中医认为 ARDS 病机的关键为“肺肠同病”，根据肺与大肠相表里的理论，采取肺肠同治，以凉膈散、宣白承气汤等加减使用可减少机械通气的不良反应，缩短呼吸机的使用时间等。现代医学在抗感染及调控血流动力学等方面有着独特的优势，但仍有不足，中西医相互取长补短，发挥各自优势有助于提高本病临床救治整体疗效。

【预后与转归】

本病预后与是否能及时有效治疗原发病，阻止病势发展以及病人自身免疫功能状态等有密切的关系。但对病人预后的判断，仅以短期预后作为临床终点是不够的，需要考虑失控的炎性反应对病人的持续性影响，关注出院后远期预后的随访。

【预防与调护】

1. 积极治疗原发病，防止脓毒症的发生。
2. 一旦发现有脓毒症的可能，应及时完善相关检查，及时诊断，尽早治疗。
3. 保持病室安静，避免不良刺激，注意防寒保温。
4. 动态观察病人血压及末梢循环状态，及时调整血管活性药物剂量。
5. 密切观察病人神志，心、肺、肾等重要脏器的功能，注意营养支持，及时评估胃肠道功能，如病情稳定，尽早给予肠内营养防止肠道菌群移位及营养失衡。

第六章　休　　克

休克（shock）是机体受到各种有害因子侵袭时所发生的以血压降低和血流动力学紊乱为主要表现，以微循环灌注不足和器官功能障碍为本质特征的临床综合征。休克可见于临床各个学科，虽然类型不同，病因各异，临床表现也不尽相同，但其本质都是由于有效循环血量急剧减少，导致器官组织的微循环灌流障碍，缺血缺氧，代谢异常，最终细胞损害，脏器功能衰竭。

本综合征多归属中医"厥脱"范畴，临证应详查病情顺逆，积极救治。

【病因病理】

一、西医病因病理

（一）发病因素

1．低血容量性休克。因急性大量出血、失水或失血浆所致，常见于大量出血、呕吐、腹泻以及肠梗阻、尿崩症、大面积烧伤、创伤等致机体大量液体丢失，使心室充盈不足所致。

2．心源性休克。由心脏收缩功能的严重减退引起，最常见的原因是心肌梗死，尤以左心室心肌梗死面积超过40%时，即可造成左心室泵衰竭。其他原因如心肌炎、严重心律失常、急性心包填塞、肺栓塞、继发性室间隔穿孔、室壁瘤等，由于心排血量减少，引起心源性休克。

3．脓毒性休克。细菌、病毒、立克次体、原虫、真菌等均可引起脓毒症和脓毒性休克。革兰氏阴性菌比革兰氏阳性菌更容易造成脓毒性休克。临床上并发脓毒性休克的常见疾病有肺炎、尿路感染、腹膜炎、胆管炎、细菌性痢疾、脑脊髓膜炎等。

4．过敏性休克。以青霉素最多见，其次为链霉素、氯霉素、卡那霉素、庆大霉素、磺胺类、血清制剂以及一些昆虫蜇伤和某些食物引起的强烈变态反应，导致弥漫性的肺纤维蛋白血栓及多脏器受累，发生急性微循环功能障碍。

5．神经源性休克。一些导致急性中枢神经功能失调的因素如麻醉过量、使用神经节阻断剂、脑外伤、剧烈疼痛等致使受损部位小动脉扩张，血容量增加，造成相对性低血容量和低血压。

有时病人可同时存在两个以上原因的休克，此即所谓复合性休克，临床也应有所认识。

（二）发病机理

器官有效灌注的实现依赖于足够的血容量、正常的血管容积（正常的血管收缩和舒张功能）及正常的心脏泵功能。任何一个环节障碍，均会影响器官的有效灌注，导致休克。目前认为休克发病机制主要有微循环机制和细胞分子机制。

1. 微循环机制。各型休克虽然病因不同，但其共同病理改变是微循环障碍，其发生发展过程可分为以下三期。

（1）第一期——休克代偿期（微血管痉挛期：少灌少流，灌少于流，组织呈缺血缺氧状态）。交感神经兴奋，缩血管体液因子如血管紧张素Ⅱ、血管升压素、内皮素、白三烯、血栓素 A_2等释放，全身小血管包括小动脉、微动脉、后微动脉、毛细血管前括约肌和微静脉、小静脉都持续收缩痉挛，尤其是毛细血管前阻力血管收缩更明显，前阻力增加，大量真毛细血管网关闭，微循环内血液流速缓慢，血流主要通过直捷通路或动静脉短路回流，组织灌注明显减少。

（2）第二期——休克失代偿期（微血管扩张期：灌而少流，灌大于流，组织呈淤血性缺氧状态）。微小动脉持续收缩导致毛细血管内血流不足，组织缺血缺氧加重，微血管壁的肥大细胞释放组胺、5－羟色胺等，使微动脉紧张度降低，毛细血管前括约肌松弛，造成大量毛细血管开放，血管床容量明显增大，从正常的20%开放，到休克时的100%开放，这时微循环血管床的容积比正常增加4～5倍，全身血管床容积比正常增加1倍，从而导致有效循环血容量严重下降。此时毛细血管后微静脉仍处于痉挛状态，结果毛细血管内血流缓慢、淤滞，血液流体静力压增高，毛细血管通透性增加，血浆外渗，造成有效血循环量进一步减少。

（3）第三期——不可逆休克期（微循环衰竭期：不灌不流，灌流停止）。严重酸中毒、大量一氧化氮和局部代谢产物释放以及血管内皮细胞和血管平滑肌的损伤等，均可使微血管发生麻痹性扩张，毛细血管大量开放，微循环中有微血栓形成，血流停止，出现不灌不流状态，造成器官功能障碍、衰竭。

2. 细胞分子机制。休克有关的细胞分子机制十分复杂，主要有细胞损伤、炎症介质泛滥及细胞内信号转导通路的活化等。

二、中医病因病机

（一）外感邪毒

感受六淫温邪、疫毒瘴气、邪毒内陷，致温病肺痈、急黄暴痢等严重病变；或疔疮痈肿，内陷走黄；或接触误服某些药物毒品等。引起气机逆乱、气滞血瘀、正气耗散、阴竭阳脱而致本病。

（二）内伤脏气

心阳暴亏或久病重病，脏气内伤；或严重创伤、脏腑受损。致气血逆乱，气血周流失常，当行不行，当用不用，脏腑失养，功能障碍，从而出现烦躁神昏、四肢厥冷、大汗少尿、脉微欲绝等厥脱表现。

（三）亡津失血

大量失血致气随血脱，或吐泻太过致使津伤液竭，阳随阴亡而形成本病。

一般而言，厥脱早期多以气机逆乱、血行不畅、气阴损伤为主，而中晚期则表现为

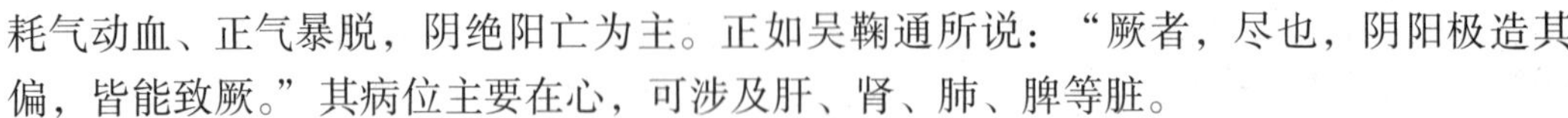

耗气动血、正气暴脱，阴绝阳亡为主。正如吴鞠通所说：“厥者，尽也，阴阳极造其偏，皆能致厥。”其病位主要在心，可涉及肝、肾、肺、脾等脏。

【临床表现】

一、第一期——代偿性休克

在以原发病症状体征为主的情况下出现轻度兴奋征象，如意识尚清，但烦躁焦虑，精神紧张，面色、皮肤苍白，口唇甲床轻度发绀，同时伴恶心呕吐，心率加快，呼吸频率增加，脉细速，血压尚正常或稍高或稍低，脉压缩小，尿量减少等。部分病人表现肢暖、出汗等暖休克特点。眼底可见动脉痉挛。此时体内各种代偿与防御机制正在积极发挥作用，如能及时发现并给予有效治疗，则可使病情得到控制并好转，否则将进一步恶化，进入失代偿期。

二、第二期——失代偿性休克

病人软弱乏力，表情淡漠，反应迟钝，意识欠清，呼吸表浅，皮肤湿冷，肢端青紫，脉细数而弱，血压进行性下降，表浅静脉萎陷，尿少（每小时少于 20 mL）。严重时可处于昏迷状态，呼吸急促，收缩压低于 60 mmHg，无尿。此时若不积极救治，将发展为不可逆性休克。

三、第三期——不可逆性休克

过度和持续的组织灌注减少将导致 DIC 的发生和多器官损害，引起出血倾向和心、脑、肾、肺等重要器官功能障碍的临床表现，甚至进一步发展为因多器官功能衰竭而死亡。

要强调休克的发展过程实际上是渐进的、连续的、无法截然分开的。

四、严重并发症

1. 急性肾功能衰竭：是休克的常见并发症和主要死亡原因之一。通常表现为尿量减少或无尿，血尿素氮和血肌酐、血钾明显升高。

2. DIC：常见于革兰氏阴性菌所致的脓毒性休克。主要表现为顽固性低血压，皮肤发绀或广泛出血，临床标志是血管内凝血和纤维蛋白溶解同时并存。

3. ARDS：是各种休克的常见并发症，发生非常迅速，多于休克后 1 ~ 2 h 内或原发病发生后 24 ~ 48 h 内出现。死亡率超过 50%，并发于脓毒性休克时死亡率高达 90%，合并 MODS 时死亡率更高。临床表现为进行性呼吸困难，呼吸频率加快，发绀，肺底可有细小湿啰音，呼吸音减低以及明显的肺部 X 线片的表现。

4. MODS：是指心、脑、肺、肝等重要器官系统在短时间内出现 2 个或 2 个以上功能障碍。常在休克晚期发生，是休克的重要死亡原因。一般如果 3 个以上器官系统发生功能障碍，死亡率可高达 80% 以上。

【实验室及其他检查】

1. 实验室检查。

（1）血常规：红细胞计数、血红蛋白浓度及血细胞比容（HCT）测定有助于低血容量性休克的诊断，动态观察其变化可了解血液有无浓缩，判断补液疗效及是否存在继续出血。白细胞计数及中性分类升高常见于应激或感染，但部分脓毒性休克时白细胞计数可降低。

（2）尿液检查：尿常规及尿渗透压测定有助于判断休克病因及休克时肾功能损伤程度；育龄妇女应做尿妊娠试验，置入气囊导尿管（Foley's 管）可准确记录尿量。

（3）粪便常规及潜血试验：有助于失血性及脓毒性休克的诊断。

（4）血生化指标：精神状态异常者应测定末梢血糖；心肌损伤标志物测定有助于心源性休克及休克是否伴有心肌损伤的诊断；乳酸浓度可较敏感地反映组织缺氧程度，大于 5 mmol/L 提示存在休克，大于 8 mmol/L 提示预后不良。

（5）动脉血气分析：表现为代谢性酸中毒及低氧血症，pH 下降，血氧饱和度下降及碱剩余（BE）负值增大，如合并严重呼吸衰竭，则见 $PaCO_2$ 升高。

（6）出、凝血功能检测：血小板计数、出凝血时间、凝血酶时间、纤维蛋白原降解产物测定等有助于判断休克进展程度及是否发生 DIC。

（7）感染和炎症因子的血清学检查：检测血清中降钙素原、CRP、G 试验、GM 试验及 TNF、IL－1、IL－6 等有助于判断休克是否存在感染因素、可能的感染类型及体内炎症反应紊乱状况。

（8）有创血流动力学监测：低血容量性休克表现为三低一高，即血压、中心静脉压（CVP）及心输出量（CO）降低，外周阻力增高；心源性休克时 CVP、肺毛细血管楔压（PAWP）均升高，心脏指数（CI）低于 2 L/（$min \cdot m^2$）。

2. 特殊检查：心电图检查可发现心肌梗死、心肌缺血、心律失常及传导系统异常；X 线检查可了解有无液气胸、膈下游离气体；急诊超声（腹部及心脏等）有助于判断是否存在腹部实质性脏器损伤、主动脉瘤或夹层、异位妊娠等；胃管置入可明确有无上消化道出血。

【诊断与鉴别诊断】

一、诊断要点

（一）西医诊断

1. 有诱发休克的病因，如失血、严重感染、药物过敏、心肌梗死等。

2. 存在器官低灌注的临床表现：神志模糊、烦躁或淡漠；脉搏细速，或不能触知；四肢湿冷，皮肤黏膜苍白或发绀；尿量少于 30 mL/h 或无尿等。

3. 成人收缩压 <90 mmHg，MAP <70 mmHg 或收缩压下降 >40 mmHg，或低于正常年龄相关值的 2 个标准差；血清乳酸 >2 mmol/L；毛细血管再充盈时间延长。

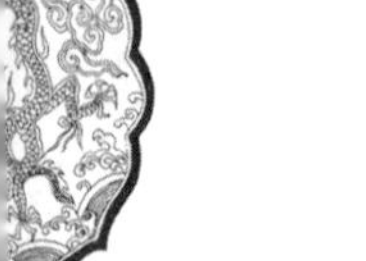

（二）中医辨病与辨证要点

1. 辨病要点。病人以面色苍白、四肢厥冷、汗出不止、尿少为主证。伴有神志淡漠，但欲寐或烦躁不安或神志不清，气息微弱或气促息粗等症状，舌质淡或光剥干枯无苔，脉微欲绝或不能触及或虚数结代。

2. 辨证要点。本病的病机关键是阴阳气血逆乱。久病阳气衰微或暴病伤阳耗气致阳气大衰，阴血不能正常运化，五脏六腑失去濡养，气机不能正常运行，则气滞血瘀，机体脏腑功能障碍。阳虚不能温煦，故有四肢厥逆，甚至过膝肘，最终阴不附阳而致阳脱。或久病真阴亏耗或因失血、大吐大泻、禁食等致阴血大伤，脏腑失去濡养，阳无以附而虚阳升越，出现阴脱阳厥。阴阳俱衰，极易导致阴阳俱脱而离绝。阳脱则见汗出如油，身冷畏寒，四肢厥逆，脉微欲绝，精神恍惚或昏迷；阴脱则见身热肢暖，烦躁不安，口干欲饮，肌肤皱瘪或有大汗淋漓，脉细弱无力。

二、鉴别诊断

1. 晕厥。晕厥常发生于平素体质虚弱的人，指由于过度疲劳、环境闷热、悲恐太过等因素引起短暂性血管舒缩功能失调而产生的一时性脑供血不足。临床上表现为面色苍白，肢体发冷，出冷汗，意识短暂不清，但无血压、脉搏、尿量等明显改变，经平卧休息或一般治疗即可迅速恢复。

2. 低血糖昏迷。发病急骤，皮肤苍白湿冷，意识淡漠或昏迷，与休克相似，但有应用降糖药或进食不足病史，脉速有力，血压正常或升高，检查血糖低于正常，注射葡萄糖后症状可立即缓解。

【治疗】

一、西医治疗

1. 一般处理。

（1）体位：常取去枕平卧位；心力衰竭或存在肺水肿者可采用半卧或端坐位；下肢抬高20°～30°。如意识丧失，应将头部置于侧位，抬起下颌，以防舌根后坠堵塞气道。

（2）供氧：保持呼吸道通畅，高流量供氧，保证氧饱和度>95%，可采取面罩或无创正压通气给氧，必要时气管插管和机械通气，注意一旦有气管插管指征，应尽早插管。

（3）其他：镇静、保暖、禁食，减少搬动，监测生命体征及血氧饱和度、24 h尿量等。

2. 补充有效血容量。各种休克均存在有效循环血量的绝对或相对不足，除心源性休克外，进行液体复苏是纠正有效循环血量下降、改善器官微循环灌注的首要措施。应尽快建立两条以上的静脉通道，首选外周大静脉或中心静脉置管。若静脉穿刺不成功，则迅速做静脉切开术以保证快速输入液体，必要时加压输液。液体复苏应注意以下几点。

（1）补液原则：需多少，补多少；需什么，补什么。

（2）复苏液体的选择尚有争议，可选择类似于丢失的体液（如出血病人输血，腹泻病人补晶体液），急诊时首先输入身边能够得到的补液。

（3）补液量应以设法维持心脏足够的前负荷为度，有呕吐、大汗、高热或失血等可酌加补液量，但年老及心肾功能不全者应调整、控制输液速度及输液量。可逐步输入 250～500 mL 晶体液直到 2 000 mL，避免输液过量和医源性心力衰竭。

（4）补液速度和复苏终点可参考临床指标（意识、血压、心率、尿量、有无啰音等）和 CVP、PAWP（有条件时）等。动脉血乳酸恢复正常的时间和血乳酸清除率与休克的预后密切相关，复苏效果的评估应参考这两项指标。脓毒性休克按照早期目标导向治疗（early goal directed therapy，EGDT）在进行最初 6 h 复苏目标应达到：中心静脉压（CVP）8～12 mmHg，平均动脉压（MAP）≥65 mmHg，尿量≥0.5 mL/(kg·h)，中心静脉血氧饱和度（$ScvO_2$）或混合静脉血氧饱和度（SvO_2）≥70%。在早期复苏过程中，当 CVP、MAP 达标，而 $ScvO_2$ 或 SvO_2 仍低于 70%，可考虑输入红细胞悬液使 HCT≥30%，以及（或）给予多巴酚丁胺。对于血红蛋白 <70 g/L 的休克病人，也应考虑输血治疗，输血量的增加是预测病人不良预后的独立因素，且大量失血时应注意凝血因子的补充。

（5）应用机械通气的病人，尤其是呼气末正压通气时，对容量的补充有更高的要求。

（6）对出血未控制的失血性休克病人，早期采用控制性复苏，收缩压维持在 80～90 mmHg，以保证重要脏器的基本灌注，并尽快止血，出血控制后再进行积极容量复苏。但对合并颅脑损伤的多发伤病人、老年病人及高血压病人应避免控制性复苏。休克治疗后期，循环状态逐渐平稳后，易发生容量负荷过多，甚至发生肺水肿（即使限制了容量的继续补充）的情况，此时适当的利尿和脱水治疗是必要的。

3. 血管活性药物的应用。积极液体复苏后血压仍不稳定，或休克症状无缓解、血压继续下降者为使用血管活性药物指征。其目的在于提高心排出量，改善生命重要脏器灌注。但应注意不可升压太过，保持血压于（110～130）/（60～80）mmHg 较适宜；应用时要根据病人具体情况，最好经中心静脉输注，用注射泵精确调整剂量。

（1）多巴胺：其特点是药理作用呈明显剂量依赖性。应从小剂量开始，视病情逐渐增加剂量，根据血压和临床症状调整滴速。若剂量达 20 μg/（kg·min）时仍不能使血压恢复，可加用间羟胺 10～30 mg 联合静脉注射。

（2）去甲肾上腺素：主要用于脓毒性休克经有效液体复苏后血压仍不回升或外周阻力显著降低、心排量减少者。仅适于短期小剂量（0.5～30 μg/min）应用，长期大量应用有收缩肾动脉致急性肾衰竭并使休克恶化的风险，应注意避免。

（3）肾上腺素：主要用于治疗过敏性休克，具有 α 与 β 受体激动作用。用法：过敏性休克发生后立即肌内注射 0.1% 肾上腺素 0.5～1.0 mL，小儿每次 0.025 mL/kg。严重病例可用 0.5 mL 稀释于 50% 葡萄糖注射液 40 mL 中静注。本药作用短暂，如注射首次剂量后效果不佳，可于 3～5 min 后重复注射，也可用 1.0～2.0 mg 加入 5% 葡萄糖注射液 250 mL 中静滴。

（4）间羟胺：休克时多与多巴胺联用升高血压。用法：间羟胺 20 ~ 100 mg 加入 5% 葡萄糖注射液 500 mL 中持续静滴，常用剂量 100 ~ 200 μg/min。

（5）多巴酚丁胺：选择性兴奋 β_1 受体，增强心肌收缩力，正性肌力作用是多巴胺的 4 倍。在一定范围内，效应呈剂量依赖性。因能保持主动脉舒张期灌注压，有利于冠脉灌注，故常用于急性心肌梗死、肺栓塞所致的心源性休克。常用剂量为 5 ~ 15 μg/（kg · min）加入 5% 葡萄糖注射液 250 mL 中静滴。休克时单用此药作用较弱，与多巴胺合用可增加疗效。

（6）硝酸酯类：主要有硝酸甘油、硝酸异山梨酯等。可直接松弛周围血管，对体循环小动脉和小静脉均有扩张作用，对心源性休克有一定的疗效。应用时必须密切监测血压，一般需与肾上腺素能激动剂或机械辅助循环合用。用法：开始为 5 ~ 10 μg/min，以后每 5 分钟增加 5 ~ 10 μg/min，直至出现良好的效应。

（7）酚妥拉明（苄胺唑啉）：适用于严重周围血管痉挛、心排血量低而 CVP 正常或较高的休克。用法：10 ~ 20 mg 加入 5% 葡萄糖注射液 250 mL 中静脉滴注，滴速一般为 0. 3 ~ 0. 5 mg/min。为防止血压明显下降，常与多巴胺或间羟胺合用。

（8）胆碱能神经阻断药：主要有阿托品、山莨菪碱、东莨菪碱等。常用于革兰氏阴性细菌严重感染或脓毒症等所致休克的微血管痉挛期。在临床上主要用于：①休克病人具有面色苍白、四肢厥冷、紫绀、眼底动脉痉挛等现象者。②体温在 39 ℃以下，或高热经治疗已下降者。③静脉输液时速度慢，或推注时有阻力感者。④无明显烦躁不安者。⑤无脱水表现者。高热、烦躁不安、血容量不足时不宜使用。

4. 其他药物的应用。

（1）强心苷：仅在休克病人原有不同程度的心脏病，或伴有快速性室上性心律失常时使用，宜选洋地黄类快速制剂（如毛花苷丙）或毒毛苷 K，剂量为常用量的1/2 ~ 1/3。

（2）肾上腺皮质激素：对已证明或疑有肾上腺功能不全者，在充分应用抗生素的基础上可短期使用。如氢化可的松 10 ~ 20 mg/（kg · d）分次静滴或注射，一般用 2 ~ 3 d。

（3）纳洛酮：多在脓毒性休克中应用。可用 0.4 ~ 0.8 mg 静脉注射，或用 1.6 ~ 2.0 mg加入 5% 葡萄糖注射液 250 mL 中静滴。但因本药对阿片受体选择性不高，其阻断 μ 受体降低痛阈不利于创伤的救治，且对过敏、烧伤等无效，限制了其临床应用。

5. 现代疗法。

（1）抗内毒素治疗：实验及临床研究证明，脓毒性休克时应用足量抗生素并不能提高病人的生存率，而抗内毒素治疗与抗生素联用，则可增加生存率，其原因可能与细菌释放内毒素致使血浆中内毒素水平升高有关。

（2）抗炎性介质治疗：如乙酮可可碱和氨力农等。

（3）调节凝血功能：重组人活化蛋白 C（rhAPC）可减少循环中 D - 二聚体和 IL - 6 水平，促进纤维蛋白溶解，抑制血栓形成及白细胞活化作用，降低脓毒性休克的死亡率。目前 rhAPC 在临床上的应用已经取得了良好的疗效。

6. 并发症的防治。

（1）代谢性酸中毒：不主张常规使用碳酸氢钠，只有当动脉血 pH < 7.20 时可考虑使用，但应避免过量。一般在保证有效通气前提下，最初给 1 mmol/kg（5% 碳酸氢钠 1.6 mL 相当于 1 mmol），以后据动脉血气结果决定是否要继续应用。

（2）休克肺：应适当减少晶体液的入量，提高胶体渗透压，必要时予以机械通气。

（3）急性肾功能衰竭：可用呋塞米（速尿）20 ~ 40 mg 静脉注射或加入葡萄糖注射液中静滴。如尿量仍无明显增加而血肌酐成倍上升，应考虑行床旁血液净化（CRRT）。

（4）心功能不全：应减慢输液速度或暂停输液，静注速效洋地黄制剂等。

（5）DIC：参考本书“弥散性血管内凝血”章节施治。

（6）MODS：以治疗始动诱因和支持治疗为主，即维持血流动力学稳定和保证组织灌注。对 MODS 高危人群，早期给予抗感染、增强免疫和支持治疗，严密监测，有望减少和阻止 MODS 发生。

7. 病因治疗。上述抗休克措施属一有机整体，必须根据病人病情采取综合治疗措施，同时迅速消除引起休克的病因才能保证救治成功。

（1）控制感染：是治疗脓毒性休克的重要环节，应尽早运用广谱杀菌剂（1 h 内），抗生素使用前留取病原学标本；对于经验性联合治疗不超过 3 ~ 5 d，如用至 3 ~ 5 d 仍未显效须调整或与其他抗生素联合治疗；一旦病原菌确定，结合选用最恰当的单药治疗。给药方式以静滴或静注，避免采用肌内注射或口服；必要时须手术清除感染灶；原则上以细菌培养和药敏试验结果为依据选择抗生素，但不能因为等待病原学报告而延误治疗时机，早期一般以经验性治疗为主。

（2）急诊血运重建：对急性心肌梗死（AMI）合并心源性休克病人，最关键处理是冠脉血运重建，条件允许则行介入治疗或冠脉搭桥术，特别是对有左主干或三支冠脉病变者，采取紧急冠脉搭桥术能提高生存率；如没有上述条件，只要无禁忌证，立即予静脉溶栓治疗。对并发室间隔穿孔、乳头肌断裂等机械并发症的心源性休克病人，药物治疗不能稳定亦应急诊手术治疗。主动脉内球囊反搏术用于严重的、难治的、其他方法无效的心源性休克。

（3）止血：对于出血部位明确的活动性失血病人，应尽快手术或介入止血；对出血部位不明确，存在活动性失血者，应迅速利用包括超声、CT 在内的各种手段尽早明确失血部位，必要时手术探查止血。

（4）过敏性休克：一旦出现应立即就地抢救，治疗药物首选肾上腺素，尚可用糖皮质激素及钙剂；系青霉素过敏者可在原注射部位肌注 80 万 U 青霉素酶；因皮肤试验所致者，宜用止血带结扎注射部位的上端；链霉素过敏者首选钙剂。

（5）神经源性休克：首选肾上腺素，注意补充血容量；适当运用糖皮质激素及升压药；因剧烈疼痛所致者需予以镇静镇痛药物，由胸腔、腹腔或心包穿刺引起者立即停止穿刺。

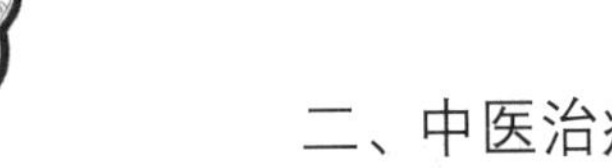

二、中医治疗

中医药对于一般轻度休克的疗效尚能令人满意。但对重症休克，因中药的有效剂型单调，效果不如西药治疗迅速有力。在抗休克过程中，积极配合中医益气回阳、行气活血药治疗，有助于休克的逆转和稳定。

（一）应急治疗

1. 温灸百会、关元、足三里。

2. 参附注射液 20 mL 静脉注射，后以 40 ~ 100 mL 加入 5% 葡萄糖注射液 250 mL 中静脉滴注，每日 1 ~ 2 次。

3. 生脉注射液 20 mL 静脉注射，后以 40 ~ 100 mL 加入 5% 葡萄糖注射液 250 mL 中静脉滴注，每日 1 ~ 2 次。

（二）辨证论治

1. 气阴耗伤。

主要证候：精神萎靡不振，气短，口渴，汗出，倦怠微烦，四肢欠温，尿少，舌红或淡红，脉细数无力。

治法：益气养阴。

方药：生脉散。

方中人参甘温益气生津，麦冬甘寒养阴清热，两药合用，共奏益气养阴之功；五味子敛肺止汗，生津止渴。

肺阴不足，干咳无痰，加生地、熟地、玄参以滋肾润肺；阴虚内热，五心烦热者，加生地、知母、鳖甲以清退虚热；汗出较多者加山茱萸、麻黄根、煅牡蛎等以增敛阴止汗之力。

2. 真阴衰竭。

主证：神恍惊悸，面色潮红，汗出如油，口渴欲饮，饮不解渴，身热心烦，舌干枯无苔，脉虚数或微弱欲绝。

治法：育阴潜阳。

方药：三甲复脉汤。

方中龟板、鳖甲、牡蛎育阴潜阳，重镇熄风；白芍、甘草酸甘化阴，滋阴柔肝，缓急舒筋；生地、麦冬养阴生津；火麻仁养阴润燥，兼润肠通便；阿胶滋阴补血。诸药合用，使真阴得复，浮阳能潜，则虚风自熄。

气虚而气短或气喘者可加人参；阳浮而阴不内守，汗自出者，可加龙骨、浮小麦；心气虚而见心悸者加茯神、人参、小麦。

3. 阳气暴脱。

主证：神志淡漠或昏迷，面色苍白，四肢厥冷，冷汗淋漓，气息微弱，唇甲紫绀，舌质淡，脉微弱欲绝或不能触及。

治法：回阳固脱。

方药：参附汤合四逆汤。

方中人参甘温，大补脾肺之元气以固后天，使脾肺之气旺；附子辛温，温壮元阳，大补先天，使先天之阳生，二药合用，上助心阳、下补肾命、中温脾土。干姜辛热，守而不走，专于温中散寒，助附子破阴回阳，使回阳救逆之力更大；炙甘草益气安中，既解附子之毒，又可缓附姜之峻，更寓护阴之意。

汗出面红脉微者加龙骨、牡蛎以镇摄固脱；大汗淋漓，呼吸微弱，面色苍白者加黄芪益气固表。

【临床思路】

休克是临床各科常见的急危重症，各种休克鉴别要点：在符合休克诊断标准基础上，脓毒性休克须有脓毒症并存；低血容量性休克应有急性大量失血或体液丢失病史；心源性休克应具备急性心肌损伤证据；过敏性休克的诊断不依赖实验室检查和特殊检查，根据过敏原接触史、病人特征性临床表现即可诊断；神经源性休克多有剧烈疼痛与精神创伤、药物（麻醉药、安眠药）、麻醉（脊麻、腰麻、硬膜外麻）、穿刺（脑室、胸腔、心包、腹腔）等病因。

血压是诊断休克的最初较重要的指标，但低血压不一定是休克，休克必须有微循环和组织灌注不足的表现；原有高血压者休克时血压可在正常范围，无低血压者不能排除休克。碱缺失与血乳酸结合是判断休克组织灌注较好的方法，故在实施综合评估时，应注意以下三点：结合症状、体征综合判断；分析数值的动态变化；多项指标的综合评估。

提高休克救治成功率的关键在于尽早去除休克病因的同时尽快恢复有效的组织灌注，以改善组织细胞的氧供，重建氧的供需平衡和恢复正常的细胞功能。休克治疗是综合性的，应以西医为主，中医为辅，要求各项措施迅速、及时与恰当，在积极治疗原发病因（如抗感染、止血等）、液体复苏、纠正酸中毒的基础上，选用适当的血管活性药物，力争在 1 ~ 4 h 内改善微循环障碍，在 12 ~ 24 h 内使病人脱离险境，以免发生不可逆转的重要器官损害和难治性并发症。

中医药对于轻度休克的疗效较好，对重症休克应积极结合现代医学相关措施综合施救。在抗休克过程中配合中医益气回阳、行气活血治疗，则有助于休克的逆转和稳定。同时，对使用西医升压药物而不易撤除者，加用中药后，西医升压药物则较易减量和撤除。临床及实验研究结果也证实了中药并不单纯是强心升压，而是在改善血流动力学状态的同时，减轻休克所引起的微循环障碍、组织灌注不良，具有抗脂质过氧化及保护细胞结构的完整性、生物膜的稳定性及代谢功能等作用，从多方面、多途径阻止休克的进一步发展。因此，集中西医两法的治疗特长，相互取长补短，无疑有助于提高休克救治的临床疗效。

【预后与转归】

休克预后与原发疾病是否能及时有效治疗，与休克状态是否能及时有效控制有密切的关系。过敏性休克与低血容量性休克只要诊断及时，处理得当，一般预后良好；而心源性休克多预后较差。6 h 乳酸清除率 <50% 及 PCT >10 ng/mL，被认为是预后不佳的

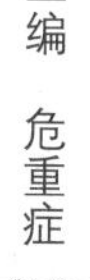

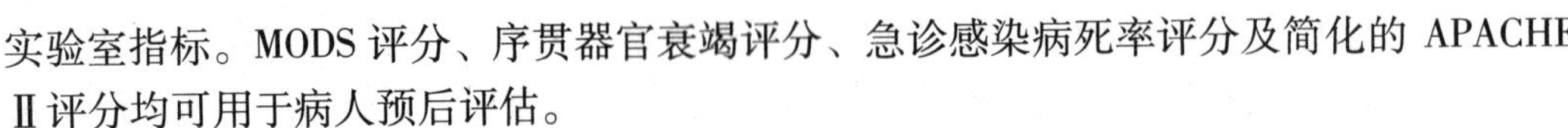

实验室指标。MODS 评分、序贯器官衰竭评分、急诊感染病死率评分及简化的 APACHE Ⅱ评分均可用于病人预后评估。

【预防与调护】

1. 积极治疗原发病，防止休克的发生。
2. 一旦发现有休克的可能，应及时排查，及时处理。
3. 保持病室安静，避免不良刺激，注意防寒保温。
4. 动态观察病人血压变化，及时调整血管活性药物剂量。
5. 密切观察病人中枢神经、心、肺、肾等重要脏器的功能，及时调整治疗措施。
6. 注意营养支持，及时评估胃肠道功能，尽早给予常规饮食或胃肠道营养支持。
7. 加强护理，防止褥疮等并发症的发生。

第七章　弥散性血管内凝血

弥散性血管内凝血（disseminated intravascular coagulation，DIC）是由各种致病因素诱发产生促凝物质，引起全身微血栓形成，凝血因子大量消耗，进而继发纤溶亢进，导致全身出血及微循环衰竭的临床病理综合征。大多数DIC起病急骤、病情复杂、发展迅猛、预后不良，如不及时诊治，常危及病人生命，因此，早期明确诊断，早期治疗显得尤其重要。

本病可归属中医学“血证”“厥脱”等范畴。

【病因病理】

一、西医病因病理

（一）发病因素

几乎临床全部危重病人均有发生DIC的可能，常见的病因有感染、恶性肿瘤、病理产科、组织创伤、外科大手术、休克、蛇咬伤以及体外循环等，其中以感染、组织创伤、恶性肿瘤和病理产科较为常见。

1. 感染性疾病。细菌感染是诱发DIC最常见的病因之一，其中又以革兰氏阴性细菌感染更为常见，如大肠杆菌、变形杆菌、绿脓杆菌等。革兰氏阳性细菌、系统性真菌感染、疟疾、流行性出血热病毒、螺旋体和流感病毒等也可引起DIC，特别是免疫功能低下病人感染后更易发生DIC。

2. 恶性肿瘤。如急性白血病（其中以急性早幼粒细胞白血病最易诱发DIC）、恶性淋巴瘤、胰腺癌、肺癌、肝癌等。实体瘤诱发的DIC多发生于癌症晚期，以慢性DIC为主，出血非其主要特征，但血栓形成多见，血小板水平可能正常。慢性DIC还可见于进展期肝病、死胎滞留等。

3. 病理产科。常见病因有羊水栓塞、感染性流产、妊娠毒血症、子宫破裂、胎盘早剥等，羊水栓塞是最常见的诱发DIC的产科意外。

4. 手术及组织创伤。常见有脑、前列腺、胰腺等手术或组织创伤。这些富含组织因子的器官可因手术及创伤等致其释放组织因子而诱发DIC。同时，大面积烧伤、骨折、蛇咬伤亦可致DIC发生。

5. 其他因素。因血型不合的输血所引起的急性溶血、中暑、自身免疫性疾病、移植物排斥反应、酸中毒、休克、某些药物中毒均可引发急性DIC。

（二）发病机理

DIC发病的关键环节是血液循环中凝血酶过量生成和纤溶酶形成失去抑制。多数情

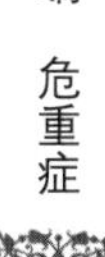

况下，DIC 的促凝刺激由组织因子（tissue factor，TF）介导，TF 在诱导凝血启动中扮演了中心作用。组织损伤可产生过量的 TF 释放进入血液；炎症介质刺激使血管内皮细胞活化，血管内皮细胞和/或单核细胞表面 TF 表达，TF 就暴露于血液中；恶性肿瘤细胞可分泌 TF。TF 触发凝血酶的形成。TF－FⅦa 复合物催化因子Ⅹ转化为因子Ⅹa，依次与因子Ⅴa、凝血酶原（因子Ⅱ）及钙离子形成凝血酶原酶复合物，从而产生凝血酶，并转化纤维蛋白原为纤维蛋白。TF－FⅦa 复合物也能活化因子Ⅸ，且因子Ⅸa 与活化的Ⅷ及钙离子形成Ⅹ因子酶复合物，产生更多的因子Ⅹa，从而形成了主要凝血酶生成的放大环路。

凝血酶的过量生成不仅可大量消耗凝血因子Ⅰ、Ⅴ、Ⅷ，而且可结合到血小板和内皮细胞表面的凝血酶受体上，一方面诱导血小板活化聚集，另一方面促使血管内皮细胞释放组织型纤维蛋白溶酶原激活剂（t－PA），在存在新形成的纤维蛋白单体条件下，纤溶酶形成。在急性 DIC 时，凝血因子的消耗超过了肝脏的代偿能力，血小板的过度消耗也超过了骨髓的代偿能力，实验室检查表现为凝血酶原时间（PT）延长、部分凝血活酶时间（APTT）延长、血小板计数降低。

纤溶系统经血管内皮细胞释放 t－PA 而活化，t－PA 使纤溶酶原转化为纤溶酶，后者可降解纤维蛋白血凝块，甚至纤维蛋白原本身。大量的凝血酶催化出过量纤维蛋白，纤溶和抗纤溶失调，继发性纤溶亢进，导致纤维蛋白（原）降解产物（FDPs）增多。FDPs 是一种强力抗凝物，可加重 DIC 的出血症状。血管内纤维蛋白沉积可引起微血管病性红细胞破碎，实验室检查在血涂片中出现破碎红细胞。微血管血栓形成可引起组织坏死、终末器官损伤和功能不全。

二、中医病因病机

（一）感受外邪

外邪不仅包括风、寒、暑、湿、燥、火六种外感病邪和疫毒之邪，还包括现代医学的理化致病因素及生物因素，其中寒邪、热邪与 DIC 的关系最密切。《灵枢·痈疽》曰："寒气客于经脉之中则血泣，血泣则脉不通。"感受寒邪，寒性凝聚收引，血逢寒则凝，故感受寒邪之后，易引起血瘀阻脉。温热之邪或疫毒之邪均可由卫分入里化热，致热入营血，灼伤脉络，迫血妄行，血液离经而成瘀；热盛壅遏气机，气滞则血瘀；热盛伤津耗液，血受煎熬成瘀；或热邪灼伤阴血，血虚则血脉不畅而停滞成瘀。

（二）外伤

各种外伤如跌倒损伤、烫伤烧伤、金刃所伤、虫兽咬伤、手术、病理产科等，均可损伤脉络而致出血。离经之血停留体内则成为瘀血；或虫兽咬伤、病理产科之毒邪内侵，热毒污浊秽垢，与血胶结而成瘀；或热毒化火，伤津耗气，津血亏虚，脉道涸涩成瘀血；或气虚则无力推动血液运行，形成瘀血。

（三）药毒内侵

药毒包括药物、化学毒物、误食有毒之品等致病物质。毒邪入侵，毒性火热秽浊，易迫血妄行而形成瘀血；或毒邪耗气伤阴，致气虚血虚而瘀血内停。

（四）久病体虚

各种疾病日久不复，致气、血、阴、阳、脏腑虚损。阳气不足，无力温煦推动血液运行，气衰则无以行血，津血亏虚则无以载血，或阳虚寒凝，致血行涩滞，均可导致瘀血的形成。

本病的主要病因病机是瘀血阻络，气血运行失常，血液不循经脉运行而溢出脉外，表现为各种出血病证。离经之血停滞于内形成新的瘀血，进而又加重出血，造成“瘀阻—出血—瘀阻”的恶性循环。DIC 最突出和最主要的病机特点为瘀血内阻。

【临床表现】

DIC 临床上最常见的症状有出血倾向、低血压或休克、弥散性微血管血栓形成所致多脏器功能衰竭、微血管病性溶血。多脏器功能衰竭是导致病人死亡的最主要原因。轻微的 DIC 病人除原发病症状和体征外，可无明显的 DIC 特异性临床表现。

一、出血

出血是 DIC 最常见的症状之一，甚至是提示 DIC 诊断的唯一临床线索。出血的临床表现与原发病的部位和性质有关。病理产科诱发 DIC 常表现为大量的阴道流血且血液不凝。在手术中发生 DIC 时，表现为创口渗血不止。特殊少见的暴发性紫癜多发生于感染，特别是儿童流行性脑膜炎的病人从皮肤紫癜可发展成界限清楚的紫黑色皮肤坏死及下肢坏疽，出血以两下肢及臀部为主。DIC 的出血表现常常突然发生，多为自发性、持续性渗血不止。出血部位广泛，呈多发性，往往有 2 个以上的部位出血。出血部位多见于皮肤、黏膜、牙龈、伤口及手术创口渗血；也可以有内脏出血，表现为咯血、呕血、便血及血尿等；颅内出血是 DIC 致死的主要原因之一。同时具有 3 个无关联部位的出血，大量出血及出血后无血块形成，小量不断伤口渗血，一般止血方法无效，应高度警惕 DIC 的存在。

二、低血压、休克或微循环衰竭

原发病和 DIC 均可发生休克。在 DIC 疾病过程中常突然出现血压下降，重者出现休克。休克的程度与出血量常不成比例，并迅速出现重要器官的功能障碍，甚至多脏器功能衰竭。休克多呈顽固性，常规抗休克治疗效果不佳；在革兰氏阴性杆菌败血症引起的 DIC 中最常出现休克的表现。

三、微血管血栓所致脏器功能不全

DIC 可出现全身性或局限性微血栓形成。全身广泛的微血管血栓是导致 DIC 病人多脏器功能衰竭的重要因素。有时 DIC 的微血管血栓的症状较为隐匿，易被忽视。DIC 的微血管血栓可出现在全身各个器官，但常见于肾、肺、脑、肾上腺与皮肤，其次为胃肠道、肝、胰和心脏。皮肤黏膜微血栓表现为血栓性坏死；肺部微血栓的表现可从暂时低氧血症到严重病人的肺出血及 ARDS；肾入球动脉微血栓引起肾皮质缺血和低血压相关的急性肾小管坏死是 DIC 时肾功能不全的主要原因；脑组织受累引起大脑功能障碍，

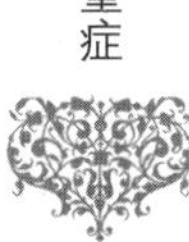

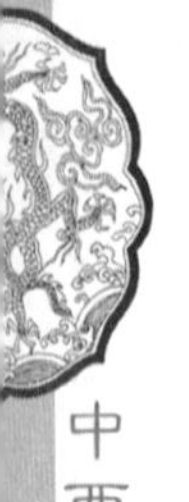

表现为神志模糊、嗜睡与昏迷等。

四、微血管病性溶血

临床症状常较轻微，缺乏明显急性血管内溶血的表现。部分病例出现不能用原发病及出血程度来解释的进行性贫血，贫血的程度与出血量不成比例，一般黄疸较轻微，在血涂片中可见大量红细胞碎片和破碎红细胞以及三角形、盔形、棘状等的异形红细胞。

【实验室及其他检查】

目前无单一的实验室试验足够敏感或特异以提供 DIC 明确的诊断。大多数检查特异性较低，因此常把几种实验室检查结果结合起来进行诊断，并通过动态监测来克服这些 DIC 的实验室诊断的局限性。

1. 血小板和凝血因子消耗性减少的主要检查项目。

（1）血小板计数：DIC 时血小板计数常出现进行性下降，一般低于 $100\times10^9/L$。血小板计数减低通常是急性 DIC 早期的特点，并且常出现血小板计数和纤维蛋白原浓度平行降低。

（2）凝血酶原时间（PT）测定：在 DIC 早期即可出现延长。

（3）纤维蛋白原（FIB）定量：血浆中纤维蛋白原含量降低至 <1.0 g/L，对 DIC 的诊断有意义。在脓毒血症引起的 DIC 中，由于炎症的急性时相反应，纤维蛋白原分泌增多，在 DIC 的早期纤维蛋白原浓度可以正常甚至轻度增高。

（4）抗凝血酶Ⅲ（AT－Ⅲ）含量及活性的测定：抗凝血酶Ⅲ的含量减少或活性降低 60%，有助于 DIC 疑难病例的诊断。

（5）部分凝血活酶时间（APTT）：在 DIC 时 APTT 延长。当 PT 和 APTT 均延长时，对 DIC 的诊断意义更大。

2. 继发性纤维蛋白溶解功能亢进及纤维蛋白降解产物（FDP）的测定。

（1）纤溶酶原减少及活性测定：在 DIC 时纤溶酶原减少及活性降低。

（2）血浆鱼精蛋白副凝试验（3P 试验）和血浆 FDP 测定：在 DIC 时 3P 试验阳性或血浆 FDP >20 mg/L（肝病时 FDP >60 mg/L）。

（3）D－二聚体检测：D－二聚体较正常值升高 4 倍，对 DIC 有诊断意义。

3. 分子标志物的检测。

（1）凝血酶调节蛋白（TM）：在 DIC 时常有 TM 的增加，伴有器官功能衰竭的病人中 TM 增加更加明显。

（2）内皮素－1（ET－1）：DIC 病人伴有多脏器功能衰竭时，血浆 ET－1 水平明显升高。随着 DIC 病人病情的改善，血浆 ET 水平也逐渐降低。因此，血浆 ET－1 水平可用于评估 DIC 病人的预后。

【诊断】

诊断要点

（一）西医诊断

1. 存在引起 DIC 的基础疾病。

2. 存在下列 2 项以上临床表现：①多发出血倾向。②不易用原发病解释的微循环障碍或休克。③多发性微血管栓塞的症状及体征，如皮肤、皮下、黏膜栓塞性坏死及早期出现的肺、肾、脑等器官功能衰竭。④抗凝治疗有效。

3. 实验室检查指标有下列三项以上异常：①血小板计数 $<100\times10^9/L$ 或呈进行性下降（白血病、肝病时血小板 $<50\times10^9/L$）。② FIB < 1.5 g/L（肝病时 FIB < 1.0 g/L，白血病时 FIB < 1.8 g/L）或 FIB > 4.0 g/L 并呈进行性下降。③ 3P 试验阳性或血浆 FDP > 20 mg/L（肝病时 FDP > 60 mg/L）或血浆 D－二聚体水平增高（阳性）。④ PT 延长或缩短 3 s 以上（肝病时 PT > 5 s），或 APTT 缩短或延长 10 s 以上。

最新的 2017 年中国弥散性血管内凝血诊断积分系统（Chinese DIC Scoring System，CDSS）可供临床诊断时参考。临床应对临床征象和实验室检查结果做全面的评估，临床疑似病例应得到可靠的实验室检查的支持。一些基础疾病本身也能引起相关实验室参数的异常。例如，慢性严重肝功能不全和白血病累及骨髓，均可出现血小板减少症和止血功能受损。DIC 的实验室检查的局限性可通过重复试验和动态监测，并结合临床资料来克服。

（二）中医辨病与辨证要点

1. 辨病要点。主要根据出血的表现、突然出现的厥脱、多脏器功能衰竭等 3 大症状，结合舌脉的变化，判断是否 DIC 或前期 DIC。在外伤、发热、中毒、病理产科以及久病不复的疾病过程中，出现多个部位的出血症状，如皮肤瘀点瘀斑、吐血、咯血、便血、崩漏等；或突然出现昏厥，面色苍白，自汗，肢冷不温，口唇、爪甲青紫，甚至小便自遗；或出现多脏器功能衰竭，如气短、喘促，黄疸，小便少或无尿等；舌红、苔黄、脉洪数，或舌红绛有瘀点、苔白、脉细数，或舌淡暗、苔白、脉细弱。

2. 辨证要点。瘀血是 DIC 的根本原因，或因实邪致瘀，或因虚证致瘀，瘀血证贯穿整个疾病过程的始终。根据 DIC 的致病因素、临床症状、舌脉证候，以辨寒热、脏腑气血的虚实。由外伤、感受外邪、药毒内侵等致病大多表现为实证，急性起病，出血的颜色鲜红。由于久病不复致病表现为虚证，病程较长，出血的颜色较淡，兼有气、血、阴、阳等虚损的证候。

【治疗】

一、西医治疗

（一）治疗原则

DIC 治疗的关键是通过强有力的措施治疗引发 DIC 的原发病。在许多 DIC 病人中，

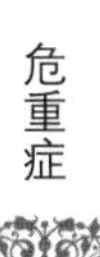

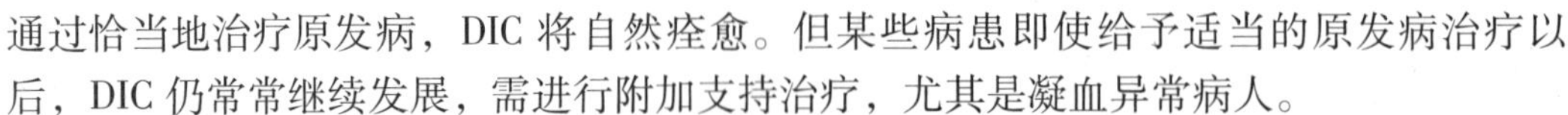

通过恰当地治疗原发病，DIC 将自然痊愈。但某些病患即使给予适当的原发病治疗以后，DIC 仍常常继续发展，需进行附加支持治疗，尤其是凝血异常病人。

（二）治疗措施

1. 原发病治疗。原发病的治疗是终止 DIC 病理过程的最关键措施。产科意外所诱发的 DIC，清除子宫内容物如死胎、胎盘等后，可以使血管内凝血反应得以抑制，DIC 的病理生理进程停滞。DIC 病人生存取决于原发病的积极治疗，以消除有害的刺激因素。

2. 基础支持治疗。维持重要器官功能的支持治疗是必需的，包括容量代替品、低血压和酸中毒的纠正、维持液体和电解质平衡、保温以及吸氧等。肺、心脏、肾功能严密监测，并及时提供积极支持性治疗措施。

3. 替代治疗。DIC 是消耗性凝血病，凝血因子和血小板的下降将增加 DIC 出血的危险。因此积极补充凝血因子和血小板是 DIC 止血治疗的重要措施。

（1）血小板悬液。若病人血小板数 $<50\times10^9$/L 并伴有出血或有高危出血因素，例如手术后、经历侵入性治疗的病人，应考虑输注血小板。无出血现象的病人一般在血小板数 $<(10\sim20)\times10^9$/L 时，才考虑输注血小板。最初输注血小板建议给予机采血小板 1 个单位（约含血小板 $>240\times10^9$/L）。

（2）新鲜冰冻血浆（FFP）。在 PT、APTT 延长伴有出血的 DIC 病人，FFP 输注最有效。矫正凝血因子缺陷可能需要大剂量血浆，最初推荐剂量为 15 mL/kg，但 FFP30 mL/kg的剂量对纠正凝血因子水平效果更好。严重的纤维蛋白原缺乏（<1.0 g/L）也可用 FFP 做替代治疗。

（3）凝血酶原复合物（PCC）。在 PT、APTT 延长伴有出血的 DIC 病人，若体液过量而不能输注 FFP，可考虑输注 PCC。但 PCC 仅能部分纠正 DIC 凝血缺陷，并因其含有微量活化凝血因子可使 DIC 的凝血状况恶化，因此在 DIC 治疗中应慎用 PCC。在严重肝病并发 DIC 时，也可考虑输注 PCC。

（4）冷沉淀或纤维蛋白原浓缩剂。冷沉淀含有纤维蛋白原及因子Ⅷ。严重的纤维蛋白原缺乏（FIB <1.0 g/L），可用冷沉淀或纤维蛋白原浓缩剂做替代治疗。3 g 纤维蛋白原浓缩剂或 10 个单位的冷沉淀可期升高血浆纤维蛋白原约 1.0 g/L。

4. 抗凝治疗。DIC 以凝血酶过量生成致广泛的凝血启动为特征，应用抗凝剂抑制凝血酶生成、中和凝血酶、阻断凝血酶/凝血酶受体和抑制 NF－κβ 活化是合理的治疗。抗凝剂治疗是可能逆转 DIC 病理生理的有效药物。

（1）肝素。DIC 病人使用肝素在临床中的疗效尚存在争议，因此应谨慎使用。血栓成为主要矛盾的 DIC 病人，如动脉或静脉血栓形成、暴发性紫癜、皮肤血管梗死和羊水栓塞等，普通肝素可以 5 000～10 000 U 静脉注射，每 4～6 h 重复一次，直到相关疾病对治疗起反应，普通肝素 500～1 000 U/h 维持治疗可能是必要的。血栓与出血危险共存的病人，应连续输注普通肝素 10 U/（kg · h）。重症或无出血的 DIC 病人，可使用低分子肝素预防静脉血栓形成。

（2）活化蛋白 C（APC）。重症脓毒血症的 DIC 病人给予重组 APC 24 μg/kg 连续输注。显性 DIC 病人使用 APC 的治疗效果明显优于非显性 DIC 病人。在侵入性治疗前，高危出血病人不应给予 APC 治疗。

（3）丹参或复方丹参。具有抗血小板聚集与抗凝作用，在临床上认为其有类似 AT 样活性。剂量：复方丹参注射液 20 ~60 mL，加入 5% 葡萄糖注射液内静脉滴注，每天可用 2 ~3 次，疗程 5 ~7 d。丹参或复方丹参针剂治疗 DIC 疗效迅速，副作用少，安全而无须严密血液学监测，对于慢性 DIC 或拟诊 DIC 亦适用。

5. 抗纤溶药物治疗。纤维蛋白沉积是 DIC 的一个重要病理特征，而纤维蛋白溶解可以维持 DIC 病人组织灌注。DIC 病人使用抗纤溶药物可并发严重的血栓形成。出血严重而替代治疗无效的 DIC 病人、原发病以高纤溶活性为特征的 DIC 病人可使用抗纤溶药物治疗，例如氨甲环酸 0.5 ~1.0 g 加入 0.9% NaCl 注射液 250 mL 中静脉滴注，每日 1 ~2 次给药。

二、中医治疗

在 DIC 病人出现厥脱、出血严重之时，应予中医应急治疗，病情较缓和时予辨证施治。《景岳全书》曰“血有蓄而结者，宜破之逐之”“血有虚而滞者，宜补之活之”。瘀血是本病的根本原因，所以活血化瘀法贯穿了整个疾病的治疗过程，为本病的基础治疗方法。

（一）应急治疗

1. 救逆固脱。参附注射液 20 mL 静脉注射，然后 40 ~60 mL 加入 5% 葡萄糖注射液 250 mL 中静脉滴注，每日 1 ~2 次。生脉注射液或参麦注射液 20 mL 静脉注射，然后 40 ~60 mL 加入 5% 葡萄糖注射液 250 mL 中静脉滴注，每日 1 ~2 次。

2. 止血治疗。紫地合剂 50 mL 口服，每日 3 次；或紫地宁血散 1 ~2 支，口服，每日 3 次。

3. 活血化瘀法治疗。复方丹参注射液 20 ~30 mL 或川芎嗪注射液 80 mg 加入 5% 葡萄糖注射液 250 mL 中静脉滴注，每日 1 ~2 次。

（二）辨证论治

1. 热盛血瘀。

主要证候：起病急骤，壮热不退，心烦口渴，瘀斑密布，色泽紫红或鲜红，小便短赤，大便秘结；甚则神昏谵语，痉厥，吐血，便血，尿血，舌红绛或有瘀点，苔黄，脉弦数。

治法：清热泻火，凉血化瘀。

方药：清瘟败毒饮合血府逐瘀汤。

方中石膏、知母、竹叶大清气分之热；黄连、黄芩、栀子、连翘同泻三焦的火热毒邪；犀牛角（用水牛角代）、生地黄、丹皮、玄参清热解毒，凉血止血；以桃仁为活血化瘀的君药，当归、红花、赤芍、川芎、牛膝助君祛瘀之功；牛膝通血脉，引瘀血下行；柴胡疏肝理气，桔梗、枳壳一升一降，调理气机，气行则血行。甘草调和诸药。全方共奏败毒泻火、活血祛瘀行气之效。

出血量多不止者加仙鹤草、紫珠草、茜草；腹部胀满，大便秘结者加大黄；腰痛甚

者加黄柏、知母；四肢抽搐者加羚羊角；神昏谵语者加安宫牛黄丸。

2．气血两虚血瘀。

主要证候：面色淡白无华或萎黄，气短懒言，心悸乏力，眩晕，神疲，失眠健忘，纳少，唇爪色淡，肌肤紫斑色淡，舌淡色紫暗，苔薄白，脉细弱。

治法：健脾益气，活血祛瘀。

方药：归脾汤合血府逐瘀汤。

方中人参、黄芪、白术益气补脾；龙眼肉、当归补益心脾；茯神、远志、酸枣仁宁心安神；木香理气醒脾；桃仁、红花、赤芍、川芎、牛膝活血祛瘀；桔梗、枳壳一升一降，调理气机，气行则血行。炙甘草益气补中，调和诸药。

崩漏下血者加血余炭、蒲黄炭、棕榈炭、艾叶炭；血虚较甚，面色无华，头晕心悸者加生地、阿胶；大便溏，腰膝酸软，小便清长，四肢不温，此为脾虚及肾，加菟丝子、巴戟、杜仲、锁阳、山茱萸。

3．阴虚血瘀。

主要证候：形体消瘦，腰膝酸软，低热，潮热盗汗，五心烦热，咽干颧红，紫癜色泽鲜红，舌红，苔少，脉细数。

治法：滋阴清热，凉血化瘀。

方药：茜根散合桃红四物汤。

方中生地黄、熟地黄、阿胶滋阴养血；茜草根、侧柏叶、黄芩清热凉血止血；桃仁、红花活血祛瘀；当归补血养肝；白芍柔肝敛阴；川芎畅通血脉；甘草调中解毒。全方共奏滋阴降火、宁络止血、活血祛瘀之效。

颧红潮热者可加地骨皮、鳖甲、胡黄连；盗汗甚者加浮小麦、糯稻根、煅龙骨、煅牡蛎；阴虚甚者加女贞子、旱莲草、玄参等；出血量大，部位多者加仙鹤草、紫草、蒲黄炭、丹皮。

4．瘀阻厥脱。

主要证候：面色苍白，自汗肤冷，气息低微，口唇皮肤紫暗，出血不止，甚则神昏谵语，痉厥，舌淡紫，苔薄白，脉微弱。

治法：回阳救逆。

方药：参附汤合当归补血汤。

方中人参补脾肺以固后天，熟附子温元阳以补先天；黄芪补气固表，以急固行将忘散之阳气；当归养血和营。全方共奏回阳救脱、益气补血之效。

冷汗不止，脉微欲绝者加生龙骨、生牡蛎、炙甘草；出血不止者加仙鹤草、血余炭；咽干舌燥者加生地、麦冬、五味子。

【临床思路】

DIC 是内科的危急重症，病情危急时应以西医治疗为主。治疗 DIC 时必须强调积极处理原发病的重要性。某些感染和病理产科所致的 DIC，在及早控制感染和及时行清宫术后，往往得以逆转。应根据病人血浆中凝血因子和血小板受损程度，决定其是否需要补充凝血因子和血小板。此种替代性止血治疗，一方面希望保持足够的凝血因子与血小板，以保证止血功能的需要；另一方面也要注意此种治疗不当会令 DIC 病情恶化。在血栓形成为主的 DIC 病人和血栓与出血共存的病人中应给予肝素治疗。原发病以高纤溶活性为特征伴有严重出血的 DIC 病人可使用纤溶抑制剂。

中医在 DIC 出现厥脱时应先选用应急治疗，参附注射液、生脉注射液和参麦注射液既能升压，又能强心，有助于厥脱的逆转。瘀血内阻是本病的根本原因，所以活血化瘀法贯穿了整个疾病的治疗过程，为本病的基础治疗方法。活血化瘀法对 DIC 的前高凝状态和 DIC 的高凝状态期有较好的疗效。复方丹参注射液适用于 DIC 的前高凝状态以及 DIC 的早中晚期，疗效可靠、不良反应小、使用方便，应及早采用。中西医结合治疗 DIC，集中西医两法的治疗特长，有助于提高 DIC 的临床治疗效果。

【预后与转归】

DIC 的预后取决于原发病、DIC 的类型、病人年龄、健康状况、病人对药物的反应等因素。原发病较易控制和去除者，预后较好；反之预后不良。急性和亚急性 DIC，病势凶险，预后差；慢性 DIC 则预后较好。出现休克和多脏器功能衰竭的临床症状提示预后不良。DIC 及早发现，及早诊断，及早治疗，疗效较好。

【预防与调护】

1. 积极治疗原发病，去除 DIC 诱因，是预防和治疗 DIC 的主要措施。

2. 密切观察病情，监测生命体征，观察有无微循环障碍症状，观察有无脏器功能衰竭的表现，观察出血临床表现的变化，观察有无黄疸。

3. 避免皮下及肌内注射。采血后压迫止血的时间要足够，动作要适当正确。尽量避免侵袭性检查与治疗。

4. 病人出现休克时，保持呼吸道通畅，吸氧，及时建立静脉通道，纠正酸中毒，维持水、电解质平衡，维持血压。加强皮肤护理，防止褥疮发生。

5. 在给予抗凝剂、补充凝血因子、成分输血时，应严密观察治疗效果，预防不良反应发生。

第三编 各论（常见内科急症）

第八章　循环系统急症

第一节　心脏骤停和心肺复苏术

各种原因所致心脏射血功能突然停止被称为心脏骤停（sudden cardiac arrest, SCA）。针对这一情况采取的包括徒手和/或辅助设备来维持心脏骤停病人的呼吸、循环的最初急救措施被称为心肺复苏（cardio pulmonary resuscitation, CPR）；脑复苏（cerebral resuscitation）是为减轻心脏骤停后全脑损伤，以达到脑神经功能良好存活而采取的救治措施。两者被合称为心肺脑复苏（CPCR）。如果复苏未能成活则被称为猝死（sudden death）。

任何心脏病或非心脏病病人，在未能估计到的时间内发生心跳突然停止，才视为心脏骤停。世界卫生组织将发病6 h内的死亡定义为猝死，由于猝死高峰在起病1 h内，因此多数学者主张定为1 h。心脏骤停不同于慢性病终末期的心脏停搏，各种慢性病的晚期，于临终前都会表现为心跳停止，这类情况以院内发生较多，即使及时处理，其复苏成功率亦较低。

心脏骤停可发生在院内或院外，据估计美国和加拿大每年大约有35万人（其中约有一半是在院内）发生心脏骤停并尝试接受复苏，这个数字并不包括那些发生心脏骤停但没有尝试复苏的病人数量。我国2005年7月1日至2006年6月30日在北京、广州和新疆分别抽取20.6万、14.9万、16.0万城市居民，在山西抽取16.2万农村居民，对以上人群进行心脏性猝死（sudden cardiac death, SCD）发病情况监测。监测总人群67.7万，总死亡人数2 983人，其中SCD人数284人，占总死亡人数的9.5%，发生率41.95/10万。若以我国人口13亿推算，我国SCD的总人数约为54.4万人/年。

本病在心脏停搏时当属中医学“猝死”范畴，复苏后不同阶段的临床表现，大致属中医学的“厥证”“脱证”“昏迷”等。

【病因病理】

一、西医病因病理

（一）发病因素

病因很多，大致可分为心源性和非心源性两大类，前者指由于心脏本身疾病所引起的心脏骤停，后者指由于其他组织、器官的疾病或意外因素所致的心脏骤停。

1. 心源性。各种心脏疾病在一定的条件下，均有可能发生心脏骤停，其中最常见的为冠心病，约占80%，尤其以不稳定性心绞痛（UA）、急性心肌梗死（AMI）最为

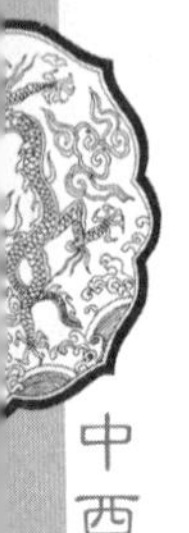

多见，二者又被合称为急性冠脉综合征（ACS）；其他心肌病、心肌炎、心脏瓣膜性疾病、心包填塞以及恶性心律失常等，约占20%。

2. 非心源性。

（1）各种呼吸疾病导致通气和/或氧合障碍，如上气道梗阻、哮喘、肺栓塞、神经肌肉疾病等。

（2）急性物理、化学因素对心肌的损伤，如中毒、溺水、自缢、触电、低温等。

（3）药物影响：洋地黄、奎尼丁等许多抗心律失常药物所引起的恶性心律失常。

（4）酸碱失衡与电解质紊乱：严重酸中毒、高/低钾血症等。

（5）精神神经因素：各种检查、手术刺激迷走神经而致反射性心脏骤停。

（二）发病机制

心跳呼吸停止，是临床死亡的标志，但从生物学的观点来看，此时机体尚未真正死亡，如及时抢救仍可能存活，尤其是意外发生的心脏骤停病人。心脏骤停后由于心泵动力消失，血流中断，组织细胞缺氧，二氧化碳潴留，会产生以下一系列病理改变。

1. 酸中毒。由于无氧酵解增加，产生大量丙酮酸、乳酸等，导致代谢性酸中毒。由于呼吸停止，肺泡释放二氧化碳障碍，血液中二氧化碳压力增高，产生呼吸性酸中毒。因此心脏骤停者多是混合性酸中毒。最初为细胞外酸中毒，由于氢离子进入细胞内，形成细胞内酸中毒，此时逆转较困难。

2. 能量耗竭。心脏骤停时，若不及时复苏，则组织细胞内ATP迅速耗竭，细胞的合成与分解代谢全部停止，蛋白质和细胞膜变性，线粒体和细胞核破裂，细胞坏死，造成不可逆损害。

3. 细胞破坏溶解。细胞水肿、自溶缺氧、酸中毒、能量耗竭等致细胞膜通透性增加，钠进入细胞内，造成细胞水肿，严重者可引起细胞膜的破坏。先是溶酶体膜、线粒体膜被破坏，接着水解酶释出，细胞溶解。

4. 缺血再灌注损伤。缺血与再灌注损伤是心脏骤停发病机制中非常重要的环节。急性缺血缺氧可致细胞损伤，而缺血后恢复血液再灌注则可引起再灌注损伤，成功的心肺复苏后最初的几个小时至恢复血循环的一段时间内，细胞仍会受到进一步的损害，主要与氧自由基、钙超载等有关。心脏骤停、心肺复苏时机体经历了应激反应过程，不仅神经、内分泌、血管活性物质发生了改变，而且在强烈的病理刺激下，会产生细胞因子、黏附因子的变化，从而发生全身炎症反应综合征（SIRS）。自主循环建立后，缺血再灌注损伤，是继发性多脏器衰竭导致死亡的重要原因。心搏骤停、心肺复苏就是缺血再灌注的过程，是一个炎性反应过程，属于非特异性炎症反应。但对心搏骤停、心肺复苏过程所介导的缺血再灌注损伤及复苏成功后的SIRS的分子生物学机制有待于进一步研究。

人体各器官对缺氧的耐受性不同，中枢神经系统耐受性最差，其次是心脏、肾脏、胃肠道、骨骼肌等。中枢神经系统各部位对缺氧的耐受时间分别为：脊髓45 min、延髓30 min、小脑15 min、大脑4～6 min。因此，4～6 min是心脏骤停复苏能否成功的关键时限。

二、中医病因病机

（一）真气耗散

久患心胸隐疾，或“病情小愈”或不病之人，气机失调于内，或正虚内损于中，精气衰竭而未尽，复伤外在虚邪贼风，造成两虚相搏，“使阴气竭于内，而阳气阻隔于外，二气壅闭”；或情志抑甚，气机厥逆，以致心胆气机闭阻，心神失助，伏匿不出，枢机不运，开合之机骤停，卒使肺肾气绝精竭，心脑气散，神散而成。

（二）邪实气闭

心脑脏器突被痰瘀、邪毒所闭阻，脑之精气与心脏之真气相互对接受阻隔，枢机闭死或失散而成。或痰瘀内闭心脉，或气逆血冲，逆犯心神，开合之枢机骤止，从而导致心气闭绝，血滞脉阻，神机化灭而成。

猝死的发生多由心胸隐疾，又在外因作用下，致宗气外泄，心脏真气逆乱外现，真气耗散；或邪实气机闭阻，升降否隔，气血暴不周流，阴阳偏竭不交，气机离决，神散而成。

【临床表现】

1. 突然意识丧失、昏迷（心脏骤停 10 ~ 20 s 后出现），可伴全身抽搐。
2. 大动脉搏动消失。
3. 呼吸停止（多于心脏骤停 30 s 后出现）或呈临终呼吸。
4. 双侧瞳孔散大（心脏骤停 30 ~ 40 s 后出现）。
5. 面色苍白或紫绀 。

【实验室及其他检查】

心电图检查。心脏骤停的心电图表现有四种类型。

1. 心室颤动。心电图上 QRS 波与 T 波群消失，代之以形状不同、振幅大小不一、极不均匀的颤动波。

2. 无脉性室性心动过速。心电图上 QRS 波群宽大畸形，可为单一形态或多种形态，ST 段和 T 波常融为一体，不易分辨。

3. 无脉电活动。心电图或心电监护上可见心电活动，但心脏丧失射血功能。多种心律均可表现为无脉电活动，但常见表现为宽而畸形的 QRS 波群，频率极慢，多在 30 次/min 以下，心脏有电活动但不能触发心肌有效收缩。

4. 心室静止。心肌完全失去电活动能力，心电图表现为一条直线。

【诊断与鉴别诊断】

一、诊断要点

（一）西医诊断

突发意识丧失、大动脉搏动消失、呼吸停止或呈临终呼吸，即可做出心脏骤停

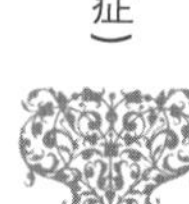

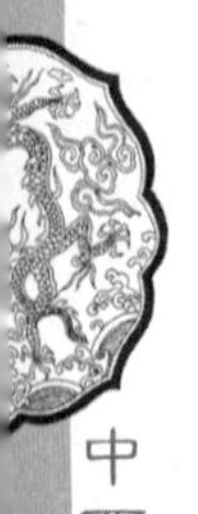

诊断。

应注意不要等待测量血压以及静听心音有无后才开始抢救，不要等待以上心脏骤停的临床表现全部具备才开始抢救，不要等待心电图证实心脏骤停才开始抢救。

（二）中医辨病与辨证要点

1. 辨病要点。突发意识丧失，呼之不应，或短阵抽搐，气息不调或不闻气息，面色苍白或灰绀，口唇青紫，瞳仁散大，或两目正圆，虚里搏动消失，人迎、阴股脉搏动消失。

2. 辨证要点。猝死乃最凶险证候，故病发当以急救为先，暂缓辨证，待自主循环恢复后转入辨证治疗。

二、鉴别诊断

心脏骤停的主要临床表现为突发意识丧失、大动脉搏动消失、呼吸停止或呈临终呼吸，诊断一般没有困难。突发意识丧失要和各种原因引起的昏迷、晕厥鉴别，后者虽意识丧失，但仍有呼吸、心跳。休克病人可有意识丧失、外周动脉搏动摸不到，但发病有一个过程，尚有呼吸。癫痫病人虽有抽搐、意识丧失和短阵呼吸暂停，但大动脉搏动存在。

【治疗】

一、西医治疗

（一）治疗原则

立即恢复有效的循环呼吸功能，防治并发症和原发病。

（二）治疗措施

心肺复苏可分三阶段。第一阶段为基础生命支持（basic life support，BLS），主要目标是向心肌及全身重要器官供氧，包括判断和呼救、胸外按压（C）、开放气道（A）、人工通气（B）及除颤（D）五个方面，强调联合应用；第二阶段为高级生命支持（advanced life support，ALS），主要为在BLS基础上应用特殊设备、特殊技术及药物等来保持自主呼吸和心跳；第三阶段为长程生命支持（prolonged life support，PLS），在前两阶段基础上，针对复苏后综合征进行处理，其重点是脑保护、脑复苏及其他复苏后并发症的防治。

1. 基础生命支持。

（1）判断（assessment）和呼救。识别心脏骤停并立即启动急救系统。

判断 施救者判断现场环境安全后接触病人。判断病人的意识状态，应在10 s内完成。施救者轻拍病人双肩，靠近双耳旁呼叫：“你怎么啦?”如认识病人可直接呼喊其姓名。拍打肩部不可用力过重，以免损伤颈椎。有反应者协助其恢复体位；无反应者则摆放去枕平卧的复苏体位（头、颈、躯干平直无扭曲，双手放于躯干两侧）。如怀疑病人有颈椎损伤，则应小心转动病人，可以一手托住颈部，另一手扶着肩部，使病人全身各部成一个整体平稳地转动至复苏体位。

呼救　如一人在现场，发现病人意识丧失，应立即大声呼救或拨打“120”电话启动急救系统，如果确定附近可以很快取得除颤仪则立即去取除颤仪并使用；如现场有2个以上施救者，第一施救者应指挥其他人启动急救系统并取除颤仪；如在病房内则大叫“来人呐！准备抢救”！

判断呼吸和大动脉搏动　呼吸和大动脉搏动可同时判断，时间在5～10 s之间。①判断大动脉搏动：成人触摸颈动脉搏动，婴儿和儿童触摸肱动脉搏动。触摸颈动脉搏动时将施救者食指及中指并齐，指尖先触及病人气管正中的甲状软骨位置（即男性喉结），然后向旁滑移约2 cm，在气管旁软组织深处轻轻触摸颈动脉搏动。触摸颈动脉不能用力过大，以免颈动脉受压，妨碍头部供血。②判断呼吸：判断大动脉搏动的同时判断呼吸。可采用“一看二听三感觉”（看病人胸廓是否起伏，听病人是否有呼吸音，感觉是否有呼吸气流）的方法，也可仅以眼睛观察胸廓起伏和口鼻呼吸动作。

对于非专业人员而言，若病人完全无反应（无意识、运动包括呻吟等）和无呼吸或呈临终呼吸（仅有喘息），则不需再判断大动脉搏动即可认定病人心脏骤停；而专业人员仍应判断大动脉搏动。对于受过心肺复苏培训的专业人员，目前指南也允许在判断呼吸和大动脉搏动之后再进行呼救。

（2）C（circulation/compression 人工循环/胸外按压）心脏按压。建立人工循环是指用人工的方法促使血液在血管内流动，并使人工呼吸后带有氧气的血液从肺部血管流向心脏，再流经动脉，供给全身主要脏器，以维持重要脏器的功能。

建立人工循环的方法有两种：胸外心脏按压和开胸心脏按压。胸外心脏按压又分为徒手按压和机械装置按压两种。在现场急救中首先应用徒手胸外心脏按压。方法：①部位：胸骨下段的中央。快速定位法：病人两乳头连线中点位置。施救者以一手掌根部中间部分放在按压区，另一手掌根重叠放于已固定手的手背上，双手平行重叠，两手指交叉抬起，仅以掌根部接触病人胸壁。②抢救者双肘关节绷直，双肩在病人胸骨正上方，垂直病人胸廓向下按压，按压利用髋关节为枢纽，用上半身的重量往下压。③按压深度：胸骨下陷5～6 cm（成人）。有效的胸外按压能产生60～80 mmHg的动脉收缩峰压，可于按压时触摸到病人的颈或股动脉搏动。应在保证按压深度>5 cm的情况下尽量避免超过6 cm。④按压应平稳、有规律地进行，不能间断，在一次按压周期里，按压与放松时间各占50%，放松时掌根不能离开胸壁，但应尽量允许胸廓完全回弹而不能倚靠在病人胸廓上。⑤按压频率：每分钟100～120次（成人）。过快或过慢的按压频率均不利于复苏的成功。⑥按压与人工通气比例为30∶2，即30次按压后予2次人工通气。未掌握人工通气技能的施救者建议持续进行单纯胸外按压（compress-only）的CPR直至医务人员到达，不需给予人工通气。⑦当一位以上急救人员在场时，每2 min或每5个按压—通气循环后，急救人员应轮换“按压者”，轮换应在5 s以内完成。⑧应尽量减少因分析心律、检查脉搏或其他治疗措施所致的胸外按压中断，各类诊疗操作都应避免胸外按压中断时间大于10 s。

目前尚无证据支持机械装置进行胸外按压的效果优于人工徒手按压，且由于机械装置不便携带、安装较耗时等原因，故而不推荐作为常规的胸外按压方式。在某些特殊条

件下（如施救者有限、长时间 CPR、低温心脏骤停 CPR、移动救护车内 CPR、血管造影室内 CPR、准备体外心肺复苏期间 CPR），机械按压装置可以作为传统人工按压的替代。

（3）A（airway）开放气道。意识丧失的病人，由于舌根回缩或坠落，会不同程度地堵塞气道，使空气难以或无法进入，故在人工通气时首先应开放气道。

开放气道前先取下病人的假牙，检查病人口腔中是否有异物和呕吐物，若有则快速以指缠纱布或吸引器清除口腔中的液体分泌物；清除固体异物时，一手按压下颏，另一手的食指将固体异物抠出。徒手开放气道的方法有仰头抬颏法和托颌法两种。

仰头抬颏法 施救者位于病人一侧，一只手放在病人前额，用手掌把额头用力向后推，使头部向后仰，另一只手的食指和中指放在下颌骨近下颏或下颌角处，向上抬颏，下颏向上抬动。此法开放气道效果较好，操作容易，但一般不适用于可疑颈椎损伤者。

托颌法 施救者位于病人头端，双手放置在病人头部两侧，两手拇指置于病人口角旁，余四指托住病人下颌部位，在保证病人头部和颈部不移动的前提下，用力将病人下颌向上抬起，使病人下齿高于上齿。此法适用于怀疑有颈椎损伤者。此法易使施救者操作疲劳，也不易于与人工呼吸相配合，而在 CPR 时保持气道开放和提供足够的通气是最优先的，因此当托颌法不能保证开放气道时仍应采用仰头抬颏法。

（4）B（breathing）人工通气。保持病人气道开放的状态下给予人工通气，常用以下三种方法。

口对口人工呼吸 施救者用按于病人前额一手的拇指与食指捏紧病人鼻翼，然后正常吸气一口（而非深吸气），张开口贴紧病人的嘴（要把病人的口部完全封罩住），向病人口内吹气。吹气要慢，每次吹气时间在 1 s 以上，成年病人吹入气量为 500～600 mL（6～7 mL/kg），每次吹气时观察到病人胸廓上抬即可。吹气 1 口后离开病人口部，并松开捏鼻的手指，允许病人胸廓自行复原呼气，然后再进行第 2 次吹气。

口对鼻人工呼吸 当病人牙关紧闭、口部严重损伤致无法张口时应用此法。施救者一手置于病人前额使其头部后仰，另一手提起病人的下颌，并使口部闭住，平静吸气后，用上下唇包住病人的鼻部并吹气，停止吹气，让病人被动呼气，呼气时应启开病人的口腔或分开双唇，有利于呼出气体。

球囊面罩通气 使用球囊面罩可提供正压通气。施救者位于病人头端，一手使用 E－C技术将面罩固定于病人面部（拇指和食指围成“C”形），同时用该手的其余三指托举下颌骨骨性部分（三个手指组成字母“E”的形状），另一只手挤压球囊，同时观察病人胸廓是否上升。1 L 容量的成人球囊挤压 2/3，2 L 容量的成人球囊挤压1/2，挤压时间在 1 s 以上。球囊面罩给氧与气管插管一样为复苏通气支持的“金标准”，但效果依赖于面罩是否紧闭，挤压球囊是否漏气。单人操作效果不好，推荐双人配合操作。双人操作时，一人以双手 E－C 或双 E 技术固定面罩，一人挤压球囊。当有条件时，医务人员应加用氧气（O_2浓度 >40%，氧流量至少 10～12 L/min）。

完成 5 个 30∶2 的按压/通气后，可再次检查病人大动脉搏动和呼吸，如仍无大动脉搏动，继续行 CPR。

（5）D（defibrillation）除颤。其机理是用一定能量的电流使全部或绝大部分心肌细胞在瞬间内同时发生除极化，并均匀一致地进行复极，然后由窦房结、房室结或其他自律点发放冲动，从而恢复有规律的、协调一致的收缩。心室颤动和无脉性室速时首选电除颤。根据临床资料，心脏骤停的初始心律80%为室颤，从倒下到除颤时间每过1 min，存活率就下降7% ~10%。室颤常在数分钟内转为心室静止，对大多数病人，应尽早除颤，争取在心脏骤停后的3 ±1 min内给予除颤。除颤波形有单相波和双相波两种，所谓双相波即在除颤放电的一半过程，除颤波的极性倒转，形成两个相反方向的脉冲，可用较小的能量获得和高能量的单向波同样或更好的效果。除颤电能太小效果不好，电能过大则损伤心肌。目前研究证明双相波比单相波在除颤效果、自主循环恢复、存活率方面均较优，故而近年投入使用的除颤仪均为双相波类型。

电除颤的应用应注意下列关键点：①一旦除颤仪可以使用，则应优先使用除颤仪。②除颤一次后不需复检病人心电情况，而应立即从胸外按压开始再进行5个循环或2 min的CPR，然后再次评估病人心电情况和大动脉搏动，不推荐中断按压连续除颤。

电除颤的具体操作方法可参看第十八章第五节“电复律术”部分内容。

基础生命支持的有效表现：可触及病人大动脉搏动；病人口唇、颜面部转红；瞳孔由大变小并可能出现睫毛反射和对光反射；自主呼吸开始出现。

（6）特殊情况下的基础生命支持。

淹溺 淹溺导致心脏骤停的主要原因为缺氧，故而目前美国心脏协会（AHA）发表的《2015年美国心脏协会心肺复苏与心血管急救指南（更新版）》推荐其基础生命支持仍采用“ABC”的顺序，即首先快速清除口腔内异物并开放气道，继而给予2 ~5次人工通气，然后再开始心脏按压。按压频率、按压深度及按压与通气的比例和其他标准基础生命支持无区别。需要强调的是，没有任何证据支持应该对淹溺病人采取任何形式的“倒水”“控水”等操作，因此既往沿用的俯卧拍背、倒置奔跑、按压腹部等措施均不应再用。

电击 电击导致心脏骤停的病人，既往多无严重基础疾病，对于此类病人，可根据情况适当延长复苏时长。

低温 低温导致心脏骤停的病人，应在进行标准心肺复苏的同时积极采取复温措施，并可根据情况适当延长复苏时长。

2. 高级生命支持。

（1）气管插管术是建立通畅气道的简捷又有效的方法，气管插管所建立的高级人工气道，成为病人身上重要的一条“生命线”。气管插管是建立高级人工气道的“金标准”，但不是唯一的“金标准”。既要了解气管插管的益处，也要认识到在复苏的早期阶段，进行气管插管要中断胸外心脏按压。因此，目前推荐在复苏的早期阶段，暂缓气管插管而采用其他人工通气方法。进行规范的基础生命支持10 ~15 min后病人仍未恢复自主循环，则应考虑建立高级人工气道。高级人工气道一旦建立后，心脏按压与人工通气不需同步，即不需暂停按压行人工通气，通气者每6 s给予一次通气。

目前也有喉罩、食管—气管联合导管等多种声门上气道装置可供选择使用。其不需借助喉镜，操作简单，可快速掌握且成功率高。对于气管插管困难尤其是院前急救时，可以采用。

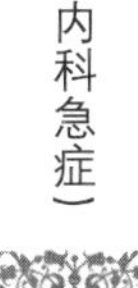

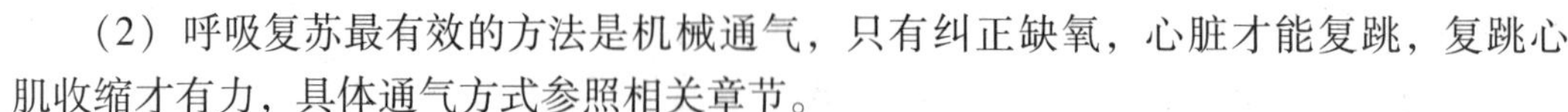

（2）呼吸复苏最有效的方法是机械通气，只有纠正缺氧，心脏才能复跳，复跳心肌收缩才有力，具体通气方式参照相关章节。

（3）自主循环未恢复者继续胸外心脏按压。如自主循环恢复则维持有效循环，即维持正常的心率、血压和血容量、抗心律失常。

（4）建立心电监护，开放静脉通道，使用复苏药物。使用复苏药物的目的是提高器官的血液灌注，促进心跳的恢复；有利于电除颤，预防恶性室性心律失常的再发生；纠正代谢紊乱，保护脑组织。

给药途径　推荐静脉内给药（IV）或骨髓腔内给药（IO），不推荐心内注射和气管内给药。静脉内给药有外周静脉通道和深静脉通道，心脏骤停时进行外周静脉穿刺应尽量选择上肢粗大的易进入的静脉（肘静脉及以上）。

给药时间　给药应在检查心律后即行 CPR 时给药，也可在 CPR 期间除颤充电时给药，或在释放电击后进行 CPR 时给药。给药时不应中断 CPR。

复苏药物　肾上腺素：主要通过兴奋 α 受体，收缩外周血管，提高主动脉舒张压，增加冠脉灌注，同时收缩颈外动脉，增加脑血流量，有利于心脑的复苏。因此，肾上腺素是治疗心脏骤停的首选药物。适用于心室静止、无脉电活动、室颤、无脉性室速。用法用量：肾上腺素 1 mg 静注或骨髓腔内注射，每 3 ~ 5 min 重复一次仍是首选，应“弹丸式”给药。

胺碘酮：属Ⅲ类抗快速心律失常药，亦是多通道（钾、钠、钙）阻滞剂，抑制窦房结和房室结自律性，还具非竞争性阻断 α 受体和 β 受体，扩张冠脉增加心脏供血，减少心肌氧耗，扩张外周血管阻力，轻度降压，不影响心排量。可适用于房性和室性心律失常。对心脏骤停病人，胺碘酮可考虑用于对 CPR、除颤和肾上腺素治疗无反应的室颤或无脉性室速。用法用量：300 mg 溶于 20 ~ 30 mL 5% 葡萄糖注射液中快速推注，无效可再用 150 mg，IV/IO。胺碘酮主要不良反应是低血压和心动过缓，预防的方法是可减慢给药速度，若已出现临床症状，可通过补液、给予升压药物等处理。

利多卡因：为膜稳定剂，其主要电生理作用是阻断钠通道，抑制钠内流，增加细胞膜对钾的通透性，促进钾外流，从而减少动作电位 4 相舒张期除极坡度，降低心室肌和心肌传导纤维的自律性而抑制室性心律失常，提高致心室纤颤阈值。对于室颤或无脉性室速病人，既可选择胺碘酮，也可选择使用利多卡因。用法用量：初始剂量为静注 1.0 ~ 1.5 mg/kg，快速达到并维持有效浓度；顽固性室颤或室速，可每隔 5 ~ 10 min 再给予 1 次 0.5 ~ 0.75 mg/kg，直至最大剂量 3 mg/kg。

阿托品：M 受体阻滞剂，用于心动过缓、高度房室传导阻滞的病人。有证据表明，无脉电活动或心室静止期间常规使用阿托品没有治疗益处，因此不推荐在心脏骤停期间常规使用阿托品。

碳酸氢钠：在复苏早期不主张用碳酸氢钠纠正酸中毒，足量的肺泡通气是控制酸碱平衡的关键。尚无人类研究证实其能改善心脏骤停病人的存活率，故不建议心脏骤停病人常规使用碱性药物，盲目应用还可能对病情不利。在某些特殊情况，如原本就有代谢性酸中毒、高钾血症、三环类抗抑郁药中毒等，碳酸氢钠可能有益。特殊情况下使用碳酸氢钠时，以 1 mmol/kg 作为起始量，首剂可予 5% 碳酸氢钠 80 ~ 100 mL。只要有可能，应运用血气分析结果指导其应用。

3. 长程生命支持。

（1）加强监护：包括连续心电监护、中心静脉压（CVP）监测、中心静脉血氧饱和度（$ScvO_2$）监测、体温、尿量、动脉血气、电解质、超声心动图、脑电图等。

（2）循环支持：复苏后综合征表现为血流动力学的不稳定状态，如心律失常、低血压、低心排血量。心律失常可通过维持电解质正常（维持血钾浓度 >3.5 mmol/L）、电治疗和抗心律失常药等纠正；低血压应尝试静脉补液（1～2 L 生理盐水或乳酸林格氏液）和静脉输注血管活性药物［多巴胺 5～10 μg/（kg·min）、去甲肾上腺素或肾上腺素 0.1～0.5 μg/（kg·min）］纠正；低心排血量的处理包括使用多巴酚丁胺、治疗急性冠脉综合征等。血流动力学支持的目标是：维持平均动脉压（MAP）≥65 mmHg 或收缩压（SBP）≥90 mmHg。

（3）通气和氧合支持：给予机械通气，潮气量 6～8 mL/kg，调整分钟通气量以保持 $PaCO_2$ 于 40～45 mmHg，在 SpO_2 能维持≥94% 的条件下降低 FiO_2。

（4）脑复苏：心肺复苏后恢复神经功能的处理过程称为脑复苏。脑的重量仅占体重的 2%，而它却接受心排血量的 15%，其静息耗氧量占总体耗氧量的 15%～20%，同时脑的能量储备少，此种“低储备、高供应、高消耗”的特性，使大脑成为较其他脏器更易遭受缺氧损害的器官。有时病人虽然自主循环恢复了，但仍昏迷不醒，故强调重视脑复苏，在心肺复苏的早期就要考虑脑复苏。包括以下措施：①连续的神经学检查，包括对呼叫和物理检查的反应、瞳孔对光反射、角膜反射、自主呼吸等。②若昏迷应进行脑电图（EEG）监测以排除癫痫发作，有癫痫发作时使用抗惊厥药。③目标体温管理（targeted temperature management，TTM）：“治疗性低温”（国内习惯称为“亚低温”）是为了减轻病人神经系统损伤而进行诱导的轻中度低温（32～34 ℃），是心脏停搏（CA）病人经过 CPR 恢复自主循环后进一步脑复苏治疗的重要环节，也是目前唯一被临床证实能够改善病人远期预后和神经功能恢复的方法。2015 年美国心脏协会（AHA）发表的《2015 年美国心脏协会心肺复苏及心血管急救指南（更新版）》提出了“目标体温管理”的概念，指的是应用物理方法把体温快速降到既定目标水平，并维持在恒定温度一段时间后缓慢恢复至基础体温，并且避免体温反弹的过程。目前证据表明，目标温度 33 ℃和 36 ℃有相似的神经功能预后，故而推荐 TTM 的目标温度控制在 32～36 ℃之间的一个恒定值。无论是否为心源性 CA，无论初始心律为可除颤还是不可除颤，也无论是院内 CA 还是院前 CA，病人在自主循环恢复（ROSC）后仍然昏迷的，均推荐尽早开始 TTM，但不推荐对于院外 CA 病人自主循环恢复（ROSC）后常规即刻输注冷盐水低温治疗，推荐采用专用于 TTM 的体表降温和血管内低温温度管理系统。快速达到目标温度后，应维持恒定至少 24 h。复温速度应控制在每小时 0.25～0.5 ℃，复温以后也应该把核心体温控制在 37.5 ℃以下，至少持续至复苏后 72 h。TTM 没有绝对禁忌证，严重的感染以及感染性休克、难以控制的出血、顽固性休克是 TTM 的相对禁忌证。TTM 的常见不良反应和并发症包括寒战、代谢率下降、低血糖、心动过缓、凝血障碍、药物代谢减慢和感染风险增加，在对病人实施 TTM 时应严密监测并积极对症处理。④治疗脑水肿：通常采用甘露醇、速尿、白蛋白和 50% 葡萄糖注射液等交替

注射。脱水疗法，维持一周左右。应注意水电解质平衡，防止脱水过度。⑤高压氧治疗：高压氧能提高氧分压，增加血氧含量，有效地纠正脑组织的缺氧状态；促进脑血管、神经组织的修复，并有清除自由基的作用。⑥其他：对于神经保护药物如钙离子拮抗剂（尼莫地平）、糖皮质激素、辅酶 Q10 等的研究没有发现它们有神经保护的益处，不推荐常规应用。

（5）急诊冠状动脉血管造影：多项研究发现，紧急冠状动脉血运重建与 CA 病人的存活率和良好的功能预后都存在正相关，故而目前推荐院外疑似心源性 CA 且心电图 ST 段抬高的病人，应急诊实施冠状动脉血管造影（而不应等到入院后再实施或不实施）；院外疑似心源性 CA 而昏迷，心电图无 ST 段抬高的成人病人，如心电或血流动力学不稳定，实施紧急冠状动脉血管造影也可能是合理的；而对于需要冠状动脉血管造影的 CA 病人，无论其是否昏迷，都应当实施冠状动脉血管造影。

（6）防治并发症：心肺复苏后，病人可能出现多种其他并发症，包括急性肾功能衰竭、消化道出血、肺部感染、DIC 等，要积极防治。

二、中医治疗

现代心肺复苏术比古代复苏术优，故心脏骤停病人的抢救应争分夺秒采用现代心肺复苏术，自主循环恢复后采用中西医结合疗法，在西医治疗基础上辨证使用中医药综合治疗的方法，如鼻饲、肛管滴入、针灸、按摩、外敷等，可望使存活率提高，致残率降低。

（一）应急治疗

1. 针灸救急。

（1）体针：取穴人中、十宣、少商、内关、百会、涌泉。四肢抽搐加合谷、太冲；痰多加丰隆、膻中。采用强刺激手法。

（2）灸法：取穴气海、关元、神阙、足三里、涌泉，不拘壮数，以脉复、肢温、汗出为度。

2. 中成药。

（1）鼻饲给药：安宫牛黄丸、至宝丹、紫雪丹等可开窍醒神，辨证选用。

（2）舌下给药：速效救心丹 10 粒。

3. 醒脑静注射液 20 mL 加入 5% ~10% 葡萄糖注射液 500 mL 中静脉滴注，或清开灵注射液 40 mL 加入 5% ~10% 葡萄糖注射液 500 mL 中静脉滴注，每日 1 次，适用于痰热闭窍证。

4. 参附注射液 40 ~80 mL 加入 5% ~10% 葡萄糖注射液 500 mL 中静脉滴注，每日 1 次，适用于阳虚欲脱证。

5. 生脉注射液 40 mL 加入 5% ~10% 葡萄糖注射液 500 mL 中静脉滴注，每日 1 次，适用于气阴两虚证。

6. 复方丹参注射液或丹参注射液 20 mL 加入 5% ~10% 葡萄糖注射液 500 mL 中静脉滴注，每日 1 次。

（二）辨证论治

1．痰热闭窍。

主要证候：神昏谵语，痰涎壅盛，呼吸气粗，尿黄量少。舌质红苔黄腻，脉滑数结代。

治法：清化痰浊，开窍醒神。

方药：温胆汤合安宫牛黄丸。方中牛黄清心解毒，熄风定惊；麝香开窍醒神；水牛角清心凉血解毒；黄连、黄芩、栀子清热泻火解毒；冰片、郁金芳香辟秽，通窍开闭；朱砂、珍珠镇心安神；雄黄助牛黄以豁痰解毒；金箔为衣，取其重镇安神；半夏、橘皮、茯苓健脾燥湿化痰；竹茹清胆和胃，止呕除烦；生姜、大枣和脾胃而制半夏之毒；甘草和中协调诸药。

神昏重者加石菖蒲、远志；痰多者加竹沥、胆南星；抽搐者加钩藤、珍珠母；大便不通者加大黄。

2．阳虚欲脱。

主要证候：大汗淋漓，四肢厥冷，面色苍白，神志欠清，呼吸息微，舌质淡苔白，脉微细欲绝或结代。

治法：回阳固脱。

方药：参附汤。方中人参大补元气，附子温肾壮阳，祛寒救逆，两药共用以达回阳救逆之功。

汗出不止者加龙骨、牡蛎；肢体厥冷明显者加桂枝、当归以散寒通脉，兼有瘀象加丹参。

3．气阴两虚。

主要证候：心悸气促，倦怠无力，精神萎靡，盗汗自汗，午后身热，心烦不寐，口渴唇焦，舌质淡苔少，脉细数或结。

治法：益气养阴。

方药：生脉散加味。方中人参甘温益气生津，麦冬甘寒养阴清热，人参、麦冬合用益气养阴之功益彰，五味子酸温敛肺止汗、生津止渴。

汗多者加山萸肉、黄精以增强养阴之力；唇舌淡紫、瘀象明显者加丹参、当归；气滞者加枳实。

【临床思路】

心脏骤停是临床各科最为危急之症，抢救应当争分夺秒。大量医学实践证明，心脏骤停后 4 min 内接受心肺复苏者有约 50% 的存活可能；4 ~6 min 为 10%；超过 6 min 存活率为 4%；10 min 以上才接受复苏者，存活可能性极低。目前我国心脏骤停复苏成功率很低，和发达国家相比存在较大差距。95% 的病人心脏骤停发生在院外，在医务人员到达现场之前若没有初始的 CPR，是不可能复苏成功的。2015 年 AHA 发表的《2015 美国心脏协会心肺复苏及心血管急救指南（更新版）》中，心脏骤停后救治的各个关键环节被称为“生存链”。院外心脏骤停（OHCA）和院内心脏骤停（IHCA）的“生存链”略有不同，其中院外心脏骤停的生存链包括五个环节：①识别心脏骤停和启动急救系

统。②立即开始心肺复苏，强调高质量的胸外按压。③尽早电除颤。④尽快进行高级生命支持。⑤复苏后综合征的治疗。这五个环节环环相扣，紧密连接，缺一不可。

医务人员不仅要掌握心肺复苏的理论知识，还要熟练掌握操作方法。基础生命支持也就是徒手的现场心肺复苏术，它具有标准化、规范化、流程化的特点，必须加强培训，熟练掌握。

脑复苏是心肺复苏的难点，很多病人自主循环和自主呼吸恢复，但昏迷不醒，成为“植物人”或脑死亡。故必须高度重视脑复苏，在心肺复苏的早期就要考虑脑复苏。

病人自主循环恢复后在西医治疗基础上加用中医药综合治疗，可望使成活率有所提高，致残率有所降低。根据我们的经验体会，中医“痰热闭窍”型与复苏后出现脑水肿近似，“阳虚欲脱”型与复苏后出现心力衰竭、脑水肿或休克相似，“气阴两虚”型与复苏后心力衰竭、休克相似。

【预后与转归】

我国每年都有大量病人发生心脏骤停，心肺复苏的成功率非常低，院外的心肺复苏成功率为2%～5%，院内处于15%～25%的较低水平，很多心跳呼吸恢复的病人在2～3周内因基础疾病及各种并发症而死亡，存活的病人留有某些神经系统功能障碍。复苏的成功率在麻醉科 > ICU 病房 > 普通病房。

【预防与调护】

1. 保持健康的生活方式，消除心脏病的危险因素。

2. 加强健康教育，提高人群自我保护意识，珍惜生命，防止各种意外的发生。

3. 识别心脏骤停的高危人群，如冠心病，尤其是在心肌梗死的急性期、康复期及其后的慢性过程中，要采取如下预防措施。

（1）心脏射血分数低或复杂室性异位激动，采用β受体阻滞剂、胺碘酮可减少心肌梗死后猝死的发生率。

（2）心肌梗死后心肌缺血应积极治疗，进行心肌血运重建。

4. 对既往发生过严重心脏事件（如心脏骤停）的幸存者，要预防致命性心律失常或心脏骤停的复发，如植入埋置性心脏转复除颤器（ICD）。

5. 复苏后的护理参照“昏迷”“休克”“机械通气”“急性肾损伤”等内容。

第二节　急性心肌梗死

急性心肌梗死（acute myocardial infarction，AMI）是在冠状动脉病变的基础上，发生冠状动脉血液供应急剧减少或中断，使相应心肌发生严重而持久的缺血所致的部分心肌急性坏死。而在病理上 AMI 被定义为由于长时间缺血导致的心肌细胞死亡。临床主要表现为持久而剧烈的胸骨后疼痛，反映心肌急性缺血、损伤和坏死的一系列特征性心电图演变以及血清心肌标志物的升高，可有心律失常、心泵功能不全、休克等并发症。其他非动脉粥样硬化的原因包括冠状动脉栓塞、主动脉夹层累及冠状动脉开口、冠状动脉炎、冠状动脉先天性畸形等。

目前，全球每年有约 1 700 万人死于心血管疾病，其中一半以上死于急性心肌梗死。近年来，随着我国经济水平的发展、人民生活水平的提高、饮食结构的改变及人口迅速老龄化，心血管疾病的总发病率和死亡率呈上升趋势，已接近甚至超过许多发达国家。一项关于 1999 年至 2013 年天津市 15 年急性心肌梗死发病率变化趋势的分析发现，发病率总体有逐年下降趋势，但 45 岁以下人群发病率呈逐年上升趋势，男性 AMI 发病率高于女性，城市 AMI 发病率均高于农村，城市地区下降趋势明显，农村地区上升趋势明显。2002—2015 年我国急性心肌梗死死亡率总体亦呈现上升态势。从 2012 年开始，农村地区急性心肌梗死死亡率明显上升，2013—2015 年大幅超过城市平均水平。数据显示，2017 年我国农村和城市的急性心肌梗死死亡率分别为70. 09/10 万和56. 38/10 万。

本病属中医“胸痹”“心痛”“厥心痛”“真心痛”等范畴。

【病因病理】

一、西医病因病理

（一）发病因素

急性心肌梗死的病因主要是在冠状动脉粥样硬化基础上管腔内血栓形成，使冠脉血供急剧减少或中断。血栓形成是急性心肌梗死的主要病因，次因是冠状动脉粥样斑块碎裂脱落堵塞，以及冠状动脉持续剧烈的痉挛。极少见于冠脉栓塞、炎症或先天性畸形。好发部位最多为左冠状动脉前降支，其次为右冠状动脉，再次为左冠状动脉回旋支，左冠状动脉主干闭塞较少见，但可同时累及 2 支。

（二）发病机理

冠状动脉闭塞后 20 ~ 30 min，受其供血的心肌即有少数坏死，并逐渐开始急性心肌梗死的病理过程。1 ~ 2 h 后，这部分心肌已绝大部分呈凝固性坏死，心肌梗死病变部位的中央为坏死区，周围为缺血损伤带，病变小的呈局灶性分布或局限于心内膜下心肌，若大块梗死累及心室壁的全层或大部分则称透壁性。此病理过程和病变范围经几小时甚至几日才稳定下来，呈现不可逆性变化，在此时间内如能改善供血和/或降低氧耗，梗死面积被限制或缩小，坏死心肌可逐渐被溶解吸收，约 1 周形成局部肉芽组织，并逐渐纤维化，6 ~ 8 周瘢痕愈合，少数可发生室壁瘤。

冠状动脉闭塞最常累及的是左冠状动脉的前降支，引起左室前壁、心尖部、下侧壁、前间隔和二尖瓣前乳头肌梗死。左冠状动脉回旋支闭塞引起左室侧壁梗死，若冠状动脉解剖为左冠状动脉优势型，则回旋支闭塞还可以引起左室下壁、正后壁及室间隔后部梗死。右冠状动脉闭塞引起左室下壁、正后壁及室间隔后部梗死。若闭塞位于右冠状动脉近端第一右室分支前，则伴发右室梗死。窦房结动脉及房室结动脉大多数起源于右冠状动脉，少数起源于左冠状动脉回旋支，其血流受阻时可引起窦房结和房室结的功能障碍。

心肌梗死发生后相关心肌的收缩功能受到损害，表现为收缩力减弱、收缩的协调性下降，甚至出现矛盾运动。收缩功能受损的程度与梗死面积相关，当梗死面积小于15%时，左室的泵功能受损尚不明显。当梗死面积进一步增大时，可使心排血量、心搏量、动脉血压和左室压力曲线 dp/dt 峰值降低，收缩末期容积增加。当梗死面积超过40%时，临床可出现心源性休克。心肌梗死发生后，左室腔大小、形态和室壁厚度均可发生变化，这个过程称为心室重构。这种重构进展的程度直接影响心肌梗死病人的预后。

二、中医病因病机

（一）年迈体虚

急性心肌梗死多发生在40岁以上，随年龄的增长其发病率明显增加。其机理是年迈机体阳气渐衰，气血运行不畅，糟粕不易排出体外而沉积在血脉中，久而久之，通过诱因（常见为寒冷）使血管闭塞，形成血瘀。

（二）素患夙疾

心肌梗死病人多合并高血压、高脂血症、糖尿病等，其机理是慢性病机体，久病失养、真元受损、心阳被耗，鼓动无力，血脉瘀阻不通。

（三）嗜肥甘烟酒

急性心肌梗死病人，多嗜肥甘或烟酒。嗜肥甘者，脾胃易损致脾虚，脾虚则生湿聚痰，阻塞胸阳，致脉管阻塞。烟乃火品，性燥伤津，阴虚致火旺，热扰心营，络脉损伤，致气滞血瘀。

（四）多静少动

急性心肌梗死病人，大部分从事脑力劳动。因体力劳动少，阳气不舒，日久伤脾。脾虚生湿聚痰，凝阻胸膈，心阳不舒，血脉运行不畅，致血瘀气滞。

（五）情志所伤

忧思伤脾，脾虚气结，运化失司，津液不得输布，聚而为痰，痰瘀交阻，气血不畅，心脉痹阻，发为胸痹心痛。或郁怒伤肝，肝失疏泄，肝郁气滞，郁久化火，灼津成痰，气滞痰浊痹阻心脉，而成胸痹心痛。沈金鳌《杂病源流犀烛·心病源流》认为七情除“喜之气能散外，余皆足令心气郁结而为痛也”。由于肝气通于心气，肝气滞则心气乏，所以七情太过，也是引发本病的常见原因。

以上病机可两者或三者并存，交互为患。病情进一步发展，瘀血完全闭阻心脉，则心胸猝然大痛而发为真心痛。心阳阻遏，心气不足，鼓动无力，可见心动悸、脉结代；若心肾阳虚水泛，水饮凌心射肺，可出现咳喘、肢肿等症状。

【临床表现】

一、症状

（一）先兆

多数病人在发病前 1 ~2 d 至数周会出现先兆，其中以频发心绞痛最常见。临床有以下情况应视为急性心肌梗死先兆：原属于稳定型或初发型的心绞痛病人，其运动耐量突然下降；发作的规律性、疼痛严重程度与频度增加、持续时间延长、诱因变为不明显、原有效剂量的硝酸甘油无效；出现新的临床症状，如汗出、心悸、呕吐、伴有新的部位疼痛、心功能不全或原有心功能不全加重、严重心律失常；心电图检查出现新变化如 T 波高耸、ST 段一过性明显抬高（变异型心绞痛）或压低、T 波倒置加深等。

（二）疼痛

急性心肌梗死最突出的典型症状是胸骨后或心前区剧烈而持久的闷痛，范围较广，诱因不明显。一般发生在安静时，休息不能缓解，含服硝酸甘油无效，病人常烦躁不安，有恐惧或濒死感。

少数病人可无胸痛症状，如老年、糖尿病病人，或以急性左心衰竭、休克、脑血管意外、心律失常等并发症首诊。部分以放射部位疼痛为主，如表现为急性腹痛，尤其上腹痛，常易被误诊为胃穿孔、胆道急性炎症或结石、急性胰腺炎，还有某些可疑的左肩背痛、咽痛、下颌痛等，临床亦应小心，避免漏诊。

（三）全身症状

由于急性心肌梗死组织的坏死以及炎症反应的非特异表现，病人多有发热、白细胞数增高、红细胞沉降率加快等表现。体温一般在 38 ℃以内，大约持续 1 周。

（四）胃肠道症状

胃肠道症状相当常见，发病早期，特别是当疼痛剧烈时，可伴有恶心、呕吐和上腹胀痛，与迷走神经受坏死心肌刺激和心输出量降低致组织灌注不足等有关；重症者可发生持续呃逆（以下壁心肌梗死多见）。

（五）心律失常

心律失常发生率高达 75% ~95%，在发病早期即可出现。急性期心律失常通常为基础病变严重的表现，如持续心肌缺血、泵衰竭或电解质紊乱、自主神经功能紊乱、低氧血症或酸碱平衡失调。以室性心律失常最多见，危及生命的室性心动过速和心室颤动发生率高达 20%。冠状动脉再灌注后可出现室性加速性自主心律和室性心动过速，多数历时短暂，可自行消失。阵发性心房颤动比心房扑动和室上性心动过速更多见，多发生在心力衰竭病人中。持续性窦性心动过速是梗死面积大、心输出量降低或左心功能不全的反映。各种程度的房室传导阻滞和束支传导阻滞也较多见，严重者发生完全性房室传导阻滞。前壁梗死容易发生室性心律失常，下壁梗死容易发生房室传导阻滞。前壁心肌梗死如发生房室传导阻滞时，往往是多个束支同时发生传导阻滞的结果，表明梗死范

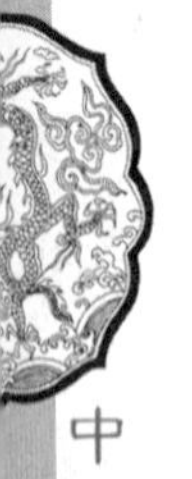

围广泛，病情严重，预后较差。

（六）心力衰竭

因梗死后心脏收缩功能显著减弱或不协调所致，发生率为32%～48%，以急性左心衰为主，严重者可发生肺水肿或进而继发右心衰竭。如为右心室梗死，可只出现右心衰竭。

急性心肌梗死引起的心力衰竭，称为泵衰竭，常按Killip分级法分为四级：Ⅰ级为左心衰竭代偿阶段，无心力衰竭征象，肺部无啰音，但肺毛细血管楔压（PCWP）可升高；Ⅱ级为轻至中度左心衰竭，肺部啰音的范围小于肺野的50%，病人有心悸、气促，X线有肺淤血征；Ⅲ级为重度心力衰竭，急性肺水肿，肺啰音的范围大于两肺野的50%，病人有呼吸困难，发绀，烦躁，频繁咳嗽，甚或咯出粉红色泡沫痰；Ⅳ级为心源性休克，收缩压低于90 mmHg，并有周围循环灌注不良表现，如面色苍白、四肢冰冷、全身冒汗，尿量少于20 mL/h。

（七）低血压和休克

病人常因为疼痛或血容量不足引起血压下降，未必就是休克。但如病人出现收缩压低于80 mmHg、烦躁不安、面色苍白、皮肤湿冷、脉搏细数、尿量减少（尿量<20 mL/h）、神智淡漠等，则为休克的表现。心源性休克在急性心肌梗死中常见，发生率约为20%。是由于心肌梗死面积超过40%，心排血量急剧下降所致，病死率很高。

AMI时，重度左心室衰竭或肺水肿与心源性休克同样是左心室排血功能障碍所引起。在血流动力学上，肺水肿是以左心室舒张末期压及肺毛细血管楔压的增高为主，而休克时则心输出量和动脉压的降低更为突出，心排血指数比左心室衰竭时更低。因此，心源性休克较左心室衰竭更严重。此两者可以不同程度合并存在，是泵衰竭的最严重阶段。

二、体征

急性心肌梗死时的心脏体征可在正常范围内，体征异常者大多数无特征性。心脏可轻中度增大；心率增快或减慢，可听到各种心律失常，心尖区第一心音减弱，可出现第三心音或第四心音奔马律。第三心音的出现，提示左心衰或室壁瘤形成；发病后第2～3 d如听到心包摩擦音，提示透壁性心肌梗死；若心包摩擦音持续存在或一周后发生，需考虑梗死后综合征；收缩期杂音可出现在乳头肌功能失调，于心肌梗死前5 d出现较多，如在急性心肌梗死第2～3 d出现超过3/6级的响亮收缩期杂音，提示临床状况恶化，要考虑室间隔穿孔或乳头肌或腱索断裂或严重乳头肌功能不全。急性心肌梗死病人血压一般偏低。可有与心律失常、休克或心力衰竭相关的其他体征。

【实验室及其他检查】

1．外周血象。白细胞计数增高，中性粒细胞比例多在75%～90%，嗜酸性粒细胞减少或消失。

2．红细胞沉降率。红细胞沉降率增快，可持续1～3周，反映坏死组织被吸收的过程。

3. 血清肌钙蛋白测定。血清肌钙蛋白 T（cTnT）和肌钙蛋白 I（cTnI）测定是诊断心肌梗死最特异和敏感的心肌损伤/坏死标志物。cTnT 在 AMI 后 3～4 h 开始升高，2～5 d 达到峰值，持续 10～14 d；其动态变化过程与梗死时间、梗死范围大小、溶栓治疗及再灌注情况有密切关系。cTnI 在 AMI 后 4～6 h 或更早即可升高，24 h 后达到峰值，约 1 周后降至正常。心电图无明显异常或心电图改变不足以诊断 AMI，初诊时血清肌钙蛋白（cTn）（包括高敏 hs－cTn）仅略高于参考范围上限，可 3 h 后复查 cTn（包括hs－cTn），若相邻两个时间点检测值的变化 cTn<20%，可基本排除 AMI 等急性心肌损伤；若 cTn≥20%，结合临床表现，可考虑非 ST 段抬高型心肌梗死（NSTEMI）的诊断。

4. 血清酶测定。血清肌酸磷酸激酶（CK 或 CPK）同工酶 CK－MB 判断急性心肌梗死的临床敏感性和特异性均较高，一般在发病 4～6 h 出现，24 h 达高峰，3～4 d 恢复正常。AMI 时其测值超过正常上限并有动态变化。由于首次 ST 段抬高型急性心肌梗死（STEMI）后肌钙蛋白将持续升高一段时间（7～14 d），而 CK－MB 的升高持续时间较短，因此 CK－MB 适用于诊断再发心肌梗死。连续测定 CK－MB 还可以判定溶栓后梗死相关动脉开通，此时CK－MB峰值前移（14 h）。由于肌酸磷酸激酶广泛分布于骨骼肌，缺乏特异性，因此不推荐用于诊断 AMI。天门冬氨酸氨基转移酶、乳酸脱氢酶和乳酸脱氢酶同工酶对诊断 AMI 特异性差，也不推荐用于诊断 AMI。

5. 血肌红蛋白测定。血清肌红蛋白（SMB）的升高出现时间较 CK－MB 出现时间早，起病后 2 h 内升高，12 h 内达高峰，24～48 h 内恢复正常。

6. 心电图（ECG）检查。ECG 是诊断急性心肌梗死最有价值的检查方法之一，尤其是在急诊科，心电图检查处于心肌梗死检测的中心位置。对有心肌缺血症状或体征的病人，应在首次医疗接触时间（FMC）10 min 内行 12 导联心电图检查，对怀疑后壁心肌梗死的病人应加做 V_7-V_9胸导联，怀疑下壁心肌梗死的病人应加做 $V_{3R}-V_{5R}$导联以鉴别右室心肌梗死，对 ST 段抬高型心肌梗死，急性心肌梗死完整的心电图诊断需具备坏死性 Q 波、损伤性 ST 段和缺血性 T 波的特征性改变以及这些改变的动态演变，并通过一定导联上的上述改变反映心肌梗死的部位。若首次心电图检查不能明确诊断时，需在 10～30 min 后复查。

（1）心电图动态演变。

ST 段抬高型心肌梗死　分为极早期、急性期、亚急性期、陈旧期四个阶段。

STEMI 病人的心电图有特殊诊断价值：至少两个相邻导联 J 点后新出现 ST 段弓背向上抬高［V_2-V_3导联≥0.25 mV（小于 40 岁男性）、V_2-V_3 导联≥0.2 mV（不小于 40 岁男性）或 V_2-V_3 导联≥0.15 mV（女性），其他相邻胸导或肢体导联≥0.1 mV］，伴或不伴病理性 Q 波、R 波减低；新出现的完全性左束支传导阻滞；超急性期 T 波改变。

极早期：也称超急性期，在起病后数小时可发生。主要表现为：面向梗死区的导联出现巨大高耸的 T 波，ST 段变直并斜行向上偏移与 T 波的前支融合，而后 ST 段斜行向上抬高可达 1.0～1.5 mV。与此同时，背向梗死区的导联表现为 ST 段下移，称为“对

称性改变”或“镜面改变”。此期一般持续数小时，个别可持续 1 ~ 2 d。此期是一种危险的临床情况，心电极不稳定，原发性室颤的发生率高，易发生猝死。

急性期：高耸的 T 波已下降，出现病理性 Q 波或 QS 波，ST 段呈弓背状抬高，T 波后肢开始倒置并逐渐加深，呈对称的箭头样。坏死型 Q 波、损伤型 ST 段抬高和缺血性 T 波倒置在此期同时并存。此期持续数日至 2 周，原发性室颤的发生率较前少。

亚急性期：ST 段于数日至 2 周左右逐渐回复至基线，T 波对称箭头样倒置加深，以后又逐渐变浅。此期持续数周至数月。少数患者 ST 段持续抬高超过基线，提示左心室壁运动失调持续存在或室壁瘤形成。

陈旧期：病理性 Q 波可为此期唯一的心电图表现，部分病例的病理性 Q 波可变窄变浅，个别甚至可完全消失。R 波电压常比梗死前略低，ST 段在等电位线上。如 ST 段仍明显抬高者，多为并发室壁瘤所致。T 波可回复正常，也可有不同程度的慢性缺血改变。

非 ST 段抬高型心肌梗死（NSTEMI） 显示 ST 段普遍压低（除 aVR、有时 V_1 导联外），继而 T 波倒置逐渐加深，这些改变可持续存在。

另外，微灶型或多发局灶型心肌梗死的心电图可始终不出现上述的任何改变。此时的诊断只能依靠血清心肌坏死标志物的测定而确立。

（2）心电图定位。根据面向梗死区导联所显示的 ST－T 特征性改变，心电图可对 ST 段抬高型心肌梗死做出定位诊断。心肌梗死心电图的定位诊断见表 3－8－1。

表 3－8－1　心肌梗死心电图的定位诊断表

导联	前间壁	前壁	前侧壁	广泛前壁	下壁	下间壁	下侧壁	高侧壁	后壁
V_1	+			±		+			
V_2	+			+		+			
V_3	±	+		+		±			
V_4		+		+					
V_5		+	+	+			+		
V_6			+	±			+		
V_7			+				+		+
V_8									+
I			±	+				+	
Ⅱ					+	+	+		
Ⅲ					+	+	+		
aVL			±	+					+
aVF					+	+	+		

注：＋为梗死图形。±为可能有梗死图形。

7. 超声心动图。根据超声心动图上所见的室壁运动异常可对心肌缺血区域做出判断。在评价有胸痛而无特征性 ECG 变化时，超声心动图可以帮助排除主动脉夹层。此外，该技术的早期使用可以评价心脏整体和局部功能、乳头肌功能不全和室间隔穿孔的发生。

8．选择性冠状动脉造影。冠状动脉造影可明确冠状动脉闭塞的部位及冠状动脉病变严重程度，用于考虑行介入治疗者。

9．冠脉 CT 检查 。冠脉 CT 可显示冠脉狭窄及钙化，明确冠脉病变情况，对诊断与排除冠心病有较高价值。其在 AMI 的早期诊断有一定价值。

【诊断与鉴别诊断】

一、诊断要点

（一）西医诊断

诊断急性心肌梗死主要依据典型的胸痛症状、心电图的特征性改变以及血清心肌损伤标志物的动态改变。三项中具备两项即可确诊。临床有些症状表现不典型，凡年老病人突然发生休克、严重心律失常、心力衰竭、上腹胀痛和呕吐等表现而原因不明者，或原有高血压而血压突然降低且无原因可循者，都应想到 AMI 的可能。对于临床有严重而持久胸闷胸痛症状的病人，即使心电图无特征性改变，也应考虑本病的可能，宜先按 AMI 处理，并在短时间内反复进行心电图观察和血清心肌损伤标志物的测定，以确定诊断。对于一些局灶性或微型心肌梗死，血清心肌损伤标志物测定的诊断价值更大。

1．诊断标准。

在 2018 年第四版心肌梗死全球通用定义中，临床上存在急性心肌缺血并伴有心肌坏死的证据时应当使用“急性心肌梗死”这一术语，此时出现下列任何一种情况都可以诊断为心肌梗死。

（1）测量升高或降低的心肌生物标志物（首选肌钙蛋白）水平至少有一项超过参考上限值第 99 百分位值以及至少包含以下一种情况：①心肌缺血症状。②新出现的或疑似新发的明显的 ST 段改变或新出现的左束支传导阻滞。③心电图出现病理性 Q 波。④新出现的存活心肌丢失或新出现的局部室壁运动异常的影像学证据。⑤血管造影或解剖发现冠状动脉内血栓。

（2）有心肌缺血症状及新出现的缺血性心电图改变或新出现的左束支传导阻滞，但是在心肌生物标志物获得前死亡或在心肌生物标志物水平尚未升高前的心源性死亡。

（3）肌钙蛋白基线水平正常（小于参考上限值第 99 百分位值），但在经皮冠状动脉介入治疗（PCI），肌钙蛋白后升高大于 5 倍参考上限值第 99 百分位值，术前 cTn 值升高者，其术前 cTn 值水平是稳定的（cTn≤20% 变化）或在下降，必须要满足升高 $>$ 5 倍或 $>$10 倍并表现为高于基线值 20% 变化的标准。另外，合并出现心肌缺血的症状，新出现的缺血性心电图改变，血管造影发现的手术并发症，新出现的存活心肌细胞丢失或新的局部室壁运动异常的影像学表现等情况中的任意一项，可以称为 PCI 相关的心肌梗死。

（4）有着心肌缺血的症状，冠状动脉造影或解剖发现心肌梗死，心肌生物标志物水平升高或降低至少有一项值超过正常参考上限值第 99 百分位值，这种心肌梗死与支架

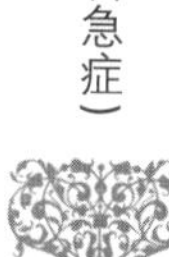

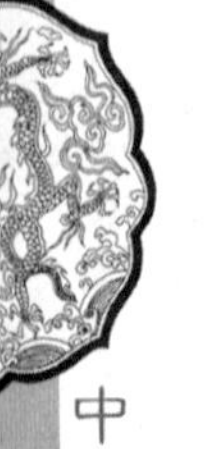

内血栓形成有关。

（5）肌钙蛋白基线水平正常（不超过参考上限值第99百分位值），术后肌钙蛋白水平升高超过10倍99%正常参考值上限。另外，有新的病理性Q波，新出现的左束支传导阻滞，新的桥血管或新的原始冠状动脉阻塞，新的存活心肌细胞的丢失或新的局部室壁运动异常的影像学证据中的任意一项，均可诊断为冠状动脉搭桥术（CABG）相关心肌梗死。

2. 心肌梗死的临床类型。心肌梗死分为5种临床类型。

（1）1型心肌梗死：冠状动脉粥样硬化斑块破裂（破裂或侵蚀）诱发血栓形成导致远端冠脉栓塞引起心肌坏死。

（2）2型心肌梗死：非冠状动脉疾病引起心肌氧供和/或需求间失衡导致心肌损伤或坏死的情况，如冠状动脉内皮功能紊乱、冠状动脉痉挛、冠状动脉栓塞、快速或慢速心律失常、贫血、呼吸衰竭、低血压、伴或不伴左室肥大的高血压。

（3）3型心肌梗死：有提示心肌缺血症状的心源性死亡，并且假设ECG新出现的缺血性改变或左束支传导阻滞，但是死亡发生在获得血标本之前，心肌生物标志物水平升高之前、或者在个别病例没有获得心肌生物标志物之时。

（4）4a型心肌梗死：PCI相关心肌梗死定义为在基线值正常（不超过正常上限值第99百分位）的病人，肌钙蛋白升高超过5倍正常上限值第99百分位；或者基线值升高和稳定或下降时，心脏肌钙蛋白值升高 > 20，且绝对值还必须至少达到正常上限值第99百分位的5倍。此外还需要：①或有提示心肌缺血的症状。②或有新出现的ECG缺血性变化或左束支传导阻滞。③冠脉造影见符合手术血流限制的并发症如冠脉夹层、主要心外膜动脉闭塞或边支闭塞/血栓、侧支血流中断，或远端栓塞。④或影像检查新出现的存活心肌丧失或节段性室壁运动异常。⑤孤立性发生新的病理性Q波。⑥尸解证实了罪犯动脉内存在手术相关的血栓，或宏观上存在大的局限性坏死区域，伴或不伴心肌内出血满足4a型MI的标准。

4b型心肌梗死：有心肌缺血伴有心肌生物标志物水平升高和/或降低至少有一项超过正常上限值第99百分位时，冠状动脉造影或尸检显示支架内血栓形成。

4c型心肌梗死：与PCI相关的狭窄局灶性或弥漫性再狭窄或一种复杂病变，伴有使用与1型MI所用的相同标准，肌钙蛋白值升高和/或下降≥第99百分位值。

（5）5型心肌梗死：CABG相关心肌梗死定义为手术后48 h内，原肌钙蛋白基线值正常（不超过正常上限值第99百分位）的病人，肌钙蛋白增加超过10倍正常上限值第99百分位。对于术前肌钙蛋白值升高的病人，若其肌钙蛋白水平是稳定（肌钙蛋白水平≤20%）或在下降的，术后肌钙蛋白值必须升高 >20% 且术后肌钙蛋白绝对值仍然必须大于第99百分位值的10倍。此外还需要：①或有新出现的病理性Q波或左束支传导阻滞。②或血管造影显示新出现的桥血管或自体冠状动脉闭塞。③或新出现的存活心肌丧失或节段性室壁运动异常的影像学证据。

（二）中医辨病与辨证要点

1. 辨病要点。本病之发生，多在中年之后。其人肾气自亏，痰瘀渐成，积于血脉，致脉道狭窄。及有猝遇风寒，或情志过极，或暴餐肥腻，或劳力过度等，致痰瘀骤盛，闭阻心之大脉，发为本病。其症状特点多表现为心前区猝然大痛。

2. 辨证要点。本病病位在心，其本在肾，总的病机为本虚标实。本虚包括心脾肝肾诸脏之气、血、阴、阳的亏损，其中又以心肾气虚及气阴两虚为主；标实则主要为痰浊、血瘀、寒凝等，其中又以痰瘀为主。本病在急性期痰瘀极盛，病机以标实为主，若标实之邪过甚，可使心失所主，心脉不出，或心阳失其依附，暴越于外，变生喘逆、厥脱等诸多凶危之主证，辨证尤当细察。

二、鉴别诊断

1. 心绞痛。疼痛性质与心肌梗死相似，但每次发作持续时间短，一般不超过15 min，无心肌梗死的心电图改变，无或仅有轻微的血清心肌损伤标志物增高。

2. 主动脉夹层。疼痛更剧烈，一开始即达高峰，常放射到背、肋、腹、腰和下肢，两侧肢体的血压和脉搏可有明显差别，血压常不低或高血压。经食管超声心动图检查、X 线、增强 CT 或磁共振显像有助于诊断。

3. 急性肺动脉栓塞。可发生胸痛、咯血、呼吸困难、低氧血症和休克。发热和白细胞增多较早出现，且有急性右心衰的表现。典型心电图呈 Ⅰ 导联 S 波加深、Ⅲ 导联 Q 波显著、T 波倒置，胸导联过渡区左移，右胸导联 T 波倒置等改变。肺动脉 CT 检查对肺动脉栓塞有确诊意义。

4. 急性心包炎。尤其是急性非特异性心包炎可有较剧烈而持久的心前区疼痛。心包炎的疼痛与发热同时出现，呼吸和咳嗽时加重，早期即有心包摩擦音，全身症状一般不如 AMI 严重。心电图以肢导联低电压、心动过速、心动过缓等心律失常为主，可表现为广泛导联的 ST 段呈弓背向下型抬高，T 波倒置，无异常 Q 波出现，与心肌梗死时心电图改变不同，且无血清心肌损伤标志物的序列改变。

5. 上腹部急腹症、胸膜炎或气胸等，通过病史、体格检查及 X 线、心电图、辅助检查等不难做出诊断。

【治疗】

一、西医治疗

（一）治疗原则

急性心肌梗死的治疗原则是挽救濒死心肌，缩小梗死面积，保护和维持心脏功能，防治并发症。

（二）治疗措施

1. 院前急救。院前急救的基本任务是帮助 AMI 病人安全、迅速地转运到医院，以便尽早开始再灌注治疗；重点是缩短病人就诊时间和院前检查、处理、转运所需的时间。尽早识别 AMI 的高危病人，直接送到有条件进行冠状动脉血管重建术的医院，为缩短延迟时间，可绕过急诊科直接至导管室行冠状动脉血管重建术。病人至急诊科后，需在 10 min 内完成心电图采集及报告解读，快速完成病史采集、体格检查和血标本采

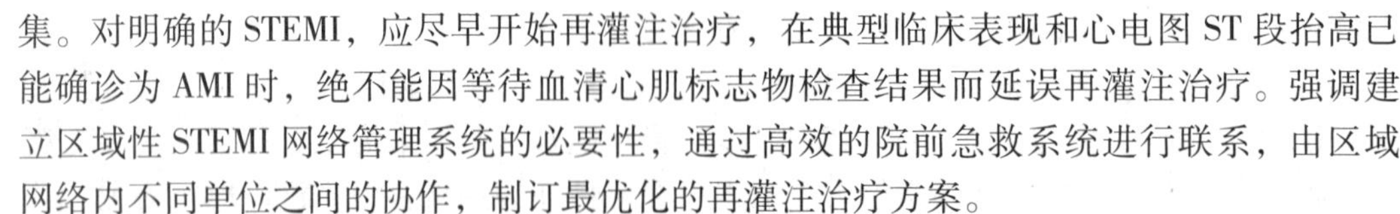

集。对明确的 STEMI，应尽早开始再灌注治疗，在典型临床表现和心电图 ST 段抬高已能确诊为 AMI 时，绝不能因等待血清心肌标志物检查结果而延误再灌注治疗。强调建立区域性 STEMI 网络管理系统的必要性，通过高效的院前急救系统进行联系，由区域网络内不同单位之间的协作，制订最优化的再灌注治疗方案。

2. 院内治疗。

（1）一般处理。

休息 急性心肌梗死的头 24 h 应绝对卧床休息，保持环境安静。减少探视，防止不良刺激，解除焦虑。24 h 后若疼痛症状缓解且无并发症可开始有计划地进行康复锻炼，尽量避免长时间卧床。但有并发症者则应延长绝对卧床时间，在病情稳定后方可开始进行康复锻炼。

吸氧 不需常规给予氧疗。但血氧饱和度 <94% 时，应给予氧疗以维持血氧饱和度 >94%。

监护 在冠心病监护病房（CCU）进行心电图、血压和呼吸的监护，并同时注意观察病人的神志、出入量和末梢循环，必要时可进行有创性血流动力学监测。

饮食 病人有呕吐时可暂时禁食，之后开始流质饮食，逐渐过渡到普通饮食。每次进餐不宜过饱，可少量多餐。

保持大便通畅 可使用轻泻剂，如乳果糖口服液等。

解除疼痛 镇痛剂：首选吗啡 10 mg，用注射用水稀释成 10 mL，每次 2 ~ 3 mL 静脉注射，必要时 5 ~ 10 min 后重复，可减轻病人交感神经过度兴奋和濒死感。下壁梗死时可选用哌替啶 50 ~ 100 mg 肌内注射，必要时 1 ~ 2 h 再注射 1 次，以后每 4 ~ 6 h 可重复应用。注意低血压和呼吸功能抑制的副作用。

硝酸甘油：大多数心肌梗死病人特别是持续疼痛、高血压、急性左心衰竭者均有指征应用硝酸甘油。但下壁心肌梗死，或可疑右室梗死或明显低血压的病人应慎用或不用。静脉滴注开始时 5 ~ 10 μg/min，每 5 ~ 10 min 增加 5 ~ 10 μg 直至症状缓解，一般维持 72 h 后可改为口服。

β 受体阻滞剂：能减少心肌耗氧量，改善缺血区的氧供需失衡，缩小梗死面积，减少复发性心肌缺血、再梗塞、室颤及其他恶性心律失常，对降低急性期病死率有肯定的疗效。无禁忌证的情况下应在发病 24 h 内尽早常规应用，窦性心动过速和高血压的病人最适宜使用 β 受体阻滞剂。酒石酸美托洛尔片 12.5 ~ 25 mg，2 次/天，以后渐增为 100 mg，2 次/天。或琥珀酸美托洛尔缓释片 23.75 ~ 47.5 mg/d，以后渐增为 95 mg，1 次/天。或富马酸比索洛尔缓释片 2.5 ~ 5 mg/d，以后渐增为 10 mg，1 次/天。

（2）再灌注治疗。对所有到达急诊科的急性心肌梗死病人均应进行再灌注治疗的评估。符合再灌注治疗条件的病人立即实施再灌注治疗。起病 3 ~ 6 h，最多在 12 h 内，开通闭塞的冠状动脉，使得心肌得到再灌注，挽救濒临坏死的心肌或缩小心肌梗死范围，减轻梗死后心肌重塑，是 STEMI 最重要的治疗措施之一。STEMI 病人再灌注治疗主要有静脉溶栓治疗和经皮冠状动脉介入治疗。再灌注治疗策略的选择是一个复杂的临床问题。原则上，无论采取何种再灌注策略，关键是尽量缩短心肌缺血时间，即从症状发作到开始再灌注治疗的时间。对 STEMI 病人来说，时间就是生命。

对溶栓治疗，已有充分的循证医学证据和临床实践表明，STEMI 发病 3 h 内的溶栓效果与 PCI 相似，且溶栓治疗快捷、简便、易行，故如不能于 120 min 内完成 PCI，就应在 30 min 内进行溶栓治疗。同时应强调，溶栓只是 STEMI 再灌注治疗的开始而不是结束，溶栓后 3 ~ 24 h 内应及时行冠状动脉造影或 PCI，以进一步评价血管再通与心肌灌注水平，对溶栓开通血管效果欠佳的 STEMI 病人及时行 PCI，以期进一步确认、补救、完善和巩固 STEMI 再灌注治疗的效果。

静脉溶栓治疗

适应证。明确诊断是 STEMI 并符合以下条件：①起病时间 <12 h、年龄 <75 岁者，无禁忌证者应立即予以溶栓治疗。②病人年龄≥75 岁，经慎重权衡缺血或出血利弊后考虑减量或半量溶栓治疗。③发病时间已达 12 ~ 24 h，如仍有进行性缺血性胸痛或血流动力学不稳定，ST 段持续抬高者也可考虑溶栓治疗。

禁忌证。①绝对禁忌证：A. 任何既往的颅内出血（ICH）；B. 已知有脑血管结构损伤（例如动静脉畸形）；C. 已知有颅内恶性肿瘤（原发性或转移性）；D. 3 个月内缺血性脑卒中或短暂性脑缺血发作（TIA）史；E. 可疑或确诊为主动脉夹层；F. 活动性内脏出血（月经除外），1 个月内出现过胃肠道出血；G. 近 3 个月内明显的头部闭合性或面部创伤。②相对禁忌证：A. 慢性、严重、未得到良好控制的高血压（收缩压≥180 mmHg 或舒张压≥110 mmHg），需在控制血压的基础上（收缩压 <160 mmHg）开始溶栓治疗；B. 心肺复苏胸外按压持续时间 >10 min 或有创伤性心肺复苏操作（肋骨骨折、心包积血）；C. 痴呆或已知其他颅内病变；D. 3 周内发生过创伤或进行过大手术或 4 周内发生过内脏出血；E. 2 周内进行不能压迫止血部位的大血管穿刺；F. 感染性心内膜炎；G. 妊娠；H. 活动性消化性溃疡；I. 终末期肿瘤或严重肝肾疾病；J. 正在使用抗凝药物，国际标准化比值（INR）水平越高，出血风险越大。

方法。STEMI 静脉溶栓治疗是一次性、关键性、机会性的时间窗治疗，故应首选特异性纤溶酶原激活剂，仅在无上述特异性纤溶酶原激活剂时应用非特异性纤溶酶原激活剂。溶栓前常规检查血常规、血小板计数、出凝血时间、APTT 及血型，配血备用，并即刻予嚼服阿司匹林 300 mg、氯吡格雷 300 mg。常用的溶栓剂有以下几种。

尿激酶（UK）：为非特异性溶栓剂，对血栓部位及体循环中纤溶系统均有作用。用法为 150 万 U（2. 2 万 U/kg）溶于 100 mL 注射用水中 30 ~ 60 min 内静脉滴入。

链激酶（SK）：性质与尿激酶相同，但其抗原特性较尿激酶强，所以使用前要先予地塞米松 5 mg 静脉注射，链激酶 150 万 U，30 ~ 60 min 静脉滴注。临床上少用。

重组组织型纤维蛋白的溶酶原激活剂（rt - PA）：本药为特异性纤溶酶原激活剂，全量给药法（总剂量 100 mg）：首先静脉注射 15 mg，继之在 30 min 内静脉滴注 0. 75 mg/kg（不超过 50 mg），再在 60 min 内静脉滴注 0. 5 mg/kg（不超过 35 mg）。给药前静脉注射普通肝素 5 000 U（60 ~ 80 U/kg），溶栓后给予每小时 12 U/kg（最大量 1 000 U/h），以 APTT 结果调整肝素给药剂量，使活化部分凝血活酶时间（APTT）维持在50 ~ 70 s，持续 48 h。国内报道半量给药法（总剂量 50 mg）：先用 8 mg 静脉注射，再用 42 mg 在 90 min 内静脉滴注，配合肝素静脉应用，方法同上，也能奏效。

此外，还可以选择使用尿激酶原（Pro - UK）、瑞替普酶（r - PA）、替奈普酶

（TNK－tPA）等特异性纤溶酶原激活剂。

溶栓再通的判断指标。直接指标：冠状动脉造影显示血流 TIMI 分级达到 2、3 级者为血管再通，但 2 级者通而不畅。间接指标：①抬高的 ST 段于 2 h 内回降大于 50%。②胸痛在 2 h 内迅速缓解或基本消失。③ 2 h 内出现再灌注性心律失常（短暂的加速性室性自主心律，房室或束支传导阻滞突然消失，或下壁心肌梗死的病人出现一过性窦性心动过缓、房室传导阻滞或伴低血压状态）。④CK－MB 高峰前移在发病 14 h 内出现，肌钙蛋白峰值提前到 12 h 内。具备上述四项中的两项或以上者可判断为再通，但②③项组合不能被判断为再通。

经皮冠状动脉介入治疗　直接 PCI 术是目前公认为首选的最安全有效的恢复心肌再灌注的治疗手段，对 STEMI 的病人梗死相关血管的开通率高于药物溶栓治疗，尽早应用可恢复心肌再灌注，降低近期病死率，预防远期心力衰竭的发生，尤其对来院时发病时间已超过 3 h 或对溶栓治疗有禁忌的病人。施行 PCI 的适应证还包括：血流动力学不稳定、恶性心律失常、需要安装经静脉临时起搏或需要反复电复律以及年龄 >75 岁者。溶栓治疗失败者，应考虑做补救性 PCI。但该技术必须依赖一定的人员和设备条件才能施行，包括：能在到达医院 90 min 内进行球囊扩张；具有直接 PCI 丰富诊疗经验的医疗团队。

NSTEMI 根据全球急性冠状动脉事件注册（GRACE）危险评分是否大于 140 及高危因素的多少，作为选择紧急（发病 <2 h）、早期（发病 <24 h）以及延迟（72 h 内）有创治疗策略的依据。需要行紧急冠状动脉造影的情况：①持续或反复发作的缺血症状。②自发的 ST 段动态演变（压低 >0.1 mV 或短暂抬高）。③前壁导联 V_2-V_4深的 ST 段压低，提示后壁透壁性缺血。④血流动力学不稳定或心源性休克。⑤危及生命的心律失常。

（3）抗血小板治疗。直接 PCI 抗血小板治疗推荐阿司匹林加用二磷酸腺苷（ADP）受体阻滞剂，选择包括：普拉格雷（适用于未使用过氯吡格雷，无既往卒中/TIA 史、年龄 <75 岁的病人）、替格瑞洛；在没有普拉格雷或替格瑞洛或存在禁忌证时，可选氯吡格雷。阿司匹林负荷剂量口服 300 mg/d，维持剂量为 100 mg/d；氯吡格雷负荷剂量口服 300～600 mg/d，维持剂量为 75 mg/d。普拉格雷负荷剂量 60 mg 口服，维持剂量为 10 mg/d（体重 <60 kg 的病人，推荐维持剂量为 5 mg/d）。替格瑞洛负荷剂量180 mg 口服，维持剂量为 90 mg，bid。目前主张两药联合使用。

（4）抗凝治疗。所有病人应在抗血小板治疗的基础上常规接受抗凝治疗。抗凝治疗药物的选择，应根据治疗策略以及缺血和出血事件的风险。

溶栓前抗凝治疗：确诊 STEMI 后应立即进行肝素治疗，静脉注射普通肝素 5 000 U（60～80 U/kg），继以12 U/(kg·h)静脉滴注，溶栓及溶栓后应监测 APTT 或 ACT 至对照值的 1.5～2.0 倍（APTT 为 50～70 s），通常需维持48 h。或用依诺肝素，年龄 <75 岁者，1 mg/kg 皮下注射，每 12 h 1 次，可使用 8 d；年龄≥75 岁者，不用静脉负荷剂量，直接0.75 mg/kg 皮下注射，每 12 h 1 次，可使用 8 d。无论年龄，肌酐清除率 <30 mL/min 者，给予 1 mg/kg 皮下注射，每 24 h 1 次。

直接 PCI 前抗凝治疗：静脉推注普通肝素 70～100 U/kg，维持活化凝血时间

(ACT) 250 ~ 300 s。联合使用 GP Ⅱb/Ⅲa 受体拮抗剂时，静脉推注普通肝素 50 ~ 70 U/kg，维持 ACT 200 ~ 250 s。术后予依诺肝素 1 mg/kg，皮下注射，2 次/天，根据肾功能调整剂量，持续抗凝 2 ~ 8 d 或直至出院，严密监测出血风险。

(5) 其他药物治疗。

血管紧张素转换酶抑制剂（ACEI）和血管紧张素Ⅱ受体阻断剂（ARB） 可保护缺血坏死的心肌，防止左心室重构，改善心功能。从小剂量开始，如卡托普利每次 6.25 mg，每日 2 次；依那普利每次 2.5 mg，每日 2 次；培哚普利 2 mg，每日 1 次。如 3 ~ 5 d 后病人血压大于 100/60 mmHg，则可加大剂量（卡托普利可加至每次 12.5 mg，依那普利每次 5 mg，培哚普利每次 4 mg）至最大耐受量。ACEI 不耐受者可使用 ARB。

调脂治疗 他汀类调脂药物可以稳定斑块，改善内皮细胞功能，建议早期大剂量使用，如阿托伐他汀 20 ~ 80 mg/d，或瑞舒伐他汀 10 ~ 20 mg/d。

钙通道阻滞剂（CCB） 无左心室收缩功能不全或房室传导阻滞（AVB）的病人，为缓解心肌缺血、控制房颤或心房扑动的快速心室率，如果 β 受体阻滞剂无效或禁忌使用，可使用非二氢吡啶类 CCB（如地尔硫䓬或维拉帕米），短效硝苯地平可导致剂量相关的冠状动脉疾病死亡率增加，不建议常规使用。

硫酸镁或门冬氨酸钾镁 不主张常规补镁。急性心肌梗死早期应用能稳定膜电位，缩小心肌梗死面积，保护缺血心肌，减少室性心律失常的发生。硫酸镁用法为发病 24 h 滴注 7.5 g，第二、三日各给 5 g。门冬氨酸钾镁 30 ~ 40 mL，加入 5% 葡萄糖注射液 250 ~ 500 mL 液体中，静脉滴注，每日 1 次，1 周左右为 1 疗程。

葡萄糖—胰岛素—钾溶液（glucose-insulin-potiassium，GIK） 新近荟萃分析发现，GIK 没有明显的心脏保护作用，且在 PCI 病人中 GIK 治疗可能与更多的并发症相关。

(6) 并发心律失常的处理。

心室颤动 立即给予非同步电除颤，若使用单相波除颤，能量为 360 J；双相波除颤，首次电击能量为 120 ~ 200 J；同时立即开始心肺复苏术。两次电除颤无效时应立即给予胺碘酮 300 mg 静脉推注，并继续给予心肺复苏。复律后应纠正电解质和酸碱失衡以防复发。

室性心动过速 对持续（超过 30 s 或引起血流动力学障碍）多形性室速应立即给予非同步电复律，放电能量与电除颤时相同。对持续单形性室速伴有心绞痛、肺水肿或低血压（收缩压低于 90 mmHg）应给予同步电复律，若不伴有心绞痛、肺水肿或低血压时则给予胺碘酮 150 mg 静脉推注 10 min，若需要时可每 10 ~ 15 min 后再重复使用，之后可用 1 mg/min 持续静脉滴注 6 h，再以 0.5 mg/min 持续静脉滴注 18 h，24 h 总量不超过 2.0 g。控制心律失常的同时应强化抗心肌缺血和降低交感神经兴奋的治疗，包括使用 β 受体阻滞剂、主动脉内球囊反搏以及考虑紧急经皮冠状动脉介入治疗（PCI），必要时行外科冠状动脉旁路移植术（CABG），并积极调整电解质的平衡。

心房纤颤或心房扑动 对持续性房颤或房扑若血流动力学受累或引发心绞痛时应给予同步电复律，对电复律无效或短暂窦律后又复发的房颤可静脉使用胺碘酮，对有左心功能不全的病人可静脉使用洋地黄以控制心室率。对伴有心绞痛但血流动力学稳定的病人可使用 β 受体阻滞剂或硫氮䓬酮或维拉帕米。对不伴有心绞痛或血流动力学障碍的

持续性房颤或房扑以控制心室率为主，并给予抗凝治疗。

阵发性室上性心动过速 可静脉使用腺苷、β受体阻滞剂、硫氮唑酮或维拉帕米等进行转律。

缓慢性心律失常 可静脉使用阿托品、异丙肾上腺素维持心室率，如出现Ⅱ度或Ⅲ度房室阻滞并伴有室内传导阻滞时应安装起搏器治疗。

对单个室早、室早二连律、非持续性室速不伴有血流动力学不稳定以及房早不需治疗。

（7）并发心力衰竭的处理。出现肺水肿时可静脉使用吗啡。如果血压不低，则可静脉使用襻利尿剂、硝酸甘油及口服血管紧张素转化酶抑制剂（ACEI），对于低血压的病人则需要根据情况选择使用正性肌力药［多巴酚丁胺 2～20 μg/（kg·min）静脉滴注］、缩血管药［多巴胺 5～15 μg/（kg·min）静脉滴注］和/或主动脉内球囊反搏支持循环，以减轻肺水肿并保证适当的灌注。合并明显心力衰竭时避免使用β受体阻滞剂或钙通道阻滞剂。急性心肌梗死 24 h 内或缺血性疼痛症状存在时尽量避免使用洋地黄类正性肌力药。

（8）并发低血压和心源性休克的处理。如收缩压在 70～100 mmHg 之间无休克症状和体征者可给予多巴酚丁胺 2～20 μg/（kg·min）静脉滴注，有休克症状和体征者给予多巴胺 5～15 μg/（kg·min）静脉滴注。如收缩压低于 70 mmHg 且伴有休克症状和体征者可给予去甲肾上腺素 2～8 μg/min 静脉滴注。如果药物治疗休克不能纠正时应行主动脉内球囊反搏，并建议早期（18 h 内）进行血运重建（PCI 或 CABG）。

（9）右室梗死的处理。首先应尽可能争取早期再灌注治疗，控制心律失常，保持房室同步，纠正心动过缓，并及早扩充容量，维持右室前负荷，降低右室后负荷。快速扩容，可在 24 h 内补液 3～6 L。如经扩容治疗后低血压仍不能纠正者，则应使用正性肌力药如多巴酚丁胺。避免使用利尿剂及血管扩张剂。

二、中医治疗

本病治则是扶正祛邪，通补兼施。扶正采用益心气、助心阳、养心阴、固厥脱，或益气养阴、回阳固脱并存，辨分脏腑亏损补益。祛邪则以芳香温通、宣痹通阳、豁痰通络、活血化瘀，是为“四通”“四补”方法。病情急，先治标；缓解期寻根治本，灵活运用通补二法。

（一）应急治疗

1．复方丹参滴丸：10 粒立即舌下含服，用于气滞血瘀证；或冠心苏合丸 2 粒舌下含服，用于痰浊闭阻证。

2．针刺内关、神门、三阴交、膻中、厥阴俞或心俞，可缓解胸痛，并有稳定心脏动作电位，防止心律失常的作用。

3．复方丹参注射液 20 mL 加入 5% 葡萄糖注射液 250 mL 中静脉滴注，用于气滞血瘀证。

4．生脉注射液 40 mL 加入 5% 葡萄糖注射液 250 mL 中静脉滴注，用于气阴两虚证。

5. 参附注射液 40 mL 加入 5% 葡萄糖注射液 250 mL 中静脉滴注，用于心阳虚脱证。

（二）辨证论治

1. 痰浊瘀阻。

主要证候：多在急性心肌梗死早期。属热者症见素体胖，嗜肥甘味，头晕目眩，突感胸闷或胸翳，胸前紧束感，恶心或呕吐，心烦不寐，舌质红、苔黄腻，脉滑数。

治法：清化痰热，活血祛瘀。

方药：温胆汤合丹参饮。

方中以竹茹、半夏、陈皮清热化痰，枳实理气化痰，茯苓渗湿化痰，而使姜、枣、甘草调和诸药；丹参饮方中重用丹参活血祛瘀，佐以檀香、砂仁理气宽中而止痛。

热盛者加黄连、黄芩；偏寒者纳呆肢乏，体倦嗜睡，舌淡苔白腻，脉滑，加薤白、瓜蒌；因脾虚痰瘀者，可健脾除痰祛瘀，用六君子汤加薤白、瓜蒌、田七、丹参等；血瘀明显胸痛甚者加田七、蒲黄。

2. 气滞血瘀。

主要证候：心胸大痛，持续不解，牵连肩背，有时可为下颌痛、牙痛、咽部梗塞等，舌边暗紫或有瘀点，脉涩或结代。

治法：理气活血，祛瘀通脉。

方药：血府逐瘀汤。

方中由桃红四物汤合四逆散加桔梗、牛膝而成。方中桃红四物汤活血化瘀，四逆散利气开胸，桔梗开肺气并载药上行，牛膝通利血脉，引血下行。

因于气滞者加香附、郁金；因于气虚者加党参、黄芪。

3. 阳虚欲脱。

主要证候：心前区剧痛，四肢厥冷，大汗淋漓，面色苍白，甚则晕厥、二便自遗，舌淡紫暗，苔白腻，脉微细欲绝或散涩结代。

治法：宣通胸阳，回阳固脱。

方药：当归四逆汤合参附汤。当归四逆汤方中以当归、赤芍活血祛瘀，配桂枝、细辛、通草温阳通脉，甘草、大枣调和诸药，合用人参、附子回阳救逆。阴寒凝滞甚者，合用赤石脂丸；肾阳虚衰者，加杜仲、巴戟天；心阳欲脱者，加龙骨、牡蛎。

4. 气阴两虚。

主要证候：心前区痛，自汗盗汗，心烦失眠，手足心热，气短懒言，舌红苔白或无苔，脉细数或浮大中空。

治法：益气养阴。

方药：生脉散。

方中以人参大补元气，以麦冬养阴生津，五味子酸敛，助人参、麦冬生津化气。

兼血虚血瘀而痛者加当归、赤芍、田七；兼肝肾阴虚者加山萸肉、黄精、旱莲草；兼心气虚、脉结代者合炙甘草汤；面红如妆、汗出如油、元阴欲脱者，加龟板、牡蛎。

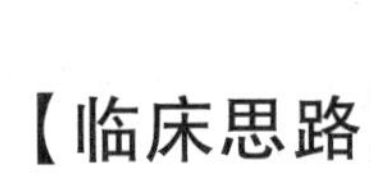

【临床思路】

1．对急性心肌梗死的治疗应在医护人员的严密监护下进行，决不可掉以轻心。在治疗过程中，医生应随时掌握用药后病人的临床症状、血压、心率、呼吸等的变化，警惕并发症的发生。

2．时间对急性心肌梗死病人的救治具有特殊的意义，对于以急性心肌梗死相关症状就诊的病人，从接诊到初步做出判断时间不能超过 10 min，对于明确诊断且无禁忌证的病人要争取在 30 min 内开始实施溶栓治疗，或 90 min 内开始实施 PCI 治疗。

3．结合既往的临床调查及相关基础实验结果表明，中医药对急性心肌梗死的治疗及降低病死率可能具有重要作用。但病情危急，并发有严重心律失常、泵功能衰竭或心源性休克的病例，应采取中西医结合进行抢救治疗。

4．中医辨证当知证之顺逆，察舌可明病之进退。经治疗后，舌苔由黄转白，由厚变薄，说明病邪渐退，病势好转，是为顺证。若舌苔再次转黄变厚，说明病邪亢盛，须防再梗。

【预后与转归】

急性心肌梗死的预后与梗死面积大小、侧支循环建立的情况、有无其他疾病并存以及治疗是否及时有关。急性期住院死亡率过去一般为 30% 左右；采用监护治疗后，降至 15% 左右；再灌注时代（药物溶栓治疗及介入治疗）后进一步降至 4% 左右。死亡多在第一周内，尤其是在数小时内，发生严重心律失常、休克或心力衰竭者，死亡率更高。影响心肌梗死病人远期预后的主要是心功能不全和心律失常。

【预防与调护】

1．加强卫生防疫知识的普及，进行健康教育，提倡健康的生活方式，控制易患因素，做好一级预防工作，降低本病在人群中的总体发病率。对本病的高危人群（包括病人的家属）应普及有关心肌梗死的知识，提高对本病的认识，一旦出现相关的症状，可及时就诊，避免延误抢救时机。

2．对急性心肌梗死的病人，在急性期宜以静心卧养为主，忌忧愁多虑，患得患失；饮食宜清淡，可进食新鲜蔬菜水果等食物。急性期过后，如无并发症，宜尽早开始活动，但要循序渐进，勿使过劳。平时宜舒畅情志，保持乐观开朗的心态，并要调适寒温，预防感冒。

第三节　急性左心功能衰竭

急性左心功能衰竭（acute left-side heart failure）是指急性发作或加重的左心功能异常所致的心肌收缩力明显降低、心脏负荷加重，造成急性心排血量骤降、肺循环压力突然升高、周围循环压力增加，引起肺循环充血而出现急性肺淤血、肺水肿并可伴组织器官灌注不足和心源性休克的临床综合征。急性左心衰是心血管内科常见急症之一，常危及病人生命，必须紧急施救和治疗。

急性左心衰的发病率目前没有明确的统计，对国内10 714例住院心衰病人的调查显示：1980年、1990年、2000年心衰病人住院期间病死率分别为15.4%、12.3%和6.2%，对国内1 198例因急性心力衰竭抢救病人的调查显示，急诊死亡率为9.6%；据估计，急性心力衰竭住院病死率为3%，6个月的再住院率约50%，5年病死率高达60%，其中急性左心衰为最主要类型。

本病可归属中医学“心悸”“喘证”等范畴。

【病因病理】

一、西医病因病理

（一）发病因素

1. 急性弥漫性心肌损害。如急性冠状动脉综合征、急性重症心肌炎、围生期心肌病、药物所致的心肌损害等，致使心肌收缩无力，心排血量减少，肺静脉压力增高和肺淤血，导致急性肺水肿。

2. 急性心脏后负荷过重。如严重的二尖瓣或主动脉瓣狭窄、左室流出道梗阻、二尖瓣口黏液瘤或血栓的嵌顿、急进型或严重高血压等，使心脏排血受阻，导致肺静脉压升高，引发急性肺水肿。

3. 急性容量负荷过重。如由于急性心肌梗死、感染性心内膜炎或外伤所致的乳头肌功能不全、腱索断裂、瓣膜穿孔、室间隔穿孔和主动脉窦瘤破裂入心腔，以及静脉输血或输入含钠液体过快或过多等，引起左室舒张末容积显著增加，导致肺静脉压增高，发生急性肺水肿。

4. 急性左心室舒张受限。如急性大量心包渗液或积血所致的急性心包填塞或过快的异位心律，导致心排出量减少和体循环静脉淤血。

5. 慢性心衰急性失代偿。在原有慢性左心功能衰竭的基础上，由于药物治疗缺乏依从性、重症感染、过度用力、情绪激动、急性肾功能减退、过多过快静脉补液、大手术等诱发急性加重。

（二）发病机理

前述病因，一方面使心肌收缩力下降，心排血量降低而使血压下降，严重者可发生心源性休克；另一方面使左室容量负荷增加，左室充盈压升高而相继引起左房压和肺静脉压升高，出现肺瘀血，肺毛细血管压亦随之升高。正常情况下肺毛细血管胶体渗透压为27 mmHg，而肺毛细血管平均压为7 mmHg，当肺毛细血管压快速升高至30 mmHg以上时，肺毛细血管里的血清大量渗透到肺组织和肺泡里面，就可以发生肺水肿。大量液体进入肺泡后与气体形成泡沫，后者表面张力较大，可阻碍通气和肺毛细血管自肺泡摄取氧，引起缺氧。同时，肺水肿可使肺的顺应性减低，引起换氧不足和肺内动静脉分流，加重缺氧，缺氧使组织产生过多乳酸而发生代谢性酸中毒。酸中毒使心肌收缩力进一步下降，加重左心功能衰竭。心衰时激活的两个关键性系统为肾素—血管紧张素—醛固酮系统（RAAS）和交感神经系统，加重心肌损伤、心功能下降和血流动力学紊乱。

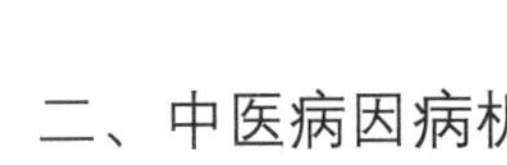

二、中医病因病机

（一）外邪痹心

风寒湿邪，或毒戾疠气，由外而入，侵袭血脉，内舍于心，先伤心之体，后损心之用，致心之鼓动力减弱，脉络瘀阻，水气内停。

（二）他病及心

如肺病及心，咳、喘、哮、痨致肺气壅塞，不能助心行血而朝百脉，心气受损，鼓动力弱，引发心病；脾病及心，饮食失调，脾胃受损，运化力弱，水谷精微不足，气渐日衰，心气亏衰，同时脾虚不能制湿，湿邪内生，脉道不利，心鼓动力弱，而致心病；肝病及心，肝病疏泄失常，阳升风动，影响气血运行，心脉因之瘀滞，鼓动无力而为心病；肾病及心，禀赋不足，劳倦所伤，久病耗亏，损及肾之阴阳，真阴真阳衰减，致心失滋养和温煦，亦成心病。

心病既成，心之气血阴阳亏损，脉行无力，痰瘀、水湿内停，脉道不利，于此之际，遇六淫外感，或过劳用力，心气更伤，或情志过极，气机逆乱，均可使心之气、阳进一步受损，痰瘀、水湿之邪壅塞脉道，阻遏心阳，心阳暴脱而发为本病。

【临床表现】

急性左心功能衰竭临床表现是以肺淤血以及组织器官低灌注为特征的各种症状及体征。病情严重程度可不同，从劳累性呼吸困难逐渐加重到急性肺水肿和心源性休克。

一、症状

发病急骤。病人突然出现严重呼吸困难，每分钟呼吸可达 30～40 次，端坐呼吸，咳嗽频繁，常咯出泡沫痰，严重者咯出大量粉红色泡沫痰，病人有恐惧和濒死感。

二、体征

病人面色灰白，发绀，大汗淋漓，皮肤湿冷。心率增快，第一心音减弱，心尖部闻及舒张期奔马律。两肺可闻及水泡音和哮鸣音。或有基础心脏病的体征，如心界扩大，心尖搏动向左下方移位；心律失常如心房颤动等。伴有心源性休克的，可有皮肤湿冷、发绀、血压下降、尿量减少、意识模糊等体征。

【实验室及其他检查】

1. 心电图。主要了解有无急性心肌缺血、心肌梗死、心律失常，可以协助判断急性左心衰的病因和诱因。

2. 胸部 X 线。①间质性肺水肿 X 线表现：肺野透亮度下降，可见云雾状阴影；肺纹理增多、增粗且显模糊；可见 Kerley A 线、B 线和 C 线，代表液体漏出于间质所引起的小叶间隔增厚。②肺泡性肺水肿 X 线表现：常见大小不等的片状模糊阴影，边界不清，有融合倾向，典型者病变从肺门向外周展延，呈“蝴蝶”或“蝙蝠翼状”分布。

③胸腔积液。

3. 超声心动图。可以了解心脏的结构和功能包括舒张功能和测定 LVEF，是否存在心包病变、室壁运动异常以及是否有急性心肌梗死的机械并发症等。对血流动力学不稳定的急性心衰病人，有条件者应立即进行超声心动图检查；对心脏结构和功能不明或临床怀疑自既往检查以来可能有变化的病人，推荐在 48 h 内进行超声心动图检查。

4. 心肌标志物检测。心肌肌钙蛋白 T 或心肌肌钙蛋白 I（cTnT 或 cTnI）及肌酸磷酸激酶同工酶（CK－MB）异常有助于评价心肌损伤或坏死及其严重程度。

5. 利钠肽检测。检测 B 型利钠肽(BNP)或其 N 末端 B 型利钠肽原（NT－proBNP）的浓度有助于快速诊断和鉴别诊断，不仅可以排除呼吸困难的其他原因，还可以获得预后信息。BNP < 100 pg/mL 或 NT－proBNP < 300 pg/mL，则心衰的可能性极低；BNP > 400 pg/mL 或 NT－proBNP > 1 500 pg/mL，则心衰的可能性较大。

6. 常规实验室检查。如血常规、电解质、血糖、肝功能、肾功能、促甲状腺激素、D－二聚体等检查，有助于发现可能的诱因及指导治疗。

7. 动脉血气分析。对于判断是否存在呼吸衰竭和酸碱平衡状态，以及病情严重程度有很大帮助。轻症病例可见低碳酸血症和呼吸性碱中毒，严重病例可见严重低氧血症、代谢性酸中毒和呼吸性酸中毒。

8. 血流动力学监测。可分为无创性和有创性两大类：无创性监测方法使用安全方便，病人易于接受，可获得相关的心血管功能参数；有创性监测包括动脉内血压监测、肺动脉导管、脉搏波指示连续心排量（PiCCO）等，能够获得较为全面、准确的血流动力学参数，有利于深入和全面地了解病情，尤其适用于危重病人的诊治。

【诊断与鉴别诊断】

一、诊断要点

（一）西医诊断

应根据基础心血管疾病、诱因、临床表现（病史、症状和体征）以及各种检查做出急性左心衰的诊断。

1. 有引起急性左心功能衰竭的基础心脏病史或明确的诱因。

2. 具有典型的临床表现以肺淤血以及组织器官低灌注为特征的症状、体征。

3. 适宜检查如 ECG、X 线胸片、实验室评估（用特异性标志物）和超声心动图等来进一步证实。

临床常用的急性心衰严重程度分级有两种。

（1）Killip 法。Killip 法主要用于急性心肌梗死病人，根据临床和血流动力学状态来分级。Ⅰ级为左心衰竭代偿阶段，无心力衰竭征象；Ⅱ级为轻至中度左心衰竭，肺部啰音的范围小于肺野的 50%，病人有心悸、气促，X 线有肺淤血征；Ⅲ级为重度心力衰竭，急性肺水肿，肺啰音的范围大于两肺野的 50%，病人有呼吸困难、发绀、烦躁、频繁咳嗽，甚或咯出粉红色泡沫痰；Ⅳ级为心源性休克，低血压（收缩压低于 90 mmHg），并有周围循环灌注不良表现，如发绀、四肢冰冷、出汗，尿量少于 20 mL/h。

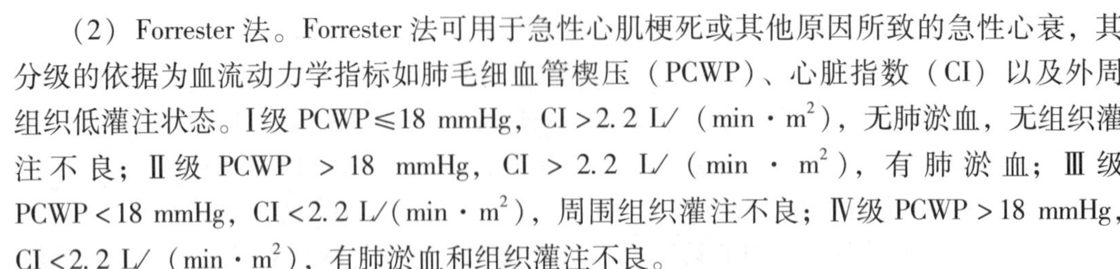

（2）Forrester 法。Forrester 法可用于急性心肌梗死或其他原因所致的急性心衰，其分级的依据为血流动力学指标如肺毛细血管楔压（PCWP）、心脏指数（CI）以及外周组织低灌注状态。Ⅰ级 PCWP≤18 mmHg，CI＞2.2 L/（min·m^2），无肺淤血，无组织灌注不良；Ⅱ级 PCWP ＞18 mmHg，CI ＞2.2 L/（min·m^2），有肺淤血；Ⅲ级 PCWP＜18 mmHg，CI＜2.2 L/（min·m^2），周围组织灌注不良；Ⅳ级 PCWP＞18 mmHg，CI＜2.2 L/（min·m^2），有肺淤血和组织灌注不良。

基于体格检查根据是否存在淤血（分为“湿”和“干”）和外周组织低灌注情况（分为“暖”和“冷”）的临床表现，可将急性心衰病人分为“干暖”“干冷”“湿暖”和“湿冷”四型，其中“湿暖”型最常见，见表3－8－2。

表3－8－2　急性心衰的临床分型

分型	外周低灌注	淤血
暖而干型	－	－
暖而湿型	－	＋
冷而干型	＋	－
冷而湿型	＋	＋

（二）中医辨病与辨证要点

1. 辨病要点：病人以心悸、喘促为主证。既往多有心痹、卒心痛、痰饮、消渴、眩晕等病史。病人多被迫采取坐位或半坐卧位，精神萎靡，或烦躁，甚则昏厥，大汗淋漓，四肢不温，皮肤湿冷，口唇、爪甲青紫，颈脉怒张，舌质淡暗或紫暗，舌下脉络迂曲粗紫，脉疾数，或促。

2. 辨证要点。

（1）辨虚实：本病是以心之气血阴阳虚为本，气虚阳虚为主，痰瘀水饮为标，而外邪引动为其诱因，是一本虚标实之证，辨证时须明确虚实。尿少，浮肿，脘腹胀痛，唇甲紫绀，脉弦涩或沉结为实证；心悸气短，动则尤甚，肢冷畏寒，甚则心悸不止，张口抬肩，烦躁不宁，大汗，四肢厥冷；或见五心烦热，两颧泛红，咽干口燥，舌边尖红少苔，脉虚数无力，或沉微、结代为虚证。

（2）辨轻重：本病初起为心气虚，症见心悸、咳嗽、气促、气短乏力，病情尚轻；久病则累及肾阳，以心肾阳虚为主，症见心悸气促、尿少水肿、喘促不得平卧、动则尤甚，病情较重；若症见喘促汗出、四肢厥冷、面青唇紫、脉微欲绝则属阳气欲脱，病情危重。

二、鉴别诊断

（一）支气管哮喘

多有过敏史，多从青少年期起病，长期反复发作，发作前有咳嗽、胸闷、喷嚏等先兆，出汗和紫绀不太明显，不咯吐粉红色泡沫痰，哮鸣音比肺水肿时更高而呈乐音性，而湿啰音不明显，可有肺气肿征，胸部X线检查心脏正常，心电图正常或右室肥大。

（二）急性肺栓塞

肺动脉大块栓塞常可引起呼吸困难、胸痛、咯血等，但胸部X线平片不提示心源性肺水肿，而有右心负荷急剧增加的表现，如颈静脉充盈、肝大、下肢水肿、肺动脉瓣区第二心音亢进、三尖瓣区出现收缩期杂音，心电图示电轴右偏，Ⅰ导联出现S波或原有的S波加深，Ⅲ导联出现Q波和T波倒置等，D－二聚体可升高，放射性核素肺灌注扫描、X线、CT和必要时肺动脉造影有助于诊断。

（三）肺炎

重症肺炎和在慢性肺部疾病基础上发生的肺炎也是呼吸困难的常见原因，病人常有发热、咳嗽、咯痰、血白细胞增多等症。需要注意的是对于有慢性心力衰竭的病人，肺炎本身亦可以引起心衰的急性失代偿，应注意结合病史和其他辅助检查结果，避免漏诊。

【治疗】

一、西医治疗

急性左心衰的治疗目标包括迅速纠正缺氧状态和血流动力学异常，改善器官灌注，有效地改善症状，控制基础病因和去除诱因，最大限度地挽救生命，降低病死率。

（一）抢救措施

急性左心衰危及生命，对疑患急性左心衰的病人，应尽量缩短确立诊断及开始治疗的时间，在完善检查的同时即应开始药物和非药物治疗。在急性左心衰的早期阶段，如果病人存在心源性休克或呼吸衰竭，需尽早提供循环支持和/或通气支持。应迅速识别威胁生命的临床情况（急性冠脉综合征、高血压急症、心律失常、急性机械并发症、急性肺栓塞），并给予相关的针对性治疗。

1. 体位。病人取端坐位或半坐卧位，两腿下垂，以减少下肢静脉回流，减轻心脏前负荷。

2. 给氧。对于低氧血症（$SpO_2 < 90\%$）者，立即予以吸氧，应将指端血氧饱和度维持在95%以上。吸氧以鼻导管吸氧为临床上常用，其适用于轻中度缺氧者。面罩吸氧适用于伴呼吸性碱中毒的病人。呼吸频率>25次/分，$SpO_2 < 90\%$的病人在有条件的情况下，若无禁忌证应尽早使用无创正压通气（NIPPV），NIPPV可改善氧合，减轻呼吸困难，缓解呼吸肌疲劳，降低呼吸功耗，降低插管率。NIPPV有两种方式，包括持续气道正压呼吸（CPAP）和双水平气道正压（BiPAP），对于有二氧化碳潴留者，应首先考虑BiPAP模式。经积极治疗后病情仍继续恶化（意识障碍，呼吸节律异常或呼吸频率<8次/分，自主呼吸微弱或消失，$PaCO_2$进行性升高者）、不能耐受NIPPV或是存在NIPPV治疗禁忌证者，应气管插管行有创机械通气（IPPV）。

3. 容量管理。肺淤血、体循环淤血及水肿明显者应严格限制饮水量和静脉输液量，对无明显低血容量病人，每天摄入液体量一般宜在1 500 mL以内。保持每天水出入量

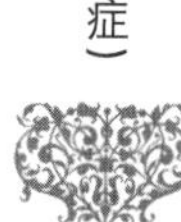

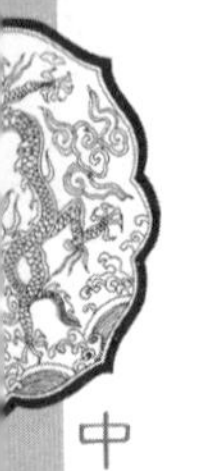

负平衡约500 mL，以减少水钠潴留，缓解症状。3～5天后，如淤血、水肿明显消退，应减少水负平衡，逐渐过渡到出入水量平衡。

4. 镇静。吗啡是治疗急性左心衰竭极为有效的药物，其作用机理是使病人镇静，减少躁动所带来的额外的心脏负担，同时迅速扩张体循环静脉，减少静脉回心血量，从而减轻心脏前负荷；降低小动脉阻力从而减轻心脏后负荷；此外还能松弛支气管平滑肌，改善通气功能。用法：3～5 mg静脉缓慢注射，必要时15 min重复给药，共2～3次；亦可皮下注射。吗啡的主要副反应是低血压和呼吸抑制，禁用于意识障碍、低血压或休克、支气管哮喘、慢性阻塞性肺疾病呼吸衰竭的病人，老年病人慎用或减量。

5. 利尿剂。利尿剂是治疗伴液体负荷过重和有充血征象病人的基石。对于有低灌注表现的急性左心衰病人，在达到足够的灌注前，应避免用利尿剂。利尿剂首选静脉襻利尿剂，如呋塞米、托拉塞米、布美他尼，应及早应用。对于新发急性左心衰病人，或没有接受口服利尿剂的慢性失代偿性心衰病人，推荐的初始剂量应为呋塞米20～40 mg（或等剂量其他襻利尿剂）静脉注射；对于长期用利尿剂治疗的病人，初始剂量应等于或超过长期日常剂量，可间歇推注或连续静脉滴注利尿剂，剂量和疗程应根据病人症状和临床状态进行调整。应注意由于过度利尿可能发生的低血容量、休克与电解质紊乱如低钾血症等。若利尿后呼吸困难减轻和尿量足够（在头6h尿量>100～250 mL/h），伴有氧饱和度增加且心率和呼吸频率降低，则表明利尿已经充分。对于难治性水肿或症状缓解不明显的病人，可以考虑袢利尿剂与噻嗪类利尿剂或螺内酯联合使用。

6. 血管扩张剂。

（1）硝酸酯类药物：特别适用于伴有急性冠状动脉综合征的病人。收缩压>110 mmHg的病人通常可安全使用，收缩压为90～110 mmHg者应慎用，收缩压<90 mmHg者禁用，因可能增加急性心力衰竭病人的病死率。静脉滴注硝酸甘油从10～20 μg/min开始，在血压监测下逐渐增量，每5～10 min增加5～10 μg/min直至症状改善或收缩压下降至100 mmHg左右，最大剂量100～200 μg/min，病情稳定后逐渐减量至停用；硝酸异山梨酯静脉滴注，初始剂量1 mg/h，最大剂量5～10 mg/h。有明显二尖瓣或主动脉瓣狭窄的病人应慎用。

（2）硝普钠：主要适用于严重高血压伴重度肺淤血、急性二尖瓣反流伴急性左心衰病人。静脉滴注从10～20 μg/min开始，根据血压调整剂量，每5～10 min增加5～10 μg/min，直至症状缓解或收缩压降低至100 mmHg左右。硝普钠对光敏感，应新鲜配制，配制后6 h将失效，滴注时须避光。一般疗程不超过72 h，长期用药可引起氰化物和硫氰酸盐中毒。停药应逐渐减量，以避免血压反跳。

（3）重组人脑钠肽（rhBNP）：属于内源性激素物质，与人体内产生的BNP完全相同，国内制剂商品名为新活素，国外同类药名为奈西立肽。其主要是通过扩张静脉和动脉（包括冠状动脉）以减轻心脏前后负荷，在无直接正性肌力的情况下增加心排出量，对于纠正急性心衰时血流动力学异常具有较好的作用，各国指南均推荐用于急性心衰的治疗。用法：先给予负荷量1.5～2 μg/kg，静脉缓慢推注，继续以0.01 μg/（kg·min）静脉滴注；也可不用负荷剂量而直接静脉滴注。疗程一般3 d，不超过7 d。rhBNP最常见的不良反应为低血压。

（4）乌拉地尔：为α受体阻滞剂，可有效降低血管阻力，增加心输出量，可用于高血压合并急性心衰、主动脉夹层合并急性心衰的病人。一般剂量静脉注射12.5～25 mg，如血压无明显降低可重复注射，然后予50～100 mg于100 mL液体中静脉滴注，速度为100～400 μg/min，根据血压调整滴速。

7. 正性肌力药物。临床上应用的正性肌力药物主要包括多巴胺和多巴酚丁胺、磷酸二酯酶抑制剂、新型钙增敏剂。传统的洋地黄类制剂已很少作为正性肌力药物用于急性左心衰治疗。正性肌力药适用于低血压（收缩压<90 mmHg）、低灌注或休克病人。但对于存在低心排血量综合征的病人，使用正性肌力药可以改善低灌注所致的症状，保证重要脏器的血供。

（1）洋地黄类药物：主要适应证是房颤伴快速心室率（>110次/分）的急性心衰病人。一周内未用过地高辛者首剂可给予毛花苷丙0.2～0.4 mg静脉缓慢注射，2～4 h后可酌情再给0.2 mg。一周内用过地高辛者宜从小剂量开始，伴快速心室率的房颤病人可酌情适当增加剂量。使用洋地黄之前，应描记心电图确定心律，了解是否有AMI、心肌炎或低血钾等，AMI后24 h内应尽量避免用洋地黄药物。单纯性二尖瓣狭窄合并急性肺水肿时，如为窦性心律不宜使用洋地黄制剂，因洋地黄能增加心肌收缩力，使右室排血量增加，加重肺水肿；但若二尖瓣狭窄合并二尖瓣关闭不全的肺水肿病人，可用洋地黄制剂。

（2）儿茶酚胺类：常用药物有多巴胺和多巴酚丁胺，适用于需要增强心肌收缩力的病人，两者均能兴奋心脏β受体，增强心肌收缩力，增加心排血量。多巴酚丁胺降低PCWP，增加心输出量，但不显著增加心率，且能降低体循环血管阻力，故在增加心肌收缩力的同时减少心肌氧耗。多巴胺特别适用于伴有低血压的病人，临床上常两者合用，联合血管扩张剂使用有较好效果，但是需注意有导致心动过速、心律失常的风险。两药均以2.5～10 μg/（kg·min）开始，保持收缩压在100 mmHg。

（3）磷酸二酯酶抑制剂：主要应用米力农，首次剂量为25～75 μg/kg静脉注射，注射时间应大于10 min，继以0.375～0.75 μg/（kg·min）静脉滴注。常见不良反应包括低血压和心律失常。

（4）左西孟旦：一种钙增敏剂，其正性肌力作用独立于β肾上腺素能受体，可用于正接受β受体阻滞剂治疗的病人。该药在缓解临床症状、改善预后等方面的效果不弱于多巴酚丁胺，冠心病病人应用不增加病死率。用法：首次剂量为12 μg/kg静脉注射，注射时间大于10 min，继以0.1 μg/（kg·min）静脉滴注，维持用药24 h，可酌情减半或加倍。对于收缩压<100 mmHg的病人，不需负荷剂量，可直接使用维持剂量，防止发生低血压。应用时监测血压和心电图，避免血压过低和心律失常的发生。

8. 升压药。如去甲肾上腺素、多巴胺等，适用于应用正性肌力药物后仍出现心源性休克或合并明显低血压状态的病人，升高血压，维持重要脏器的灌注。去甲肾上腺素用法：①静脉滴注：5%葡萄糖注射液或葡萄糖氯化钠注射液稀释后，初始以2～4 μg/min静脉滴注，并迅速调整剂量使血压上升至较理想水平，维持剂量为2～4 μg/min，如剂量>25 μg/min，无效时应及时采取其他抗休克措施。②静脉注射：危急病人可将该药1～2 mg稀释至10 mL静脉注射，可根据血压调整用量，待血压回

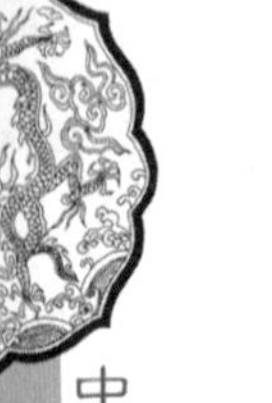

升，改为静脉维持泵注。

9. 支气管解痉剂。一般静脉使用氨茶碱，除扩张支气管外，尚有轻度的扩血管及强心利尿作用，适用于伴有支气管痉挛的急性左心衰病人。因其会增加心肌耗氧量，AMI 和心肌缺血者不宜使用，老年人与肝肾功能不全者用量酌减。本品 0.125 ~ 0.25 g 加入 20 ~ 40 mL 液体稀释缓慢静脉推注，必要时 4 ~ 6 h 可重复一次，或以 0.25 ~ 0.5 mg/（kg · min）静脉滴注。

10. 其他疗法。①主动脉内球囊反搏（IABP）：可有效改善心肌灌注，降低心肌耗氧量，增加心输出量。适用于：急性心肌梗死或严重心肌缺血并发心源性休克，且不能由药物纠正；伴血流动力学障碍的严重冠心病（如急性心肌梗死伴机械并发症）；心肌缺血或急性重症心肌炎伴顽固性肺水肿。②机械循环辅助装置：包括经皮心室辅助装置、体外生命支持装置（ECLS）和体外膜肺氧合装置（ECMO）。其中 ECLS 或 ECMO 可作为急重症心衰或心源性休克的过渡治疗，以便进一步评估是否需要接受心脏移植或长期机械循环辅助治疗。③肾脏替代治疗：高容量负荷如肺水肿或严重外周水肿，且存在利尿剂抵抗的病人可考虑超滤治疗。

（二）针对病因和诱因治疗

1. 急性冠状动脉综合征（ACS）合并急性左心衰。多为急性大面积心肌梗死，冠状动脉造影多证实严重左主干或多支血管病变。对于存在 ST 段抬高或新发左束支传导阻滞（LBBB）的 ACS，应直接行 PCI（或对选择的病例行 CABG），若不能行 PCI/CABG的病人，可以使用静脉内溶栓治疗，以降低心肌坏死的程度和过早死亡的危险。对于存在非 ST 段抬高的 ACS，应尽早行 PCI（或对选择的病例行 CABG）以降低复发 ACS 的危险。如果病人血流动力学不稳定，应紧急行血管重建。

2. 心肌梗死后机械并发症并发急性左心衰。急性心肌梗死后并发心室游离壁破裂、室间隔穿孔、重度二尖瓣关闭不全；因黏液性腱索断裂、心内膜炎、创伤等所致的急性二尖瓣关闭不全以及因感染性心内膜炎、主动脉夹层、胸部闭合伤等所致的急性主动脉瓣关闭不全；主动脉瓣或二尖瓣严重狭窄以及联合心瓣膜病的心功能失代偿期等，均需要尽快手术治疗。

3. 慢性心衰急性失代偿。急诊接诊的急性左心衰病人，多数是慢性心衰在一定的诱因或应激下急性失代偿所致，因此在抢救的同时或以后，应努力寻找和消除诱因，如消除心律失常、治疗感染、控制高血压、避免过多过快输液等，并诊断和治疗原发病。

（三）急性左心衰稳定后的处理

对于之前已有心衰的病人，则按照慢性心衰予以处理。对于新发的 EF 降低的病人，若还没有使用 ACEI 或 ARB、醛固酮受体拮抗剂、β 受体阻滞剂，只要血压和肾功能允许，应尽快使用 ACEI 或 ARB、醛固酮受体拮抗剂治疗，若血压和心率允许，应尽快使用 β 受体阻滞剂治疗。在病人出院前应尽可能上调剂量，并计划出院后完成剂量上调，以降低死亡、复发心梗和心衰住院的危险。对 EF 降低的病人，可用地高辛控制房颤时的心室率，尤其是在还不可能上调 β 受体阻滞剂的剂量时。对严重收缩性心衰病人，地高辛还可缓解症状并降低因心衰住院的风险。同时针对原有基础心血管病进行规范治疗，并注意避免可能导致急性心衰再次发作的诱因。

二、中医治疗

本病病情危急之时，应予中医应急治疗，病情缓和时可予辨证施治，由于本病是本虚标实之证，本虚是气虚，标实乃水饮、血瘀，故治疗应以温阳益气、活血利水为根本大法。

（一）应急治疗

1. 中成药：复方丹参滴丸 3 粒，每日 3 次，舌下含服；速效救心丹 4 粒，每日 3 次，舌下含服。

2. 参附注射液 20 mL 静脉注射，然后 40 ~ 60 mL 加入 5% 葡萄糖注射液 250 mL 静脉滴注，每日 1 ~ 2 次。

3. 生脉注射液 20 mL 静脉注射，然后 40 ~ 60 mL 加入 5% 葡萄糖注射液 250 mL 静脉滴注，每日 1 ~ 2 次。

4. 复方丹参注射液 20 mL 加入 5% 葡萄糖注射液 250 mL 静脉滴注，每日 1 ~ 2 次。

（二）辨证论治

1. 气阴两虚。

主要证候：心悸喘促，动则加重，甚则倚息不得卧，疲乏无力，头晕，自汗盗汗，五心烦热，失眠多梦，口燥咽干，舌红，脉细数。

治法：益气养阴。

方药：生脉散。

方中人参甘温益气生津，麦冬甘寒养阴清热，人参、麦冬合用，则益气养阴之功益彰，五味子酸温敛肺止汗，生津止渴。

胸闷痛甚者加丹参、赤芍；肺虚咳喘者可加紫菀、桑白皮、五味子；心悸甚者加酸枣仁。

2. 水饮凌心。

主要证候：心悸气促，不能平卧，甚则张口抬肩，咯吐白痰或泡沫痰，尿少浮肿，腹胀纳呆，口干渴不欲饮，舌质淡，苔白腻，脉弦滑。

治法：温肺利水，泻肺逐饮。

方药：苓桂术甘汤合葶苈大枣泻肺汤。

方中茯苓、白术健脾利湿化饮，桂枝温阳以化饮，甘草调药和中；葶苈开肺气，泄水逐饮，大枣安中护正，佐葶苈泻肺不伤胃气。

痰饮甚者加半夏、陈皮；浮肿甚者加泽泻、五加皮；面青唇紫舌暗者加丹参、川芎、红花。

3. 阳虚水泛。

主要证候：心悸气喘，畏寒肢冷，面色苍白，神疲纳呆，脘腹胀满，尿少肢肿，舌淡胖，苔白，脉沉细或结代。

治法：温阳利水。

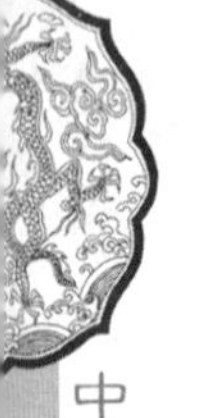

方药：真武汤。

方中附子温肾助阳，以化气行水，茯苓健脾利湿，淡渗利水，使水气从小便而出，生姜之温散既助附子以温阳祛寒，又伍茯苓、白术以散水湿，白芍利小便行水气，全方共奏温阳利水之效。

气虚喘悸者加人参、黄芪；阴寒过盛者加肉桂、巴戟；水肿者加猪苓、泽泻、车前子；咳血痰加茜根、仙鹤草；面色青紫者加丹参、三七、赤芍。

4. 阳气虚脱。

主要证候：心悸喘促甚，张口抬肩，不能平卧，烦躁不安，面色青灰，四肢厥冷，大汗淋漓，甚则昏厥谵妄，舌质紫暗，苔少，脉微细欲绝或沉迟不续。

治法：回阳救逆。

方药：参附汤。

方中人参大补元气，附子温肾壮阳、祛寒救逆，两药共用以达回阳救逆之功。

脉微欲绝，大汗不止者可加龙骨、牡蛎；阴竭者加麦冬、五味子以敛阴固脱；喘甚者加五味子、山萸肉、蛤蚧以纳气定喘。

【临床思路】

本病是内科的急危重症，抢救应当争分夺秒，治疗与诊断性检查同时进行，病情危急之时应以西医抢救为主。治疗急性肺水肿，关键的是氧疗、利尿剂和血管扩张剂，药物上应首先选用血管扩张剂和利尿剂，但对急性心肌梗死合并低血容量休克，利尿不宜过度。不同病因所致的急性左心功能衰竭的治疗各有侧重面，如血压过高所致者，应首先予以快速襻利尿剂、血管扩张剂，行有效降压；急性心肌梗死合并肺水肿时，所用强心苷剂量宜小，以免发生中毒和诱发心律失常，在急性心肌梗死前 24 h 内应尽量避免使用。

中医抢救急性左心功能衰竭应先选用应急治疗，中药静脉制剂如参附注射液、生脉注射液、参麦注射液治疗急性左心衰确有疗效，病人低血压不宜使用血管扩张剂，使用正性肌力药对某些疾病有增快心率，增加心肌氧耗之忌，这时使用参附注射液等既能强心又能升压，并有抗心律失常作用，也不会增快心率。使用时剂量宜大，辨证使用，阳气虚脱用参附注射液，气阴两虚用生脉注射液、参麦注射液。中西药合用之疗效明显优于单纯西药。

【预后与转归】

急性左心功能衰竭是内科的急危重症，如抢救不及时可致死亡。预后与基础心脏病可否纠治，有无明显的可控制的诱因，以及所接受的治疗及对治疗的反应等有关，如大面积心肌梗死并发急性左心衰死亡率较高。对心肌梗死后大的室间隔穿孔合并心源性休克的病人，急诊手术治疗是使之有机会存活的唯一方法。治疗及时有效，阳气得以固摄，预后良好，如见厥、脱、神昏等变证，则预后不良。

【预防与调护】

1. 积极治疗原发病，注意防寒保暖，预防感冒，避免劳累，调节情志，避免情绪激动，消除恐惧心理。

2. 保持病室及环境安静，避免一切不良刺激，室内空气要清新。

3. 密切观察病情，监测生命体征，加强皮肤护理，防止褥疮发生。

4. 饮食宜清淡细软、益气温阳之品，如海参、羊肉、牛肉、胡桃肉等，少食多餐，伴水肿者给予低盐饮食，忌肥甘厚味，少食甜食。

5. 保持大便畅通，排便时勿过于用力屏气努责。

6. 病情缓解可以进行适当的保健活动，如打太极拳以增强体质，病情较重，动则心悸者，当卧床休息。

第四节　恶性心律失常

恶性心律失常（malignant arrhythmia）是指可引起严重血流动力学障碍，诱发或加重心力衰竭的心律失常。恶性心律失常有广义与狭义之分，广义的恶性心律失常是指所有能引起血流动力学障碍的心律失常，包括快速的室上性和室性心律失常，以及严重的缓慢性心律失常；狭义的恶性心律失常则是专指严重的快速性室性心律失常，如频率在230次/分以上的单型性室速、长QT综合征伴发的多形性室速、Brugada综合征等。另外，有些心律失常虽然本身对机体无明显影响，但却可能发展成为某些致命性心律失常，如在急性心肌缺血或QT延长基础上发生的极早出现的室性早搏等。因恶性心律失常常可导致心脏性猝死，所以，对恶性心律失常临床必须及时处理，否则可能危及生命。

恶性心律失常多发生于原有器质性心脏病的病人，也可因严重的电解质紊乱及某些药物引起，正常人较少见。

各种心律失常按其发生的电生理机制和心电图表现可分为激动形成异常和激动传导异常两大类，有时两者可合并存在。但在临床上，常按心律失常发作时心率的快慢分为快速性和缓慢性两大类，这种分类方法简便、实用，不仅有助有初步诊断，还与治疗原则有关，故具有一定的临床意义，本节将按这种分类进行讨论。

本病属中医“心悸”“怔忡”范畴。

【病因病理】

一、西医病因病理

（一）发病因素

1. 各种器质性心脏病。如冠状动脉性与风湿性心脏病、心肌病、心包炎等，尤其是发生心力衰竭、急性心肌梗死或心肌炎时，这是病因中最重要的一类。

2. 房室旁道传导引起的预激综合征。

3. 内分泌代谢疾病与电解质紊乱。如甲状腺功能亢进、嗜铬细胞瘤、低血钾或高血钾等。

4. 药物的毒性作用。如洋地黄、奎尼丁、丙吡胺、胺碘酮等抗心律失常药，灭虫灵、咪康唑、锑剂、含乌头碱的中药等。

5. 外科手术和诊断性操作。如胸部手术，尤其是心脏手术，包括麻醉过程，还有心脏插管术及冠状动脉造影。

6. 急性感染。

7. 急性颅内病变。如蛛网膜下腔出血。

同一病例可有两种以上的原因，如器质性心脏病加上洋地黄作用。产生心律失常的直接原因，可能是心肌解剖组织上的病变、缺血、缺氧、电解质紊乱及直接的机械性或物理性刺激或损伤，亦常为心外神经与体液因素在高级神经活动或反射作用的影响下对心脏的调节功能发生障碍的结果，两者可起合并作用。但目前有不少心律失常的真正发病原理仍未被完全了解。

（二）发病机理

1. 快速性心律失常。

（1）折返激动：从某处传出的激动循一条途径传出，又从另一条途径返回原处，使该处再一次激动，这便是激动的折返现象。形成折返激动的必要条件包括：①心脏的两个或多个部位的电生理特性不均一（即传导性或不应性的差异）；这些部位互相连接，形成一个潜在的闭合环。②其中一条通道的单向阻滞。③可传导通道的传导减慢，使最初阻滞的通道有时间恢复其兴奋性。④最初阻滞的通道的再兴奋，可完成一次折返激动。

折返激动是引起快速性心律失常最常见的机理，如多数的各部位的早搏及绝大多数的各种阵发性心动过速、心房或心室的扑动或颤动等，其发生机理都与折返激动有关。折返性心律失常能由适时的早搏诱发和终止，这不同于自律性增高或触发活动引起的心律失常。

（2）自律性增高：除窦房结外，在特殊分化的心房纤维、房室交界纤维和浦肯野纤维也具有自律性活动。正常时，心肌细胞无起搏点活动。由于种种病理生理状态，这些潜在起搏点的自律性可增高，或由于静息膜的部分除极化而引起异常自律性的发生，导致快速性心律失常。这些病理生理状态包括：①内源性或外源性儿茶酚胺增多。②电解质紊乱（如高血钙、低血钾）。③缺血、缺氧。④机械性效应（如心脏扩大）。⑤药物毒性（如洋地黄）等。

自律性增高引起的心律失常包括少数室性早搏，以及房性、交界性、室性自主性心动过速（或称非阵发性心动过速）。

（3）触发活动：在某些情况下，如局部儿茶酚胺增高、低血钾、高血钙、洋地黄中毒等，在心房、心室和希氏束—浦肯野组织能引起触发活动。这些因素导致细胞内钙的积累，引起动作电位后的除极化，称为后除极化。当后除极化的振幅继续增高时，能达到阈电位水平和引起重复的激动。触发活动对超速起搏的反应是加速作用，这有别于自律性增高和折返引起的快速性心律失常。

触发活动引起的心律失常多见于洋地黄中毒所致的心律失常，以及某些房性异位激动导致的房性心动过速。

2. 缓慢性心律失常。

(1) 传导障碍：最常见的是传导速度减慢（传导延迟）或是传导被阻断（传导阻滞)。其发生的基本原理有三种：组织处于不应期；递减性传导；不均匀传导。当冲动传至某处心肌组织时，若该处心肌的应激性和传导性尚未从上一次激动中恢复过来，组织处于不应期而发生传导阻碍，称为 3 相型阻滞。如果应激性的恢复没有超出其生理不应期范围，则可视为一种正常现象。如果超过了生理不应期，则是病理现象。当冲动到达某处心肌组织，正值该处心肌由于 4 相自动除极作用而膜电位负值降低，使其应激反应之除极速率和振幅降低而发生传导阻碍，称为 4 相型阻滞，多属病理现象。

上述原因所形成的传导障碍又可分为双向阻滞与单向阻滞。传导阻滞可以发生在传导系统的六个不同水平：即窦房阻滞、房内阻滞、房室结区阻滞、希氏束内阻滞、希氏束分叉处阻滞、束支阻滞。

(2) 自律性降低：心脏起搏细胞的自律性受某些因素的影响，如迷走神经张力增高、高血钾、低血钙及药物作用（如 β 受体阻滞剂）等，可以使之降低。自律性降低的电生理变化有三种：4 位相自发除极的速度降低；4 位相最大舒张电位升高；阈电位水平增高。

当窦房结的自律性降低时，可引起窦性心动过缓。当窦房结的自律性过低或窦房结的激动因故不能下传时，房室交界区、浦肯野纤维这些二级、三级自律细胞便有机会发出激动控制心脏，形成一次逸搏或连续地形成逸搏心律。

二、中医病因病机

(一) 七情内伤

因于七情者，或恼怒气逆，或惊恐伤神，或忧思气结，致心神不宁，气机逆乱，心脉无主，瘀阻心脉，发为本病。

(二) 外邪侵袭

温邪上受，逆传心包，耗伤心之气阴，两者皆可致心脉运行不畅、神志被扰而脉律失常。

(三) 他病及心

因于他脏之病累及心脏者，或肺脏之病使之失于宣肃，气机不利，宗气受损，心血运行受阻，且肺气主人一身之节律，肺气受损日久，延及心脏时必致心脉之节律失常。或脾脏之病，运化失职，一方面气血生化乏源，致心之气血不足，心神失养，鼓动无力；另一方面水湿不运，聚生痰浊，壅阻心脉，或化热伤阴，扰动心神，或寒化伤阳，脉行凝涩，而使脉搏迟滞难出，或紊乱无常。或肾脏之病，肾阴不足，肾水不济，心火独亢，内扰心神，而脉律紊乱；肾阳不足，一方面心阳失于温煦而鼓脉无力，脉率迟滞，另一方面气化不利，水饮内停，上泛凌心，阻遏心阳，而见心悸、怔忡。

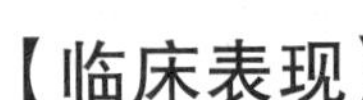

【临床表现】

一、症状

1. 一般情况下病人常感到心悸、胸闷，心跳有暂停感，头晕，严重者可见面色苍白，肢冷汗出，甚至发生晕厥、抽搐等。

2. 原有器质性心脏病者可诱发心绞痛和心力衰竭而见相应的临床表现。

3. 症状有时突然发作和突然终止。

4. 常以吸烟、饮酒、喝浓茶或咖啡、运动、疲劳、情绪激动等为诱发因素。

二、体征

1. 心脏体征。第一心音强弱不等见于心房颤动、室性心动过速及完全性房室传导阻滞，其中尤以后者改变最显著，当心室收缩紧接心房收缩时，可引起第一心音极度增强，称为“大炮音”。心律快而整齐最常见于窦性心动过速，有时可见于心房扑动伴2∶1房室传导阻滞；缓慢而整齐的心律主要为窦性心动过缓，其次为2∶1或3∶1或完全性房室传导阻滞，少数为房室交界区心律；不规则的心律可见于频发早搏、窦性心律不齐、心房颤动、房性心动过速伴不规则房室传导阻滞、不完全性房室传导阻滞引起的心室漏搏等。

2. 颈静脉搏动。出现房室分离时颈静脉搏动频率与心率不一致，如心房扑动时颈静脉搏动急速浅促，频率超过心率；阵发性室性心动过速时，如有完全性逆向传导阻滞，颈静脉搏动的频率明显低于心率，并可间歇见巨大α波（大炮波）。

3. 脉搏短绌。常见于心房颤动以及频发早搏尤其是舒张期早搏。

4. 原有器质性心脏病的体征。

【实验室与其他检查】

心律失常的临床诊断主要依靠心电图检查。其他各项检查有助于了解心律失常的病因。

1. 快速性恶性心律失常的心电图表现。

（1）室性早搏：QRS波群提早出现且增宽畸形，时限多在0.12 s以上，其前无P波，其后常有完全的代偿间歇。

（2）室上性心动过速：心率在每分钟160～220次，节律规则，各个周期之差不超过0.01 s，可有继发的ST－T改变。仔细辨认P波有助于了解其分型。多数P波呈逆行性，可出现在QRS波群之前、之后或埋藏于QRS波群之中而致P波无法辨认，食道导联记录的心电图可帮助P波的确认。

（3）心房扑动和心房颤动：两者P波皆消失，前者代之以每分钟240～400次间隔均匀、大小形状相同的心房扑动波（F波）；后者代之以一系列大小不同、形状不同、间隔不匀的心房颤动波（f波），其频率每分钟350～600次。QRS波群呈室上性，前者多规则，为2∶1或4∶1房室传导，后者R－R间距绝对不等。

（4）室性心动过速：快速的连续 3 个或以上的室性早搏，心室率超过每分钟 100 次，节律整齐或轻度不整齐，QRS 波群增宽超过 0.12 s，有继发的 ST－T 改变，QRS 波群形态在同一次发作中可能一致，也可以不同，可见房室分离、心室夺获或室性融合波。

（5）尖端扭转型室速（TdP）：基础心电图表现为 QT 间期延长、T 波宽大、U 波明显、TU 融合。室速常由长间歇后舒张早期室早诱发。室速发作时心室率多在 200 次/分，宽大畸形、振幅不一的 QRS 波群围绕基线不断扭转其主波的正负方向，每连续出现 3～10个同类的波之后就会发生扭转，翻向对侧。

（6）Brugada 综合征：一种离子通道性疾病，与心脏性猝死密切相关，心脏结构正常，有家族性病史。典型的心电图表现为右胸导联（V_1-V_3）J 点和 ST 段下斜型或马鞍型抬高，QT 间期正常，伴或不伴右束支传导阻滞。

2. 缓慢性恶性心律失常的心电图表现。

（1）病态窦房结综合征：窦性心动过缓低于或等于每分钟 40 次，持续 1 min 或以上；Ⅱ度Ⅱ型窦房传导阻滞；窦性停搏超过 3 s；窦缓伴短阵房颤、房扑、室上速，发作停止时窦性搏动恢复时间超过 2 s。凡符合上述条件之一者即可确诊，下列表现之一为可疑：窦缓低于每分钟 50 次但未达上标准者；窦缓低于每分钟 60 次，在发热、运动、剧痛时心率明显少于正常反应；间歇或持续出现Ⅱ度Ⅰ型窦房传导阻滞、结性逸搏心律；显著窦性心律不齐，R－R 间期多次超过 2 s。对可疑病例作阿托品试验或进行食道心房调搏测定窦房结功能，其阳性结果有助于本病的诊断。

（2）窦房阻滞与窦性停搏：Ⅰ度窦房阻滞心电图无法显示，Ⅲ度时窦性 P 波长期消失，与窦性停搏难以区别，只有Ⅱ度窦房阻滞才能在心电图上做出诊断，表现为窦性 P 波的周期性脱漏，长 P－P 为基本 P－P 间期的倍数，或 P－P 间期表现为文氏现象。窦性停搏心电图表现为一般较正常的 P－P 间期之后出现一个长间歇，且长 P－P 与基本 P－P 之间无倍数关系。

（3）房室传导阻滞：Ⅰ度房室传导阻滞表现为 P－R 间期大于 0.2 s；Ⅱ度Ⅰ型（文氏现象）表现为 P－R 逐渐延长后 P 波不能下传；Ⅱ度Ⅱ型表现为 P－R 间期固定不变而突有 P 波不下传；高度房室阻滞表现为绝大多数 P 波不能下传，因而往往出现次级节奏点的被动性逸搏或逸搏性心律；Ⅲ度（完全性）房室阻滞表现为全部 P 波不下传，心房由窦房结或异位心房律控制，频率多较快，而 QRS 波群由次级节奏点控制，频率较慢，形成完全性房室脱节。

【诊断与鉴别诊断】

一、诊断要点

（一）西医诊断

依据既往病史及发作时相应的临床症状和体征可以对心律失常做出初步判断，但要对心律失常的性质做出准确的诊断则必须依靠心电图。

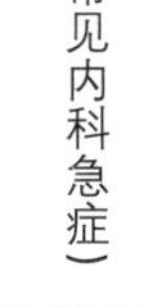

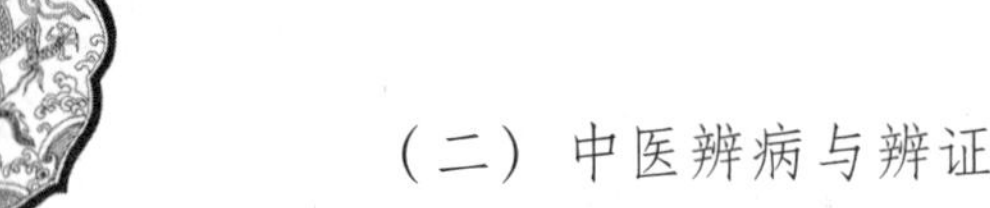

（二）中医辨病与辨证要点

1．辨病要点。本病主要临床表现是心跳异常，悸动不安，轻者时发时止，重者终日惊悸不宁，或伴头晕、胸闷、气短等，严重时可发生晕厥。起病多有惊恐忧思过度、风湿热邪侵袭、脏腑气血阴阳受损等缘由。起病时短者病势多轻，发病日久者病势多重。脉象对本病的诊断有重要意义，发作之时常见迟脉、疾脉、促脉、结脉、代脉及各种怪脉。但亦可见脉象如常者，此时当参照心电图来对本病做出诊断。

2．辨证要点。惊悸怔忡之证，病机有虚实寒热之分，病势有缓急轻重之别，临证之际，当一一详察。初病多实，久病必虚；舌淡苔白者属寒，舌红苔黄者属热；脉象不虚者其势尚轻，脉象细微欲绝或模糊难辨，其势必危。

二、鉴别诊断

宽 QRS 波心动过速的鉴别诊断：室性心动过速与室上性心动过速伴束支传导障碍或室内差异传导时，两者的心电图表现均为宽 QRS 波心动过速，但由于两者的临床意义与治疗完全不同，因此对它们加以鉴别非常重要。两者的鉴别步骤如下：

第一步：有房室分离提示室性心动过速。

第二步：aVR 导联起始出现 R 波提示室性心动过速。

第三步：QRS 波不出现束支或分支阻滞形态提示室性心动过速。

第四步：通过测量心电图上同一双相或多相 QRS 波的起始 40 ms（Vi）和终末 40 ms（Vt）的电压变化，计算起始（Vi）和终末（Vt）室壁激动速率比（Vi/Vt），Vi/Vt＞1提示室上性心动过速，Vi/Vt＜1 则提示室性心动过速。

另外按摩颈动脉窦，对室速的病人不影响其心室率，但可使心房率减慢从而易于显示房室分离。对折返性室上速的病人则可使心动过速减慢或突然中止。

【治疗】

一、西医治疗

（一）治疗原则

立即终止心律失常的发作，稳定血流动力学，之后再根据病因做进一步的处理。

（二）治疗措施

1．快速性心律失常。

（1）室性早搏：主要判断室性早搏是否可诱发其他恶性心律失常，如室性心动过速、心室颤动和猝死。不伴有器质性心脏病的室性早搏，预后一般良好，不支持常规抗心律失常药物治疗。当室性早搏出现在急性心肌缺血时，并表现为频发（每分钟 5 次以上）、多源、成对或连续或室早落在前一心搏的 T 波上（R on T）等形式，应予积极治疗。首选利多卡因 50～100 mg 加入 50% 葡萄糖注射液 40 mL 静脉注射，以后每 5～10 min加用 50 mg，总量不超过 250 mg。有效后以每分钟 1～4 mg 静脉滴注维持。或胺碘酮 150 mg（3～5 mg/kg）加入 5% 葡萄糖注射液 20～40 mL 静脉注射，10～15 min

后可重复使用，随后以 1 ~ 1.5 mg/min 维持静脉滴注 6 h，再以 0.5 mg/min 继续维持静脉滴注 18 h 或更久，24 h 一般不超过 1.2 g。洋地黄中毒引起的室早除立即停用洋地黄外，并以苯妥英钠 250 mg 加注射用水 20 mL 稀释后在 10 min 左右静脉注射完，同时根据血钾水平予以补钾。

（2）阵发性室上性心动过速：可先试用刺激迷走神经的方法，如刺激咽喉部诱发恶心呕吐；或做 Valsalva 动作，即令病人深吸气后屏气，然后用力作呼气动作；或压迫一侧眼球，每次 10 s，注意用力要适中；或按摩颈动脉窦，先按摩右侧 5 ~ 10 s，如无效则按摩左侧，切不可同时按摩两侧，以免引起脑缺血。药物治疗可选择：①腺苷 6 mg加入 5% 葡萄糖注射液 2 ~5 mL 快速静注，无效者可在数分钟后给予 12 mg 快速静注。对有冠心病的病人、有严重支气管哮喘的病人、预激综合征的病人不宜选用。②维拉帕米5 ~10 mg 加入 10% 葡萄糖注射液 20 ~40 mL 缓慢静脉注射，无效者 15 ~30 min 后可再注射一次。室上速终止后即停止注射。③普罗帕酮 70 mg 加入 50% 葡萄糖注射液 20 mL 静脉注射。无效者 10 ~15 min 后可重复一次，总量不宜超过 210 mg。室上速终止后即停止注射。④上述方法无效或伴有器质性心脏病应用上述药物存在禁忌证时可应用胺碘酮。胺碘酮150 mg 加入 5% 葡萄糖注射液 20 mL，10 min 内静脉注射，若无效，10 ~15 min可重复静注 150 mg。完成第一次静脉推注后即刻使用 1 mg/min，维持 6 h；随后以0.5 mg/min维持 18 h。第一个 24 h 内用药一般为 1 200 mg。最高不超过 2 000 mg。终止后即停止用药。⑤其他：静脉 β 受体阻滞剂、洋地黄类药物在其他药物无效的情况下可以用。美托洛尔可以 1 ~2 mg/min 的速度静脉给药，用量可达5 mg，间隔5 min，可再给 5 mg，直到取得满意的效果，总剂量不超过 10 ~15 mg。毛花苷丙首次剂量 0.4 ~0.6 mg，用 5% 葡萄糖注射液稀释后缓慢注射；2 ~ 4 h 后可再给予 0.2 ~0.4 mg。总量可达 1.0 ~1.2 mg。各种药物不能控制者可考虑直流电击复律，但洋地黄中毒所致者禁用。此外，尚可采用食道心房调搏超速抑制。

（3）心房扑动和心房颤动：治疗分控制房颤心室率和转复窦律。心室率控制目标为 80 ~ 100 次/min。控制心室率合并心衰时首选洋地黄，如毛花苷 C（西地兰）0.4 ~0.8 mg静脉注射。无心衰时其他减慢心室率的药物可选用心得安、维拉帕米或胺碘酮。以下血流动力学不稳定的房颤考虑行急性同步电复律治疗：快速心室率房颤病人伴发严重心肌缺血症状、低血压、休克、意识障碍或急性心力衰竭；预激综合征伴房颤的病人出现快速心室率或血流动力学不稳定。复律前都应根据不同情况进行抗凝治疗。同步电复律起始电量 100 J（双相波），150 J（单相波）。一次复律无效、应紧接进行再次复律（最多3 次）。再次复律应增加电量，最大可用到双相波 200 J，单相波 300 J。电复律期间，应严密观察病情，行心电图和血压监测。适应下列情况可予以药物转复窦律：新发房颤，无器质性心脏病者，推荐普罗帕酮2 mg/kg 稀释后静脉推注，静脉推注时间大于 10 min，无效者可在 15 min 后重复，最大量 280 mg。QTc 间期正常，可以考虑使用伊布利特 1 mg 稀释后静脉推注，静脉推注时间大于10 min，10 min 后无效可重复同样剂量，最大累积剂量 2 mg。无论转复成功与否，在开始给药至给药后 4 h 必须持续严密心电图监测，防止发生药物所致的尖端扭转性室速。也可以普罗帕酮 450 ~600 mg 顿服，这种策略应在医疗监护的条件下并能确保安全的情况下进行。

（4）室性心动过速。

单形性室性心动过速 分为持续单形性室性心动过速（以下简称室速）（发作 > 30 s或不到30 s因血流动力学不稳定必须终止）和非持续单形性室速（不符合上述持续室速的定义）。非持续性单形性室速：急性情况下发生于器质性心脏病病人的非持续室速很可能是恶性室性心律失常的先兆，应该认真评价预后并积极寻找可能存在的诱因。持续性单形性室速在可能的情况下治疗基础心脏病、认真寻找可能存在的诱发因素，常见的诱发因素包括心肌缺血、心功能不全、电解质紊乱、洋地黄中毒等。合并心肌缺血的病人必要时可考虑行主动脉内球囊反搏（IABP）和急诊再灌注治疗。有血流动力学障碍者应立即同步直流电复律。电复律前是否需要镇静取决于病人的意识状态。复律能量可从双相波100 J，单相波150 J开始，无效应立即进行重复电复律，电量可增加至双相波200 J，单相波360 J。

血流动力学稳定的单形性室速也可首先使用抗心律失常药。首选胺碘酮150 mg加入5%葡萄糖注射液20 mL，10 min内静脉注射，若无效间隔10～15 min可重复静注150 mg。完成第一次静注后即刻使用1 mg/min，维持6 h；随后以0.5 mg/min维持18 h。第一个24 h内用药一般为1 200 mg，最高不超过2 000 mg。

多形性室性心动过速 常见于器质性心脏病，可蜕变为室扑或室颤，造成严重血流动力学障碍。根据有否QT间期延长，分为QT间期延长的多形性室速（尖端扭转性室速，TdP）、正常QT间期的多形性室速和短QT间期多形性室速。此种鉴别十分重要，不同的类型多形性室速的抢救治疗措施完全不同。血流动力学不稳定的多形室速应按室颤处理，进行心肺复苏并及早电复律。在未明确是否伴有QT延长的情况下避免盲目使用抗心律失常药。若为尖端扭转型室速治疗应针对病因，如低钾者给予氯化钾静脉滴注，为药物中毒者停用相应的药物，除此之外，目前认为首选25%硫酸镁1～2 g静脉注射，奏效后继续以每分钟1 mg静脉滴注维持24～48 h。可使用异丙肾上腺素提高心室率，剂量2～10 μg/min静脉滴注，根据心率升高程度调整用量，一般需将心率提高到90次/min以上。先天性长QT综合征不宜使用异丙肾上腺素，冠心病者异丙肾上腺素应慎用。阿托品也可用于提高心室率，剂量1 mg静注。还可应用经食道心房调搏或临时心内膜起搏，频率为每分钟90～110次。电击复律一般宜慎用。避免使用延长心肌复极的药物。

某些特殊类型的多形性室速 对于由极短联律间期（小于300 ms）所诱发的多形性室速，可予维拉帕米静脉注射，维拉帕米无效者，特别是伴有心功能减退者可选用静脉胺碘酮。建议植入埋藏式心脏复律除颤器（ICD）。

对Brugada综合征病人，药物或射频消融治疗均未能证实可以有效预防室颤的发生，埋藏式心脏复律除颤器（ICD）是目前预防猝死唯一有效的手段。室颤发作电复律后可用异丙肾上腺素1～3 μg/min静脉滴注以预防室颤“电风暴”。

儿茶酚胺敏感性多形室速，是指无器质性心脏病病人在受到身心压力时所产生的双向性或多形性室速，导致发作性晕厥及进展为心室颤动，多见于青少年，静息心电图正常。发生多形性室速伴血流动力学障碍时，首选同步直流电复律。血流动力学稳定的多形室速，首选β受体阻滞剂处理。植入ICD，是预防心源性猝死的有效方法。

室速室颤风暴 指24 h内自发的室速/室颤≥2次。病因治疗是及时终止和预防室速风暴再发的基础。在室速风暴发作期，必须尽快对每一次有血流动力学障碍的室颤室速发作进行电复律。抗心律失常药物首选胺碘酮，室速风暴时胺碘酮可终止心律失常发作，更重要的是预防复发。但胺碘酮充分发挥预防作用需要数小时甚至数天时间，在此基础上联合使用β受体阻滞剂可发挥协同作用。若无禁忌证，可用美托洛尔，负荷量首剂5 mg，稀释10 mL，1 mg/min静注。间隔5～15 min再次静注，最多可使用3次，总量不超过0.2 mg/kg，15 min后改为口服维持；艾司洛尔负荷量0.5 mg/kg，维持量50 μg/（kg·min)的速度静滴，必要时可逐渐增加，最大剂量为300 μg/（kg·min)。若病人已安装ICD，应调整ICD的参数，以便能更好地识别和终止心律失常发作。必要时评价射频消融的可能性。

2. 缓慢性心律失常。

各类缓慢性心律失常的治疗措施基本相同，以提高心室率，维持心排血量为主，可选用下列药物：

（1）异丙肾上腺素：能兴奋心脏高位起搏点及改善心脏传导，增强心室自律性。以每分钟1～2 μg静脉滴注。

（2）阿托品：能解除迷走神经对心脏的抑制，使心跳加快。每次口服0.3 mg，每日3～4次。必要时可用0.5～1 mg皮下注射或静脉注射。

（3）麻黄碱：能兴奋α和β受体，类似肾上腺素。每次可口服12.5～25 mg，每日3～4次。

（4）氨茶碱：被认为有拮抗腺苷受体作用，能提高病窦病人的心率及改善传导。每次可口服100 mg，每日3次，必要时可用250 mg静脉滴注。

药物疗效欠佳或须长期药物滴注时考虑安装人工心脏起搏器，对包括窦房结功能障碍和房室传导阻滞所致的心室率过缓，永久性起搏器疗效优良，价值值得肯定。

二、中医治疗

治疗本证，首当分清虚与实孰多孰少，然后行补、泻之法。本虚为主者，可予以养阴复脉、补血安神、温阳通脉、补气定志等法；邪实为主者，可予以清热解毒、祛瘀通脉、祛痰定悸等法。但由于本证多为虚实夹杂，所分证型，每多互见，故临证之时常需标本兼顾，补泻同用。本病在病情稳定后，常需依其素体及病因做一步调治。

（一）应急治疗

1. 针刺内关、神门、三阴交，用于快速性心律失常。

2. 艾灸百会、关元、三阴交，用于缓慢性心律失常。

3. 复方丹参注射液20 mL加入5%葡萄糖注射液250 mL中静脉滴注，用于气滞血瘀证。

4. 生脉注射液40 mL加入5%葡萄糖注射液500 mL中静脉滴注，用于气阴两虚证。

5. 参附注射液40 mL加入5%葡萄糖注射液500 mL中静脉滴注，用于心阳虚脱证。

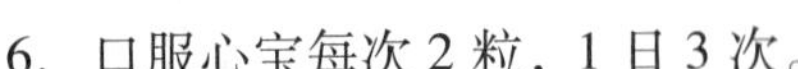

6. 口服心宝每次2粒，1日3次。

（二）辨证论治

1. 气阴两虚。

主要证候：心悸气短，乏力，失眠，口干，舌红，脉结代。

治法：益气养阴。

方药：生脉散。

方中人参补益心气，麦冬养阴生津，五味子酸敛化阴，三药合用，共奏益气养阴之效。

心血不足者合归脾汤；心气亏虚者合炙甘草汤；虚烦惊悸者合酸枣仁汤；阴虚火旺者加黄连、朱砂；肝肾不足者加女贞子、旱莲草、白芍；心悸甚者加龙齿、琥珀。

2. 痰浊闭阻。

主要证候：心悸胸闷，眩晕恶心，少寐多梦，苔腻稍黄，脉滑或有结代。

治法：化痰定悸。

方药：温胆汤。

方中半夏降逆和胃，燥湿化痰；竹茹清热化痰，止呕除烦；枳实行气消痰，使痰随气下；陈皮理气燥湿；茯苓健脾渗湿，使湿去痰消；姜、枣、甘草益脾和胃而协调诸药。综合全方，共奏理气化痰、清热除烦之效。

热痰加黄连、浙贝母、天竺黄；寒痰加薤白、瓜蒌壳；兼脾气虚者加黄芪、党参、白术。

3. 心血瘀阻。

主要证候：心悸不安，胸闷不舒，心痛时作，或见唇甲青紫，舌质暗或瘀斑，脉涩结代。

治法：活血化瘀。

方药：血府逐瘀汤。

方中桃红四物汤活血化瘀而养血，四逆散行气和血而疏肝，桔梗开肺气，载药上行，合枳壳则升降上焦之气而宽胸，尤以牛膝通利血脉，引血下行。

兼阴血不足者加何首乌、熟地黄；兼心气不足者加党参、黄芪、炙甘草；兼肝郁气滞加柴胡、郁金。

4. 心肾阳虚。

主要证候：心悸怔忡，动则加剧，面色㿠白，形寒肢冷，腰膝酸软，眩晕，小便清长，舌质淡苔白，脉迟结代。

治法：温补心肾。

方药：麻黄附子细辛汤。

方中附子温通心肾，配麻黄、细辛辛温走窜，助附子温经通脉。

阳虚兼水饮凌心者合苓桂术甘汤；兼喘者合黑锡丹；悸动甚者加煅龙骨、煅牡蛎。

【临床思路】

1. 对宽QRS波心动过速一时难以明确是室速还是室上速者，应首先按室速处理。

伴有晕厥或血流动力学不稳定者，应采用同步直流电复律。如血流动力学障碍不明显者，可首先试用利多卡因，也可静脉使用普罗帕酮、胺碘酮、普鲁卡因胺。

2. 使用抗心律失常药物应严格掌握使用指征，治疗剂量应个体化，对顽固性心律失常联合用药时应注意配伍禁忌，同时要注意抗心律失常药物的促心律失常作用。

3. 本病的辨证论治包括本虚和标实两个方面，心之本脏的气血阴阳极虚与六淫、痰浊、瘀血之邪极盛，每易造成心之阴阳离失，心神涣散，心脉不出，清窍失养而出现眩昏、昏厥乃至厥脱之证，抢救之时，多须与西药配合，在病情稳定后，可以中医中药辨证治疗，尤其对于缓慢性心律失常，中医中药有其独到之处。

【预后与转归】

恶性心律失常的预后与其发生的病因是否可以纠正密切相关。如发生于严重器质性心脏病的病人，常难以控制且多反复发作。如发生于电解质紊乱的病人，在代谢紊乱纠正后心律失常多会消除。近年来心律失常的射频消融治疗发展较快，对一些反复发作的恶性心律失常可起到根治的疗效。

【预防与调护】

1. 本病发作时常与精神刺激有关，应尽量避免惊恐忧伤和过度激动，保持良好心境，注意精神调摄，节欲节劳，慎戒酒色。

2. 注意劳逸结合，保证睡眠，避免过度疲劳。轻症病人，可适当进行体育锻炼，如散步、太极拳、气功等，以活动后不觉劳累、气喘、胸闷为度。重症病人避免剧烈活动及一切过劳活动。

3. 饮食应有规律，宜进食营养丰富而易吸收的食品，避免烟、酒、浓茶、咖啡等兴奋性饮料。

4. 平时要注意观察脉象、呼吸、面色等变化，如发现脉象明显异常，胸闷心痛，气喘汗出，面色苍白，唇甲青紫，要立即做出相应的处理。

5. 有器质性心脏病的病人应积极治疗原发心脏病，改善心脏功能。

6. 注意寒暑变化，避免风寒温热外邪的侵袭，预防感冒。

第五节　高血压危象

高血压危象（hypertensive crisis）是血压急性升高伴或不伴有靶器官功能损害的一组临床综合征。根据有无靶器官的急性进行性损害，高血压危象又可分为高血压急症和高血压亚急症。

高血压急症是血压短时间严重升高［通常收缩压（SBP）>180 mmHg 和/或舒张压（DBP）>120 mmHg］并伴发进行性靶器官损害的临床情况，包括高血压脑病、急性脑卒中、急性冠脉综合征（ACS）、急性左心衰竭、急性主动脉夹层、子痫前期和子痫等。高血压亚急症是指血压显著升高但不伴有靶器官损害，如高血压伴鼻出血以及单纯性头昏、头痛等，可能仅是血压升高并不伴有一过性或永久性脏器的急性受损，通常不需要

住院治疗。

应注意血压水平的高低与急性靶器官损害的程度并非成正比，因此需要注意以下三种特殊类型的高血压急症：①如果病人就诊时 SBP≥220 mmHg 和/或 DBP≥140 mmHg，不论有无临床症状，都应诊断为高血压急症。②对于妊娠期妇女或者某些肾小球肾炎病人，特别是儿童，高血压急症的血压并不显著，但对脏器损害更为严重。③某些病人既往血压显著升高，已造成相应靶器官损害，未进行系统治疗，就诊时血压虽未达到 SBP > 180 mmHg 和/或 DBP > 120 mmHg，但已经并发急性肺水肿、主动脉夹层、心肌梗死或急性脑卒中，即使血压仅为中度升高，也应视为高血压急症。

据最近资料显示，我国 18 岁及以上居民高血压患病率为 25.2%，估计全国患病人数超过 2.7 亿人，其中 1% ~2% 的高血压病人会发生高血压急症。高血压急症发病急、预后差，如未经及时救治，部分严重的高血压急症的病人 12 个月的死亡率达 50%，因而具有严重的危害性。

高血压危象按症状表现属于中医“头痛”“眩晕”等证的范畴。

【病因病理】

一、西医病因病理

（一）发病因素

高血压危象的发生常与下列诱因有关。

1. 强烈的情绪变化、精神创伤、身心过劳、寒冷刺激等。

2. 应用单胺氧化酶抑制剂治疗高血压，并同时食用干酪、扁豆、腌鱼、啤酒及红葡萄酒等一些富含酪氨酸的食物。

3. 应用拟交感神经药物后发生节后交感神经末梢的儿茶酚胺释放。

4. 高血压病人突然停服可乐宁等降压药物。

5. 经期或绝经期的内分泌功能紊乱。

（二）发病机理

各种高血压危象的发生机制不尽相同，某些机制尚未完全阐明，多数学者认为，高血压病人在各种诱因如应激因素（严重精神创伤、情绪过于激动等）、神经反射异常、内分泌激素水平等作用下，使交感神经张力亢进和缩血管活性物质激活释放增加，如血液循环中肾素、血管紧张素Ⅱ、去甲肾上腺素和精氨酸加压素等收缩血管的活性物质突然急骤升高，除了诱发短期内血压急剧增高外，还可导致压力性多尿，继而发生循环血容量减少，又反射性地引起上述血管活性物质生成和释放增加，使循环中血管活性物质和血管毒性物质达到危险水平，从而形成恶性循环。升高的血压引起小动脉内膜损伤和内源性一氧化氮保护作用的丧失，小动脉内膜损伤引起血小板聚集，导致血栓素等有害物质进一步释放，形成血小板血栓，引起组织缺氧、缺血、点状出血和坏死性小动脉炎，使动脉痉挛并加剧小动脉内膜增生，形成病理性恶性循环。再加上肾素—血管紧张素系统、压力性利钠作用等因素的综合作用，导致了高血压急症时的终末器官灌注减少和功能损伤，最终诱发心、脑、肾等重要脏器缺血和高血压危象。

二、中医病因病机

（一）素体阴阳失衡

病人或因于先天禀赋不足，或因于年老肾精虚衰，致阴阳失衡，水不涵木，阴虚阳亢，加之房劳过度，纵欲伤精，致使肾水枯竭于下，肝阳暴张于上，化风化火，灼津成痰，风火挟痰上冲，形成上盛下虚之证，每易变生阴阳离决之危候。

（二）情志失调

若骤逢恼怒，五志过极，而致肝阳暴张，气机逆乱，或阳化风动，风阳上扰清窍而见眩晕；或风阳化火上炎，则见头目胀痛；若风火挟气血上冲或挟痰上蒙清窍，则使人昏仆；肝气横逆，胃失和降，则见呕吐。

（三）饮食失节

病人饮食不节，恣食肥甘厚味，或过量饮酒，损伤脾胃，使脾失健运，湿浊内生，化痰化火，随肝风或上蒙清窍，或阻滞经络，发为本病。

妇女发生本病还与冲任二脉有关。冲为血海，任脉主一身之阴，倘若冲任失调，亦可导致阴虚阳亢而发病。

总之，本病总属本虚标实、虚实夹杂之证，病位以肝、肾为主，兼涉心、脑、脾、胃。

【临床表现】

一、急性脑卒中

高血压引起的急性脑卒中分为缺血性卒中和出血性卒中，包括脑梗死、脑出血和蛛网膜下腔出血。病人可表现为失语、面舌瘫，肢体感觉、运动功能障碍，头痛、呕吐、癫痫样发作，以及不同程度的意识障碍等。查体有不同程度的意识改变，单侧肢体肌力和肌张力改变、病理征阳性、脑膜刺激征阳性等。

二、高血压合并急性左心衰竭

高血压合并急性左心衰竭常表现为急性肺水肿的临床症状。病人突然出现气促，呼吸困难，端坐呼吸，咳嗽，常咯出大量泡沫样痰，严重时可从口鼻涌出大量粉红色泡沫样液，同时伴面色灰白、口唇青紫、大汗淋漓等。体征常见心界扩大，心率增快，心尖部舒张期奔马律及收缩期杂音。两肺内可闻及广泛的水泡音和哮鸣音。

三、高血压合并急性冠脉综合征

ACS 包括急性心肌梗死和不稳定性心绞痛。典型症状表现为胸骨后方的压榨性室闷感或疼痛。严重时疼痛可波及大部分的心前区，并伴有濒死的恐惧感。有时疼痛可向左侧肩部、上肢前内侧、无名指及小指放射。不典型的疼痛可位于左侧心前区或上腹

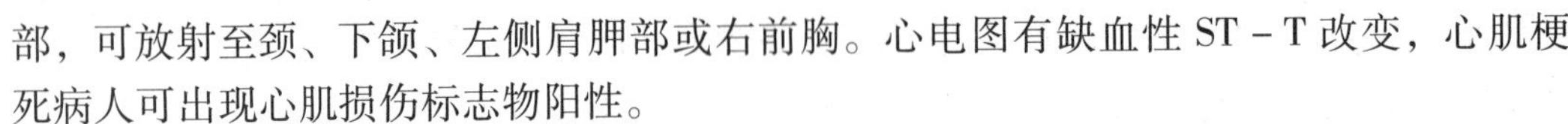
部，可放射至颈、下颌、左侧肩胛部或右前胸。心电图有缺血性 ST－T 改变，心肌梗死病人可出现心肌损伤标志物阳性。

四、高血压合并急性主动脉夹层

高血压合并急性主动脉夹层典型的临床表现为突然出现的胸骨后剧烈的疼痛，呈撕裂样或刀割样，可向背部、颈部、腹部等部位放射，病人可出现休克但血压不低反高。体征可见主动脉区闻及新出现的反流性杂音，血压两侧相差 >20 mmHg，部分病人双侧血压对称，但血压波动较大，同时受压部位的脉搏常减弱，甚至消失，亦可出现少尿、无尿。

五、高血压脑病

高血压脑病主要表现为脑水肿和颅内压增高的症状。先是弥漫性剧烈头痛，尤以清晨明显。头痛数小时甚至 1～2 d 后，继之出现恶心、喷射性呕吐，神志变化呈兴奋、烦躁不安或精神萎靡、嗜睡。若脑水肿进一步加剧，则在数小时或 1～2 d 内出现意识模糊甚至昏迷。此外，还可能出现视力障碍、眼球震颤，以偏盲和黑蒙多见。有时出现偏瘫、半身感觉障碍、失语、颈项强直、全身或局限性抽搐、四肢痉挛等神经症状，严重者甚至合并呼吸中枢衰竭的临床表现。高血压脑病的血压升高尤以舒张压升高为主，常超过120 mmHg。常出现心动过缓。眼底检查见局限性或弥漫性视网膜小动脉痉挛，严重病人可见视乳头水肿，一般无渗出和出血改变。

六、急进型恶性高血压

多见于年轻人和中年人，80% 的病人在 30 岁左右，男性居多。最常见的症状是头痛，72% 的病人有剧烈头痛，以清晨为甚，常位于枕部或前额，呈跳动性；约 60% 病人出现视力减退，甚至失明。此外尚可见心悸、气促和体重减轻等，伴肾功能不全时可见夜尿增多、少尿等症状。少数病人 DBP 高达 130 mmHg 时并无自觉症状。体检时病人的血压常持续在 200/130 mmHg 以上。心尖搏动强而有力，心界向左下扩大，主动脉瓣听诊区第二心音亢进。眼底检查有出血、渗出和视乳头水肿。危重者可有弥散性血管内凝血及微血管病性溶血性贫血表现。若由症状性高血压所致者兼有相应的临床表现。

七、子痫前期和子痫

孕妇在妊娠 20 周到分娩后第一周之间出现血压升高、蛋白尿或水肿，可伴有头痛、头晕、视物模糊、上腹部不适、恶心等症状为子痫前期。子痫前期的发生率约占孕妇 5%，初产妇、有高血压及血管疾病的孕妇常见。子痫前期可发展至严重的子痫，引起抽搐发作或者昏迷。

【实验室及其他检查】

1. 血液检查。半数急进型恶性高血压的病人血钾降低，可能与继发性醛固酮增多有关，同时有肾功能不同程度的损伤，合并急性心肌梗死时血清心肌酶升高并有动态演变，合并急性左心衰的病人心肌酶、血尿钠肽升高。

2. 尿液分析。急进型恶性高血压的病人尿常规有持续性尿蛋白、血尿和管型尿，严重肾功能衰竭时尿比重固定在1.010左右。

3. 心电图检查。可有左心室肥大、心肌劳损等改变，可伴有心律失常。高血压合并ACS时心电图可出现典型的缺血性ST－T的改变及心电图的动态演变。

4. 胸部X线检查。可有主动脉型心改变。合并急性主动脉夹层时常可见到主动脉弓或上纵隔影增宽，主动脉外形不规则，有时有局部隆起。高血压合并急性左心衰竭时胸部X线片可见典型蝴蝶形大片阴影由肺门向周围扩展。

5. 超声心动图检查。可有左心室肥厚、主动脉内径增宽、左室舒张功能异常等改变。合并ACS时可见缺血区域的室壁运动异常。合并急性主动脉夹层时可见主动脉根部的扩张，夹层分离处主动脉由正常的单条回声带变成两条分离的回声带，在二维超声中可见主动脉分离的内膜片呈内膜摆动征，主动脉夹层分离形成主动脉真假双腔征。

6. CT、MRI检查。高血压脑病时头颅CT检查可见因脑水肿致弥漫性白质低密度，脑室受压变小。合并脑卒中时CT、MRI可见梗死或出血病灶。合并急性主动脉夹层时CT可显示出由于主动脉内膜撕裂所致的内膜瓣及由此瓣将主动脉分成的真腔和假腔。

【诊断与鉴别诊断】

一、诊断要点

（一）西医诊断

1. 高血压危象多见于既往有高血压病史的病人，但也可发生于既往无高血压而在发病时血压突然升高的病人。

2. 病人血压常超过180/120 mmHg。

3. 可见各种急症的相关临床表现，如发生高血压脑病出现剧烈的弥漫性头痛、恶心呕吐及精神状态改变等；发生急性左心衰竭时出现突然咳嗽气急、呼吸困难，严重时咯大量粉红色泡沫样痰；发生急性冠脉综合征时可出现胸前区持续压榨性疼痛，并伴有心电图及心肌损伤标志物的改变；发生急性主动脉夹层时，出现剧烈的呈刀割样或撕裂样胸背部的疼痛及主动脉瓣关闭不全的体征等，发生急性脑卒中时可见中枢神经系统改变的症状和体征。

4. 实验室检查可见靶器官损害的结果。

（二）中医辨病与辨证要点

1. 辨病要点。高血压危象是一种临床急危证候，病机多属肝阳暴张，阳化风动，挟痰挟瘀，扰乱气机，阻滞经络，其病势凶险，证候多变，临床主要表现为头痛头胀、头晕目眩、恶心呕吐、神昏抽搐等阳亢风动的症状，结合测量血压水平，不难明确本病。

2. 辨证要点。本病辨证，首分虚实。罹患本病之人，其人多为先天禀赋不足，或后天房劳伤精，致使肾精亏虚，不能潜阳。若再肆情纵欲，五志过极，致肾水枯竭于下，肝阳暴张于上，阳化风动，风阳挟痰上扰，即成此危候。本病病机虽有虚实两端，但危急之时则以标实为主。头目胀痛为阳亢之征，眩晕呕恶为风动之象，若见神昏抽

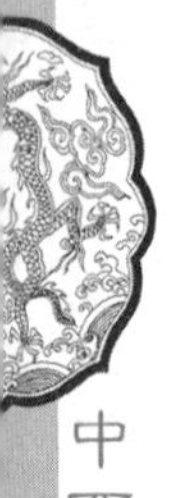

搐，则属风阳挟痰上扰清窍。临床脉象多为弦实或弦滑。

二、鉴别诊断

高血压脑病须与脑出血、脑血栓形成、颅内肿瘤等鉴别。脑出血、脑血栓形成、颅内肿瘤等疾病均可出现脑水肿、颅内压增高的临床表现，如头痛、呕吐、昏迷等，并常伴有血压急剧升高，表现为高血压急症。这些均与高血压脑病的临床症状相似，但脑出血、脑血栓形成、颅内肿瘤等都伴有明确的固定性神经系统体征，且头颅 CT 检查能显示出脑出血、脑血栓形成、颅内肿瘤等的局部病灶部位，而高血压脑病则一般不出现这些定位体征，可为两者的鉴别提供依据。

【治疗】

一、西医治疗

（一）治疗总则

高血压危象的治疗原则是迅速评估病人病情，区分高血压急症和高血压亚急症，根据病情评估进行针对性治疗。

（二）高血压急症的治疗

1. 治疗原则。预防或减轻靶器官的进一步损害，同时去除引起血压升高的可逆性临床情况或诱因，在短时间内使病情缓解，降低病人病死率。降压应遵循迅速平稳降低血压、控制性降压、合理选择降压药物的原则。

2. 治疗的目标及速度。降压治疗的第一目标是在 30～60 min 内将血压降低到一个安全水平，由于病人基础血压水平各异、合并的靶器官损害不一，这一安全水平必须根据病人的具体情况而定。除特殊情况外（缺血性脑卒中、主动脉夹层），建议第 1～2 h 内使平均动脉压迅速下降但不超过 25%。在紧急降压治疗时，应充分认识到血压自身调节的重要性。如果通过治疗血压急骤降低，缩小血管床的自身调节空间，有时可导致组织灌注不足和/或梗死。

降压治疗的第二目标：在达到第一目标后，应放慢降压速度，加用口服降压药，逐步减慢静脉给药的速度，逐渐将血压降低。建议在后续的 2～6 h 内将血压降至 160/100 mmHg，根据病人病情适当调整。

降压治疗的第三目标，若第二目标的血压水平可耐受且临床情况稳定，在以后的 24～48 h 逐步降低血压达到正常水平。

（三）高血压亚急症

没有证据表明高血压亚急症紧急降压治疗可以改善预后，甚至血压的突然下降会导致脑、心脏和肾脏的缺血，并影响预后。休息可以使血压下降，因此在初始数小时内应以动态监测为主，应在休息并观察的前提下，如果血压仍较高，可给予口服降压药治疗，可选用血管紧张素转换酶抑制剂，如卡托普利 25～50 mg 口服，但对不能排除的双侧肾动脉狭窄的病人应禁用。避免静脉用药或口服快速降压药，尤其是口服或舌下含服硝苯地平，由于它无法控制降压的速度和程度，并继发交感神经兴奋，因而可能导致冠状动脉、脑、视网膜血管的窃血现象，产生脏器缺血。利尿剂仅用于有体液潴留的病人，如急性肺水肿、脑水肿，许多高血压病人有轻度的容量丢失，强力利尿可能导致肾素—血管紧张素系统激活，加重高血压危象，因而也不适合使用。

高血压亚急症 24 ~48 h 将血压降至 160/100 mmHg，之后门诊调整剂量，选用长效制剂控制血压，以期在数周内血压达标。同时注意积极寻找诱因和病因，避免反复发作。

（四）具体治疗措施

1. 一般处理。让病人绝对卧床，避免过多的搬动，抬高床头 30° ~40°，并持续低浓度吸氧。对意识障碍或抽搐的病人应加强护理，保持呼吸道通畅。严密监测血压和病人意识状态。

2. 迅速降压：常选用以下药物静脉使用。

（1）硝普钠：为治疗高血压急症的常用药物之一，能直接扩张动脉和静脉血管平滑肌。一般剂量为 0.25 ~10 μg/（kg · min），建议每 5 min 增加 0.5 μg/（kg · min），直至达到目标血压。本品应即配即用，如使用超过 6 h，应重新配制，持续静脉注射一般不宜超过 72 h，注意避光，以免发生硫氰酸盐中毒。

（2）硝酸甘油：大剂量静脉滴注硝酸甘油可明显扩张小动脉，而不仅仅扩张静脉。一般剂量为 5 ~100 μg/min，建议每 5 min 增加 5 μg/min，直至达到目标血压。主要适用于合并急性肺水肿和急性冠脉综合征的高血压急症病人。

（3）酚妥拉明：为非选择性 α 受体阻滞剂，最适合用于循环中儿茶酚胺增高者，特别是嗜铬细胞瘤、单胺氧化酶抑制剂所致者以及骤然停用可乐宁后的血压反跳等。由于本药引起心动过速，故对伴冠心病病人慎用。一般剂量为 2 ~ 10 mg 静注，后以 0.1 ~0.3 mg/min 静滴，视血压和病情进行调整。

（4）乌拉地尔：该药是属于 α 受体阻滞剂，具有外周和中枢双重降压作用。用于高血压危象的治疗，可将乌拉地尔注射液 12.5 mg 静脉缓慢推注，5 min 后若效果不理想，可重复注射一次，后以 0.1 ~0.4 mg/min 静滴。要注意个体差异，宜在血压监测下，调整剂量（滴速），按病情需要，使血压在一定时间内达到预期的水平。

（5）拉贝洛尔：能同时阻断 α 受体和 β 受体，通过抑制心肌及血管平滑肌的收缩反应发挥降压作用。特别适用于妊娠高血压、嗜铬细胞瘤危象及高血压脑病。一般剂量为 27 ~75 mg 静注，后以 0.5 ~2.0 mg/min 静滴，累积量小于 300 mg。对于急性心衰、哮喘、Ⅱ ~ Ⅲ度房室传导阻滞者禁用或慎用。

（6）尼卡地平：为一种二氢吡啶类钙拮抗剂，用法 0.5 ~4 μg/(kg · min）静滴，根据血压调节滴注速度，最大剂量为 15 mg/h。

（7）硫酸镁：主要用于控制子痫抽搐和防止再抽搐。硫酸镁可以抑制运动神经末梢释放乙酰胆碱，阻断神经肌肉接头间的信息传导，降低或解除肌肉收缩作用，同时对血管平滑肌有舒张作用，使痉挛的外周血管扩张，降低血压，因而对子痫有预防和治疗作用。常用剂量为：2.5 ~5 g，用 5% ~10% 葡萄糖注射液稀释后，5 min 内缓慢静脉注射，以后每小时 1 ~2 g 静脉滴注维持。

常用的静脉降压药的用量和作用时间参见表 3 -8 -3。

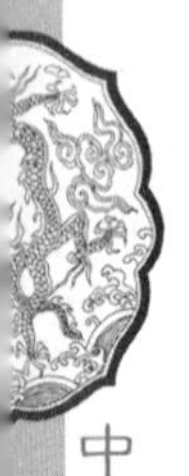

表 3-8-3　常用的静脉降压药物

降压药	剂量/方法	起效时间	持续时间	不良反应
硝普钠	0.25～10 μg/(kg·min)	立即	1～2 min	恶心、呕吐、肌肉颤动、出汗、心动过速、硫氰化物中毒
硝酸甘油	5～100 μg/min	2～5 min	5～10 min	头痛、呕吐、心动过速
酚妥拉明	2～10 mg 静注，后以 0.1～0.3 mg/min 静滴	1～2 min	10～30 min	心动过速、头痛、潮红等
乌拉地尔	12.5 mg 静注可重复注射一次，后以 0.1～0.4 mg/min 静滴	3～15 min	2～8 h	头痛、头晕、恶心、疲倦等
拉贝洛尔	27～75 mg 静注后，0.5～2.0 mg/min 静滴，累积量小于 300 mg	5～10 min	3～6 h	呕吐、心脏传导阻滞、直立性低血压等
尼卡地平	0.5～4 μg/(kg·min) 静滴，最大剂量为 15 mg/h	立即	60 min	心动过速、头痛、潮红、局部静脉炎等
硫酸镁	2.5～5 g 稀释至 20 mL，缓慢静推 5 min，继以 1～2 g/h 维持			当尿量小于 600 mL/d，呼吸小于 16 次/分，腱反射消失时应及时停药

（五）常见高血压急症的处理

1. 高血压脑病：临床处理的关键是降低血压的同时保证脑灌注，尽量减少对颅内压的影响，在治疗的同时兼顾减轻脑水肿、降低颅内压。降压药物首选拉贝洛尔、乌拉地尔、尼卡地平，硝普钠因可能引起颅内压升高，使用时需要更加谨慎。颅内压升高可用甘露醇、利尿剂，合并抽搐的高血压脑病病人给予抗惊厥药物。

2. 合并急性左心衰竭：高血压急症引起急性左心衰竭，常表现为急性肺水肿，为缓解症状和减少充血，应静脉给予血管扩张剂联合利尿剂治疗，常用血管扩张剂为硝酸酯类、硝普钠、乌拉地尔。不推荐应用非二氢吡啶类钙拮抗剂和 β 受体阻滞剂，同时联合使用吗啡、高流量吸氧，并根据需要给予强心剂。

3. 合并 ACS：高血压急症时，心脏后负荷和心肌耗氧量增加可导致心肌缺血，而左心室肥厚可降低冠脉血流储备，心肌缺血进一步加重。因此治疗的目标在于降低血压，减少心肌耗氧量，改善预后，同时不影响冠脉血流，不诱导反射性心动过速。治疗首选硝酸甘油、β 受体阻滞剂，避免使用短效的钙离子拮抗剂。硝普钠不能单独使用，因为可以引起冠状动脉窃血，并诱发反射性心动过速，增加心肌氧耗。除降压外，及时给予止痛、镇静、抗血小板和抗栓治疗，并立即评估，进行再灌注治疗。

4. 急性主动脉夹层：高血压是促进主动脉夹层的重要原因。高血压合并主动脉夹层，降压原则是在保证脏器足够灌注的前提下，迅速（20～30 min）将血压降低并维持在尽可能低的水平，但血压的急剧下降易引起交感神经兴奋，使心肌收缩力反射性增加，而血压的急剧变化及左室收缩力的增加可加剧主动脉破裂的风险，因此治疗上首选硝普钠联合β受体阻滞剂，且β受体阻滞剂应在降压药物使用之前应用。治疗目标使收缩压及心率分别控制在100～110 mmHg及60次/分左右，对于β受体阻滞剂存在禁忌的患者，可以应用非二氢吡啶类钙拮抗剂如地尔硫卓控制心室率，同时给予强力的镇痛措施，并选择是否需要手术治疗。

5. 急性脑卒中：约30%高血压急症并发脑卒中，包括缺血性卒中（25%）和出血性卒中（5%）。脑卒中急性期通常合并血压的升高，可能与急性应激反应和颅内压升高后库欣反应有关，多数病人在卒中后24 h内血压开始自发降低。脑卒中患者的高血压和高颅压并存，治疗应以降低颅内压、维持足够的脑灌注压为核心。降压药可以选用拉贝洛尔、尼卡地平、乌拉地尔等。

6. 子痫前期和子痫：子痫前期和子痫是妊娠期高血压的严重表现类型，治疗的目的是降低围生期发病率和病死率。子痫前期的处理原则包括预防抽搐、有目的地降压、镇静、密切监测母胎情况、预防和治疗严重并发症、适时终止妊娠；子痫的处理原则为控制抽搐、控制血压、预防再抽搐以及适时终止妊娠。可选用的药物有拉贝洛尔、尼卡地平、乌拉地尔、肼屈嗪。对于重症子痫前期和子痫患者，首先静脉应用硫酸镁，有预防抽搐和协同降压的作用。

高血压危象在血压降至安全范围后，应逐渐改为常规口服降压药治疗，绝对不能停用降压药。选用口服降压药时，应根据靶器官受损害的不同程度选择具有针对性和合理性的药物。对于继发性高血压患者，应针对病因考虑进一步的治疗。

二、中医治疗

在高血压危象发作之时应在西医紧急降压的同时予中医应急治疗，在病情缓解后可予中医辨证施治。由于本病病机以阴虚阳亢、风阳上扰为主，故治疗时以滋阴潜阳、镇肝熄风为根本大法。

（一）应急治疗

1. 针刺治疗：取穴风池、太冲、肝俞、行间、解溪，用泻法。待血压下降后留针15 min。头目剧痛者加太阳穴。亦可三棱针点刺十宣或尺泽，或金津、玉液，或委中，每次放血2 mL。

2. 安宫牛黄丸1粒，口服或鼻饲。

3. 醒脑静注射液20～40 mL加入5%葡萄糖注射液250～500 mL中静脉滴注。

（二）辨证论治

1. 肝阳暴张。

主要证候：头痛项强，或见眩晕耳鸣，筋惕肉瞤，肢麻，面红，烦躁，口苦，大便干燥。舌红苔黄，脉弦数。

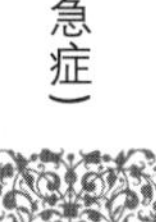

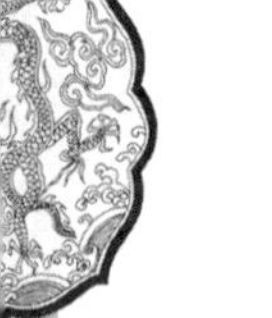

治法：镇肝潜阳熄风。

方药：镇肝熄风汤。方中怀牛膝归肝肾之经，重用以引血下行；代赭石、龙骨、牡蛎降逆潜阳，镇肝熄风；龟板、玄参、天冬、白芍滋养阴液，以制阳亢；茵陈、川楝子、生麦芽配合君药清泻肝阳之有余，条达肝气之郁滞，以有利于肝阳之平降镇潜；甘草调和诸药，与麦芽相配，并能和胃调中，防止金石类药物碍胃之弊。

头痛剧烈者加龙胆草、芦荟、大黄；兼头晕耳鸣、腰膝酸软者加熟地、山茱萸、桑椹子；肢颤抽搐、风动明显者加羚羊角粉、石决明、蝉蜕；便干口臭、痰热内甚者加安宫牛黄丸。

2. 痰热闭窍。

主要证候：头痛昏蒙，嗜睡或不省人事，喉中痰鸣如锯，面红气粗，或肢体抽搐。舌红苔黄腻，脉弦滑数。

治法：清热涤痰开窍。

方药：涤痰汤合镇肝熄风汤。方中以半夏、橘红、胆南星、竹茹燥湿化痰，菖蒲、枳实醒脑开窍。合用镇肝熄风汤，共奏清热息风、涤痰开窍之效。

热甚痰多者加黄芩、黄连、浙贝、瓜蒌。狂躁便闭者加礞石、大黄。若见抽搐者加僵蚕、全蝎、钩藤、地龙。

3. 阴竭阳浮。

主要证候：头痛头晕，面色潮红，心烦易怒，潮热盗汗，手足心热，或见肢麻，手足蠕动，耳鸣腰酸。舌光红，脉细数。

治法：育阴潜阳熄风。

方药：大补阴丸。方中以熟地、龟板滋补真阴，潜阳制火；猪脊髓、蜂蜜均为血肉甘润之品，用以填精补阴以生津液，此为培本一面；黄柏苦寒泻相火以坚真阴，知母苦寒，上以清润肺热，下以滋润肾阴，此为清源的一面。两面配伍，共收培本清源、滋阴降火之效。

头痛甚者加石决明、夏枯草、钩藤、菊花。肢麻肢颤者加羚羊角、僵蚕、鳖甲。虚阳浮越者加山茱萸、黄精、龙骨、牡蛎。兼痰热者加浙贝、瓜蒌。

【临床思路】

1. 对高血压危象的治疗应分清急症和亚急症，对于高血压急症应争分夺秒尽快降压，但紧急降压以多少为宜，应视病人原有基础血压情况而定，一般情况下先将血压下降20%～25%为好。若下降超过30%，则可出现脑血流低灌注的症状，尤其是老年病人和合并脑动脉硬化者。一般以160/100 mmHg为安全范围。

2. 临床上决定高血压危象的严重性以及是否需要立即进行监护治疗，并不完全取决于血压水平，而更重要的是对靶器官是否具有新的或进行性的损害，因此治疗高血压危象的降压药物应根据其对靶器官功能的影响进行选择。一般首选血管扩张剂，这是因为大多数高血压危象病人的病理生理基础是外周阻力增加，心排血量和肾血流量下降以及容量不足，因此血管扩张剂最有效。颅内压增高的病人不能选择直接增加脑血流量的药物。

3. 纯用中医药使血压能在短时期内降到理想水平的方法目前还没有，但从临床经验看，中医药方法特别是用针灸辅助西药治疗，能提高临床疗效，对治疗有一定的帮助。

【预后与转归】

高血压危象在经过积极的治疗后其临床症状均可迅速缓解，但高血压危象的预后则与病人平时血压控制的水平、伴随的相关危险因素以及靶器官受损的程度有关。对于继发性高血压病人还与其原发病能否进行治疗有关。

【预防与调护】

1. 对已知高血压的病人应尽早开始采取措施，进行治疗，并尽量将血压控制在目标范围内。对正在使用降压药物治疗的病人切忌随意停用降压药物。

2. 高血压的病人应生活有节，起居有常，防止过劳，做到冬不极温，夏不极凉，珍惜精气，戒色节欲。平时饮食宜清淡，避免过食肥腻厚味及过咸之品。

3. 尤其要防止五志过极，平素保持心情愉快，乐观大度，避免紧张焦虑、悲观恐惧等不良情绪的刺激。

4. 定期测量血压，发现异常及时就诊。

第六节　主动脉夹层

主动脉夹层（aortic dissection，AD）是指由于主动脉腔内膜撕裂后，血液从主动脉内膜撕裂处进入主动脉中层，使中层分离形成血肿，并沿主动脉长轴方向扩展。临床主要表现为突发剧烈的胸部疼痛、血压高及两侧动脉搏动不对称，可并发急性心脏压塞、休克、心衰、心肌缺血、心肌梗死及急性肾功能衰竭等。主动脉夹层是一种极其严重的心血管急症。一般发病在 2 周内的称为急性期，超过 2 周到 3 个月为亚急性期，超过 3 个月以上的称为慢性期。

本病在欧美国家的年发病率为（2.6～3.5）/10 万，我国内地虽然尚无相关流行病学调查结果，但有研究表明，近年来我国主动脉夹层病人的发病率呈上升趋势。在欧美国家，病人的平均年龄为 63 岁，其中 Stanford A 型占 60%～70%，男性约占 65%。而我国病人平均年龄约为 51 岁，其中 Stanford A 型约占 40%，男性约占 76%，我国患主动脉夹层的病人发病年龄较欧美国家的年轻 10 岁以上。

本病属于中医“胸痛”证的范畴。

【病因病理】

一、西医病因病理

（一）发病因素

主动脉夹层发生的主要原因是由于动脉中层退行性病变，表现为中层胶原和弹性硬

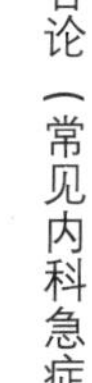

蛋白变性。导致上述病变主要与下列因素有关：

1. 年龄与高血压。两者虽不是引起主动脉中层囊性坏死的原因，但两者均可促使主动脉中层的退行性病变。临床本病的高发年龄是50～70岁，且72%～80%伴有高血压。同时，血压的波动幅度比血压的高度有更重要的意义。

2. 遗传缺陷性疾病。其中最主要的是马方综合征和埃—当综合征，它们的本质特征就是主动脉壁结缔组织遗传性缺陷，表现为主动脉中层胶原和纤维组织变性，继之发生囊性坏死和内膜缺乏支撑，导致内膜破裂，形成动脉夹层血肿。

3. 先天性心血管疾病。与主动脉夹层发病有关的先天性心血管疾病是二叶主动脉瓣畸形和主动脉缩窄。有7%～14%的主动脉夹层的病人为先天性二叶主动脉瓣畸形。主动脉缩窄的病人常伴有二叶主动脉瓣畸形，缩窄段后的主动脉常扩大或形成动脉瘤。

4. 妊娠。约半数40岁以下发生主动脉夹层的女性病人是在妊娠期间，特别是在妊娠晚期，患有上述先天遗传缺陷性疾病的女性危险性更大。

5. 创伤。以心脏手术和心脏介入操作引起的医源性创伤为主。在心脏手术中，以主动脉瓣置换术发生术后夹层的危险性最大，特别是手术时升主动脉扩张伴有主动脉瓣反流或主动脉壁变薄的病人。心脏介入操作引起的夹层可发生于任何部位，以Valsalva窦、头臂干动脉、降主动脉、腹主动脉、髂动脉、股动脉等部位多见。大多数导管操作引起的夹层是逆向的，由于假腔内血栓形成，夹层会随着时间的推移而变小。此外，各种其他外伤如车祸或坠落伤等也会导致夹层的发生。

6. 其他。本病的发生还可能与Noonan综合征和特纳综合征有关以及一些累及主动脉的炎症，如梅毒性主动脉炎、系统性红斑狼疮、巨细胞动脉炎等也可能并发主动脉夹层。另外，有报道显示滥用可卡因的年轻人发生主动脉夹层，但两者的因果关系还不明确。

（二）发病机理

夹层的发生包括内膜的撕裂和夹层的延伸两个过程。由于主动脉上述的病理改变，在血流冲击下，主动脉内膜常常发生撕裂。撕裂最常发生于升主动脉，之后夹层血肿可向近心端和/或远心端扩展延伸，但多数向远心端，最远可达髂动脉及股动脉，亦可累及主动脉的各分支，如无名动脉、颈总动脉、锁骨下动脉、肾动脉等，引起相关脏器缺血的症状。冠状动脉一般不受影响，但主动脉根部夹层血肿对冠状动脉开口处可有压迫作用，导致急性心肌缺血，严重时引起心肌梗死。夹层血肿如向近心端扩展延伸时可累及主动脉瓣环，导致瓣环扩大而引起主动脉瓣关闭不全，导致充血性心力衰竭。

严重的病例夹层血肿可向外膜撕裂而引起大出血。撕裂处在升主动脉者，大量的血液流入心包腔内。撕裂部位较低者，血液可流入纵隔、胸腔或腹膜后间隙。夹层向外撕裂是本病最常见的死亡原因，其次为充血性心力衰竭。

根据内膜撕裂的部位和病变扩展的范围，可将主动脉夹层进行分型。常用的分型方法有DeBakey分型和Stanford分型。

DeBakey分型：

Ⅰ型：内膜撕裂位于升主动脉，而扩展累及腹主动脉。

Ⅱ型：内膜撕裂位于升主动脉，而扩展仅限于升主动脉。

Ⅲ型：内膜撕裂位于主动脉峡部，而扩展可累及降主动脉（Ⅲa 型）或达腹主动脉（Ⅲb 型）。

Stanford 分型：

A 型：内膜撕裂可位于升主动脉、主动脉弓或近端降主动脉，扩展可累及升主动脉、弓部，也可延及降主动脉甚至腹主动脉。

B 型：内膜撕裂常位于主动脉峡部，扩展仅累及降主动脉或延伸至腹主动脉，但不累及升主动脉。

Stanford 分型方法主要依据升主动脉是否受累，这种方法能够反映出病变的危险程度，因为凡累及升主动脉的近端夹层危险性大，须进行手术治疗，而远端夹层危险性较小，内科治疗即可获得较好效果。Stanford A 型相当于 DeBakey Ⅰ型和Ⅱ型，约占主动脉夹层的 2/3，而 Stanford B 型相当于 DeBakeyⅢ型，约占主动脉夹层的 1/3。

二、中医病因病机

（一）先天禀赋不足

先天受损，肾精亏虚，则元阴元阳化生不足。元阴不足则不能上济心火，心火独亢，灼伤胸脉；元阳不足则不能温运胸阳，致胸阳闭阻。肾精不足，元气亦化生不足，又使宗气生成不足。宗气有司呼吸、灌心脉之功，宗气不足，则使气机不利，心血不畅，胸阳不运，发为本病。

（二）七情劳欲过度

过劳伤肾，暴怒伤肝，肾阴不足，肝阳上亢，阳化风动，上扰气机，灼伤胸脉，致气机逆乱，胸脉受损，而发为胸痛如割、六脉不均之证。

（三）妊娠阻遏气机

妊娠后期，阻遏气机，致气机运行不利，代谢失调，若兼有上述因素，则更易发为本病。

本病病位在心胸，本在肝肾。若气机逆乱，扰动心阳，致心阳外越，或阳化风动，上扰清窍，致清窍不利，则可变生厥脱、神昏等危候。

【临床表现】

一、症状

1. 疼痛。疼痛是急性主动脉夹层发生时最常见的症状，多痛势剧烈，呈撕裂样或刀割样，且在起病时即达峰值，常须使用麻醉性止痛药物才能减轻，病人常伴有面色苍白、烦躁不安、皮肤湿冷等表现。疼痛症状的发生与内膜撕裂有关，所以疼痛出现的部位常提示夹层发生的部位。累及升主动脉者，疼痛部位多在前胸区。累及降主动脉者，疼痛部位多在背部肩胛区及腹部。有时疼痛可随着撕裂部位的延伸而出现转移。有时夹层远端内膜撕裂使夹层血肿中的血液重流回主动脉腔内，此时撕裂停止，疼痛可自行缓解或消失。

2. 其他脏器灌注不良表现。急性主动脉夹层累及主动脉的其他重要分支血管可导致脏器缺血或灌注不良的临床表现：①夹层累及无名动脉或左颈总动脉，可导致中枢神经系统症状，3% ~6%的病人发生脑血管意外，病人表现为晕厥或意识障碍；夹层影响脊髓动脉灌注时，脊髓局部缺血或坏死可导致下肢轻瘫或截瘫。②夹层累及一侧或双侧肾动脉可有血尿、无尿、严重高血压甚至肾功能衰竭。③夹层累及腹腔干、肠系膜上及肠系膜下动脉时可引起胃肠道缺血表现，如急腹症和肠坏死，部分病人表现为黑便或血便；有时腹腔动脉受累引起肝脏或脾脏梗死。④夹层累及下肢动脉时可出现急性下肢缺血症状，如疼痛、无脉甚至下肢缺血坏死等。

二、体征

1. 血压与脉搏。急性主动脉夹层可表现为高血压或低血压，亦可为正常血压。70%的B型病人就诊时有高血压。而相对于B型，则A型低血压的发生率要高得多，发生低血压的原因与心脏压塞、急性重度主动脉瓣反流及外膜破裂出血有关。如果夹层累及头臂动脉，可引起假性低血压，其原因是夹层血肿压迫头臂动脉使血压测量不准确。

由于夹层血肿的压迫，还可引起两上肢血压相差 >20 mmHg，或上下肢血压相差 <10 mmHg，甚至上肢一侧或下肢血压测不出。因此脉搏亦可表现为两侧或上下肢的不对称，受压部位的脉搏常减弱，甚至消失，一般见于颈、肱、股或腘动脉。有时在胸锁关节处出现搏动或在锁骨上窝可触到搏动性肿块。

2. 心血管杂音。主动脉夹层常可在心室底部听到收缩期、舒张期或双期的心脏杂音。由于近端夹层引起急性主动脉瓣关闭不全，故可突然在主动脉瓣区听到舒张期吹风样杂音。在夹层形成的部位还可以听到血管杂音。

【实验室及其他检查】

1. 血液检查。血液的常规检查没有特异性，部分病人的白细胞计数可轻至中度升高。

2. D－二聚体。D－二聚体对于主动脉夹层的诊断具有重要意义。当D－二聚体快速升高时，拟诊为主动脉夹层的可能性增大。在发病24 h内，当D－二聚体达到临界值500 μg/L时，其诊断急性AD的敏感性为100%，特异性为67%，故可作为急性主动脉夹层诊断的排除指标。但D－二聚体阴性也不能排除主动脉溃疡或壁间血肿的可能。

3. 其他有助于主动脉夹层诊断及评估的生物标记物。反映内皮或平滑肌细胞受损的特异性标记蛋白，如平滑肌肌球蛋白重链和弹性蛋白降解产物；反映血管间质受损的钙调蛋白和基质金属蛋白酶－9；反映炎症活动的C－反应蛋白；等等。

4. 心电图检查。可出现左室肥厚及非特异性的ST－T改变。病变累及冠状动脉时，心电图可出现急性心肌缺血甚至梗死的改变。心包积血时心电图可出现急性心包炎的改变。但上述改变对主动脉夹层均无诊断的特异性。

5. X线检查。常可见到主动脉弓或上纵隔影增宽，主动脉外形不规则，有时有局部隆起。如有主动脉内膜钙化，此时可测量主动脉壁的厚度，正常为 2 ~ 3 mm，如增宽到 10 mm 时则提示可能存在夹层分离，若超过 10 mm 则可肯定为本病。部分病人可见胸腔积液的 X 线征，多出现在左侧。

6. 超声心动图检查。超声心动图检查是诊断主动脉夹层的重要手段，特别是对升主动脉夹层，且同时可检测出心包积血、主动脉瓣关闭不全、胸腔积血等并发症，但对降主动脉夹层的诊断敏感性较差。经食管超声心动图则提高了对降主动脉夹层的敏感性。在 M 型超声中可见主动脉根部的扩张，夹层分离处主动脉由正常的单条回声带变成两条分离的回声带。在二维超声中可见主动脉分离的内膜片呈内膜摆动征，主动脉夹层分离形成主动脉真假双腔征。多普勒超声不仅能检测出分离管壁双重回声之间的异常血流，并且对主动脉夹层的分型、破裂口定位及主动脉瓣反流程度的定量分析都有重要价值。新近的血管内超声能 100% 地检测出分离的内膜片，尤其是对腹主动脉夹层远端血管的观测，并对引导血管内支架的定位和放置有重要意义。

7. CT 检查。CT 检查是诊断主动脉夹层最常用的手段之一，特别是螺旋 CT，诊断主动脉夹层的敏感性和特异性均可达到 96% ~100%。可显示出由于主动脉内膜撕裂所致的内膜瓣及由此瓣将主动脉夹层分成的真腔和假腔。

8. MRI 检查。由于其高质量的成像，并能显示出足够的解剖细节，从而区分主动脉夹层和其他主动脉病变，使其成为目前诊断主动脉夹层的“金标准”。MRI 诊断主动脉夹层时能够：

（1）直接显示主动脉夹层的真假性，清楚显示内膜撕裂的位置和剥离的内膜片及血栓。

（2）确定夹层的范围和分型以及与主动脉分支的关系。

（3）识别主动脉瓣反流等。

（4）检测急性和亚急性主动脉壁内的血栓，且无须造影剂或放射线的照射，在多个层面观察整个主动脉。

（5）识别受累分支血管、心包积液和主动脉反流。

9. 主动脉造影。夹层造影的直接征象为显示双腔主动脉，两者之间有一透明带，此为分离的内膜片。有时可看到真假腔之间相通的通道，这是夹层的内膜破口。如果夹层血肿无内膜撕裂，或假腔内血栓形成，则假腔完全不显影，表现为主动脉管腔的变窄、变形，管壁增厚，这是主动脉夹层的间接征象。间接征象还包括主动脉瓣反流、分支血管异常，它们对诊断有一定的提示价值。

【诊断与鉴别诊断】

一、诊断要点

（一）西医诊断

依据出现下列情况可做出本病的诊断。

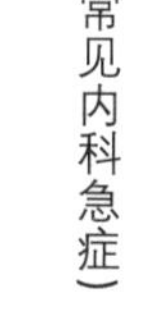

1. 有主动脉夹层的易患因素，如家族遗传史、年龄等。

2. 突然发生的剧烈疼痛，特别是伴有休克样症状而血压却没有降低反而升高。

3. 伴随疼痛症状新出现主动脉瓣关闭不全。两侧脉搏不对称或触及搏动性肿块。

4. 超声心动图、MRI 等显示主动脉夹层分离的证据。

诊断主动脉夹层应同时考虑内膜撕裂的部位、夹层程度范围以及分支血管受累情况等。

（二）中医辨病与辨证要点

1. 辨病要点。本病的发生，多表现出气机逆乱、胸脉受损的症状。胸脉受损，本病以胸背疼痛为主要临床表现，且多痛势剧烈，阻遏胸阳，使胸阳不能外敷，临床可见面色苍白、四肢厥冷。气机逆乱，致脉行无常，故见左右肢体脉搏不对称。

2. 辨证要点。本病发病之人多年过 40 岁，且素有禀赋不足，肾精已亏，加之七情六欲，怫郁气逆，动其心火，则使气机逆乱，痰凝气结，伤其上焦，而发为本病。其病机为本虚标实，病位在心胸。辨证须分清虚实，本虚为肝肾精血亏虚，标实是气逆挟痰火上扰，损伤胸脉。

二、鉴别诊断

本病须与其他引起胸腹疼痛的疾病相鉴别。

1. 急性心肌梗死。急性心肌梗死的胸痛常渐渐加剧，而主动脉夹层的胸痛一开始即达顶峰，且牵连的范围更广泛。主动脉夹层由于分支血管压迫可出现两侧肢体脉搏不对称，而心肌梗死一般不会出现这一体征。心肌梗死心电图可出现梗死相关的动态演变，心肌坏死标志物检测为阳性，而主动脉夹层一般无这些改变。超声心动图、X 线及 MRI 等影像学检查可提供主动脉夹层的诊断依据。

2. 肺动脉栓塞。肺动脉栓塞时胸痛常伴有休克、咯血和严重紫绀等症状，有急性右心衰的表现，LDH 同工酶 LDH2、LDH3 增加，而非 LDH1 增加，同位素扫描肺显像栓塞区局部稀疏或缺损，并右心衰时双肺纹理稀疏、不均匀。这些均与主动脉夹层有不同之处。

3. 心包炎。急性心包炎，尤其是非特异性心包炎，往往有剧烈的胸痛，但随着炎性渗出增加，胸痛反而缓解，同时常伴有发热、白细胞增多、血沉加快等炎症表现。心包积液快速增加时常引起急性心脏压塞症状，此时胸部 X 线及超声心动图检查可提供两者鉴别诊断的依据。

4. 纵隔肿瘤。纵隔肿瘤因为压迫神经、胸椎和肋骨，可出现持续性胸部疼痛，且常伴有呼吸困难、咳嗽、声音嘶哑、吞咽困难以及上腔静脉阻塞综合征的症状，其胸痛性质常为钝痛，一般不出现休克外貌，胸部 X 线检查和 CT 扫描对本病的诊断有重要意义。

5. 急腹症。由急性胆囊炎、胆石症、胃穿孔、阑尾炎等引起的急腹症一般可通过腹部体检、血常规检查及 B 超、X 线等检查做出鉴别诊断。

【治疗】

一、西医治疗

（一）治疗原则

对于已经确诊或高度怀疑主动脉夹层的病人应立即收入监护病房，进行血压、心率、尿量等监测，并尽量减少病人的搬动，同时给予吸氧，建立静脉通道以备静脉用药。动脉插管应避免在夹层血肿形成的一侧进行，并以上肢为主，避免进行股动脉插管或股动脉穿刺采血。

（二）治疗措施

1. 止痛。疼痛可使血压升高，心率加快，对阻止主动脉夹层的延伸极为不利，因此要尽快止痛。止痛药物首选吗啡（5～10 mg）或度冷丁（100 mg），应静脉使用，以便迅速发挥药物的止痛效果。

2. 控制血压及降低心率。控制血压及降低心率是阻止夹层继续延伸的关键。血压控制的目标是将收缩压降至100～120 mmHg，并将心率降至60～80次/min。β受体阻滞剂为首选，但应保证能维持最低的有效终末器官灌注。对于降压效果不佳者，可在β受体阻滞剂的基础上联用一种或多种降压药物。

β受体阻滞剂可选用心得安1 mg静脉注射，每3～5 min重复1次，或美托洛尔5 mg，缓慢静注；或艾司洛尔500 μg/kg在1 min内静脉注射，然后以50～300 μg/（kg·min）静脉滴注维持；或拉贝洛尔0.5～2.0 mg/（kg·min），以取得满意效果。

血管扩张剂可选用硝普钠，开始以20 μg/min静脉滴注，并根据血压水平逐渐调整剂量，常用剂量为3 μg/（kg·min），极量为10 μg/（kg·min）。需注意的是，若主动脉夹层病人心率未得到良好控制，不要首选硝普钠降压。因硝普钠可引起反射性儿茶酚胺释放，使左心室收缩力和主动脉壁切应力增加，加重夹层病情。

钙离子拮抗剂可选用硫氮唑酮或维拉帕米，由于它们能减慢心率及负性肌力作用，故非常适合用于主动脉夹层的治疗。

值得注意的是，对于合并主动脉大分支阻塞的病人，因降低血压会使缺血加重，故不可进行降压治疗。血流动力学不稳定的病人，需要做好气管插管和呼吸机辅助通气的准备。

3. 手术及介入治疗。手术治疗被认为是主动脉夹层最有效的一种治疗手段，可以彻底去除病灶，修复血管，抢救破裂出血。主动脉夹层的手术适应证包括：急性近端主动脉夹层（A型）；或急性远端主动脉夹层（B型）。并发症：①重要器官进行性损害。②外膜破裂或即将破裂。③逆行延伸至升主动脉。④马方综合征病人发生的夹层。手术通常是切除病变最严重的主动脉节段，缝合近端和远端动脉边缘以关闭假腔（近年来采用纤维蛋白黏合剂黏合主动脉壁），或同时切除内膜撕裂口。当切除了包含有内膜撕裂口的病变节段主动脉后，在两断端之间植入袖状人工血管以维持主动脉的连续性。手

术方式有 Bentall 手术、Wheat 手术、升主动脉移植术、次全主动脉弓移植术和胸腹主动脉移植术。

介入治疗是近年来发展较快的一项技术，是高危主动脉夹层病人最有希望的治疗方法。常用的介入治疗方法有经皮腔内带膜支架隔绝术、经皮血管内膜间隔开窗术等。而经皮股动脉穿刺放置腔内支架—移植体有望代替主动脉修补术。

二、中医治疗

在本病危急之时，可给予中医应急处理。在病情相对稳定后，应根据中医辨证采取分型论治。

（一）应急治疗

针刺：取风池、通里、行间、期门、神门，用泻法。

（二）辨证论治

1. 痰火上逆。

主要证候：胸痛如割，牵连胁背，伴头目胀痛，躁扰不宁，或神志昏蒙，或肢麻偏枯。舌红苔黄腻或剥落，脉或弦或数，左右不齐。

治法：清热化痰，熄风降逆。

方药：黄连温胆汤合镇肝熄风汤。

方中黄连温胆汤方中黄连、竹茹清热化痰，枳实、陈皮、半夏降气化痰。镇肝熄风汤方中怀牛膝归肝肾之经，重用以引血下行；代赭石、龙骨、牡蛎降逆潜阳，镇肝熄风；龟板、玄参、天冬、白芍滋养阴液，以制阳亢；茵陈、川楝子、生麦芽配合君药清泻肝阳之有余，条达肝气之郁滞，以有利于肝阳之平降镇潜；甘草调和诸药，与麦芽相配，并能和胃调中，防止金石类药物碍胃之弊。两方合用，清热化痰，熄风降逆。

胸背痛甚者加川楝子、玄胡索、枳实、沉香；兼头晕耳鸣、腰膝酸软者加熟地、山茱萸、桑椹子；肢颤抽搐、风动明显者加羚羊角粉、石决明、蝉蜕；神昏、痰热闭窍者加安宫牛黄丸。

2. 胸阳阻遏。

主要证候：心胸大痛，窒闷不畅，伴面青唇白，四肢厥冷。舌淡苔白或厚腻，脉搏或左右不齐，或沉伏不出。

治法：疏理气机，宣通胸阳。

方药：赤石脂丸。

方中赤石脂性温燥，喜走窜，能疏理气机，宣通胸阳，为止阴寒凝结、心胸大痛之要药，配干姜、蜀椒助其疏理气机，配乌头、附子助其温通胸阳。

痛甚者加青皮、枳实、台乌药。痰湿重者加法夏、陈皮、薤白、蒌皮；面白肢冷者加桂枝、细辛。

【临床思路】

1. 急性主动脉夹层属内科急危重症之一，如不进行治疗，急性期死亡率极高。所以一旦怀疑或诊断为本病，应立即进行监护，密切观察病人病情的变化，包括神志、血压、脉搏、呼吸及疼痛症状等。并禁用抗凝和抗血小板治疗。

2. 疼痛症状的变化反映夹层撕裂延伸的情况，与病情的预后密切相关。在经过严格的控制血压和降低心率后疼痛症状如果缓解，说明夹层停止继续撕裂，病情得到控制。相反，如果疼痛反复，或一直不能缓解，说明病情仍在继续进展，应争取尽早手术治疗。

3. 手术治疗是改变急性主动脉夹层预后最有效的手段，特别是对A型的病人手术治疗是首选，应在内科紧急治疗的基础上尽快手术治疗。而对于没有并发症的远端夹层及稳定的慢性夹层的病人仍可采取药物治疗为主。

4. 所有病人，不管是手术治疗或是药物治疗，都必须长期坚持服药，使血压控制在目标范围内。

5. 中医在本病的急性期尚未提供有效的治疗手段，但在病情稳定后的长期治疗中有重要的意义。

【预后与转归】

如不进行治疗，65% ~75%的病人在发病2周内死亡。对于A型的病人，如不进行治疗，1个月的死亡率超过90%；如果单纯使用内科药物治疗，1个月的死亡率仍接近六成，如进行手术治疗，1个月的死亡率可下降至30%左右。内科药物治疗5年的存活率A型和B型相同。

【预防与调护】

1. 高血压的病人应长期坚持服药，严格控制收缩期血压可预防急性主动脉夹层的发生。

2. 对马方综合征病人和其他有结缔组织遗传缺陷性疾病的病人，必须每年进行一次心脏检查，包括心脏多普勒超声检查。如果主动脉内径超过正常的1.3倍，检查间隔时间应缩短为半年，如果达到正常的1.3~1.5倍，或主动脉窦部分直径达到6 cm，其上方达到5 cm，则应考虑择期进行手术修补。

3. 易患或已患本病的病人平素应注意调养摄生，提倡恬淡虚无，劳逸结合，保持乐观、愉快、宽容的心情，避免情志过极，进行适当的户外活动，防止过劳。饮食宜清淡，避免肥甘厚味及过咸饮食。若素体虚弱者，可依据体质适当进补，益气养血，培本固元。

第七节　急性心脏压塞

急性心脏压塞（acute cardiac tamponade）是指心包腔内发生急性液体积聚，使心包内压力迅速升高，从而挤压心脏及引起一系列心脏血流动力学障碍的综合征。临床以血压下降、静脉压升高及心音遥远、奇脉为主要表现，属于临床危重急症之一，与心包积

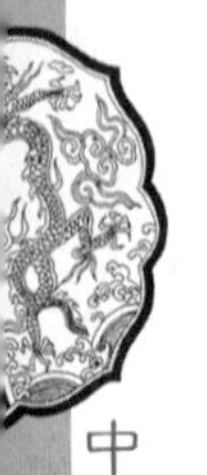

液缓慢发生之心包积液有所区别。

心脏压塞症状的出现与否，主要取决于心包积液（血）的增长速度和量。积液缓慢增多时，心包能逐渐适应而扩张，以致心包腔内积液为大量时，多至500～1 000 mL，甚至达到2 000 mL时，病人仍不一定出现明显的心脏压塞的临床症状；而在积液急骤增长时，心包腔本身不能随之扩张，心包腔内压力急剧上升，即使少量积液100 mL，也可引起急性心脏压塞的症状，如超过250 mL甚至可致死。

本病属于中医的“胸痹”“痰饮”的范围。

【病因病理】

一、西医病因病理

（一）发病因素

急性心脏压塞绝大多数是由各种内外科疾病引起，常是其他疾病的一部分表现或并发症。部分因心脏手术或创伤性检查引起。

1. 心包、心脏外伤破裂出血。

2. 急性心肌梗死室壁穿孔、破裂，心梗后室壁瘤破裂，冠状动脉瘤或主动脉瘤破裂，导致血液进入心包。

3. 医源性心包内出血，如心脏手术后出血、心导管检查、心脏起搏导线及心血管造影等所引起的并发症。

4. 心包原发性肿瘤（心包间皮瘤、恶性纤维肉瘤、恶性畸胎瘤等）或转移性肿瘤（肺癌、乳腺癌、何杰金氏病等）、白血病等导致大量血性心包积液。

5. 感染性心包炎，常见有结核性心包炎、细菌性心包炎、真菌性心包炎、病毒性心包炎及寄生虫性心包炎引起的急性心包积液、积脓。

6. 其他，如尿毒症性心包炎、放射性心包炎、类风湿性心包炎等也可发生急性心脏压塞。

（二）发病机理

正常心包压力低于大气压，近似胸膜腔压力，吸气时负压，呼气时略呈正压，平均压接近于零。心包积液80～100 mL一般不产生心包压迫症状，随着液体增加，心包内压上升。当快速积液达150～200 mL，压力升高超过临界点，即可产生心脏压塞。心脏的舒张期的充分扩展受限，尤其是右房及右室壁较薄，其舒张受压力影响更大，致使静脉血不能正常回流至右室右房，从而使血液积聚在静脉容量系统内。左室虽然受外来压力影响较轻，但由于右室搏出量减少，同样使左室舒张期容量不足，心排血量减少，血压下降。此时机体通过增快心率及增强心肌收缩力，暂时提高心排血量；升高静脉压，以增加心室充盈来维持已减低的心输出量，维持心、脑、肾等主要脏器血液供应，但末梢血管收缩将导致心脏后负荷增加。由于动脉压降低和心脏表面冠状动脉受到增高的心包压力的压迫，冠状动脉血流减少，心肌供血不足，心功能受限，心输出量进一步下降，形成恶性循环。

二、中医病因病机

（一）感受外邪

风温疫疠之邪上受，逆传心包，内舍于心，至瘀停饮阻，或热毒炽盛，耗气伤阴，并炼津成痰，留于心包，结果一方面可至心气受损，血行不畅，另一方面耗伤气阴，或阳气暴脱，从而出现胸闷胸痛，端坐喘促，甚至面色暗晦，烦躁大汗，肢冷脉弱。

（二）久病虚劳

使气血运行无力，遂致血瘀痰饮内生，阻于心包，而血瘀痰饮反过来又可阻碍心气，从而出现神志异常，气喘乏力，虚里搏动微弱甚至不能触及，青筋暴露，唇甲青紫，肢冷脉微。

（三）意外创伤

车祸外伤、手术意外等致心脏损伤时，一则可致离经之血瘀阻于心包，血行不畅，一则可致心气受损，鼓动无力，故见胸痛肢冷，气喘神萎，汗出脉微。

综上所述，本病病因较多，既有外感所致，也有外伤引发，还与虚劳久病等有关。病位在心与心包，在各种病因影响下致血瘀痰饮阻留，气血受损，运行无力，甚至阳气暴脱，从而出现各种急性心脏压塞的临床症状。

【临床表现】

一、症状

1. 原发病的临床症状。如急性心肌梗死、尿毒症、血液病、胸部外伤等临床症状。

2. 呼吸困难是急性心脏压塞的主要症状，随心包积液的增加，呼吸困难日益明显，呼吸可浅而快，系因邻近肺组织受压、肺瘀血、肺活量减少所致。病人常被迫坐起，或取前倾位，使心包积液移向前下方，以减轻呼吸困难。同时可见面色苍白、紫绀、上腹部胀痛、心悸、乏力等。严重时病人可出现烦躁不安、神志淡漠，甚至意识不清。由于气管受压还可产生咳嗽和声音嘶哑。食管受压可出现咽下困难症状。

二、体征

1. 心脏体征。心尖搏动减弱或消失，心浊音界扩大，相对浊音界消失，心尖搏动位于心浊音界内侧（这与心室肥大的扩大不同，此时心尖搏动多与心浊音界一致），心浊音界随体位改变而变化，病人由坐位转变为卧位时第二、三肋间的心浊音界增宽，这也是心包积液的重要体征。心率增快，心音轻而远，少数病人在胸骨左缘第三、四肋间可听到舒张早期额外音（心包叩击音）。

2. 左肺受压迫的征象。大量心包积液时心脏向后移位，压迫左侧肺部引起左下肺不张，左肩胛角下常有浊音区，语颤增强，并可听到支气管呼吸音（Ewart 征）。

3．静脉压增高。颈静脉怒张是静脉回流受阻、静脉压力升高的最直接征象。正常人吸气时胸腔负压增大，回心血量增多，颈静脉塌陷，当有心脏压塞时，因回心血流受阻，颈静脉于吸气时不仅不塌陷，反而更显膨出，即所谓 Kussmaul 征。静脉压测定时亦有类似表现。

4．血压下降，脉压减少。由于左心室充盈减少，心排血量不足，故出现血压下降。心脏压塞越明显，收缩压越降低，而舒张压保持不变，脉压减小。

5．奇脉。奇脉是急性心脏压塞的重要体征。它是指在吸气时，动脉收缩压异常下降超过 10 mmHg 以上，称之为奇脉。当出现心脏压塞时，心脏舒张受到限制，吸气时回心血量不能相应增加，右心室排血量减少，肺循环受血量减少，此时，吸气时负压仍使肺血管床扩张，从肺静脉进入左心血量减少，致左心室排血量减少，于是脉搏减弱，甚至消失。

【实验室及其他检查】

1．心电图检查。可出现如下改变：

（1）QRS 波低电压：推测为心包积液时，心电通过液体短路发生分流，故电压下降，心电图表现为低电压。

（2）电交替：即 P、QRS、T 波全部表现出电压高、低交替现象，是心包大量积液时的特征性表现。心脏收缩时有呈螺旋形摆动的倾向，正常时心包对它有限制作用。当大量心包积液时，心脏似悬浮于液体中，摆动幅度明显增大，如心脏以心率一半的频率做“逆钟向转—然后回复”的反复规律性运动时，引起心脏电轴的交替改变。

（3）ST－T 改变：如心包积液伴有心肌损伤，心电图将表现出普遍的 S－T 段抬高及 T 波倒置（但 V_1、V_2有时反而直立）改变。

（4）心律失常：可出现窦性心动过速，这与心排量降低、反射性心动过速有关。部分发生房性心律失常，如房性早搏、房性心动过速、心房扑动或心房颤动。

2．超声波检查。二维超声心动图诊断心包积液灵敏度高，诊断方法简要，尤其对心包积液量不多而引起的急性心脏压塞，其诊断价值优于心电图及 X 线检查。主要表现有：①心脏周围存在暗区。②吸气时二尖瓣前向运动降低。③EF 斜率下降。④右心室舒张期萎陷，右心室内径在呼气时进行性减少，吸气时增大。⑤心脏出现摆动。

3．X 线检查。对积液量不多的急性心脏压塞，X 线检查对诊断意义不大，当心包积液量超过 250 mL 时，X 线检查显示心影向两侧扩大，呈三角烧瓶状，心包右下端与横膈面成钝角，左胸第二、三肋弓成直线状，当心影迅速增大，而肺野清晰时应考虑心脏压塞。

4．磁共振显像。能清晰地显示心包积液的容量和分布情况，并可分辨积液的性质，如非出血性积液大都是低信号强度；尿毒症、外伤、结核性液体内含蛋白和细胞较多，可见中或高强度信号。

5．放射性核素检查。用^{113m}铟或^{99m}锝静脉注射后进行心脏血池扫描检查，心包积液时显示心腔周围有空白区，心脏可缩小也可正常，心脏的外缘不规整（尤以右缘多见)，扫描心影横径与X线心影横径的比值小于0.75。

6. 心包穿刺。将积液做涂片、培养和找病理细胞，有助于确定病原。抽液后可暂时缓解心脏压塞的症状。

【诊断与鉴别诊断】

一、诊断要点

(一) 西医诊断

急性心脏压塞可依据典型的临床症状和体征以及相关的检查结果做出诊断。

1. 有原发病史，如肿瘤、心包炎、尿毒症、心肌梗死、心脏手术或器械检查、胸部外伤等。

2. 出现颈静脉怒张，血压下降、脉压小，心音遥远、奇脉等Beck三联征。

3. 心电图、X线、超声心动图等检查有相应临床表现。

(二) 中医辨病与辨证要点

1. 辨病要点。本病是在原发疾病（如急性心肌梗死、心包炎、心脏肿瘤等）的基础上，或感受外邪，或久病虚劳脏气内伤，或外伤等原因，致血瘀痰饮，闭阻心胸而致。病初期表现为呼吸浅促，不能平卧，焦虑烦躁，颈静脉怒张，若不及时治疗，进一步则出现血压下降，甚至休克而表现为意识障碍、大汗淋漓、气息低微，甚至厥脱。

2. 辨证要点。本病之成，有因外感邪实，亦有内伤正虚，因虚致实，病机主要是血瘀痰饮，闭阻心胸，进一步可发展至气机逆乱，阴阳不接及阳气暴脱。临证之际，当以辨清邪实的性质为首务。血瘀有虚实，因于实者，胸中刺痛，息高气促；因于虚者，胸痛隐隐，气短难续。痰饮分寒热，胸胁胀满，咯痰黄稠者属热；气促面白，舌淡苔滑属寒。

二、鉴别诊断

急性心脏压塞需与以下疾病相鉴别：

1. 急性左心衰竭肺水肿。多有心脏器质性病变的临床依据，有舒张期奔马律，咳粉红色泡沫痰，两肺湿啰音明显，呼吸窘迫，但无心包积液临床表现，如奇脉等。心电图低电压、电交替、超声波检查心包积液等有助鉴别及确诊。

2. 急性右心衰竭（包括全心衰竭）。心脏压塞重要特征之一是静脉压升高，表现颈静脉膨胀与右心衰竭或全心衰竭体征相似，故应注意鉴别。心力衰竭时颈静脉膨胀，但无明显奇脉及Kussmaul征，心脏压塞可有心包摩擦音、心电图低电压电交替、超声波检查心包积液表现等，故不难鉴别。

3. 缩窄性心包炎。有心脏搏动减弱及颈静脉怒张、肝大、下肢水肿等心脏受压及静脉压升高的相同表现，但多有结核性心包炎病史，起病发展缓慢，没有明显急性血压下降及休克，超声波可予以鉴别，X线可见心包钙化。

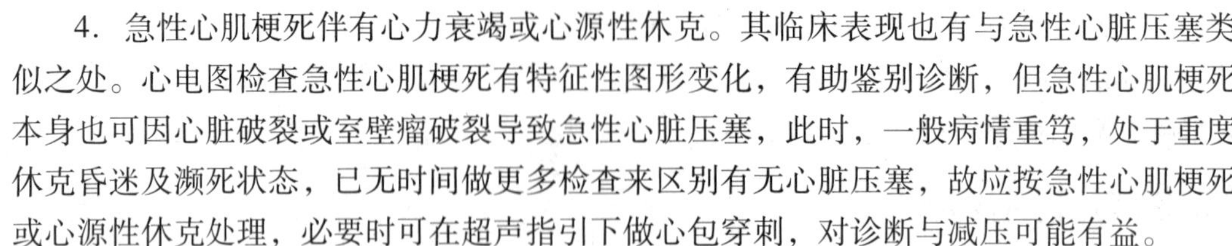

4. 急性心肌梗死伴有心力衰竭或心源性休克。其临床表现也有与急性心脏压塞类似之处。心电图检查急性心肌梗死有特征性图形变化，有助鉴别诊断，但急性心肌梗死本身也可因心脏破裂或室壁瘤破裂导致急性心脏压塞，此时，一般病情重笃，处于重度休克昏迷及濒死状态，已无时间做更多检查来区别有无心脏压塞，故应按急性心肌梗死或心源性休克处理，必要时可在超声指引下做心包穿刺，对诊断与减压可能有益。

【治疗】

一、西医治疗

（一）治疗原则

迅速降低心包内压，解除心脏压迫，维持正常的血流动力学，并积极治疗原发病。

（二）治疗措施

1. 紧急心包穿刺。将心包积液引流，使心包内压下降。急性心脏压塞，抽除40 mL以上积液即可使症状有所缓解。心包穿刺操作见本书相关章节。穿刺前可预防性地使用阿托品1 ~2 mg，以防止迷走反应引起的低血压晕厥，心包穿刺放液后，将导管留置心包腔一段时间，避免反复穿刺。

2. 心包切除。经过心包穿刺引流，不能使症状缓解并反复发生心脏压塞，或已有心包增厚有可能转为心包缩窄，以及创伤性心包积血、心脏压塞等均应做心包切除。

3. 吸氧。宜给予持续高流量吸氧，但不可在正压条件下吸氧，以免增加心包内压和加重心脏压塞。

4. 静脉补液。通过静脉补液增加血容量从而使静脉压提高，使回心血量增加，以利于心脏能较好地充盈，达到增加心排血量、减轻血流动力学障碍的治疗目的。在心脏压塞未解除之前应持续静脉滴注液体，切不可因病人存在高静脉压而中止这一治疗措施。

5. 正性肌力药。首选多巴酚丁胺，因为多巴酚丁胺在增加心肌收缩力的同时不会导致心脏后负荷的增加，以2 ~20 μg/（kg · min）静脉滴注。心脏压塞时多巴胺与去甲肾上腺素可增加心脏压塞时心脏后负荷，导致心排量进一步减少，应避免使用。

6. 积极治疗原发病。除急性心脏压塞本身可产生致命性影响外，不少原发病如缺乏有效的治疗也可导致死亡，需要给予同样的重视。

二、中医治疗

急性心脏压塞是内科危急重症之一，治疗首先应以紧急心包穿刺为主，使之迅速降低心包内压，改善血流动力学障碍，在此基础上，早期可结合原发病，配以活血祛痰逐饮，晚期则以回阳救逆固脱为主。

（一）应急治疗

1. 艾灸关元、气海、足三里、涌泉，用于阳气虚脱证。

2. 复方丹参注射液 20 mL 加入 5% 葡萄糖注射液 250 mL 中静脉滴注，用于气滞血瘀证。

3. 生脉注射液 40 mL 加入 5% 葡萄糖注射液 500 mL 中静脉滴注，用于气阴两虚证。

4. 参附注射液 40 mL 加入 5% 葡萄糖注射液 500 mL 中静脉滴注，用于心阳虚脱证。

（二）辨证论治

1. 血瘀内阻。

主要证候：常有胸部跌撞或心脏创伤，胸闷疼痛，面色晦暗，唇甲紫绀，气促憋气，或胁下有痞块，舌质紫暗，或有瘀点瘀斑，苔薄白，脉涩细数。

治法：活血化瘀。

方药：血府逐瘀汤。

方中由桃红四物汤合四逆散加桔梗、牛膝而成。桃红四物汤活血化瘀，四逆散利气开胸，桔梗开肺气并载药上行，牛膝通利血脉，引血下行。

喘甚者加葶苈子、厚朴；气虚者加党参、黄芪。

2. 痰饮内停。

主要证候：胸闷隐痛，头昏心悸，喘促痰多，不能平卧，脘腹胀满，下肢浮肿，小便短少，舌质淡胖，苔白厚腻，脉滑细。

治法：祛痰逐饮。

方药：葶苈大枣泻肺汤。

方中葶苈子泻肺行水，下气平喘，药力峻猛，佐以大枣健脾和中，使之祛邪而不伤正。

痰饮甚者合苓桂术甘汤；兼阳虚者合真武汤。

3. 痰热壅阻。

主要证候：发热胸痛胸闷，气促咳嗽，不能平卧，舌质红苔黄腻脉滑数。

治法：清热逐痰。

方药：小陷胸汤。

方中瓜蒌实清热化痰，通利胸膈；黄连泻热降火，除心下之痞；半夏降逆消痞，除心下之结，与黄连合用，辛开苦降。三药合用，共奏清热化痰，宽胸散结之效。

痰热壅盛喘促甚者合千金苇茎汤；热甚伤阴者加麦冬、生地黄、玄参。

4. 阳虚气脱。

主要证候：起病急骤，胸痛心悸，气喘倚息不得卧，烦躁不安，口唇青紫，四肢不温，冷汗淋漓，舌质淡，苔白，脉微欲绝或不能触知。

治法：益气回阳固脱。

方药：参附汤加龙骨、牡蛎。

方中人参大补元气，附子回阳救逆，加龙骨、牡蛎镇心安神，潜阳固脱。亡阳喘促

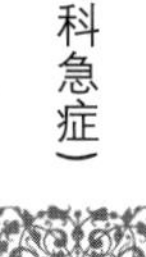

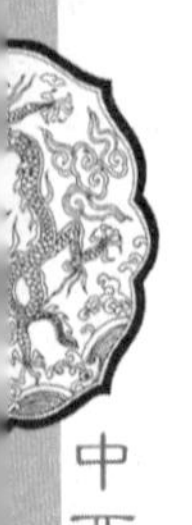

者合黑锡丹。

【临床思路】

1. 急性心脏压塞最初先出现静脉压升高，继而产生动脉压下降，理解和掌握血流动力学的这两个阶段变化对诊断和治疗本病有重要意义，前者为早期诊断的重要指标，当动脉压明显下降，则说明病程已至晚期，应立即积极采取有效措施进行抢救。

2. 如果心脏压塞症状较轻，尚未导致心源性休克出现，或经心包穿刺后症状明显缓解，可先行药物治疗并继续严密观察病情变化。若继续出现心脏压塞加重症状，则应考虑手术探查，或根据病史、穿刺液体性状等做出判断，以利于对原发病做进一步治疗，如心脏缝合、心包切开引流等，化脓性心包炎引起者应反复穿刺抽脓并注入抗生素。

3. 若心脏压塞症状发展迅速，则多提示有心包内出血，在此情况下即使经过心包穿刺使心脏压塞症状暂时缓解，也应积极进行手术治疗。

4. 急性心脏压塞时出现颈静脉怒张、肝大、肝颈静脉回流征阳性、腹水、下肢浮肿等症状，此为静脉压升高以增加心排血量的代偿反应结果，治疗时切不可应用静脉放血或用强力利尿剂以降低静脉压，否则可加重心排血量的进一步下降从而使病情恶化。

5. 急性心脏压塞依据不同临床表现分属于“胸痹”“痰饮”“厥脱”等各病证的危重证型，病位在心与心包，主要病机为血瘀痰饮壅阻于心。病因既有外伤感邪直中发病，也有他病演变而成。治疗上早期以祛瘀逐饮为主，但也应根据病情辨证结合清热解毒、补气养阴等治疗，后期本病多出现阳虚气脱，治疗上则应以补气回阳固脱为主，然而本病毕竟属急重凶险之病证，一般宜中西医结合处理，以中药辨证论治配合心包穿刺、抗休克、抗感染、扩容等积极治疗，可望最大限度减少死亡率。相当部分病人尚需行其他紧急手术治疗。

【预后与转归】

急性心包压塞的预后与其发病病因的缓急及救治是否及时密切相关。如发生于心脏创伤、急性心肌梗死、室壁穿孔等，必须与心外科协同救治才有可能挽救病人的生命。对于已经出现循环衰竭的病人，则必须果断地在床边进行心包穿刺减压，此时即使几分钟的延误都可能导致心脏停搏与死亡。如病人原有低血容量或心脏低排综合征时，则病情尤为凶险。

【预防与调护】

1. 引起心包积液的病因很多，积极治疗原发病是预防急性心脏压塞的主要手段。

2. 注意密切观察病情，监测生命体征，对于有相关病因又出现原因不明的低血压且伴心音遥远者，均应虑及本病，必要时做进一步的检查以及时发现。

3. 病人急性期应严格休息，限制活动。症状缓解后可根据病情做适当的活动，避免过劳，并要注意调适寒温，预防感冒。

第九章　呼吸系统急症

第一节　急性呼吸衰竭

急性呼吸衰竭（acute respiratory failure）是由于某种(些)突发原因，呼吸功能严重损害，肺的通气或氧合功能障碍，不能进行正常的气体交换，导致缺氧或伴有二氧化碳潴留，从而引起一系列生理功能和代谢功能紊乱的临床综合征。临床上以海平面静息状态下呼吸空气时 $PaO_2 < 60$ mmHg，或伴有 $PaCO_2 > 50$ mmHg 作为诊断呼吸衰竭的依据。$PaO_2 < 60$ mmHg，$PaCO_2$ 正常或低于正常时为Ⅰ型呼吸衰竭；$PaO_2 < 60$ mmHg 且 $PaCO_2 > 50$ mmHg 时为Ⅱ型呼吸衰竭。

本病可归属中医学“喘证”“昏迷”等范畴。

【病因病理】

一、西医病因病理

（一）发病因素

1. 中枢神经系统疾患。脑血管意外、颅脑外伤、急性脑炎、药物中毒（如镇静剂）等，直接或间接抑制呼吸中枢，损伤通气功能出现缺氧和二氧化碳潴留，甚至呼吸骤停。

2. 周围神经传导系统及呼吸肌疾患。脊髓灰质炎、多发性神经炎、重症肌无力、有机磷农药（抗胆碱酯酶）中毒，及颈椎外伤，均可损伤传导系统功能，或导致呼吸肌运动障碍，使肺扩张受到限制，导致肺通气不足。

3. 胸廓病变。胸壁外伤，胸廓严重畸形，手术损伤，广泛胸膜粘连，大量气胸、血胸和胸腔积液等，影响胸廓运动和肺脏扩张，导致肺通气量减少和/或吸入气体分布不均，损害通气和/或氧合功能。

4. 呼吸道急性梗阻。呼吸道的急性病毒或细菌感染，喉头水肿、支气管痉挛、呼吸道分泌物或异物阻塞等，造成气道不同程度的阻塞，肺通气功能障碍。

5. 严重肺实质炎症。重度肺结核、肺炎、肺水肿、弥漫性肺间质纤维化等，引起通气/血流比例失调，肺内分流增加，或弥散面积减少。误吸或吸入有毒气体亦可引起严重肺实质炎症。

6. 肺血管疾患。急性肺栓塞、闭塞性血管炎、血栓阻塞肺血管等使通气/血流比例失调，损伤氧合功能。

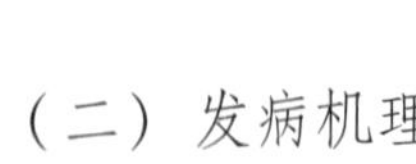

（二）发病机理

1. 肺泡通气不足。在正常情况下，静息空气时，总肺泡通气量大约为 4 L/min，才能维持正常的肺泡氧和二氧化碳分压。若肺泡通气量减少，则吸入氧气减少，二氧化碳排出困难，以致肺泡氧分压下降，同时二氧化碳分压上升，出现低氧血症并伴有二氧化碳潴留。导致肺泡通气不足的原因有：

（1）呼吸驱动不足：如中枢神经系统疾患、周围神经及传导系统疾患、呼吸肌疾患，以及有机磷农药中毒、安眠药中毒，致使呼吸肌麻痹，都会影响到呼吸驱动力。

（2）呼吸肌负荷过重：如气道阻力增加，胸、肺顺应性降低，可造成呼吸肌负荷过重，使呼吸肌疲劳。

2. 通气/血流比例失调。这是引起低氧血症最常见的原因。肺泡的通气与其血流的比例协调，是流经肺脏的血液能获得充分氧气的重要条件。实现通气/血流比例协调，需要有足够的气体吸入与合理的分布、良好的肺血流灌注与合理的分布，以及肺泡通气量和肺毛细血管内血流灌注量的协调、匹配。正常时肺泡通气量为 4 L/min，肺血流量为 5 L/min，两者的比例为 0.8，只有这样才能保证有效地进行气体交换。若通气/血流比例失调，比值小于 0.8，即肺泡通气不足，使部分流经肺的血得不到氧，未经氧合返回左心，产生静脉分流效应，引起低氧血症；比值大于 0.8，即肺毛细血管灌注不足，此时没有相应的血流进行交换，形成生理无效腔增加，亦引起低氧血症。

3. 肺内分流。正常时心肺总分流量仅占心输出量的 5%。由于肺部严重病变，当炎症渗出液或水肿液充满肺泡腔或因肺不张肺泡群萎陷时，病变部位肺泡的通气完全丧失，尽管血液仍在灌注，静脉血不能接触肺泡气体进行气体交换，直接进入左心，这种情况称为肺内分流增加，即引起严重低氧血症。临床上典型的代表是 ARDS。在这种情况下，提高吸氧浓度并不能增加动脉血氧分压。

4. 弥散功能障碍。由于二氧化碳通过肺泡—毛细血管膜（肺泡膜）的弥散能力是氧的 20 倍，故弥散障碍仅对氧而言。当弥散功能障碍时（弥散面积明显减少，或肺泡膜增厚），主要是影响氧的交换，产生缺氧。一般来说，单纯的弥散功能障碍极少引起严重低氧血症，形成低氧血症的最主要机制是通气/血流比例失调或肺内分流增加。

二、中医病因病机

（一）热毒内攻

外感温热邪毒，由表传里，热毒内攻。邪热犯肺，炼津成痰，痰热壅盛，阻遏肺气，宣肃失司，气逆而喘；若邪热传入阳明，与肠中燥矢相搏结，则腑气不通，浊气不得下泄而上迫于肺，气机上逆而喘；热毒炽盛，传入心营，扰乱神明，可见神昏。

（二）跌仆外伤

突然外伤后，气血受损，或产后恶露不行，瘀血滞留，引起气机逆乱，气血横逆，恶血上攻，壅塞于肺；或败血冲心，上搏于肺，肺之宣肃失常而为喘。

（三）脏腑虚损

多为脾肾不足，因虚致损。平常恣食肥厚、生冷，或酒食伤中，致脾失健运，聚湿成痰，上渍于肺，发为喘促；中气虚弱，肺气失于充养，肺虚则气失所主而发生喘促。或劳欲伤肾，精气内夺，肾虚摄纳无权，肺气肃降不利，逆气上奔而为喘；若肾阳虚衰，肾不主水，水邪上凌心肺，亦致喘。

（四）宿患咳逆

宿疾咳逆，肺气耗散，反复不愈，则子盗母气，累及于脾；若肺病日久，肺之气阴亏耗，不能下荫于肾，可肺虚及肾。肺、脾、肾亏虚，不能温化水液，痰饮壅盛，上干于肺，阻塞气道为喘。肺气不足，失于调节心血，血行不畅，致气虚血瘀，可加重喘促。

本病进展迅速，不但肺脾肾俱虚，常病及于心。心气、心阳衰惫，鼓动血脉无力，血行瘀滞，见面色、唇舌、指甲青紫。重者心阳暴脱，而出现大汗淋漓、四肢厥冷之厥脱。

【临床表现】

1. 呼吸困难。轻者仅感呼吸费力，重者表现为呼吸频率和节律的改变、呼吸频率加快、鼻翼翕动、辅助呼吸肌活动加强、呼吸节律紊乱等，或呈潮式呼吸、间歇呼吸。严重时，呼吸变浅、变慢，以至呼吸停止。

2. 精神神经症状。缺氧和二氧化碳潴留都会引起精神神经症状，病人可出现精神错乱，烦躁不安，谵妄，头痛，失眠或嗜睡，以至昏迷。神经系统体检可见腱反射减弱或消失、锥体束征阳性等。

3. 心血管系统症状。早期轻度缺氧即心率增快，心搏量增加，血压增高。如缺氧进一步加重时心肌收缩力减弱，心输出量降低，心脏传导功能障碍，严重的急性缺氧可以导致室颤及心搏骤停。此外缺氧可使肺小动脉收缩，增加肺循环阻力，导致急性肺动脉高压。二氧化碳潴留使血管扩张，表现为颞浅静脉胀满，搏动性头痛，皮肤温暖、多汗，球结膜充血水肿等。

4. 消化道和泌尿系症状。可有腹胀、恶心、呕吐、泛酸，严重时胃肠道出现应激性溃疡可造成消化道出血。肝、肾功能障碍表现为转氨酶升高，蛋白尿、血尿，血尿素氮及肌酐升高。

5. 酸碱失衡和电解质紊乱。由于碳酸—碳酸氢盐是机体内环境的主要缓冲系统，故以二氧化碳潴留对酸碱度影响较大。呼吸衰竭时，二氧化碳潴留产生高酸血症则引起呼吸性酸中毒；缺氧时无氧酵解，体内乳酸生成增多，可出现呼吸性酸中毒，合并代谢性酸中毒。酸中毒时钾从细胞内逸出导致高钾血症，如果同时伴有肾功能衰竭（代谢性酸中毒）则很容易发生致命性高血钾。

6. 紫绀。为缺氧的典型体征。当动脉血氧饱和度（SaO_2）低于80%或PaO_2低于50 mmHg时，可在口唇及甲床部位呈现紫绀。

【实验室及其他检查】

1. 动脉血气分析。可直接提供动脉血氧和二氧化碳分压水平，以及酸碱平衡情况，对呼吸衰竭的诊断、分型、指导治疗以及判断预后均有重要意义。在静息状态，呼吸空

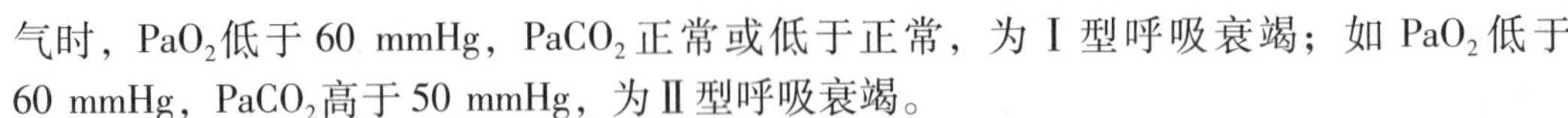

气时，PaO_2低于 60 mmHg，$PaCO_2$正常或低于正常，为Ⅰ型呼吸衰竭；如PaO_2低于 60 mmHg，$PaCO_2$高于 50 mmHg，为Ⅱ型呼吸衰竭。

2. 其他检查。血清生化检查可发现肝、肾功能的损害和血清电解质紊乱。大便或呕吐物隐血试验可发现上消化道出血。

【诊断与鉴别诊断】

一、诊断要点

（一）西医诊断

1. 急性呼吸衰竭的诊断。根据病史、症状、体征，结合动脉血气分析可做出诊断。即病人有引起急性呼吸衰竭的原发病史，有低氧血症或/和高碳酸血症，出现呼吸、循环和中枢神经系统等多脏器功能紊乱的症状和体征，血气分析PaO_2低于60 mmHg和/或$PaCO_2$高于 50 mmHg，即可确定诊断。

2. 明确呼吸衰竭的类型。通过分析引起急性呼吸衰竭的原发病，结合血气分析检查，判断是急性呼吸衰竭还是在慢性呼吸衰竭基础上的急性加重，是Ⅰ型呼吸衰竭还是Ⅱ型呼吸衰竭。

3. 寻找引起呼吸衰竭的原因与发生机制。通过询问病史与发病情况，结合临床表现、实验室检查结果及治疗后反应，有助于分析判断。动脉血气分析结果也有助于分析引起呼吸衰竭的机制。

（二）中医辨病与辨证要点

1. 辨病要点。本病以喘促气短，呼吸困难，甚至张口抬肩，鼻翼翕动，不能平卧，或口唇青紫为典型临床表现，危重者可出现昏迷、厥脱候。本证应注意与哮病鉴别：哮病与本证相似，表现为突然发作，呼吸喘促，不能平卧，甚至张口抬肩，心慌烦躁，冷汗淋漓等，但哮病伴有喉间痰鸣，常有外感，或鼻痒、咳嗽或胸闷等先兆症状而后喘鸣并逐渐加重，是一种发作性的痰鸣气喘疾患。

2. 辨证要点。

（1）辨虚实：实证多由外邪侵袭或伤损所致，发病急骤，病程短，症见呼吸深长有余，呼出为快，气粗声高，脉数有力。虚证因于久病迁延，或虚损所致，病程较长，常有内伤疾患基础，症见呼吸短促难续，深吸为快，神倦气怯，脉象微弱或浮大中空；如出现面色苍白或青紫，呼吸微弱，额有冷汗或大汗淋漓，四肢厥冷，二便失禁，脉微欲绝，为元阳衰微，阳气暴脱之征。

（2）辨寒热：属寒者其痰清稀如水或痰白有沫，面色青灰，或四肢不温，小便清冷，舌质淡，苔白滑，脉象浮紧或弦迟。属热者症见痰黄、黏稠，咯吐不利，身热面赤，气粗，口臭，便结尿黄，或颧红唇赤，或发热，舌质红或干红，苔黄腻或黄燥，脉滑数或洪大。

二、鉴别诊断

急性呼吸衰竭需与呼吸功能不全相鉴别。后者系指在静息状态下，PaO_2大于

60 mmHg和/或 $PaCO_2$小于 50 mmHg。当运动后，PaO_2小于 60 mmHg 和/或 $PaCO_2$大于 50 mmHg。

【治疗】

一、西医治疗

（一）治疗原则

在保持呼吸道通畅的前提下，氧疗，改善通气，纠正酸碱平衡失调和电解质紊乱，积极治疗原发病。

（二）治疗措施

1. 保持呼吸道通畅。

（1）清除呼吸道异物：清除堵塞于呼吸道的分泌物、血液、误吸的呕吐物或其他异物，解除梗阻，改善通气。对痰液黏稠者，可用祛痰药，或药物雾化吸入，使痰液稀释，易于引流排痰。对咳痰无力者，可采用翻身、拍背、体位引流等措施帮助排痰。病情严重者，可用纤维支气管镜进入气管、支气管进行冲洗、抽吸。

（2）解除支气管痉挛：急性呼吸衰竭可因吸氧操作不当，气管内滴药浓度过高或药量过多，吸入干燥高浓度氧气过久和严重缺氧等引起或加重支气管痉挛。常用氨茶碱稀释后静脉注射或静脉滴注，剂量每日 0. 25 ~ 0. 5 g；并选用喘乐宁 1 mL 加生理盐水 2 mL，以氧气为动力，进行雾化吸入。有严重支气管痉挛者，可短期应用皮质激素，如地塞米松 10 ~ 20 mg/d，或甲强龙 80 ~ 160 mg/d，静脉滴注，3 ~ 5 d 后逐渐减量。

（3）建立人工气道：经以上措施效果甚微，仍不能改善通气，病情变化急剧，PaO_2继续下降，$PaCO_2$继续升高，自主呼吸微弱、痰液不易排出，意识障碍时，应立即行气管插管。

2. 氧疗。氧疗是纠正低氧血症的一种有效措施，可以提高肺泡氧分压，增加氧的弥散，从而减轻重要器官因缺氧造成的损害，因此积极纠正缺氧是抢救治疗的中心环节。氧疗要根据呼吸衰竭类型的不同，选择正确的吸入氧浓度。Ⅰ型呼吸衰竭以缺氧为主，不伴二氧化碳潴留，应短期内给予较高浓度（$FiO_2$0. 5 以上）的氧气吸入，以尽快纠正缺氧，待病情稳定后，逐渐减低氧浓度。Ⅱ型呼吸衰竭的缺氧伴有二氧化碳潴留，应予控制性低浓度给氧，吸入氧浓度为 25% ~ 30%。氧疗时可选用鼻导管法或面罩给氧。

3. 改善肺泡通气。

（1）呼吸兴奋剂的使用：可直接兴奋呼吸中枢，使呼吸加深加快，改善通气，但可以增加呼吸做功，剂量过大可引起惊厥。应在畅通气道的前提下短暂使用，多用于Ⅱ型呼吸衰竭出现嗜睡、呼吸抑制的病人。常用尼可刹米（可拉明）1 ~ 2 支（每支 0. 375 g）静脉缓慢注射，然后予 8 ~ 12 支加入 5% 葡萄糖注射液 500 mL 中静脉滴注。

（2）机械通气：当病人呼吸骤停，或发生急性呼吸衰竭，二氧化碳急骤升高，严重低氧血症，经氧疗等仍不能纠正时，应考虑机械通气。如果条件不容许，气管插管

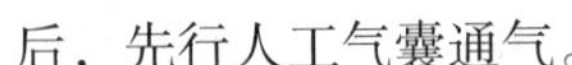

后，先行人工气囊通气。

4. 纠正酸碱平衡失调和电解质紊乱。

(1) 呼吸性酸中毒：由于肺泡通气不足，二氧化碳潴留产生高碳酸血症所致。治疗关键在于改善肺泡通气。补碱虽可暂时纠正 pH，但碱剂可对神经中枢产生影响而令通气减少，进一步加重二氧化碳潴留。

(2) 呼吸性酸中毒合并代谢性酸中毒：由于严重缺氧，无氧代谢引起乳酸堆积，肾功能障碍影响酸性代谢产物的排出所致。治疗应包括提高通气量促使二氧化碳排出，适当补充碱剂（严重酸中毒影响血压时），以及治疗引起代谢性酸中毒的病因。

(3) 呼吸性碱中毒：由于缺氧而通气过度，如肺水肿、急性呼吸窘迫综合征，可发生呼吸性碱中毒。治疗应吸入高浓度氧，增加无效腔量的同时做呼气末正压通气，以减少二氧化碳排出。

(4) 呼吸性酸中毒合并代谢性碱中毒：多由于利尿剂、皮质激素等药物的使用，导致低钾、低氯性碱中毒，或呼吸性酸中毒补碱过量所致。应针对引起代谢性碱中毒的原因进行治疗，严重者可补酸性药物如盐酸精氨酸。

5. 营养支持。由于呼吸衰竭病人的呼吸做功增加，导致能量消耗增加，加上感染不易控制，呼吸肌容易疲劳，因此，应给病人补充营养，以满足机体的需要。常用鼻饲高蛋白、高脂肪和低糖饮食，以及多种维生素。必要时补充血浆、人血白蛋白、脂肪乳、氨基酸等。

6. 治疗引起呼吸衰竭的原发病。由于病因很多，治疗各异。如肺、支气管感染时抗生素的应用，哮喘持续状态解痉剂和肾上腺皮质激素的合理使用等。

7. 及时处理各种肺外并发症。急性呼吸衰竭常见的肺外并发症有：缺氧性脑损害、脑水肿，消化道出血，肝、肾功能障碍，心律失常、心力衰竭、休克，等等，应严密观察，一旦发现即予积极治疗。

二、中医治疗

本证的治疗以虚实为纲，实证乃外邪、痰浊、瘀血，邪壅肺气而致宣降不利而成，治在肺，法以祛邪利气，应区别寒、热、痰、瘀之不同而分别采用温宣、清肃、祛痰、化瘀等法。虚喘乃精气不足、气阴亏耗而致肺肾出纳失常而致，治在肺肾，以肾为主，法以培补摄纳，针对脏腑病机，采用补肺、纳肾、温阳、益气、养阴、固脱等法。虚实夹杂，下虚上实者当祛邪与扶正并举，但要分清主次，权衡标本，有所侧重，辨证选方用药。如出现阳气暴脱，又当给予回阳救脱之剂。

（一）应急治疗

1. 针刺取大椎、肺俞、定喘、天突、丰隆、足三里等穴，手法泻法，适用于痰气闭窍病人。

2. 安宫牛黄丸 1 丸，口服或鼻饲给药，每日 1 ~ 2 次。用于痰热闭窍之神昏、喘急。

3. 至宝丹 1 丸，每日 2 ~ 3 次，口服或鼻饲。适用于痰浊蒙窍神昏病人。

4. 清开灵注射液 40 mL 加入 5% 葡萄糖注射液中静脉滴注，或双黄连粉针剂 3 g 加入5%葡萄糖注射液中静脉滴注，用于热毒内盛病人。

5. 醒脑静注射液20 mL加入5%葡萄糖注射液中静脉滴注，用于痰热或邪热内盛证。

6. 参附注射液20 mL加入5%葡萄糖注射液中静脉滴注，用于出现喘脱或厥脱病人的抢救。

（二）辨证论治

1. 邪热壅肺。

主要证候：喘促气粗，鼻翼翕动，胸部胀满，烦躁不安，甚或谵语神昏，痰黄稠或夹血痰。舌质红苔黄腻，脉滑数。

治法：清热解毒，宣肺化痰。

方药：麻杏甘石汤合苇茎汤。

方中辛寒之生石膏清泄肺热，麻黄辛散宣肺，二药合用，能宣肺而泄邪热，是“火郁发之”，使肺气肃降有权，喘急可平；杏仁苦降肺气，助麻黄、石膏清肺平喘；并重用苇茎清肺泄热；冬瓜仁、薏苡仁清化痰热，下利肠胃；桃仁祛瘀化浊以消热结；炙甘草既能益气和中，调和于寒温宣降之间。诸药共奏清热解毒，宣肺化痰之效，热毒之邪得从二便而解。

若表寒较甚者可加荆芥、防风；痰热较盛者可加黄芩、桑白皮、瓜蒌仁；津伤口燥者可加天花粉、麦冬。

2. 腑结肺痹。

主要证候：呼吸喘急，痰涎壅盛，烦躁不安，腹满便秘，发热不恶寒。舌红苔黄燥，脉弦数。

治法：通腑泻下，宣肺平喘。

方药：宣白承气汤。

方中生石膏清泄肺胃之热；杏仁、瓜蒌皮宣降肺气，化痰定喘；大黄攻下腑实，腑实得下则肺热易清；肺气清肃则腑气易通。全方脏腑、上下合治，相辅相成，共奏泄热攻下、宣肺化痰之效。

高热烦躁者加黄芩、麦冬；喘急痰盛者加桑白皮、葶苈子；便结腹胀者加芒硝、枳实、厚朴。

3. 痰浊阻肺。

主要证候：呼吸不畅，喉间痰鸣，口唇青紫，胸中窒闷，恶心纳呆。舌质淡苔白腻，脉濡滑。

治法：涤痰化浊，降逆平喘。

方药：导痰汤。

方中制半夏辛温，善燥湿化痰，并可降逆和胃；制南星燥湿化痰，善祛风痰；橘红、枳实理气燥湿，使气顺而痰消；茯苓渗湿健脾，湿去脾旺，痰无由生；生姜降逆化饮，既可制半夏之毒，且能助半夏、橘红行气消痰；炙甘草既能益气和中，并调和诸药。共奏燥湿祛痰、行气开郁之效，使肺气肃降。

脾虚湿痰者加苍术、白术；痰黏难出者加瓜蒌皮、杏仁；便秘腹胀者加厚朴、杏

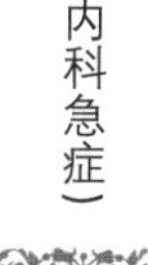

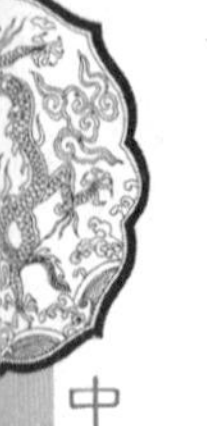

仁；挟郁热者加黄芩、桑白皮。

4. 脾肾阳虚。

主要证候：呼吸不利，气短难续，语言无力，精神疲惫，纳呆便溏，痰涎壅盛，汗出肢冷。舌质淡苔白，脉濡细或沉溺无力。

治法：健脾补肾，纳气平喘。

方药：附子理中丸。

方中附子、干姜大辛大热，温肾暖脾，扶阳祛寒，人参甘温入脾，补中益气，培补后天之本，气旺而阳复；脾为湿土，中虚不运，必生寒湿，故又以甘苦温燥之白术，燥湿健脾，健运中州。诸药合用，共奏益气健脾、温肾祛寒之效。使阳气得复，则水寒之气消散。

阳虚内寒者加肉桂、川椒；寒饮较盛者加半夏、细辛；并见肢体浮肿，合用苓桂术甘汤。

5. 元阳欲脱。

主要证候：呼吸间断不续，气息微弱，神志不清，四肢厥冷，大汗淋漓。舌色紫黯苔白滑，脉微欲绝。

治法：益气固脱，回阳救逆。

方药：参附汤加龙骨、牡蛎。

方中人参大补元气，益气以固脱，使阳气回复；附子纯阳，为补益先天命门真火之第一要药，并通行十二经；人参、附子合用峻补阳气，以救暴脱。加龙骨、牡蛎温敛固脱，镇逆纳气，以定虚喘；诸药共奏益气固脱、回阳救逆之效。

若呼吸微弱，间断难续，或叹气样呼吸，汗出如洗，烦躁颧红，舌质红，无苔，或光泽，脉细微而数，或散或芤，为气阴两竭之危证，治应益气救阴防脱，可用生脉散加生地、山萸肉。

【临床思路】

如何有效地防止和减轻严重缺氧，保护重要器官，特别是中枢神经、心、肾功能是抢救成功的关键。因此，急性呼吸衰竭的抢救应当争分夺秒，尽早通畅气道，给予呼吸支持，为基础疾病的治疗争取时间和创造条件。如果接诊时病人呼吸心跳已停止，即予复苏抢救，抢救过程与心肺复苏相同。

在呼吸支持的基础上，应特别重视及早确定呼吸衰竭的病因与辨证要点，采取针对性治疗。中医治疗平喘或开窍法是治疗的急救措施，但属于治标的方法，应根据不同证候的病机，分别予以清热解毒、清营凉血、豁痰化湿等方药以“治病求本”。如邪陷心包，以清热解毒为主，兼以芳香开窍；若属胃热上冲于心，法当攻下通腑。并注意病情的动态变化，方随证转。

【预后及转归】

本证是许多严重疾病并发的危笃急症，多由疾病极期，或脏腑杂病阴阳逆乱，闭阻清窍所致，若不积极救治，预后不良；尤其是脱证出现，表示脏腑功能严重受损，阴枯阳竭，精气消亡，有“阴阳离决”之势，故病死率较高。

【预防与调护】

1. 急性呼吸衰竭重视及早诊断，及早治疗，采取有效的治疗措施，阻止病势发展；如病情恶化，当注意内闭外脱证的前兆症状，以便及早防范。

2. 细致观察病情变化，应注意生命体征的观察，定时测量体温、脉搏、呼吸、血压，注意神志、瞳孔等改变。

3. 保持室内安静清洁，空气流通。

4. 除去义齿，注意眼、鼻、口腔清洁。定时吸痰、中药鼻饲等。

5. 预防褥疮，对长期卧床病人，尽早按摩肢体，以防肢体挛缩。

第二节　急性呼吸窘迫综合征

急性呼吸窘迫综合征（acute respiratory distress syndrome，ARDS）是指由于心源性以外的各种肺内外致病因素（如严重感染、创伤、休克等）导致的急性弥漫性肺损伤和进而发展的急性呼吸衰竭。临床表现为呼吸窘迫及难治性低氧血症，肺部影像学表现为双肺弥漫渗出性改变。1994 年的美欧 ARDS 共识会议同时提出了急性肺损伤（acute lung injury，ALI）/ARDS 的概念，ALI 和 ARDS 为同一疾病过程的两个阶段，ALI 代表早期和病情相对较轻的阶段，而 ARDS 代表后期病情较重的阶段。55% 的 ALI 会在 3 天内进展为 ARDS。2012 年发表的 ARDS 柏林定义取消了 ALI 命名，将本病统一称为 ARDS，原 ALI 相当于现在的轻症 ARDS。

本病属于中医“暴喘”范围。

【病因病理】

一、西医病因病理

（一）发病因素

引起急性呼吸窘迫综合征的病因很多，涉及临床各科。目前已知的病因有 100 多种，根据这些病因在肺损伤中的作用，导致 ARDS 的原发病或高危因素可分为两大类：

1. 直接肺损伤。肺部严重感染（细菌、病毒、囊虫感染等）、误吸胃内容物、淹溺、吸入有毒气体以及肺挫伤等。

2. 间接肺损伤。脓毒血症、休克、DIC、急性胰腺炎、糖尿病酮症酸中毒、肺外多处创伤、药物中毒（麻醉剂等）、多次大量输血等。

ARDS 的常见病因是间接性肺损伤，如脓毒血症、创伤和输血等，这些触发因素可通过血液运输到肺部和全身，引起系统性炎症反应。中国的 2 个回顾性调查表明，感染是最常见的病因，单纯菌血症引起 ARDS 的发病率不高，仅为 4% 左右，但严重脓毒血症临床综合征合并 ARDS 者可高达 35% ~45%。

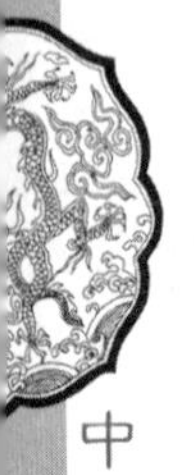

（二）发病机理

ARDS 的发病机理尚未完全阐明。除了某些致病因子直接损伤肺泡—毛细血管膜外，近年来强调炎症反应在 ARDS 形成、发展中的重要作用。ARDS 的本质是多种炎症细胞（巨噬细胞、中性粒细胞、血管内皮细胞、血小板）及其释放的炎症介质和细胞因子间接介导的肺脏炎症反应。ARDS 是全身炎症反应综合征（systemic inflammatory response syndrome，SIRS）的肺部表现。SIRS 即指机体失控的自我持续放大和自我破坏的炎症瀑布反应；机体与 SIRS 同时启动的一系列内源性抗炎介质和抗炎性内分泌激素引起的抗炎反应为代偿性抗炎症反应综合征（compensatory anti-inflammatory response syndrome，CARS）。SIRS 和 CARS 在疾病发展过程中出现平衡失调，则会导致多器官功能障碍综合征（multiple organ dysfunction syndrome，MODS）。目前认为中性粒细胞仍是大多数急性呼吸窘迫综合征重要的损伤效应细胞之一，由于大量的多核白细胞及炎症介质在肺内聚集，与血管内皮细胞膜黏附，导致弥漫性肺泡—毛细血管膜损伤，使肺毛细血管壁通透性增加是 ARDS 的基本发病机理。其主要病理特点是弥漫性肺泡损伤，表现为肺泡透明膜形成（富含蛋白的肺泡和间质水肿），伴Ⅰ型肺泡上皮细胞或肺毛细血管内皮细胞坏死、肿胀、间质纤维化，或伴有Ⅱ型上皮细胞增生。肺泡表面活性物质生成减少，肺泡表面张力降低，形成肺泡群萎陷，结果是肺顺应性降低，肺内分流增加及通气/血流比例失调，导致严重低氧血症。后期因肺通气功能单位的大量破坏，呼吸肌衰竭和组织严重缺氧，可出现混合性酸中毒。

二、中医病因病机

（一）邪毒内攻

温热毒邪从口鼻而入，邪毒犯肺，炼津成痰，痰热壅盛，阻遏肺气而发病；肺与大肠相表里，若邪热传入阳明，与肠中糟粕相搏，燥矢内结，则腑气不通，浊气不得下泄而上迫于肺，肺气上逆而喘。或痈疽因正不胜邪，发生走黄与内陷，热毒内窜，内传心包，攻心犯肺，壅遏肺气而见神昏喘逆。

（二）败血攻肺

跌仆创伤或大手术后，气血受损，瘀血滞留，气机逆乱，可使肺之宣肃功能失常而喘；严重的创伤，或妇人产后，可有败血形成，循经攻心，上搏于肺而成暴喘。

（三）痰饮射肺

素有宿疾，咳伤肺气，肺病日久，可累及脾肾；亦可因劳欲伤肾，精气内夺；或中气虚弱，肺气失于充养。肺、脾、肾阳气虚损，水液输布失职，致水邪内停，寒化为饮，凌心射肺，肺气上逆为喘。若累及于心，心阳不振，亦致喘促。

（四）正气虚衰

素体禀赋不足，或后天失于调养，致肺肾两虚，而易受外界不正之气的侵袭，使肺气闭塞而发暴喘。正如《症因脉治·气虚喘逆》说："或本元素虚，或大病后、大劳后失于调养，或过服克削，元气大伤，则气虚喘逆之症作矣。"亦可因五脏虚衰，正气欲脱而暴喘。

本病的严重阶段，不但肺肾俱虚，肺虚不助心主治节，宗气生成不足，肾阳无以温煦心阳，可病及于心，导致心气、心阳衰惫，鼓动血脉无力，血行瘀滞，见面色、唇舌、指甲青紫，甚则喘汗致脱，出现孤阳欲脱之危笃病情。

【临床表现】

一、症状

ARDS 多在原发疾病（如休克、创伤等）发生后 24 ~ 48 h 突然发病。除原发病的相应症状和体征外，最早出现的症状是呼吸增快，并呈进行性加重的呼吸困难、发绀，常伴有烦躁、焦虑、出汗等，甚至意识障碍症状。其呼吸困难的特点是呼吸深快、费力，病人常感到胸廓紧束、严重憋气，即呼吸窘迫，不能用通常的吸氧疗法改善，亦不能用其他原发心肺疾病（如气胸、肺气肿、肺不张、肺炎、心力衰竭）解释。

二、体征

体征常不如症状明显。早期多无异常阳性体征，随着症状加重，辅助呼吸肌运动增强，心动过速，心率增快 >100 次/分，肺部可闻干、湿啰音等。

【实验室及其他检查】

1. 外周白细胞计数与分类。ARDS 早期，由于中性粒细胞在肺内聚集、浸润，外周白细胞常呈短暂的、一过性下降，最低可 $<1\times10^9$/L，杆状核粒细胞 >10%。随着病情的发展，外周白细胞很快回升至正常；由于合并感染或其他应激因素，亦可显著高于正常。

2. X 线检查。早期可无异常，或呈轻度间质改变，表现为边缘模糊的肺纹理增多，进而出现小片状模糊影。继之迅速出现双肺散布大小不等、边缘模糊的斑片状阴影，且常融合成大片状浸润、实变，并可见支气管充气征。实变影常呈区域性、重力性分布，以中下肺野和肺外带居多，后期两肺呈广泛实变，出现“白肺”。当病情好转时，病变逐步吸收，首先从肺泡病变开始，次为间质，以至完全恢复。少数可残留不同程度的肺纤维化。

3. 动脉血气分析。典型的改变为 PaO_2、$PaCO_2$ 降低，pH 升高。根据氧合指数（PaO_2/FiO_2）、肺泡—动脉氧分压差［$P_{(A-a)}O_2$］、肺内分流（Q_S/Q_T）等指标，对建立诊断、严重性分级和疗效评价等均有重要意义。

4. 漂浮导管检查。病人肺动脉楔压正常。若肺动脉楔压大于 18 mmHg，则见于急性左心衰竭，但不排除合并存在 ARDS 的可能。

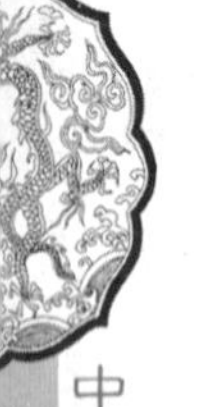

【诊断与鉴别诊断】

一、诊断要点

（一）西医诊断

根据ARDS柏林定义，满足如下4项条件方可诊断为ARDS。

1. 明确诱因下1周内出现的急性或进展性呼吸困难。

2. 胸部X线平片或胸部CT显示双肺浸润影，不能完全用胸腔积液、肺叶/全肺不张和结节影解释。

3. 呼吸衰竭不能完全用心力衰竭和液体负荷过重解释。如果临床没有危险因素，需要用客观检查（如超声心动图等）来评价心源性肺水肿。

4. 低氧血症：根据氧合指数PaO_2/FiO_2确立ARDS诊断，并将其按严重程度分为轻度、中度、重度，需注意氧合指数中PaO_2的监测是在机械通气参数PEEP/CPAP不低于5 cmH_2O的条件下测得；所在地海拔超过1 000 m时，需对PaO_2/FiO_2进行校正，校正后的PaO_2/FiO_2 =（PaO_2/FiO_2）X（所在地大气压值/760）。

轻度：200 mmHg $<$ $PaO_2/FiO_2 \leq$ 300 mmHg

中度：100 mmHg $<$ $PaO_2/FiO_2 \leq$ 200 mmHg

重度：$PaO_2/FiO_2 \leq$ 100 mmHg

（二）中医辨病与辨证要点

1. 辨病要点。本病以呼吸急促，张口抬肩，不能平卧，目胀睛突，四肢厥冷，大汗淋漓，甚者喘剧不解为辨病要点。临证应与哮病相鉴别：哮病也表现为呼吸困难，但哮指声响言，呼吸困难而兼喉中哮鸣，是一种反复发作的独立性疾病；本病为呼吸喘促而无喉中哮鸣，是由多种急性疾病或慢性疾病突发加重的危重的症状。

2. 辨证要点。辨别喘证病变之在肺在肾。一般感受外邪、痰浊阻肺、瘀血攻肺等所致之肺气壅滞，失于宣降，气逆而喘者，病位在肺，病变为实；实证呼吸深长有余，呼出为快，气粗声高，伴有痰鸣咳嗽，脉数有力。而久病劳欲，肺肾出纳失常而致喘者，病位在肺、肾两脏，病变多属虚，或虚实夹杂；虚证呼吸短促难续，深吸为快，或喘息持续不已，神倦气怯，少有痰鸣咳嗽，脉微弱或浮大中空。临证应结合辨虚实、辨寒热，综合分析临床表现，进一步明确病变脏腑。

二、鉴别诊断

1. 心源性肺水肿。见于各种原因引起的急性左心功能不全，如瓣膜性、高血压性和冠状动脉粥样硬化性心脏病，心肌炎和心肌病等。其病理基础是由于左心功能衰竭，致肺循环流体静压升高，液体漏出肺毛细血管，故水肿液蛋白含量不高。临床表现呼吸困难与体位有关，伴有咳嗽，咯粉红色泡沫痰，经吸氧、利尿及应用洋地黄药物等治疗有效。肺动脉楔压大于18 mmHg，与ARDS表现不同。

2. 非心源性肺水肿。非心源性肺水肿绝非仅为ARDS，还可见于其他情况，如胸腔抽液、抽气过多或过快，使胸膜腔负压骤然增大而形成复张后肺水肿。此类病人的特点是，有明确的病史；肺水肿的症状、体征及 X 线征象出现较快，治疗后消失也快；低氧血症一般不重，吸氧较易纠正。

3. 急性肺栓塞。各种原因导致的急性肺栓塞，病人亦可突然发病，呼吸急促，烦躁不安，咯血和发绀，血气分析 PaO_2 和 $PaCO_2$ 均降低，与 ARDS 颇为相似。但急性肺栓塞病人，多有较剧烈的胸痛、发热，查体可发现心动过速、肺部湿啰音、胸膜摩擦音或胸腔积液体征，以及肺动脉第二音亢进伴分裂等。胸部 X 线检查肺内可见典型的楔形或圆形阴影。无肺梗死时多见肺容量减少征象如横膈抬高、肋间隙变小等，多伴有胸膜反应，以及肺动脉段膨出。结合胸部螺旋 CT 或肺核素扫描可确诊本病。

4. 特发性肺间质纤维化。是原因不明的肺间质性疾病，部分病人呈急性或亚急性起病，表现为刺激性干咳、进行性呼吸困难、发绀等。但肺部可闻及特征性的爆裂性湿啰音，胸片可见网状、结节状阴影，肺功能表现为限制性通气功能障碍和弥散功能减退。

【治疗】

一、西医治疗

（一）治疗原则

ARDS 的治疗，至今尚无特效的方法，目前主要根据其病理生理改变和临床表现进行针对性多靶点和支持性治疗，积极治疗原发病，改善通气和组织氧供，防止进一步的肺损伤和肺水肿，是目前治疗的主要原则。

（二）治疗措施

1. 呼吸支持治疗。

（1）氧疗：纠正低氧血症是 ARDS 治疗中的重要手段。为克服肺内分流和通气/血流比值降低，尽快纠正缺氧，可短期内使用较高浓度给氧，吸入氧浓度达 60% 左右。常用的鼻导管或鼻塞法供氧难以奏效，早期轻症病人可先用面罩高浓度（$FiO_2>60\%$）吸氧，使 $PaO_2>60$ mmHg 和 $SaO_2>90\%$。如仍不能有效提高血氧分压，应及时行机械通气。

（2）机械通气：目前认为机械通气是治疗 ARDS 的主要手段，多数学者认为诊断确立，即行机械通气。早期轻症病人可试用无创通气方法，如鼻/面罩通气、持续性气道正压通气（CPAP）、双水平气道内正压通气（BiPAP）等。多数病人需要行气管插管或切开作机械通气。

ARDS 因其基础的病理生理特点而易发生呼吸机相关肺损伤（ventilator associated lung injury，VALI）。VALI 常见的类型包括肺压力伤、肺容积伤、肺萎陷伤，肺生物伤和氧中毒。随着人们对 VALI 发病机制认识的加深，提出了“肺保护性通气策略”的概念以减少 VALI 的发生。它的概念主要包括以下两点：①严格限制潮气量和气道压，减少肺容积伤和压力伤的发生。潮气量可常规设为 6 ~ 8 mL/kg，气道平台压限制在

30 ~ 35 cmH_2O以下。在对潮气量和平台压进行限制后，肺泡分钟通气量降低，$PaCO_2$随之升高，但允许在一定范围内高于正常水平，即所谓的允许性高碳酸血症（permissive hypercapnia，PHC）。PHC 策略是为了防止气压伤而不得已为之的做法。②使用一定水平的呼气末正压（PEEP），减少肺萎陷伤的发生。肺萎陷伤的发生主要是由于在机械通气时萎陷肺泡反复地扩张和塌陷，以及不同病变肺组织间相互牵拉产生剪切力的缘故。PEEP 是指在整个呼吸（吸气、呼气）过程中保持正压的一种通气形式。PEEP 对 ARDS 改善呼吸功能有如下优点：增加功能残气量；使萎陷的肺泡复张；减轻肺间质水肿；增加肺泡通气，改善通气/血流比例失调，减少肺内分流，从而有效提高 PaO_2，改善动脉氧合，降低 FiO_2，但 PEEP 可增加胸内正压，减少回心血量，从而降低心排血量。应用 PEEP 治疗时，需选择最佳 PEEP 值，是指治疗作用最好而副作用又最小的 PEEP 水平。开始时，PEEP 值以 3 ~ 5 cmH_2O 为宜，以后视病情逐渐增加至适宜的水平，争取维持 $PaO_2 > 60$ mmHg 而 $FiO_2 < 60\%$。一般 PEEP 水平为 8 ~ 18 cmH_2O。

在采用肺保护性通气策略的同时，实施肺开放通气策略是非常必要的。有研究表明，使萎陷肺泡重新开放所需的压力较通常使用的驱动压要高出许多，因而在 ARDS 采用肺保护性策略所给予的驱动力往往不能使更多的肺泡开放。实施肺开放通气策略的最主要手段是采用肺泡复张法（recruitment maneuver，RM）。RM 是指在机械通气过程中间断地给予高于常规平均气道压的压力并维持一定的时间（30 ~ 120 s），一方面可使更多的萎陷肺泡重新复张，另一方面还可以防止吸收性肺不张。常用的方法有多数呼吸机所具有的“叹气（sigh）”功能、PCV 或 CPAP 方式（即间断将气道压在 3 ~ 5 s 内升高到 35 ~ 45 cmH_2O，持续 30 ~ 60 s 后再恢复到实施 RM 之前的压力水平）、使用高频振荡通气（HFOV）进行肺泡复张（即通过直接调高平均气道压实现 RM）。

机械通气中必须进行密切的呼吸监测，包括气道压力、肺顺应性、潮气量、PEEP、持续氧饱和度和呼吸频率监测等，并根据血气分析调整有关参数。

2. 药物治疗。

（1）糖皮质激素：多数认为应用糖皮质激素具有积极作用，有广泛的抗炎、抗休克、抗内毒素及减少毛细血管渗出等作用，可以减轻肺泡—毛细血管膜损伤，抑制后期肺纤维化。主要用于刺激性气体吸入、外伤骨折所致的脂肪栓塞等非感染性引起的 ARDS，常用地塞米松 20 ~ 30 mg/d，疗程宜短，一般为 3 ~ 5 d。ARDS 病情后期，为防止广泛性肺纤维化，可应用激素。

（2）维持适宜的液体平衡：有效血容量不足时，会加重低血压和休克，但过多的液体又会加重肺水肿，因此，液体管理是 ARDS 治疗的重要环节。在稳定血压的前提下，要求出入液体量轻度负平衡，尽量给予晶体溶液。在血流动力学状态稳定的情况下，可酌情使用利尿剂以减轻肺水肿。由于 ARDS 肺毛细血管通透性增加，胶体可渗出至肺间质，加重肺水肿，故在 ARDS 的早期不宜给胶体液。对于渗透压很低者，给予胶体溶液，如白蛋白和血浆。如创伤出血过多，必须输血，输血切忌过量、过快，最好输新鲜血。

（3）控制感染：严重感染既是 ARDS 的高危致病因素，也是非感染病因导致 ARDS 后最常见的并发症和死亡原因。抗感染治疗宜尽早开始，选用广谱有效抗生素，并给予足够的剂量和疗程。最常见感染部位有肺部、腹部和创伤伤口。晚期可有真菌等继发感染。

3. 营养支持。ARDS 病人处于高代谢状态，应及时补充热量和高蛋白、高脂肪、营养物质。应尽早给予强有力的营养支持，鼻饲或静脉补给。

4. 原发疾病的治疗。是极为重要的治疗原则，只有原发病得到控制，ARDS 的治疗才能最终成功。应针对不同的疾病，进行积极的治疗。如骨折的固定、休克的纠正、有效的止血、严重感染的控制、重症胰腺炎的治疗等。

二、中医治疗

中医抢救应先用应急治疗。在辨证的基础上，分别选用清热解毒、通腑泻下、活血祛痰方药，救急时宜选用安宫牛黄丸、中药针剂以及针刺疗法。若正虚气脱者，又当救逆固脱，即予参附注射液、参麦注射液等静脉注射。

（一）应急治疗

1. 针刺。针大椎、肺俞、风门、定喘、天突等穴，用强刺激手法。用于痰气闭窍病人。

2. 中成药。安宫牛黄丸 1 丸，每日 1～2 次，或鲜竹沥液 30 mL，每日 3 次，口服或管饲。用于证属痰热壅盛或邪热闭窍者。

3. 清开灵注射液 40 mL 加入 5% 葡萄糖注射液中静脉滴注。用于证属邪热壅盛者。

4. 醒脑静注射液 20 mL 加入 5% 葡萄糖注射液中静脉滴注。用于证属痰热壅盛或邪热闭窍者。

5. 参麦注射液 60 mL 加入 5% 葡萄糖注射液中静脉滴注。用于邪热耗伤气阴或气阴欲竭者。

6. 参附注射液 20 mL 加入 50% 葡萄糖注射液 20 mL 中静脉注射。用于出现厥脱病人的抢救。

（二）辨证论治

1. 热毒犯肺。

主要证候：喘促气粗，鼻翼翕动，高热面赤，胸中烦热，躁动不宁，甚或谵语神昏，咯痰黄稠，舌质红苔黄腻，脉滑数。

治法：清热解毒，化痰降逆。

方药：麻杏甘石汤。

方中生石膏辛寒以泻肺热，麻黄辛温宣散肺气，二药合用，则清散肺经郁热，即“火郁发之”，使肺气肃降有权，以平喘急；杏仁苦降肺气，助麻黄、石膏清肺平喘；炙甘草既能益气和中，调和于寒温宣降之间。共奏清热化痰，宣肺平喘之效。

热毒偏盛者合用千金苇茎汤或加知母；火结神昏者合黄连解毒汤。痰热壅盛者可加黄芩、桑白皮、瓜蒌仁；津伤口燥者可加天花粉、麦冬；便秘腹胀者加大黄、厚朴、莱菔子。

2. 腑结肺痹。

主要证候：喘促气急，发热不恶寒，腹满，大便秘结，烦躁，甚或谵语、昏迷，痰涎壅盛。舌质红苔黄燥，脉弦数。

治法：通腑泻下，宣肺平喘。

方药：宣白承气汤。

方中生石膏清泄肺胃之热；杏仁、瓜蒌皮宣降肺气，化痰定喘；大黄苦寒泄热，攻下燥矢，腑实得下则肺热易清；肺气清肃则腑气易通。全方脏腑、上下合治，相辅相成，共奏泄热攻下、宣肺化痰之效。

高热烦躁者加黄芩、连翘、麦冬；喘急痰盛者加桑白皮、葶苈子、苏子；便结腹胀者加芒硝、枳实、厚朴。

3. 外伤致喘。

主要证候：严重伤损后出现呼吸急促，唇面青黯，身倦乏力，烦躁，腹满便秘，舌质暗苔白，脉细涩或沉细弱。

治法：通腑逐瘀，益气救脱。

方药：桃仁承气汤。

方中桃仁破血通瘀，大黄苦寒清泻邪热，二药合用，使瘀热从肠腑而出；芒硝咸寒软坚散结，助大黄通腑泄热；桂枝温通经脉，宣导瘀热，助桃仁活血破瘀；炙甘草益气和中，并缓诸药峻烈之性，使祛瘀而不伤正。诸药合用共奏破血下瘀之效，使蓄血去，瘀热清。

气虚者加党参、黄芪；血虚者加当归、熟地；气阴欲竭者合生脉散。

4. 阴阳欲脱。

主要证候：喘促气急加剧，呼多吸少，面色晦暗，神疲汗多，四肢厥冷。脉浮大无根或脉微欲绝。

治法：回阳救逆。

方药：四逆加人参汤。

方中附子辛热纯阳，为补先天真火之要剂，又能温阳逐寒；干姜温中散寒，助附子升发阳气，两药合用，增强回阳之力；更以人参大补元气，益气固脱，可使阳气回复。炙甘草益气和中，又能解毒，缓姜、附之烈性，诸药相须为用，共奏回阳救逆之效。

汗出如油者加龙骨、牡蛎以增强固脱之功。

【临床思路】

ARDS 是一种危重急症，至今尚无特效疗法，病情危急，且发展迅速，死亡率很高，救治应立足“留人治病”，宜采用中西医结合方法积极抢救治疗。

ARDS 需注意与可引起急性呼吸困难和肺实变的疾病相鉴别，如心源性肺水肿、急性肺栓塞疾病等。临床在掌握诊断标准的基础上，应强调 ARDS 的演变过程，结合病史、体检和实验室检查等尽快做出明确诊断。

ARDS 的早期诊断和治疗对改善预后很重要。因其起病隐匿，且缺乏早期诊断指标，待临床表现典型、动脉血气和胸部 X 线改变明显时，才做出诊断，病情已发展至中、晚期。因此，必须警惕并防治早期的 ARDS。对于有常见高危因素的病人，尤其是发病的 24 ~ 48 h 内，应严密监视，动态监测动脉血气分析，计算氧合指数，是较早发现 ARDS 的有效方法。

【预后与转归】

动脉血气分析中氧合指数（PaO_2/FiO_2）、肺泡—动脉氧分压差［$P_{(A-a)}O_2$］、肺内分流（Q_S/Q_T）等指标，是 ARDS 诊断、评价病情严重程度和疗效评价的重要指标。

ARDS 的预后转归，除与抢救措施是否得当有关外，还与诱发 ARDS 的基础疾患能否及时处理和有效控制有密切关系，一般认为它是重危病人致死的重要病因。ARDS 虽经多年努力病死率仍高达 50% 左右。伴有骨髓移植、脓毒症等原发病时预后更差；对治疗的反应及是否并发 MODS 也明显影响预后。ARDS 存活者大多数不留有肺功能慢性损伤，但亦可因 ARDS 修复后形成肺间质纤维化而损伤肺功能。

【预防与调护】

1. 对于高危病人，应严密监测，及早诊断，力求早期治疗。
2. 保持呼吸道通畅，吸入肺内的气体必须充分湿化。
3. 避免受凉，冬季要特别注意背部和项部的保暖。
4. 室内空气要新鲜，避免烟尘刺激。
5. 痰多者排痰，尽量采用咳嗽或体位排痰。如使用呼吸机时采用吸引器负压吸痰，并注意无菌操作。
6. 不能主动翻身者应用气垫床或臀部加气垫圈，受压部位皮肤保持洁净，每小时翻身 1 次防治褥疮。
7. 注意口腔护理，口腔黏膜出现白斑应考虑真菌感染，并及时处理。

第三节　自发性气胸

自发性气胸（spontaneous pneumothorax）是指肺泡连同脏层胸膜破裂，肺内气体经裂口进入胸膜腔，形成胸腔内积气。有特发性气胸和继发性气胸两种，前者指肺部 X 线无明显病变者发生的气胸；后者是继发于肺脏各种疾病的气胸。自发性气胸是呼吸内科最常见的急症之一，需及时确诊和治疗。

本病的发病率较难准确统计，据文献报道其发生率为每年（5 ~ 46）/10 万，复发率为 19.6% ~ 56.1%，病死率为 1% ~ 7.3%；在 2 次发作后的复发率为 62% ~ 69%；3 次发作后的复发率为 83% ~ 90%。在美国，特发性气胸年发病率为 9/10 万，继发性气胸年发病率为 3.8/10 万。少量气胸时，病人往往无症状，故本病实际发生率远较临床所见为高。本病男性病人明显多于女性，男女之比为 5 ∶ 1，多见于 20 ~ 30 岁的青壮年。

本病属中医的“胸痛”“喘证”范畴。

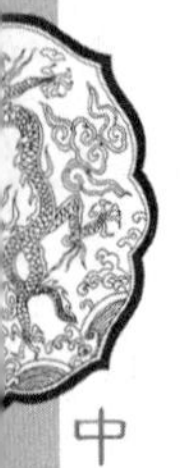

【病因病理】

一、西医病因病理

（一）发病因素

1. 特发性气胸。病人既往无明显肺部病变，由于肺尖部位胸膜下肺大泡破裂引起。肺大泡的形成多与肺泡壁弹力纤维先天性发育不良有关，或由于支气管炎或肺炎愈后的纤维牵拉及通气不畅，使肺泡或肺间质发生气肿样改变。常见于健康状况的青壮年，且属瘦长体型者，可多次发生气胸。

2. 继发于肺部疾病。①常见于慢性阻塞性肺病，如慢性支气管炎、哮喘、结核、阻塞性肺气肿、尘肺等。在肺部疾病基础上并发代偿性肺大泡时，由于其引流的小气道炎性狭窄，肺泡内压急骤升高导致肺大泡破裂。②肺组织疾病，如脏层胸膜下的结核或癌性空洞破裂，肺脓肿侵蚀、溃破脏层胸膜等，均可发生气胸，多为脓气胸。

3. 常见诱因。用力提取重物、用力屏气、剧烈运动、咳嗽、喷嚏或大笑，肺泡内压力升高，致使原有病损或缺陷的肺组织破裂引起气胸。机械通气时，若送气压力或气道峰压过高，造成气压伤。

（二）发病机理

气胸发生后，由于胸腔内积气，可发生肺脏向肺门萎陷、纵隔向健侧移位，皮下及纵隔气肿等变化。大量气胸时，肺组织受压萎陷，肺活量明显下降，萎陷的肺泡无通气，肺通气量显著下降，而血流灌注仍正常，造成通气/血流比例失调，肺动脉内血流得不到充分氧合即进入肺静脉，形成动静脉分流，导致缺氧。随后，病侧肺血流量减少，使健侧肺血流量增加，同时健侧肺组织代偿性的通气增加，使 V/Q 比例逐步恢复正常，缺氧缓解。严重病人可因大静脉受压，静脉回心血流受阻，心排出量下降而出现严重的循环功能障碍。

二、中医病因病机

（一）肺中素蕴痰热

邪热久郁，炼津成痰，或饮食劳倦，内伤于肺，致使肺失宣肃，痰热郁肺，灼伤肺膜，络气不和而发病。

（二）气虚痰浊内蕴

多因过食生冷，损伤脾阳，气不布津，聚湿成痰，从寒化饮，形成痰饮内盛，上郁于肺，肺气宣肃失司；或久病咳喘，痰浊不化，肺肾虚损，上盛下虚，以致肾虚摄纳无权，肺不能吸清呼浊，气逆于肺而发病。

（三）劳伤肺络受损

素患肺疾，肺气渐耗，形成劳损，或虚处留邪，以致肺气壅遏，络气不和，骤然屏气用力或努力持重，可使肺失宣肃，肺络受损，气血郁滞，伤及肺膜而发病。

（四）外伤损肺

胸部外伤损及于肺，如针刺不当，肺体受伤，肺之正气受损，浊阴之气乘虚内犯清阳，肺气为浊气闭塞，肺气失和，呼吸之息不得宣畅，气机不达而出现胸痛、喘息之证。

心肺同居上焦，“肺朝百脉”，肺为心行血，肺气郁滞，常累及于心，可致心脉瘀阻，证见唇面紫黯；如心阳暴脱，可出现突然大汗淋漓，四肢厥冷之危候。

【临床表现】

一、症状

自发性气胸症状的轻重取决于气胸发生的快慢，气胸的类型，肺受压的程度，肺及全身健康状况。如气胸逐渐形成，胸腔积气不多，临床症状可不典型。若突然发生大量胸腔内积气，则有急性呼吸困难和胸痛。

1. 胸痛：常为急性起病时的首发症状。由于胸膜粘连牵拉、撕裂引起。患侧胸痛呈锐痛或刀割样，可向肩背、腋下、前臂放射，深吸气或咳嗽时症状加重。

2. 呼吸困难：常与胸痛同时出现。由于肺收缩萎陷，呼吸功能削弱所致。其严重程度与肺受压的程度及肺部有无慢性疾病有关，如肺压缩小于20%，原来肺功能良好，可无明显呼吸困难；如原有肺功能不全，或重度肺气肿、肺纤维化，肺压缩10%以下，即有严重呼吸困难。张力性气胸常呈进行性呼吸困难。

3. 咳嗽：常为刺激性干咳。

4. 休克：多见于严重的张力性气胸及心肺功能不全者，表现为呼吸困难、发绀、大汗淋漓、四肢厥冷、血压下降或昏迷，若不及时进行有效抢救可很快死亡。

二、体征

气胸的典型体征为患侧胸廓膨隆，肋间隙增宽，呼吸运动减弱，叩诊呈鼓音，语颤及呼吸音减弱或消失。大量气胸可使气管、纵隔、心脏向健侧移位，左侧气胸时心浊音界消失，右侧气胸则肝浊音界下降。少量或局部气胸，可无明显体征，特别是在肺气肿并发气胸病人，细心听诊两侧呼吸音，可发现气胸侧呼吸音减弱较对侧更为明显。

【实验室及其他检查】

胸部X线检查：为诊断气胸最可靠的方法，可显示肺压缩的程度，有无胸膜粘连、胸腔积液以及纵隔移位等。气胸的典型X线表现为胸腔积气部位透亮度增强，肺纹理消失，肺组织被压缩向肺门区，其边缘可见发线状的脏层胸膜阴影，健侧肺可有代偿性肺气肿。少量气胸时，往往局限于肺尖部，常被骨骼掩盖，在后前位X线检查时易遗漏，需嘱病人深呼气或同时转动体位进行透视才能发现。

肺压缩面积的计算在后前位胸片上取肺门为中心作三条线，第一条线自肺门经第一肋骨下缘达外胸壁，第二条线自肺门平行向外至胸壁，第三条线自肺门斜行向下达肋膈角。每条线全长作为100%，分别计算三条线上肺压迫面积的百分数：

$$(上\% + 中\% + 下\%)/3 \times 100\% = 全肺压缩\%$$

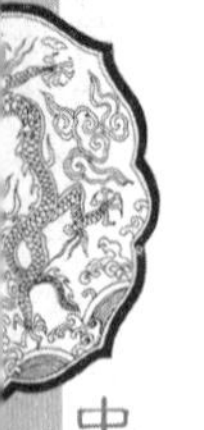

【诊断与鉴别诊断】

一、诊断要点

（一）西医诊断

1. 根据病人有用力过度、剧咳等诱因，或有肺部慢性疾病如肺气肿、肺大泡等病史，突发一侧胸痛，咳嗽及呼吸困难，体检有气胸体征，即可做出初步诊断。胸部X线检查有助于确诊。

2. 判断气胸的临床类型。根据脏层胸膜裂口及胸腔内压力情况分为：

（1）闭合性气胸：胸膜裂口较小，且在肺脏萎缩时，裂口自行闭合，空气停止继续逸入胸膜腔。胸膜腔内压接近或略高于大气压，抽气后胸膜腔内压下降，留针1~2 min压力不再上升。

（2）开放性气胸：胸膜裂口较大，或因胸膜粘连的牵引妨碍肺萎陷，使裂口持续张开；或因裂口与支气管相通，形成支气管胸膜瘘，空气随呼吸自由进出胸膜腔，使胸膜腔与大气相通。胸膜腔内压在0 cmH_2O 上下波动，抽气后胸膜腔内压不变。

（3）张力性气胸：裂口呈单向活瓣样，吸气时裂口张开，空气进入胸腔，呼气时裂口关闭，气体不能排出，使胸膜腔内气体增多。胸膜腔内压逐渐升高，呼吸困难进行性加剧，抽气后胸膜腔内压下降，但很快又不断增高。

3. 病情判断。张力性气胸，双侧自发性气胸，合并纵隔气肿，气胸并发于慢性阻塞性肺病者，均提示病情危重。

（二）中医辨病与辨证要点

1. 辨病要点。本病以突然发病，患侧胸部闷窒，或疼痛难忍，干咳，或见呼吸喘促，唇甲青紫为辨病要点，常有剧烈咳嗽，用力过度等诱因。本病胸痛明显者，应与真心痛鉴别：真心痛突发胸部憋闷、疼痛，常伴随短气、乏力、冷汗淋漓、肢冷，重者唇甲青紫等症状。

2. 辨证要点。临证时，应询问其起因及性质，结合伴随症状，辨明病变的属性。大抵胸痛而兼见咳喘、痰多、身热者，多属痰热所致；若伴有烦躁，气粗，痰稠，舌红苔黄腻，脉数，证属痰火。若胸闷喘息兼见多唾痰涎，苔腻者，属痰浊为患，如胸闷，兼见胁胀痛，善太息者属气滞者多；若胸痛固定或刺痛者，多属血瘀，如胸闷气短为主，由动引发，伴汗出、神疲者，多属肺气亏虚。

二、鉴别诊断

1. 急性心肌梗死。可突发胸痛、呼吸困难，甚至休克，但病人常有高血压和既往心绞痛病史，心肌酶学检查及心电图有其特征性改变，而无气胸之体征及X线征。

2. 巨型肺大泡。常误诊为气胸，但其起病缓慢，无突发胸痛，气急不如气胸急剧，穿刺测压压力在大气压上下，X线检查有特异性改变。

3. 支气管哮喘、阻塞性肺气肿。均可见呼吸困难、气急，但哮喘有反复发作史，肺气肿有慢性咳嗽咯痰史，病情缓慢加重。若哮喘肺气肿病人突然呼吸困难加重时，应考虑并发气胸的可能，做胸部X线检查可以鉴别。

4. 肺栓塞。突发的胸痛、呼吸困难、发绀等酷似自发性气胸的表现。但肺栓塞病人常有咯血，并常有下肢或盆腔栓塞性静脉炎、骨折、严重心脏病、心房颤动等病史，或发生在长期卧床的年老病人。详细体格检查和X线检查可做出鉴别。

【治疗】

一、西医治疗

（一）治疗原则

首要的治疗是排气减压，迅速解除气胸的压迫症状，使肺及早复张。

（二）治疗措施

1. 一般疗法。包括卧床休息、尽量少讲话和吸氧等。剧烈咳嗽，可口服镇咳药如可待因0.03 g。气胸病人，肺压缩小于20%，无明显症状者，可不抽气，嘱卧床休息，并予较高浓度的吸氧，2～3周内气体自行吸收。

2. 排气减压。适用于肺压缩程度较重，呼吸困难明显，尤其张力性气胸者，需要紧急排气。常用的方法有以下三种：

（1）紧急简易排气：张力性气胸，如遇病情急、重，无气胸箱设备时，可用50 mL注射器，以胶管连接胸穿针，于患侧锁骨中线第2肋间穿刺抽气。或用一粗注射针，在其尾部扎上橡皮指套，指套末端剪一小裂缝，插入患侧胸腔做临时简易排气。胸膜腔内压高时气体从小裂缝排出，待胸膜腔内压减至负压时，套束即自行塌陷，小裂缝自行关闭，外界气体不能进入。

（2）人工气胸箱抽气：可以同时测压、抽气。方法：取患侧锁骨中线第2肋间或腋前线第4～5肋间处，如为局限性气胸，可在X线透视下辅助定位。常规消毒、铺盖孔巾后，用2%普鲁卡因4 mL，于穿刺点处打一皮丘，然后垂直进针逐层麻醉胸壁及壁层胸膜，同时估计进针深度；以胸穿针于穿刺点垂直进针，达到前估计深度，有明显落空感时，即停止进针，固定穿刺针，连接气胸箱。先测胸膜腔内压，然后抽气，使胸膜腔内压降至“0”上下，抽气过程不宜太快，每次抽气以800 mL左右为宜。抽气后观察3 min，若未见压力回升即可拔针；如压力很快回升，提示气胸裂口未闭，需做胸腔闭式引流术排气。人工气胸箱反复抽气，操作过程中易因胸穿针尖摆动或病人突然咳嗽而刺伤肺脏层胸膜，加重气胸，现在已逐渐少用。

（3）胸腔闭式引流术：开放性气胸或张力性气胸，以及闭合性气胸病人，多采用胸腔闭式引流术进行排气减压。方法：插管部位一般取患侧锁骨中线第2肋间，按无菌操作，在局部麻醉下做胸壁切口，用血管钳将肋间肌做钝性分离至胸膜，将引流管通过套管送入胸腔内，并连接水封瓶，如有气泡逸出，即将导管固定。连接肋间导管的水封瓶中玻璃管应插入至瓶内水面下1～2 cm，以免外界空气进入胸腔。张力性气胸开始排气不宜过快，如突然出现咳嗽不止，应警惕复张性肺水肿的发生，予立即夹管，并积极

抢救，待症状缓解后再慢慢排气并密切观察。水封瓶应每天更换一次，注意无菌操作，并注意观察病情。若病人呼吸困难消失，患侧呼吸音恢复，引流管内无气泡逸出，且玻璃管内液面停止波动，表示气体已大部分排出，肺已复张。可夹管观察 24 h，若无气胸复发现象即可拔管。

（4）胸膜粘连术：对于反复发生气胸的病人，可考虑做胸膜粘连术。方法：在局麻下，经胸腔镜向病变部位注入滑石粉或其他粘连剂（四环素等），使胸膜产生无菌性炎症，造成胸膜粘连，可避免气胸复发。

（5）手术治疗：适用于气胸反复发作并伴有多发性肺大泡者，或经闭式引流排气无效的张力性气胸，以及慢性气胸伴有支气管胸膜瘘导致肺不张者，可行肺部分切除、肺缝合术。

二、中医治疗

治疗当以祛邪利气，在辨证的基础上，分别采用疏邪解表、温肺散寒、清热化痰、行气活血、宣通肺气等治法，配合云南白药、鲜竹沥液、中药针剂以及针刺治疗。

（一）应急治疗

1. 针刺。针刺风门、肺俞、定喘、合谷、足三里、丰隆等穴。

2. 中成药。橘红痰咳煎膏 20 mL，每日 3 次，口服，用于痰浊蕴肺者。胸痛可予三七末 1 g，每日 3 次，口服；或云南白药 0.5 g，每日 3 次，口服，以化瘀止痛。

3. 清开灵注射液 40 mL 加入 5% 葡萄糖注射液 500 mL 中静脉滴注；或痰热清注射液 20 mL 加入 5% 葡萄糖注射液中 250 mL 静脉滴注。适用于证属痰热壅肺者。

4. 丹参注射液 20 mL 加入 5% 葡萄糖注射液 250 mL 中静脉滴注，适用于瘀积胸痛者。

5. 厥脱可用参附注射液 20 mL 加入 50% 葡萄糖注射液 20 mL 中静脉注射。

（二）辨证论治

1. 外感风寒，内有气滞。

主要证候：恶寒发热，头痛无汗，胸闷脘痞，咳嗽痰白，不思饮食。舌质淡苔白腻，脉浮。

治法：疏邪解表、宣肺利气。

方药：香苏散。

方中苏叶辛温发表，宣通肺气，香附行气解郁，善理三焦之气，两药相配，既可宣散发表，又能行气活血。陈皮燥湿和胃，舒肺脾之气，炙甘草益气和中。四药相合，有宣肺解表，行气开郁之效。

酌加桔梗、前胡。若发热者加柴胡、葛根；头痛者加羌活、川芎；咳嗽痰多者去苏叶，加苏子、款冬花。

2. 痰热壅肺。

主要证候：胸闷胸痛，气促咳嗽，咯痰黄稠，口干苦，大便秘结，舌质红苔黄腻，脉弦数。

治法：清热化痰、宽胸利气。

方药：小陷胸汤合苇茎汤。

方中瓜蒌仁、冬瓜仁清热涤痰，通胸膈之痹，黄连苦降泻热降火，苇茎清泄肺热，半夏降逆和胃，消痞散结，与黄连合用，一辛一苦，辛开苦降，其散结开痞更著。薏苡仁、桃仁化浊行瘀。诸药合用，共奏清热化痰、宽胸理气之效。

酌加桔梗、枳实等清热化痰，行气宽胸之药。如咳痰黄稠，口苦苔黄者加柴胡、黄芩；咳嗽明显者加前胡、枇杷叶。

3. 寒痰阻肺。

主要证候：胸痛气促，咳嗽，痰白而稀，形寒身冷，口不渴。舌质淡苔白滑，脉弦滑。

治法：温肺散寒，化痰平喘。

方药：小青龙汤。

方中麻黄、桂枝解表寒，宣肺气以平喘；芍药配桂枝以调和营卫，干姜、细辛温肺散寒化饮；法夏和胃降逆，祛痰散结；五味子温敛肺气，以敛耗伤之气；甘草益气和中，调和诸药。诸药合用，辛散温化，共奏蠲饮平喘之效。

若素体阳虚，去麻黄，恐其发散阳气，宜苓甘五味姜辛汤；若喘咳痰涎壅盛，胸中窒闷加苏子、桑白皮；饮郁化热者加生石膏；若口渴者去半夏加天花粉。

4. 气滞血瘀。

主要证候：咳嗽胸痛，痛有定处，呼吸不利，唇舌紫黯。或舌有痕点、瘀斑，脉细涩。

治法：行气止痛，化瘀通络。

方药：柴胡疏肝散。

方中柴胡疏肝，配枳壳、香附疏肝行气解郁；陈皮理气和中，川芎活血，芍药、甘草柔肝缓急止痛。诸药合用，共奏行气止痛之效。

若胀痛较甚加川楝子、郁金、青皮；若嗳气频作者加法夏、佛手、砂仁；夹郁热者加瓜蒌仁、桑白皮；有瘀积疼痛者加桃仁、丹参或改用血府逐瘀汤。

【临床思路】

自发性气胸时，气胸使胸腔内压力增加，甚至使胸腔内的负压变成正压，压缩肺部，造成静脉回心血流受阻，引起不同程度的呼吸、循环功能障碍，尤其是张力性气胸，或原有心肺功能不全，突发气胸的病人，需迅速处理，抢救不及时可导致死亡。排气减压是抢救气胸的主要治疗方法。

严重病人可引起呼吸衰竭、心力衰竭而死亡。临床上，气胸肺组织压缩 20% 以下，可用中医治疗；如肺组织被压缩 20% 以上，呼吸困难、紫绀明显者，或原有心肺功能不全、突发气胸的病人，应即行紧急排气减压，之后再结合中医药辨证治疗。如病情严重，出现厥脱者，静脉注射参附注射液有较好的救逆固脱作用。

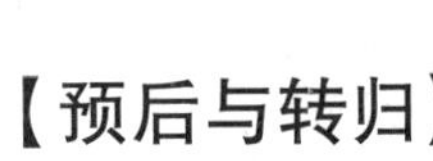

【预后与转归】

预后取决于原发病、肺功能情况、气胸类型、有无并发症。张力性气胸可并发呼吸、循环衰竭，若不及时抢救，可危及生命，如早期及时处理则预后良好。闭合性气胸90%可在2周内治愈。若开放性气胸，由于支气管相通，病程较久时易发生肺部感染，给治疗带来困难，可形成慢性脓气胸。自发性气胸的复发率为10%～50%，其中70%左右在半年内复发，复发次数通常在2～5次，以保守治疗和胸腔穿刺抽气的复发率最高，其次为胸腔闭式引流。继发性自发性气胸中易于复发的病因主要为COPD和肺结核等。

【预防与调护】

1. 嘱病人精神放松，避免焦虑暴怒，移情易性。
2. 保持室内空气清新、流通，避免与刺激性气体接触。
3. 适当卧床休息，取患侧在上的半卧位。
4. 饮食宜清淡，富有营养。忌食辛辣、厚味等生痰之品，多食高蛋白、高纤维素饮食和润肠通便之物，如鱼胶、胡桃、芹菜等。
5. 注意勿用力咳嗽、屏气及高声呼叫、大笑等，以保证气息流畅、自然。

第四节　肺　栓　塞

肺栓塞（pulmonary embolism，PE）是指肺动脉及其分支被栓子阻塞，阻断所支配肺组织的血液供应，致使肺的气体交换受到影响，引起呼吸困难、胸痛、咯血、休克等现象。PE的栓子包括血栓、脂肪、羊水、空气、瘤栓和感染性栓子等，其中血栓是最常见的类型，故也被称为肺血栓栓塞症（pulmonary thromboembolism，PTE）。引起PTE的血栓主要来源于深静脉血栓形成（deep venous thrombosis，DVT）。DVT与PTE实质上为一种疾病过程在不同部位、不同阶段的表现，两者被合称为静脉血栓栓塞症（venous thromboembolism，VTE）。栓塞后如果肺组织产生严重的血供障碍，发生坏死，即为肺梗死（pulmonary infarction，PI）。本病多见于年龄较大者或长期卧床的慢性病病人，由于临床表现与其他心、肺急症情况相似，且部分病人病情发展迅速，故临床诊断率较低，其病死率及误诊率均颇高。

美国VTE的发病率约为每年1.17/1 000。欧盟6个主要国家，症状性VTE的年新发病例数超过100万，34%病人表现为突发性致死性PTE。

中医历代文献无肺栓塞病名的记载，但据其临床表现，可属于中医“胸痛”“喘证”“咳血”等范畴。

【病因病理】

一、西医病因病理

（一）发病因素

肺栓塞的发病危险因素包括任何可以导致静脉血液淤滞、静脉系统内皮损伤和血液高凝状态的因素，临床常见以下几种情况。

1. 血栓形成。栓子多来源于外周深静脉，如下肢深静脉和骨盆静脉，血栓脱落循环到肺动脉引起栓塞，很少来源于上肢、头和颈部静脉。长期卧床、静脉曲张、创伤、盆腔和髋部手术、肥胖、糖尿病等容易诱发静脉血栓形成，因早期血栓松脆，加上纤溶作用，故在血栓形成的最初数天发生肺栓塞的危险性最大。

2. 心脏病。为我国肺栓塞的最常见原因，约占40%。各类心脏病均可发生，合并有房颤、心力衰竭和亚急性细菌性心内膜炎者发病率较高。右心腔血栓最多见，少数亦源于静脉系统。细菌栓子主要来源于三尖瓣，偶尔来自二尖瓣。

3. 恶性肿瘤。在我国为第二位原因，占35%，国外约为6%，以肺部、乳腺和消化系统的肿瘤、白血病等较为常见。栓子以血栓为多，少数为瘤栓。肿瘤可降低血纤维蛋白溶解作用，使血管内皮表面发生改变，又因肿瘤病人的血液存在高黏、高凝状态，更易导致血栓形成，故肿瘤病人肺栓塞发生率高，甚至可以是首发症状。

4. 妊娠和分娩。孕妇发生血栓栓塞的危险性明显增高，产后和剖宫产术后的发生率最高。妊娠时有多种因素导致静脉血栓形成：①腹压的增加和激素松弛血管平滑肌及盆静脉受压引起静脉血流缓慢。②血液流变学特性改变。③凝血因子和血小板增加，血浆素原—血浆素蛋白溶解系统活性降低，羊水栓塞也是分娩期的严重并发症。

5. 其他。如长骨骨折导致脂肪栓塞，意外事故和减压病造成空气栓塞以及寄生虫和异物栓塞等。

（二）发病机理

肺栓塞可发生于单一部位，亦可是多部位的，但多数情况是多发部位，栓子阻塞肺动脉远端的分支，以两肺下叶外周血管较为多见。栓子的大小及其阻塞的部位将影响肺栓塞的严重性，可引起不同程度的血流动力学和呼吸功能改变。肺动脉主干或大部分肺动脉分支阻塞，肺血管床截面积明显减少。当肺血管床面积受阻达50%以上时，可引起明显的血流动力学改变，出现肺动脉高压，心排量减少和急性右心衰竭，危重者可导致猝死。在原有心肺功能受损的病人，其血流动力学的改变出现更早、更明显。肺栓塞形成后可通过迷走神经和延脑呼吸中枢反射而出现呼吸急促，并可因肺栓塞后病变部分肺泡维持通气但无血流灌注，通气无效腔增加，形成无效通气，通气/血流比例失调，出现低氧血症，因过度通气，可合并呼吸性碱中毒。随后由于肺表面活性物质的丧失和灭活，出现肺不张和肺水肿，使肺顺应性和肺容量降低，出现呼吸浅速。

由于肺部血液供应具有双重性（肺循环和支气管循环），而且肺组织和肺泡间也可直接进行气体交换，所以临床上仅约15%的肺栓塞发展成肺梗死，见于较大的肺动脉

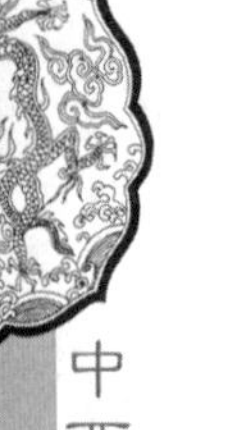

栓塞或左心衰竭以及合并肺部慢性病变和感染者。血栓形成2~3周后可自溶，管腔重新通畅；或渐渐机化，局部血流重建。若肺血栓反复发生，血管内膜增厚、管腔阻塞，可导致肺动脉高压和肺源性心脏病。

二、中医病因病机

（一）痰瘀阻滞

病人平素嗜食肥甘，或长期劳倦，内伤脾胃，滋生痰湿；或因久卧久坐，肺虚气滞，贮积痰浊，每因受寒或遇劳，则胸阳失于伸展，气机运行不畅，导致气阻湿停而痰瘀互结，血运滞涩，引发胸痛喘急。

（二）脾肾虚损

饮食劳倦，可内伤脾胃，久及肝肾；或因纵欲、年老、久病失养，以致精血亏耗，肝脾肾虚损，阳气虚失于温煦，气机失运化，水湿易聚为痰；阴血虚则燥热内生，虚火亢盛，灼伤肺络，皆为发病的重要内因。

（三）跌仆外伤

跌撞及各种外伤，皆使血脉受损，血溢脉外，治疗不当，则瘀阻脉络，气血运行不畅，如败血上搏心肺，以致发为本病。

脏腑气血功能虚损，痰瘀阻滞经脉，气血逆乱是本病主要病机，其病位在肺、脾、肝。本病的严重阶段，不但肺、脾、肾虚衰，元阳衰败，常累及于心，心气、心阳衰惫，可出现大汗淋漓、四肢厥冷、气息浅促或微弱、脉微欲绝等阳气欲脱之危候。

【临床表现】

肺栓塞的症状表现轻重不一，小的血栓栓塞可无明显症状。严重者可致猝死。症状的轻重主要取决于肺血管阻塞的范围、发生发展速度和心肺的基础状态。栓塞的症状往往在数分钟内突然出现，而梗死的表现则需数小时。

一、症状

1. 呼吸困难。是肺栓塞的常见症状，轻者呈阵发性过度通气，重者突然出现濒死感。

2. 胸痛。较大的栓子可引起类似心绞痛样胸痛，较小栓子位于肺周边，可表现为胸膜性疼痛。

3. 咯血。常提示肺梗死存在。

4. 咳嗽。多为干咳或伴少量黏痰。

5. 晕厥。主要因为大块肺栓塞引起的脑供血不足，多伴有心衰、低血压、低氧血症，小的栓塞可引起阵发性头晕。

6. 其他。发热（一般不超过38.5 ℃）、烦躁、恶心、呕吐、出冷汗等。

临床上仅约20%的病人同时出现肺栓塞的典型三联征，即呼吸困难、胸痛、咯血。

二、体征

常见的体征有发热、呼吸变快、心率增快、紫绀等。肺部可出现哮鸣音及湿性啰音，或闻及胸膜摩擦音。心脏的体征有肺动脉瓣区第二心音亢进（$P_2 > A_2$）或分裂，三尖瓣收缩期杂音。如为大面积肺栓塞，可产生急性右心室功能不全伴颈静脉怒张等。

【实验室及其他检查】

1. 血液检查。白细胞计数增多，血沉增快，血清胆红素、谷草转氨酶、乳酸脱氢酶和磷酸肌酸激酶升高，但均缺乏特异性。

2. 血浆 D－二聚体。D－二聚体是交联纤维蛋白在纤溶系统作用下产生的可溶性降解产物，为一个特异性的纤溶过程标记物，在血栓栓塞时因血栓纤维蛋白溶解使其血中浓度升高。D－二聚体对急性肺栓塞诊断的敏感性达 92%～100%，但其特异性较低，仅为 40%～43%，手术、肿瘤、炎症、感染、组织坏死等情况均可使 D－二聚体升高。临床上 D－二聚体对急性肺栓塞有较大的排除诊断价值，若其含量低于 500 μg/L，可基本排除急性肺栓塞。

3. 动脉血气分析。肺血管床阻塞 15% 以上就可以出现低氧血症，大多数急性肺栓塞病人 $PaO_2 < 80$ mmHg；有过度通气，造成低碳酸血症，$PaCO_2$ 下降；肺泡—动脉血氧分压差增大。但部分病人上述检查结果可以正常，不能据此排除肺栓塞的诊断。

4. 心电图。肺栓塞时心电图异常较为常见，但缺乏特异性。最常见的改变是 V1－V3 导联的 T 波倒置和 ST 段压低。比较有意义的改变是 Ⅰ 导联 S 波变深，Ⅲ 导联出现深的 Q 波和倒置的 T 波（即 $S_ⅠQ_ⅢT_Ⅲ$），此时应与心肌梗死鉴别。据报道 T 波倒置与肺栓塞严重程度密切相关。

5. 超声心动图。在提示诊断、预后及除外其他心血管疾患方面有重要价值。超声心动图可提供肺栓塞的直接征象和间接征象。直接征象能看到肺动脉近端或右心腔血栓，但阳性率低，如病人临床表现同时符合肺栓塞，可明确诊断。间接征象多是右心负荷过重的表现，如右心室壁局部运动幅度下降，右心室和/或右心房扩大，三尖瓣反流速度增快以及室间隔左移运动异常，肺动脉干增宽，等等。

6. 胸部 X 线检查。多有异常表现，但缺乏特异性。表现为：区域性肺血管纹理变细、稀疏或消失，肺野透光度增加；肺野局部浸润性阴影，尖端指向肺门的楔形阴影；肺不张或膨胀不全；右下肺动脉干增宽或伴截断征；肺动脉段膨隆以及右心室扩大征；患侧横膈抬高；少量或中等量胸腔积液征；等等。仅凭 X 线胸片不能确诊或排除该病，但在提供疑似该病线索和排除其他疾病方面，X 线胸片具有重要作用。

7. 核素肺通气/灌注扫描。是安全、无创及最有价值的肺栓塞诊断方法，对诊断肺栓塞敏感性高，可作为肺栓塞的筛选检查。常用 99 mTc 标记的人体白蛋白单纯肺灌注扫描，呈肺段分布的肺灌注缺损，并与通气显像不匹配。如扫描结果正常，一般可排除肺栓塞。肺通气扫描常用吸入 127Xe，肺通气扫描和肺灌注扫描对比分析可提高栓塞诊断的准确率。

8. 螺旋 CT。可以直接显示肺血管 4～5 级分支，确定或排除 PE 的敏感性为 87%，

特异性为95%。螺旋CT增强肺扫描可判断病变的范围、程度及病程的长短，为临床选择正确的治疗方法提供依据。磁共振对段以上肺动脉内栓子诊断的敏感性和特异性均较高，可避免注射碘造影剂的缺点，与肺血管造影相比，病人更易接受，适用于碘造影剂过敏者。同时具有潜在的识别新旧血栓的能力，为确定溶栓方案提供依据。

9. 肺动脉造影。是诊断肺栓塞的“金标准”，肺动脉造影可显示肺动脉的充盈缺损或肺动脉的截断，为诊断肺栓塞的依据。尤其是栓塞发生后72 h内，选择性肺动脉造影对诊断有极高的准确性、敏感性和特异性。在明确诊断的同时，可测定肺动脉及右心室压力，可判断肺栓塞对血流动力学的影响。但肺动脉造影检查有一定危险性，特别是并发肺动脉高压的病人，因此，在决定实施肺动脉造影前，应权衡利弊，慎重考虑。

【诊断与鉴别诊断】

一、诊断要点

（一）西医诊断

主要根据病史和发作时症状与体征以及其他检查可做出诊断。其诊断依据：

1. 有引起肺栓塞的原因或高危因素，突然发病，出现不明原因的呼吸困难、胸痛、晕厥、发绀、咯血和休克等。

2. 排除其他可引起类似症状的心肺疾病。

3. 结合心电图、胸片、动脉血气等基本检查，并常规检测血浆D－二聚体，做出初步判断。

4. 合理选择核素肺通气/灌注扫描或螺旋CT、MRI等进一步检查，必要时做肺动脉造影，即可明确诊断。

急性肺栓塞病人依据其病情危险程度分为三组：①低危。血流动力学稳定，无右心室功能不全和心肌损伤；临床病死率小于1%。②中危。血流动力学稳定，但出现右心室功能不全和/或心肌损伤；住院病死率为3%～15%。③高危。临床上以休克和低血压为主要表现，须排除新发生的心律失常、低血容量或感染中毒症所致的血压下降，临床病死率大于15%。

（二）中医辨病与辨证要点

1. 辨病要点。本病以突发胸痛难忍，呼吸喘促，咯血，唇甲青紫，或伴干咳，汗出肢冷为辨病要点，常由感受寒冷、劳倦过度、久病卧床或外伤等诱发。本病多以胸痛为突出表现，临床证候与真心痛极为相似，应注意相鉴别。典型真心痛为胸骨后或心前区持续剧烈绞痛，并向左肩背放射，多伴有面色苍白，气短乏力，心悸，脉结代，借鉴心电图、CT等检查有助鉴别。

2. 辨证要点。本病多属邪气壅肺之实证，亦有以虚为主，甚或厥脱。临证应首辨虚实，实证胸痛剧烈，呛咳阵作，胸高息粗，呼出为快，脉多数实；如属瘀血阻滞，则胸刺痛难忍，呼吸不畅，面黯心悸，舌质有瘀斑、瘀点，脉沉涩或结代。虚证气短乏力，精神疲惫，冷汗自出，脉虚无力。病情进一步发展，如伴见大汗淋漓，四肢厥冷，面色苍白，气息浅促或微弱，神志不清，脉微欲绝者，则为阳气欲脱之候。再辨寒热，火热为患，证见干咳、痰少或咳痰带血，五心烦热，口干，面色红或两颧潮红，舌红少津，脉细数；虚寒者，面色青灰，形寒肢冷，咳嗽有痰，气短乏力，纳呆便溏，甚则面浮足肿，舌质淡，苔白腻，脉沉细。

二、鉴别诊断

1. 急性心肌梗死。急性肺栓塞可有剧烈胸痛，伴酷似心肌梗死的心电图形，通过仔细询问病史，可区别两者在起病及临床表现的不同。血清酶学的检查及心电图的动态观察有助于鉴别。

2. 主动脉夹层。此类病人也有胸痛、休克等症状，但常有高血压史，疼痛部位广泛，与呼吸无关。超声心动图和 CT、MRI 可帮助鉴别。

3. 肺炎。是肺栓塞误诊最多的疾病，若 X 线胸片出现多处浸润性改变，肺炎治疗无效，要考虑肺栓塞的可能。

【治疗】

一、西医治疗

（一）治疗原则

治疗原则即恢复和维持血流动力学稳定，解除栓塞和防止再发。争取早期诊断、早期干预，根据病人的危险度分层选择合适的治疗方案。

（二）治疗措施

1. 一般处理。严密观察生命体征，卧床休息，保持大便通畅，避免用力，适当使用镇静、镇咳、止痛等对症治疗。

2. 维持心肺功能。采用经鼻导管、面罩吸氧等以纠正低氧血症，对于出现右心功能不全并血压下降者，可应用多巴胺、多巴酚丁胺及去甲肾上腺素等药物。

3. 抗凝治疗。为治疗肺栓塞的基础疗法，可有效防止血栓的再形成，降低复发性血栓而致死亡的危险性。

（1）普通肝素：予 2 000 ~ 5 000 IU 或按 80 IU/kg 静脉注射，继之以 18 IU/（kg · h）持续静脉滴注，在开始治疗后的 24 h 内每 4 ~ 6 h 测定部分凝血酶原时间（APTT），根据 APTT 调整剂量，尽快使 APTT 达到并维持于正常值的 1.5 ~ 2.5 倍。肝素用药期间应注意监测血小板，以防出现肝素诱导的血小板减少症（heparin-induced thrombocytopenia，HIT）。

（2）低分子肝素：根据体重给药，不同低分子肝素的剂量不同，对于大多数病例，按体重给药是有效的，不需监测 APTT 和调整剂量。

（3）华法林：是维生素 K 拮抗剂，通过抑制维生素 K 依赖的凝血因子Ⅱ、Ⅶ、Ⅸ、Ⅹ的合成发挥抗凝作用。在肝素、低分子肝素治疗后的第 1 ~ 3 d 加用口服抗凝剂华法林，初始剂量为 3 ~ 5 mg/d。由于华法林需要数天才能发挥全部作用，因此与肝素、低

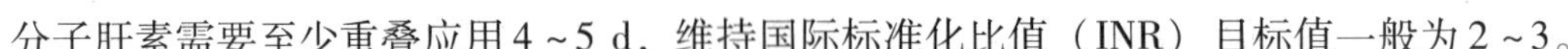
分子肝素需要至少重叠应用4～5 d，维持国际标准化比值（INR）目标值一般为2～3。

（4）磺达肝癸钠：通过与抗凝血酶特异结合，介导对Xa因子的抑制作用，无HIT作用，可用于VTE的初始治疗。应用方法：5 mg（体重小于50 kg）、7.5 mg（体重为50～100 kg）、10 mg（体重大于100 kg），皮下注射，每日1次。

（5）直接口服抗凝药物：这是一类新型的抗凝药物，直接作用于凝血因子，抗凝活性不依赖其他辅助因子，包括直接凝血酶抑制剂达比加群酯，直接Xa因子抑制剂利伐沙班、阿哌沙班等。

抗凝治疗的持续时间因人而异，一般抗凝3个月后再次评估病情再决定是否继续维持抗凝治疗。

4. 溶栓治疗。可迅速溶解部分或全部血栓，恢复肺组织再灌注，或减少肺动脉阻力，降低肺动脉压，改善右室功能，降低病死率和复发率。

（1）指征：高危肺栓塞出现休克或明显右心功能不全，或伴呼吸衰竭时应立即采用溶栓疗法。对于部分中危肺栓塞，若无禁忌证可考虑溶栓。溶栓的时间一般定为14 d以内，愈早愈好。对于血压和右室运动均正常的低危肺栓塞，不推荐溶栓治疗。

（2）禁忌证：①绝对禁忌证。活动性内出血、近期自发性颅内出血。②相对禁忌证。2周内的大手术、分娩、器官活检、严重创伤或不能以压迫止血部位的血管穿刺、近期严重胃肠道出血、神经外科或眼科手术、难于控制的重度高血压、严重肝肾功能不全、细菌性心内膜炎、妊娠等。

（3）常用溶栓药物：尿激酶（UK）和重组组织型纤溶酶原激活剂（rt－PA）。UK：负荷量4 400 IU/kg，静注10 min，随后以2 200 IU/（kg·h）持续静滴12 h。也可使用2 h溶栓方案：20 000 IU/kg持续静脉滴注2 h。或rt－PA：50～100 mg持续静脉滴注2 h。

溶栓治疗后应每2～4 h测定一次APTT，当其水平降至正常值的2倍时，即应启动规范的肝素治疗。

5. 介入治疗。适应证包括：肺栓塞伴进展性低血压、严重呼吸困难、休克、晕厥、心脏骤停以及溶栓禁忌者、剖胸禁忌者伴有极易脱落的下腔或下肢静脉血栓者。常用的介入术有以下几种。

（1）导管内溶栓术。肺动脉内小剂量用药，可减少出血并发症。

（2）导丝引导下导管血栓捣碎术。可用猪尾导管、Hydrolyser导管，前者简便但效果差，后者效果良好。

（3）局部机械消散术。应用特制的机械性血栓切除装置，可将血栓块粉碎至13 μm的微粒，特别适用于致命性肺栓塞、严重低血压者、有溶栓禁忌证者。最适于中心型栓子，对新鲜血栓效果好。

（4）腔静脉滤器植入术（IVC）。为防止下肢深静脉大块血栓再次脱落阻塞动脉，可于下腔静脉安装滤器。适用于：下肢近端静脉血栓，而抗凝治疗禁忌或有出血并发症；经充分抗凝而仍反复发生栓塞；伴血流动力学变化的大面积肺栓塞；近端大块血栓溶栓治疗前，伴有肺动脉高压的慢性反复性肺栓塞，行肺动脉血栓切除术或肺动脉血栓内膜剥脱术的病人。对于上肢深静脉血栓的病人还可应用上腔静脉滤器，量入滤器后，如无禁忌证，宜长期口服华法林抗凝，定期复查有无滤器的血栓形成。

（5）导管碎栓与局部溶栓联合应用。用导管碎解和抽吸肺动脉内巨大血栓或行球囊血管成形术，同时还可进行局部小剂量溶栓。适应证：肺动脉主干或主要分支大面积肺栓塞并存在以下情况者；溶栓和抗凝治疗禁忌；经溶栓或积极的内科治疗无效；缺乏手术条件。

（6）其他如球囊血管成形术、电解取栓术、负压吸引取栓术等。

6. 手术治疗。手术治疗主要是肺动脉血栓摘除术。用于伴有休克的大面积肺栓塞、收缩压小于100 mmHg、中心静脉压增高、肾衰竭、内科治疗失败或不适宜内科治疗者。手术摘除肺栓塞死亡率高，需谨慎选择，且需肺动脉造影精确定位。

7. 去除诱因。防止和治疗下肢静脉血栓，置入下腔静脉滤过器，等等。

二、中医治疗

本病起病突然，证候急迫，病情危重，当急则治其标，缓则治其本，临证以辨证施治为要。应根据痰瘀阻肺、肺气不利，或肾气不固、阳气欲脱等病机特点，治以祛邪利气为主，或补肾纳气、回阳固脱为本。采用活血通络、益气固本、回阳救逆等治法。

（一）应急治疗

1. 中成药：三七片4片，每天3次；或云南白药1 g，每天3次，口服，有化瘀止痛作用。

2. 痰热清注射液20 mL加入5%葡萄糖注射液250 mL中静脉滴注，每日1次，用于证属痰热偏盛者。

3. 复方丹参注射液20 mL加入5%葡萄糖注射液250 mL中静脉滴注，每日1～2次，用于瘀积疼痛者。

4. 参麦注射液或参附注射液20 mL加入5%葡萄糖注射液20 mL中静脉注射，每日2～3次，用于证见气阴两虚者。

（二）辨证论治

1. 气滞血瘀证。

主要证候：胸痛难忍，或伴胸胁胀闷，呼吸不畅，心慌气短。舌质黯红，或有瘀斑、瘀点，脉细涩或结代。

治法：疏肝理气，化瘀止痛。

方药：血府逐瘀汤。

方中生地凉血消瘀，滋阴而润血燥；当归、赤芍、川芎、桃仁、红花等均能活血祛瘀而通血脉；柴胡、桔梗与枳壳、牛膝配伍，一升一降，调畅气机，行气活血，气血升降调和则瘀血自消。诸药共奏祛瘀通脉、行气止痛之效。

可酌加三七、五灵脂、延胡索以增强化瘀止痛作用。挟痰为患者加瓜蒌仁、薤白、法半夏；如胸胁胀痛较甚者加柴胡、香附、青皮。

2. 虚火内炽证。

主要证候：胸痛，咳嗽痰少或咳痰带血，心烦、气短，五心烦热，口干，颧红。舌

红少津，脉细数。

治法：养阴清热，宁络和血。

方药：百合固金汤。

方中熟地、百合滋阴润燥保肺；玄参、生地、麦冬凉血清降虚火；当归、芍药濡润养血平肝；桔梗、甘草、贝母清利肺气化痰。合而用之，甘寒培元清本，使阴液充足，虚火清降，痰化热退，诸证渐减。

肺热炽盛者加黄芩、桔梗、栀子、桑白皮、地骨皮等；胸痛较甚者加郁金、延胡索；咯血量多者加白茅根、仙鹤草、阿胶、花蕊石、白及。如久病体虚者加太子参、白术、黄芪、当归、酸枣仁。

3．脾虚痰阻证。

主要证候：喘促不能平卧，咳嗽有痰，气短，乏力、纳呆，甚则面浮足肿。舌质淡，苔白腻，脉沉弦或弦数。

治法：健脾化痰，宣肺平喘。

方药：六君子汤合三子养亲汤。

方中人参甘温入脾，补中益气，培补后天之本。中虚不运，必生痰湿，故又以甘苦温燥之白术，燥湿运脾；茯苓淡渗利湿健脾；白芥子畅膈消痰，苏子降气行痰，莱菔子消滞导痰，更配半夏、橘红燥湿化痰，甘草和中调药，诸药合用，共奏健脾和胃、理气除痰之效。

痰气较盛者加苏子、前胡、厚朴；有热者加黄芩、桑白皮、地骨皮。气血亏虚明显者加黄芪、当归。

4．阳气欲脱证

主要证候：面色苍白，四肢厥冷，冷汗淋漓，气短，气息浅促或微弱，烦躁不安，或神志不清，唇指紫黯。舌质淡黯苔薄，脉微欲绝。

治法：益气回阳，救逆固脱。

方药：参附汤加龙骨、牡蛎。

方中人参大补元气，益气以固脱，使阳气回复；附子纯阳，为补益先天命门真火之第一要药，并通行十二经；人参、附子合用峻补阳气，以救暴脱。加龙骨、牡蛎温敛固脱，镇逆纳气，以定虚喘。诸药共奏益气固脱、回阳救逆之效。

可酌加白术、黄芪、当归、白芍以扶正补虚。如痰中带血者加白及、三七片。

【临床思路】

提高对肺栓塞的认识，对有形成栓子的原发病或高危因素的病例，突然出现的呼吸困难、胸痛、咯血、发绀、晕厥或休克的病人，如伴有单侧或双侧不对称的下肢肿胀、疼痛等，要有较强的诊断意识，进行初筛检查，对疑似者做进一步检查并尽快确诊。及早行中西医结合治疗，可使肺栓塞的病死率明显降低。

急性肺栓塞发病后 2 d 内最危险，最好收入 ICU 观察及治疗。使病人安静、保暖，常规给予吸氧。应密切观察病人的精神状态、血压、呼吸、心率和心律、颈静脉充盈情况、尿量、动脉血气等。对于呼吸、心跳停止者，多见于巨大肺栓塞，是右心室排血量锐减、心肌缺血以及神经反射等因素所致，应立即进行复苏抢救。

【预后与转归】

肺栓塞发病急骤，变化迅速，如不能得到及时有效的治疗，可因休克、组织缺氧和急性右心功能衰竭而导致死亡。如急性肺栓塞高危病人可在症状出现后数分钟至1 h内死亡；或在症状暂时缓解数天后，因血栓进一步发展和扩大，病情可再度恶化，于数周内死亡。若能及时诊断和适当的治疗，多数病人在数周内，肺栓塞可在血凝块破裂、脱落和蛋白溶解作用下被消除，或在原位机化收缩时，局部血流动力学恢复正常，病人存活和恢复的希望较大，且复发率小于5%，患有慢性心脏病病人，肺栓塞较易复发。少数病人因栓塞持续或频繁反复发作，可形成慢性肺动脉高压，数年内死于肺源性心脏病和心力衰竭。

【预防与调护】

识别有发生肺栓塞高危因素病人，尤其是有血栓形成的易患因素时（长期卧床、手术、下肢骨折等），应尽可能早地进行预防性治疗。包括：①机械预防措施。梯度加压弹力袜、间歇充气压缩泵和静脉足泵等。②抗凝药物使用。延长凝血酶原时间到正常的1.5 ~2倍。③防止和治疗下肢静脉血栓、置入下腔静脉滤过器等。

对高度疑诊或确诊肺栓塞的病人进行严密监护，监测呼吸心率、血压、心电图及血气分析的变化。要求绝对卧床，保持大便通畅，以防止栓子再次脱落。对于有焦虑、胸痛症状可给予镇静、止痛等对症处理，并配合心理护理，消除其恐惧心理，争取其主动配合治疗。

肺栓塞病人经临床治疗后，症状缓解，仍需抗凝治疗。饮食应清淡而富有营养，忌辛辣、烟酒。

第五节　重症哮喘

重症哮喘（severe asthma）为哮喘的严重发作，经常规平喘治疗后症状不能改善或继续恶化，或哮喘呈暴发性发作，发作开始后短时间内即进入危重状态，容易迅速发展至呼吸衰竭并出现一系列的并发症。病情危重，应及时抢救。重症哮喘包括缓发持续和突发急进两种类型：①缓发持续型。多为慢性哮喘病人，哮喘发作后因长时间不缓解所致，可数日内死于呼吸衰竭或各种并发症。②突发急进型。突然严重发作，引起重度气道阻塞，迅速出现昏迷、呼吸衰竭，发作后数小时内死亡。

近年来，支气管哮喘的发病率在全球均呈上升趋势。我国哮喘的发病率为0.5% ~2%，但由于气候环境、生活条件和职业因素等不同，各地发病率不尽一致，有报道显示部分地区高达5.29%，可发生在任何年龄。大部分哮喘发作病人在脱离激发因子刺激后，经适当治疗可在短时间内终止哮喘发作，但有10%左右病人经一般处理不足以控制症状，病情继续发展甚至危及生命。所以，在临床上需高度重视，应及时治疗处理，避免哮喘死亡。

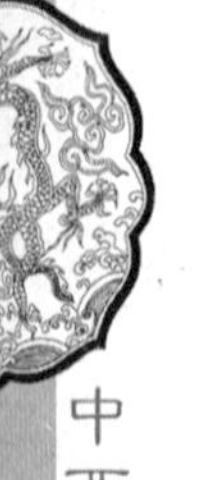

本病属中医学“哮病”范畴。

【病因病理】

一、西医病因病理

（一）发病因素

1．哮喘的发病因素。

（1）遗传因素：目前大多数学者认为哮喘是一种多基因遗传病，受遗传因素和环境因素的双重影响。

（2）气道炎症学说：支气管哮喘病人的气道炎症是由多种细胞特别是肥大细胞、嗜酸性粒细胞和T淋巴细胞参与，并有多种炎症介质和细胞因子相互作用的一种气道慢性非特异性炎症。目前认为气道炎症是导致哮喘病人气道高反应性的重要决定因素。气道高反应性（AHR）即气道敏感性增高，是指气道对正常不引起或仅引起轻度应答反应的非抗原性刺激物出现过度的气道收缩反应，气道高反应性是哮喘的重要特征之一。

（3）激发因素：如感染、气候变化、某些刺激性或抗原性物质、精神刺激等是激发哮喘的发作常见因素。

2．引起重症哮喘的主要原因。

（1）感染因素：哮喘继发的支气管感染、肺炎等未得到有效的控制，尤其是病毒感染，易引起支气管黏膜充血、水肿及过多的支气管分泌物堵塞，使缺氧情况加重。

（2）过敏原持续存在：引起哮喘发作的过敏因素未消除，如气候变化，持续受冷空气、某些刺激性或抗原性物质侵袭并存在。

（3）黏痰阻塞气道：哮喘发作时，病人因张口呼吸、多汗、摄入液体量不足或应用利尿剂不当导致机体失水，使痰液黏稠或形成痰栓，阻塞支气管，加重呼吸困难。

（4）酸中毒：哮喘严重发作时，呼吸功能障碍，缺氧和二氧化碳潴留，引起呼吸性酸中毒。又因严重缺氧、糖类的无氧酵解，以及食欲减退、肾功能障碍等可发生代谢性酸中毒。酸中毒使支气管平滑肌对解痉剂的敏感性降低，导致病情严重恶化。

（5）精神因素：病人精神过度，如紧张、恐惧、思虑过度等，可通过大脑皮层和迷走神经张力增加，加重支气管平滑肌的痉挛，使哮喘加重。

（6）处理不当：如肾上腺皮质激素减量太快或突然停用、超声雾化吸入和纤维支气管镜检查对气道的刺激，以及应用解热镇痛药不当等。

（7）合并气胸、纵隔气肿或肺不张等，加重气道的阻塞。

（二）发病机理

1．缓发持续型。哮喘急性发作时，由于支气管痉挛、黏膜水肿和黏液分泌物增加，导致气道阻力增加，最大呼气流速下降，肺充气过度，潮气量减少。此时，呼吸频率加快，总的通气量增加，是机体的代偿反应。如哮喘持续不缓解，失水、痰液黏稠，栓塞小气道，或其他因素加重气道的阻塞。由于严重的气道阻塞，呼气流速减慢，潮气量进一步减少，超出机体代偿能力，出现呼吸肌肉疲劳或广泛的气道阻塞，造成肺泡通气不足，通气/血流比例失调，从而导致动脉血 PaO_2下降，$PaCO_2$升高，出现呼吸性酸中毒。同时，由于缺氧，机体无氧代谢亢进，乳酸堆积，可伴有代谢性酸中毒。

2. 突发急进型。多数学者认为是过敏原引起的特异性超敏反应。病人多为过敏体质，气道处于高敏状态，因遇特异性过敏原或某些物理化学物质的刺激后，迅速发生强烈的气管、支气管、咽喉部痉挛、水肿，上呼吸道突然闭塞窒息而死亡。

二、中医病因病机

（一）宿痰伏肺

由于痰之成因不一，宿痰有寒化、热化的不同。屡感风寒，失于表散，或嗜食生冷，素体阳虚，寒饮内生，伏于肺与膈上，则为寒痰；嗜食肥甘辛热，内酿痰热，上干于肺，或素体阳盛，寒痰郁久化热，则为热痰。宿痰伏肺，积结难解，成为“夙根”。

（二）外因诱发

外邪、饮食、情志、劳倦等为哮证发作的诱因，其中尤以气候变化最为密切。外因触发肺内伏痰，痰随气升，痰气搏结，阻塞气道。正如《证治汇补·哮病》所说：“因内有壅塞之气，外有非时之感，膈有胶固之痰，三者相合，闭拒气道，搏击有声，发为哮病。”

若久哮不愈，常肺病及肾，肾精不足，下元亏虚，不能温化水饮，聚为痰饮，上壅于肺，形成上盛下虚之证。病情到了危重阶段，可累及心阳，以致阳气暴脱，而见突然大汗淋漓，四肢厥冷之危候。

【临床表现】

一、症状

病人伴有哮鸣音的呼气性呼吸困难，一般平喘药物治疗无效，往往有窒息感，被迫采取端坐呼吸，张口呼吸，面紫唇绀，大汗淋漓，或出现失水、无汗、尿量减少，并有焦虑，烦躁，或嗜睡、昏迷等神经精神症状。

二、体征

呼吸频率增快，吸气浅，呼气延长而费力，辅助呼吸肌运动加强，颈静脉怒张（呼气相尤明显），口唇及四肢末端等部位出现明显紫绀。脉搏细弱，可有奇脉，心动过速，心率大于130次/分。肺部过度充气，呈明显肺气肿征，肋间隙增宽，叩诊呈过清音，两肺满布哮鸣音。如肺泡呼吸音极弱，哮鸣音减弱或消失（沉默肺），提示病情极重，可能有广泛痰栓阻塞气道，呼吸肌疲劳衰竭，或并发自发性气胸、纵隔气肿等，呼吸可能很快停止。

【实验室及其他检查】

1. 周围血象检查。重症哮喘常继发呼吸道感染而见白细胞总数及嗜中性粒细胞增

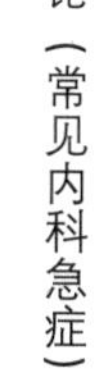

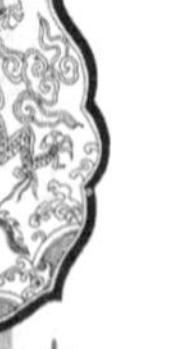

高。红细胞压积增高，表示有脱水。过敏反应诱发者，嗜酸性粒细胞计数增高。

2. 血清电解质。可出现电解质紊乱。低钾血症多表示病情危重。

3. 血气分析。哮喘发作时 PaO_2 降低，而 $PaCO_2$ 改变不明显。重症哮喘时，由于广泛性气道严重阻塞，缺氧加重，PaO_2 进一步降低，且 CO_2 潴留，pH 降低，呈呼吸性酸中毒。若 PaO_2 小于 60 mmHg，$PaCO_2$ 大于 50 mmHg，提示有呼吸功能衰竭，病情危重。

4. 胸部 X 线检查。重症哮喘时，提示肺过度膨胀，可见胸廓增大，呈过度吸气状态，肺野透亮增强，膈肌低平。合并呼吸道感染可见肺纹理增粗或炎症阴影。此外，胸部 X 线检查，还有助发现合并气胸、肺不张、心衰等情况。

5. 肺功能检查。

(1) 最大呼气流速（PEF）下降，重症哮喘时 PEF < 80 L/min，或低于 30% 预计值。

(2) 第 1 秒用力呼气肺活量（FEV1）下降，重症哮喘时 FEV1 降至 1 L 以下，或低于 25% 预计值。

【诊断与鉴别诊断】

一、诊断要点

（一）西医诊断

主要根据病史和发作时症状与体征，以及其他检查可做出诊断。

1. 既往有支气管哮喘反复发作病史。

2. 哮喘持续不缓解，静坐仍喘息，大汗淋漓。单字方式讲话，甚或不能讲话。

3. 常有焦虑、烦躁，意识障碍（嗜睡、昏迷）。

4. $R>30$ 次/分，辅助呼吸肌参与呼吸运动。两肺哮鸣音弥漫响亮，心率 > 120 次/分，常有奇脉。

5. 结合动脉血气分析、肺功能、胸部 X 线检查等。

（二）中医辨病与辨证要点

1. 辨病要点。本病以呼吸迫促，胸闷，喉间痰鸣或伴咳嗽、咯痰为临床特征。常表现为突然发作，或可有外感，鼻痒、咽痒、咳嗽或胸闷等先兆症状而后哮喘并逐渐加重，病人呼吸困难，不能平卧，伴有哮鸣，痰黏咯吐不利，甚至张口抬肩，心跳心慌，冷汗淋漓，面唇紫黯，睛突，烦躁不安。

2. 辨证要点。本病辨证关键在于分清寒热：寒证内外皆寒，谓之冷哮。其证喉中如水鸡声，咳痰清稀，或色白而如泡沫，胸膈满闷如窒，面色苍白或青灰，背冷，口不渴，或渴喜热饮，舌质淡，苔白滑，脉浮紧。热证痰火壅盛，谓之热哮。其证喉中痰声如拽锯，胸高气粗，咳痰黄稠胶黏，咯吐不利，烦躁不安，面赤，口渴喜饮，大便秘结，舌质红，苔黄腻或滑，脉滑数。此外，哮病屡发，责之正气亏虚，辨证应注意寒热、虚实之间的转化，辨清证候寒热、虚实之兼夹。如病情进一步发展，出现神倦气怯，面色青紫或苍白，冷汗如油，四肢厥冷，脉微欲绝为阳气暴脱之证。

二、鉴别诊断

重症哮喘的主要临床表现是呼吸困难，临床上应注意排除以下疾病引起的呼吸困难。

1. 心源性哮喘。常有明显的心脏病或高血压等心血管病史，发病年龄多在40岁以上。呼吸困难为混合性，体检可发现心脏扩大，心律不齐，奔马律，两肺底有湿啰音。当发生急性肺水肿时，咯粉红色泡沫痰，两肺满布大、中、小水泡音。

2. 自发性气胸。自发性气胸发生在没有患哮喘的病人，很容易诊断。但COPD急性发作或哮喘发作时，如合并气胸引起的呼吸困难，易误诊为重症哮喘，且气胸的体征往往不明显。应常规做胸部X检查，避免气胸漏诊。

3. 急性上气道阻塞。发生于喉头痉挛、阻塞、狭窄、水肿等。常有急性喉炎、喉部异物、咽部肿痛史，呼吸困难伴肋骨高攀，肋间下陷，体检肺无哮鸣音。

【治疗】

一、西医治疗

（一）治疗原则

迅速解除支气管痉挛，改善低氧血症，控制感染，促进化痰及排痰，保持气道通畅，纠正水电解质紊乱和酸碱失衡，必要时机械通气治疗。

（二）治疗措施

1. 消除病因。避免或消除引起哮喘发作的各种诱发因素。

2. 氧疗。重症哮喘病人均有明显的低氧血症，应选用鼻导管或面罩供氧。根据有无CO_2潴留来确定吸入氧浓度，无CO_2潴留者吸入氧浓度（FiO_2）可达30%～50%。如$PaCO_2$>50 mmHg时，应给予控制性低流量持续吸氧（FiO_2<30%）。吸氧的同时注意加强湿化。

3. 肾上腺皮质激素的使用。肾上腺皮质激素的作用机理是通过抗炎、减少气道分泌物和消除黏膜水肿，有抑制气道炎症反应，降低气道高反应性，抑制速发性和迟发性变态反应，恢复β_2－受体的敏感性等作用，是控制和缓解哮喘发作的重要措施。使用原则：早期、足量、短程、静脉给药。常用甲泼尼龙120 mg稀释后静脉滴注，每天2～3次，用药2～3 d，症状缓解后停药，改用泼尼松口服，逐渐减量。

4. β_2激动剂雾化吸入。可选择性地兴奋支气管β_2受体，使支气管平滑肌细胞内CAMP水平增高，从而松弛支气管平滑肌，通常在吸入后10～15 min支气管扩张作用达高峰，起到迅速平喘的作用。常用沙丁胺醇（舒喘宁）气雾溶液1 mL加入2 mL生理盐水，以氧为动力的射流雾化器，将药液雾化后用面罩吸入，每日4次，病情严重不能做雾化吸入者，可采用沙丁胺醇每次0.25～0.5 mg，皮下注射。β_2激动剂治疗的限制剂量是出现心动过速或心动过缓及肢体震颤。

5. 氨茶碱静脉滴注。目前仍用于支气管哮喘的治疗，尤其是重症哮喘时体内儿茶酚胺已经大量释放，使β_2受体激动剂的作用受到限制，从而使氨茶碱的重要性更为突

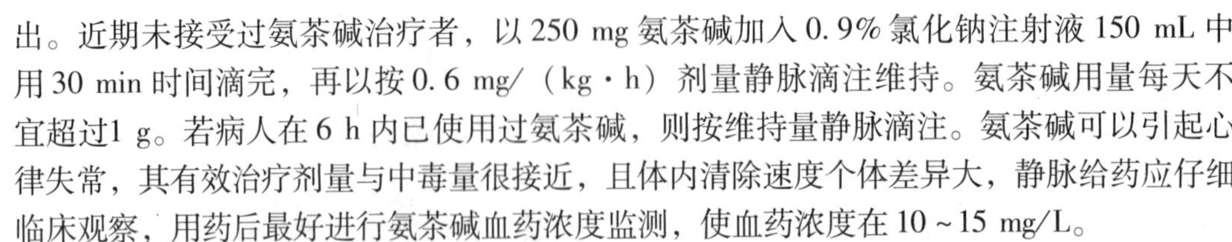

出。近期未接受过氨茶碱治疗者，以 250 mg 氨茶碱加入 0.9% 氯化钠注射液 150 mL 中用 30 min 时间滴完，再以按 0.6 mg/（kg·h）剂量静脉滴注维持。氨茶碱用量每天不宜超过1 g。若病人在 6 h 内已使用过氨茶碱，则按维持量静脉滴注。氨茶碱可以引起心律失常，其有效治疗剂量与中毒量很接近，且体内清除速度个体差异大，静脉给药应仔细临床观察，用药后最好进行氨茶碱血药浓度监测，使血药浓度在 10～15 mg/L。

6. 控制感染。重症哮喘病人出现咳嗽无力、排痰不畅等症状时，易诱发呼吸道细菌感染或肺炎，应积极控制感染，可根据痰细菌学培养及药敏选有效抗生素。亦可以根据临床估计给予广谱抗生素。

7. 维持水、电解质和酸碱平衡。重症哮喘发作病人因过度通气、出汗、食欲减退、饮水少等因素造成不同程度的脱水，可导致痰液黏稠，不易咳出和黏液痰栓形成，因此必须补充足够的液体。一般来说，每天应静脉补给等渗溶液 2 000～3 000 mL，以纠正失水，使痰液稀释。由于大量应用皮质激素和抗利尿激素分泌增加，病人可出现低钾、低钠，应及时纠正。因 CO_2潴留产生呼吸性酸中毒，以及缺氧等出现代谢性酸中毒，若 pH 降至 7.25 以下时可适量补 5% $NaHCO_3$。

8. 机械通气。对于常规治疗无效的重症哮喘病人，机械通气是十分有效的治疗手段，可大大降低哮喘病人死亡率。无创通气适用于神志清醒、自主呼吸稳定的病人，可减轻呼吸肌负荷，但有痰液引流不畅的缺点。如病情加剧，缺氧加重，PaO_2持续下降，$PaCO_2 \geq 50$ mmHg，神志不清，应及时气管插管或气管切开，并进行有创通气。

二、中医治疗

本病以"发时治标"为急。由于痰气搏结是本病之关键，故当以宣肺豁痰利气为重点，冷哮治以宣肺散寒、豁痰平喘；热哮治以宣肺清热、涤痰利气。此外，临证还要注意寒热、虚实之兼夹，切中病机随证用药。如出现阳气暴脱，又当给予回阳救脱之剂。

（一）应急治疗

1. 针灸。针刺大椎、肺俞、定喘、风门、丰隆等穴，用强刺激手法。或加灸肾俞、太溪、足三里等穴。

2. 中成药。安宫牛黄丸 1 丸，每日 1 次；或咳喘顺丸 6 g，每日 3 次。口服或胃管注入。用于痰热或肺热较重病人。

3. 清开灵注射液 40 mL 加入 5% 葡萄糖注射液 500 mL 中静脉滴注，每日 1 次；或痰热清注射液 20 mL 加入 5% 葡萄糖注射液 250 mL 中静脉滴注，每日 1 次，适用于肺热壅盛哮喘病人。

4. 参麦注射液 60 mL 加入 5% 葡萄糖注射液 250 mL 中静脉滴注，每日 1～2 次，用于哮喘持续，耗伤气阴或气阴欲竭者。

5. 参附注射液 20 mL 加入 5% 葡萄糖注射液 20 mL 中静脉注射，每日 2～3 次，用于哮喘危证出现厥脱病人的抢救。

（二）辨证论治

1. 冷哮。

主要证候：呼吸喘促，喉中哮鸣有声，痰白而黏，或稀薄多沫，胸膈满闷如窒，口不渴或渴喜热饮。舌质淡苔白滑，脉浮紧。

治法：温肺散寒，豁痰利窍。

方药：射干麻黄汤。

方中射干开痰结，麻黄宣肺平喘，干姜、细辛温肺蠲饮，半夏化痰降逆，紫菀、款冬花温肺降气止咳，细辛、五味子一开一合，以利肺气的升降，生姜散寒，大枣和中并调和诸药。

若痰涌胸满，喘逆不得卧，可加苏子、瓜蒌仁、杏仁等泻肺涤痰，宽胸利气；若痰稠胶黏难出，哮喘持续难平者，加皂荚、白芥子豁痰利肺以平喘；若表寒里饮、寒象较甚者，可用小青龙汤加减。

2. 热哮。

主要证候：喘促气粗胸高，喉中哮鸣有声，痰稠黄胶黏，咳吐不利，烦躁不安，口渴喜冷饮。舌质红苔黄腻，脉滑数。

治法：宣肺清热，化痰降逆。

方药：定喘汤。

方中麻黄宣肺散邪以平喘；白果敛肺定喘而祛痰，一散一收，既可加强平喘之功，又可防麻黄耗散肺气，桑白皮、黄芩清泄肺热，止咳平喘，杏仁、半夏、款冬花、苏子降气平喘，化痰降逆；甘草和中并调和诸药。

若寒邪外束，肺热内盛，加石膏与麻黄相配，宣散寒邪，解肌清里；肺气壅实，痰鸣息涌不得卧，加葶苈子、地龙涤痰泻壅；痰黄稠胶黏，加知母、海蛤粉、鱼腥草、枇杷叶等清泄痰热；胃热壅盛，舌苔燥黄，大便秘结者，加大黄、芒硝通腑利肺。

3. 上实下虚。

主要证候：喘促气急，喉中哮鸣，痰多黏腻，咳吐不爽，胸中满闷，气短难续，汗出肢冷，唇舌紫黯。舌苔白腻，脉濡滑无力。

治法：化痰降浊，温肾纳气。

方药：苏子降气汤合三子养亲汤。

方中白芥子畅膈消痰，苏子降气行痰，莱菔子消滞导痰，三药合而用之，化痰下气平喘。更配半夏、橘红、厚朴、前胡降气祛痰兼能发表，既能疏内壅之气，又兼散外寒，以治上实有余。肉桂引火归元，温肾纳气；当归润以和血，合肉桂以温补下虚。甘草和中调药，诸药合用，上下兼顾而以上为主，使气降痰消，则喘咳自平。

可加葶苈子、杏仁以利气涤痰。若痰多色黄而稠，苔黄腻，可加连翘、黄芩清热解毒；如兼腹胀，便秘者，可酌加大黄、芒硝通腑泻壅；若兼意识模糊，似清似昧者，可合用涤痰汤涤痰开窍。

4. 阳气暴脱。

主要证候：哮喘持续不解，突然神气怯倦，大汗淋漓，四肢厥冷，面色青紫。舌色青黯，苔白滑，脉微欲绝。

治法：回阳救脱。

方药：四逆汤，送服黑锡丹。

方中附子大辛大热，补益先天命门真火，温阳逐寒。干姜温中焦之阳而除里寒，可助附子升发阳气。炙甘草益气和中，既能解毒，又能缓姜、附辛烈之性，合用共奏回阳

救逆之效。亡阳之证，急当温壮下元，镇纳浮阳以救本。黑锡丹以黑锡质重甘寒，镇摄浮阳，降逆平喘；硫黄性热味酸，温补命火，暖肾消寒；二药相须为用，水火并补。更用附子、肉桂温肾助阳引火归原，使虚阳复归肾中；阳起石、破故纸、葫芦巴温命门，除冷气，能接纳下归之虚阳；茴香、沉香、肉豆蔻，温中调气，降逆除痰，兼能暖肾；用川楝子苦寒既能监制诸药温燥，又能疏利肝气。诸药合用，可使真阳充下元温，喘促平，厥逆回，冷汗止，气归肾中。

若汗多不敛者，加龙骨、牡蛎以敛汗固脱。若呼吸微弱，间断难续，或叹气样呼吸，汗出如洗，烦躁内热，口干颧红，舌红绛无苔，脉细微而数，或散或芤，为气阴两竭之证，可用生脉散加生地、山萸肉，以救气阴、防虚脱。

【临床思路】

重症哮喘属于内科急危重症，应把握好抢救治疗的时机。支气管解痉剂和肾上腺皮质激素的及时、合理使用，是抢救早期重症哮喘的重要治疗措施。尤其肾上腺皮质激素有较好的平喘作用，主张短期大剂量使用，与氨茶碱或β_2激动剂有协同作用。机械通气是避免重症哮喘危重病人死亡的有效手段。如缺氧加重，应尽早予无创通气（面罩/鼻罩）支持，有助纠正低氧血症，如病情急剧恶化，出现神志不清，立即气管插管或气管切开，进行有创通气。

中医抢救应先用应急治疗，选用安宫牛黄丸、中药针剂以及针刺疗法。中药辨证施治有较好的祛痰平喘作用，有助哮喘的缓解，应在辨证的基础上，注重化痰利气，或培补摄纳。病变进一步发展，可累及心阳，出现厥脱危候，当即予参附注射液、参麦注射液进行静脉注射以回阳救逆。本病病势凶险，宜采用中西医结合等多种方法治疗，迅速控制其发作。

【预后与转归】

重症哮喘是内科急危重病，其病死率高，可并发肺不张、气胸等，但如经过积极治疗是可以逆转的，故其预后与是否能及时有效地抢救治疗密切相关。治疗越早，病情就相对易于控制，预后较好。病变发展至危重阶段，合并多脏器损害，往往病情复杂，多种治疗措施不易奏效，则预后很差。

【预防与调护】

1. 消除诱发因素，避免接触刺激性气体及远离灰尘、花粉等过敏原。
2. 适应气候变化，及时增减衣被。
3. 饮食宜清淡而富有营养，忌生冷、辛辣、肥腻等物。
4. 平常嘱病人根据个人状况，进行适当保健运动，可增强体质。
5. 哮喘缓解后中药治疗以调理体质为主，扶养正气，祛除伏痰，可减少哮喘发作。
6. 重症发作时应密切监护生命体征、心电图、动脉血气、电解质、床旁X线片以及简易肺功能检查等。

第十章　消化系统急症

第一节　急性上消化道出血

急性上消化道出血（acute upper gastrointestinal hemorrhage）是指屈氏韧带以上的消化道，包括食管、胃、十二指肠以及胰腺、胆道等病变所引起的出血。胃空肠吻合术后的空肠病变出血亦属这一范围。其临床表现为呕血和/或便血（黑便），出血量大时伴有血容量减少引起的周围循环衰竭。上消化道出血是临床比较常见的一种急症，迅速确定出血部位和原因，及时给予处理，对预后有着重要意义。虽由于急诊胃镜等检查的逐渐普及与救治条件的改善，出血性休克的死亡风险已趋下降，但短期内超过 1 500 mL 的严重出血、重度的门静脉曲张破裂出血、凝血障碍、全身代偿功能差者，仍有较高的死亡率。

本病属中医“血证”范畴。

【病因病理】

一、西医病因病理

（一）病因及分类

1. 上消化道疾病。有食管炎、食管溃疡、食管良性及恶性肿瘤、食管损伤、食管下段或贲门黏膜撕裂综合征；胃十二指肠疾病有急慢性胃炎、消化性溃疡、胃癌、胃黏膜脱垂、急性胃黏膜病变、胃畸形血管破裂、十二指肠憩室等；空肠上段疾病有吻合口溃疡、肿瘤等。

2. 门静脉高压。可引起食管及胃底静脉曲张破裂或胃静脉高压性胃病出血，常见于肝硬化、门静脉炎、门静脉血栓形成、肝静脉阻塞综合征。

3. 上消化道邻近组织病变。胆管及胆囊结石、胆总管癌、肝癌、动脉瘤破裂进入上消化道、胰腺癌、纵隔肿瘤或脓肿破入食管等。

4. 全身性疾病。败血症、流行性出血热、钩端螺旋体病、白血病、血友病、血小板减少性紫癜、尿毒症、肺源性心脏病、系统性红斑狼疮等。

（二）发病机理

上消化道出血发生机理随病因不同而有所差异，一般归纳为以下几方面。

1. 溃疡周围小血管充血破裂；溃疡基底部肉芽组织中血管破裂；穿透性溃疡侵蚀血管。

2. 胃黏膜充血、糜烂、炎症等损害胃黏膜屏障功能，从而损伤胃黏膜及其毛细血

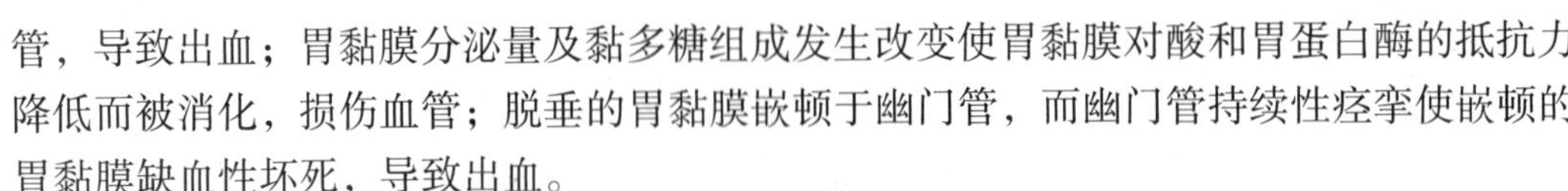
管，导致出血；胃黏膜分泌量及黏多糖组成发生改变使胃黏膜对酸和胃蛋白酶的抵抗力降低而被消化，损伤血管；脱垂的胃黏膜嵌顿于幽门管，而幽门管持续性痉挛使嵌顿的胃黏膜缺血性坏死，导致出血。

3. 肝硬化、门静脉炎、门静脉血栓形成或门静脉受邻近肿块压迫致门静脉高压时，食管胃底静脉曲张，血管暴露于黏膜下，缺乏周围组织支持和保护，易破裂而大出血。

4. 肝内多发性脓肿或胆管黏膜溃疡侵蚀血管。

5. 食管贲门黏膜糜烂或撕裂造成出血。

6. 癌组织缺血性坏死，糜烂或溃疡，侵蚀血管而出血。

7. 其他。如高碳酸血症及缺氧，致消化道黏膜糜烂而出血；凝血障碍，毛细血管扩张症，吻合口缝线渗血；等等。

二、中医病因病机

（一）胃热壅盛，迫血妄行

多因饮酒过多或嗜食辛辣厚味，滋生湿热，湿热内蕴，熏灼血络，迫血妄行而致。

（二）肝火犯胃，内灼血络

因情志过极，火动于内，肝火横逆犯胃，胃内血络灼伤，血溢脉外，随气逆于上所致。

（三）脾胃虚衰，血失统摄

过食寒凉生冷，或久嗜辛辣醇酒厚味，亦会损伤脾胃，脾胃虚衰，失其健运统摄之职，以致血溢脉外；脾主肌肉，或因过度体劳而伤脾，脾虚不能摄血均可导致本证。

另外可见于重病之时，机体骤虚，或久病、热病之后，机体未能尽快复常，可因后遗之阴津耗伤，阴虚火旺，虚火内灼胃络，迫血妄行而发病；或因气虚为主，脾气虚而失于摄血而致。

以上各种原因均可导致血不循经，血随胃气上逆而成呕血，血下渗肠道则成便血。其病理变化归结为火热熏灼，迫血妄行，以及气虚不摄，血溢脉外两类。血溢脉外，成为离经之血，表现为有形之邪瘀血。瘀血可阻滞血络，而致血不循经导致出血。此时瘀血已由病理产物，转变为继发之病因。

本病病位主要责之于胃，与肝、脾关系密切。从病理性质来分，火热亢盛所致者属于实证，实火中以胃热为主，肝火次之。由阴虚火旺及气虚所致者属于虚证，亦有虚实夹杂之证。脾虚为病之本，胃热为病之标。在病程发展过程中，又常发生由实证向虚证的转化。如开始为火盛气逆，迫血妄行，在反复出血之后，会导致阴血亏损，虚火内生，或因血去气伤，气虚阳衰，不能摄血。若出血过多，会导致气血衰亡，阴阳离决，而表现厥证、脱证之危候。

【临床表现】

上消化道出血的临床表现主要取决于出血的量及速度，以及病人出血前的全身状态。

一、呕血及黑便

呕血及黑便是上消化道出血的特征性表现。上消化道出血部位在幽门以上者，常见呕血。但幽门以下的十二指肠部位出血，如出血速度快、量大时，血液返流入胃也可引起呕血。反之，食管及胃的少量、慢速出血可不发生呕血。呕血者必然有黑便，而黑便者不一定都有呕血。呕血和黑便的性状主要决定于出血部位、出血量及血液在胃或肠道内停留的时间。若在胃内停留时间长，血液经胃酸作用后变成酸性血红蛋白而呈咖啡色；若出血量大，在胃内停留时间短，未经胃酸充分混合即呕出，则为鲜红色或暗红色。若在肠道停留时间长，血中血红蛋白的铁与肠内硫化物结合成硫化铁而呈柏油样黑便；如出血量大，肠蠕动快，则出现暗红色甚至鲜红色血便。因出血对肠壁的刺激，体检可发现肠鸣音活跃。少数急性上消化道出血病人于早期并无呕血和黑便，仅有周围循环衰竭征象。

二、失血性周围循环衰竭

上消化道大量出血，常表现为急性周围循环衰竭，其程度取决于出血量的多少、出血速度的快慢及病人机体代偿功能是否完好等多种因素。如出血速度快时，由于循环血容量迅速减少，静脉回心血量也相应减少，导致心排血量明显降低，可出现头昏、心悸、出汗、乏力、恶心、口渴、烦躁不安、黑蒙及晕厥等症状。全身检查时可见病人面色苍白、皮肤湿冷或出现灰紫色花斑，加压后褪色而不易恢复，病人神志淡漠、反应迟钝，甚至意识不清。多数病人尿量减少或无尿，应警惕急性肾功能衰竭的发生。

三、贫血

病人面色、口唇、黏膜、睑结膜、甲床可表现为苍白，四肢末梢湿冷。初期可感到疲乏无力，活动后心悸、头晕眼花，进一步可出现精神萎靡、烦躁不安，甚至反应迟钝、意识模糊。体检可发现不同程度的血压降低，甚至出现明显休克状态，心率增快，心音低钝，心尖部可有收缩期吹风样杂音。

四、发热

出血 24 h 之内，多数病人会出现低热，一般不超过 38 ℃，持续 3 ~ 5 d 后可自行恢复到正常。休克病人一般在休克得到控制后才表现为发热。发热的确切原因不明，可能由于血容量减少、贫血、血液分解蛋白产物的吸收等多种因素导致体温调节中枢功能障碍。

五、氮质血症

氮质血症可分为以下三种。即上消化道大量出血后，血液蛋白的消化产物在肠道吸收，使血中氮质增高，此为肠源性氮质血症；由于失血致周围循环衰竭，肾血流量减少，肾小球滤过率和肾排泄功能降低，致氮质潴留，此为肾前性氮质血症；由于严重而持久的休克造成肾小管坏死，或出血加重了原有肾病的肾损害，临床出现少尿或无尿，此为肾性氮质血症。肠源性氮质血症一般在出血数小时后血中尿素氮开始升高，

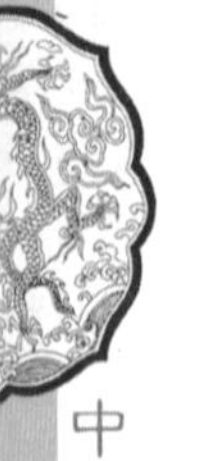

24～48 h可达高峰，多数<14.3 mmoL/L，若无继续出血，1～2 d 可降至正常。

【实验室及其他检查】

一、一般检查

1. 血红蛋白及红细胞：大量失血可致贫血，但在早期（10 h 以内）由于血管外液尚未大量进入血管，血液尚未明显稀释，红细胞压积及血红蛋白无明显改变。24 h 内网织红细胞可增高，出血停止后 2～3 d 可恢复正常。

2. 白细胞计数：因失血后的应激性反应，在短期内迅速升高，白细胞在出血后 2～5 h 后可升高达（10～20）×10^9/L，血止后 2～3 d 可恢复正常。若增高不明显甚至偏低，可见于肝硬化。

（2）大便潜血试验、呕吐物潜血试验阳性。

（3）血小板计数减少，出血时间延长，血管脆性试验阳性，应考虑血小板减少引起的出血；凝血酶原、凝血活酶时间延长见于获得性凝血机制障碍性疾病。

二、生化检查

1. 血清电解质：上消化道大出血后，微循环功能不全，组织缺氧，此时大量细胞内钾转移至细胞外液，发生高血钾，纠正休克后，血钾逐渐下降。尿毒症并上消化道出血时，血钾偏高，血清钠、氯化物可为正常或偏低。

2. 血尿素氮升高。

3. 肝功能异常有助于肝硬化的诊断，出血后短期内发现血清胆红素增高，应考虑胆道出血、肝硬化、壶腹肿瘤。

三、胃镜检查

目前认为胃镜检查是上消化道出血病因诊断的主要手段。有以下优点：①能看到出血部位，结合活检，还可获得出血病变性质的诊断，利于确定治疗方案和判断预后。②可在手术室进行。③可在镜下采取止血措施，如激光、高频电凝、微波、喷洒药物止血剂以及在出血的曲张静脉内注射硬化剂等。内镜检查阳性率在 80% 以上，但其阳性率取决于内镜检查的时机。检查与出血间隔时间越长，其阳性率越低。故一般主张在出血 24～48 h 内检查或在出血当时检查。内镜检查仍有 5%～10% 的病人查不出原因，这可能与内镜不易到达该出血灶有关。检查时须警惕胃底中的静脉曲张有时呈灰色结节状隆起，触之柔软有弹性，轻易取活检有引起严重出血的危险。

四、X 线胃肠钡餐造影

X 线胃肠钡餐造影对诊断溃疡病有 70%～90% 的准确性，一般主张病情稳定 48 h 后再做此项检查，目前在诊断急性上消化道出血已不作为首选检查方法，而选择急诊胃镜。

五、选择性腹腔动脉造影

检查指征为：①对内镜、X 线钡餐检查阴性不明原因的上消化道出血，或患心肺严重并发症仍有活动性出血而不宜做内镜检查者。②内镜检查发现有出血，但难以做出定位定性诊断者。③临床上估计内镜检查不能到达部位者。禁用于严重动脉硬化、对碘过敏和老年病人。该检查灵敏度高，不受胃内积血影响，有精确的血管定位诊断价值。除检查血管畸形、动脉瘤、小肠平滑肌瘤外，必须在活动性出血时进行。

六、放射性核素扫描

经内镜及X线检查阴性的病人可做放射性核素检查。它是一种非创伤性的诊断方法，可重复检查。其敏感性优于动脉造影，常用^{99m}Tc标记红细胞静注后在出血处溢出并聚集，通过扫描探知出血部位。注射一次^{99m}Tc标记的红细胞可监视胃肠道出血时长达24 h。

七、胶囊内镜

用于常规胃肠镜检查无法找到出血灶的原因、未明消化道出血病人。主要用于小肠疾病的检查。优点是无创易接受，可提示活动性出血的部位。缺点是不能操控，病灶暴露有时不理想，也不能取病理活检。

【诊断与鉴别诊断】

一、诊断要点

（一）西医诊断

1. 上消化道出血的诊断要点。

（1）有引起上消化道出血的原发病，如消化性溃病、肝硬化、应激性病变等。

（2）呕血和/或有黑便。

（3）根据不同出血量出现相应表现，轻者可无症状，重者迅速休克。

（4）实验检查急诊内镜等有助于诊断。

2. 出血量的估计。临床上主要根据血压、脉搏、病人的症状与体征、实验室检查来判断和估计出血量。通常将上消化道大量出血的情况按失血程度分为3级。

（1）轻度失血：失血量在500 mL以下，为全身总血量的10%~15%。当胃内贮血量达250~300 mL时，即可出现呕血。由于机体脾贮血及组织液的补充，故病人脉搏、血压可基本正常，或仅有头昏症状。血红蛋白测定可正常。

（2）中度失血：失血量在800~1 000 mL，约为全身总血量的20%，病人的脉搏达100次/min左右，血压偏低，并有眩晕、口渴、心烦、少尿等表现。血红蛋白测定在70~100 g/L之间。

（3）重度失血：失血量在1 500 mL以上，为全身总血量的30%以上，病人脉搏增速达120次/分以上，收缩压下降至80 mmHg以下，伴有四肢厥冷、神志恍惚、少尿或无尿。血红蛋白测定在70 g/L以下。

3. 出血是否停止的判断。判断上消化道出血是否停止，不能仅根据有无黑便。因一次出血，黑便可持续数天，隐血试验阳性可持续更长时间。应根据病人一般情况做出判断，如病人的神志、体力、食欲、脉搏和血压都逐渐恢复正常，并保持稳定，才可认

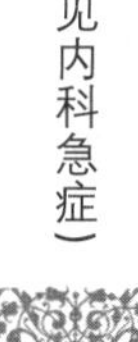

为已无活动性出血。如遇下列情况，提示有继续出血或再出血：①反复呕血、持续黑粪、粪便变稀、次数增多、肠鸣音活跃。②已发生休克的病人，虽经补足血容量，但病情无明显改善，或稍有好转后又恶化。③胃管抽出物有较多新鲜血。④红细胞计数、血红蛋白及血细胞压积持续下降。⑤在补液量和排尿量足够的情况下，原无肾脏疾病的病人血尿素氮持续或再次升高。

4. 出血的病因诊断。对上消化道大出血的病人，应首先纠正休克，同时尽快查找出血部位与病因，以便进一步做病因治疗。

首先应从病史与体征方面进行推断。由于上消化道出血多见于消化性溃疡、急性胃粘膜损害、胃癌和肝硬化所致的食管、胃底静脉曲张，应多询问这方面的病史（胃病史、肝病史、消化道出血史、饮酒史、服用非类固醇抗炎药等药物史、特殊饮食史、贫血史），并做全面检查。重点是血压、脉搏、呼吸、神志、四肢皮肤温度和湿度、皮肤有无蜘蛛痣、黑褐斑或黄疸、肝脾大小，及有无腹块、腹水等。临床半数以上的病人可做出病因的初步诊断。此后可根据检查条件及病人病情进行及时的辅助检查，如内镜、胃肠钡餐、选择性腹腔动脉造影、放射性核素检查等，进一步明确病因以便对因治疗，提高疗效。

（二）中医辨病与辨证要点

1. 辨病要点。病人以不同程度的黑便，或合并有呕血为主证，可兼有头晕、乏力等症，病程较长或病势较急者，可出现面色苍白，或精神疲惫，甚者大汗淋漓，意识模糊，唇甲色淡，脉多细数。多有胃脘痛、黄疸、胁痛等病史。

2. 辨证要点。本证的基本病机为络伤血溢，辨证求因，当分虚实标本。以胃热炽盛，热伤血络及肝热犯胃，热迫血行为实，脾胃虚弱，气虚失摄为虚；但从病势分析，出血为标，止血当为首要治则，调理脏腑，补虚泻热可同时实施，并可作为后续辨证治疗之重点。

二、鉴别诊断

上消化道出血量大，早期即出现呕血、黑便及周围循环衰竭等表现，临床上诊断并无多大困难。但有些出血病人、早期无呕血及黑便，而出现周围循环衰竭等征象，此时应根据病人的病史、体格检查及各项实验室检查，迅速与其他病因引起的过敏性休克、中毒性休克、心源性休克、急性出血性坏死性胰腺炎、异位妊娠破裂、肝脾破裂、大动脉瘤破裂等做鉴别。有些病人出现黑便，也应注意病人是否为鼻、咽、口腔等部位出血吞下血液后或口服铁剂、铋剂及某些中药而引起的黑便。有些病人以呕血来就诊，则应与咯血做鉴别。

【治疗】

一、西医治疗

（一）治疗原则

补充血容量纠正休克，采取止血措施，根据病因治疗。

（二）治疗措施

1. 一般措施。病人应卧床休息，保持呼吸道通畅，避免呕血时血液吸入引起窒息，必要时吸氧。活动性出血期间应禁食。

严密监测病人生命体征，如心率、血压、呼吸、尿量及神志变化。观察呕血与黑便情况，定期复查血红蛋白浓度、红细胞计数、红细胞压积。必要时行中心静脉压测定，对老年病人根据病情进行心电监护等。

2. 补充血容量。保持静脉通道开放，必要时做静脉切开。大量出血者应立即静脉抽血检查血型及配血，准备输血。在配血过程中，可先输平衡液或葡萄糖氯化钠注射液。遇血源紧张，可用右旋糖酐或其他血浆代用品暂时代替输血。改善急性失血性周围循环衰竭的关键是要输血。输血的指征有：①血红蛋白 <70 g/L，红细胞计数 $<3\times10^{12}$/L。②收缩压 <90 mmHg。③病人改变体位时出现晕厥。输液量视出血情况而定（右旋糖酐 24 h 不应超过 1 000 mL）。输液速度开始宜快，以后最好根据中心静脉压测定结果调整。输血量原则上接近出血量，肝硬化病人应输新鲜血，输血量宜适可而止。

3. 止血措施。由于出血机制及处理原则与方法的差异，临床将急性上消化道出血分两大类处理。

（1）非食管胃底静脉曲张破裂出血的治疗。

抑酸药物的应用 当胃内 pH 提高至 5 时，胃内胃蛋白酶原的激活明显减少，活性降低，而 pH 升高至 7 时，胃内的消化酶活性基本消失，对出血部位凝血块的消化作用消失，从而协助止血。

H_2受体拮抗剂：能强烈地抑制胃酸分泌。第一代代表性的药物为西咪替丁，第二代、第三代分别为雷尼替丁和法莫替丁。法莫替丁作用强度比西咪替丁大 30～100 倍，比雷尼替丁大 4～10 倍，作用持久，毒性作用小，可视为首选药物。用法：西咪替丁 600 mg 加入 5% 葡萄糖注射液 500 mL，持续静脉滴注 4～8 h，每日 2 次；雷尼替丁 50 mg 缓慢静脉注射，每 6～12 h 一次，或用 150～300 mg 加入 5% 葡萄糖注射液200 mL 中持续静脉滴注；法莫替丁 20 mg 溶入生理盐水或葡萄糖注射液 20 mL，缓慢静脉注射，每日 2 次。

质子泵抑制剂：本类药能特异性地作用于胃壁细胞质子泵 H^+、K^+－ATP 酶所在的部位，这是抑制壁细胞泌酸功能的最后步骤，对各种刺激因素引起的胃酸分泌均有很强的抑制作用。在各种质子泵抑制剂类药物中，埃索美拉唑是起效较快的药物。大剂量埃索美拉唑被推荐为急性上消化道大出血紧急处理的药物选择之一。使用方法：埃索美拉唑 80 mg 静脉推注后，以 8 mg/h 的速度持续静脉泵入或滴注。常规剂量质子泵抑制剂治疗：埃索美拉唑 40 mg 静脉滴注，每 12 小时一次。其他质子泵抑制剂如泮托拉唑、奥美拉唑、兰索拉唑、雷贝拉唑等，均为有效的抑酸止血药物。

止血药的应用 去甲肾上腺素：该药可使胃肠黏膜出血区域小动脉强烈收缩，减少局部血流量并能减少胃酸分泌而达到止血效果。由于其进入组织后经甲基化和去氨氧化等途径灭活，故大剂量胃内应用一般不会产生全身反应。方法是去甲肾上腺素 8 mg（酒石酸去甲肾上腺素 2 mg 相当于去甲肾上腺素 1 mg）加入冷生理盐水 100～200 mL，用胃管灌注或口服，一般每隔 30 min 灌注 1 次，经 3～4 次仍无效则停用，如有效，可

再改为每小时1次，共4~6次。该药性质不稳，曝光易失效，应临时配制。

凝血酶：本药是一种局部速效外用止血药。其作为凝血因子Ⅱ能活化凝血因子Ⅷ，增强凝血因子Ⅻ和凝血因子Ⅴ的活性，促进血小板发生不可逆的聚集和血小板释放反应，促进上皮细胞生长。本药无明显不良反应，但对其过敏者应立即停药，使用时避免加温，如遇酸碱或重金属盐其活力下降而失效。用法为8 000~20 000 U溶入50~100 mL生理盐水口服或胃管内注入，每2~6小时1次，禁止注射给药。

巴曲亭：含有凝血激酶和凝血酶样物质，直接作用于内外源性凝血系统，形成凝血活酶，促进凝血酶形成而达到凝血作用。首次静脉注射和肌内注射各1 kU的巴曲亭，继而每日肌内注射1 kU，可达到止血作用。静脉用药后5~10 min止血，效力可达24 h。

孟氏液：是一种碱式硫酸铁溶液，具有强烈的表面收敛作用，遇血液后发生凝固，在出血的创面形成一层棕黑色的牢固黏附在表面的收敛膜；常用5%~10%孟氏液10~30 mL，口服后用4%碳酸氢钠溶液漱口至咽部后吐出。或用5%~20%孟氏液20~100 mL胃管内灌注，若1次收效不显，可于4~6 h后再重复使用。本药可使胃肠道平滑肌强烈收缩，用量过大可致腹痛、呕吐。

其他止血药物：可选用维生素K、酚磺乙胺、卡络柳钠（安络血）、氨甲苯酸（止血芳酸）及中药等。

内镜下止血法 可将孟氏液、去甲肾上腺素、凝血酶或无水酒精等，在内镜直视下直接喷洒在出血部位而达到止血作用。当内镜下发现喷射性出血或血管显露时，也可局部注射高渗钠—肾上腺素溶液。因肾上腺素有强烈的血管收缩作用，高渗钠可延长肾上腺素局部作用时间，并使黏膜下组织肿胀而血流缓慢，有利于止血。还可以用硬化剂1%乙氧硬化醇，或5%鱼肝油酸钠在出血灶周围分数点注射。其止血机制为使局部组织水肿，出血灶周围压力增高，压迫血管，使血管内血栓形成。其主要不良反应是溃疡形成，或血凝块脱落而继发出血。内镜下还有几种止血方法，简单介绍如下。

高频电凝止血法：适用于胃溃疡、食管溃疡出血、小灶性糜烂性出血和小血管畸形出血。不适用于食管静脉破裂出血。止血机制为应用高频电流的热效应，使局部组织蛋白变性达到止血，迅速止血有效率达87%~96%。方法是用凝固电流在出血灶周围电凝，使黏膜下层及肌层的血管凝缩，最后电凝出血血管。并发症有出血、溃疡、穿孔等。

激光照射止血法：激光照射出血组织，使组织蛋白凝固、小血管收缩闭塞、血栓形成而出血停止。止血有效率在80%~90%，可供止血的激光有氩激光及石榴石激光两种，其并发症有胃肠穿孔、出血及胃肠胀气。

微波止血法：该法是集中微波能量于一小区域，使组织蛋白凝固而达到止血目的。其较激光、高频电凝止血安全。

热探头凝固法：该法是利用热探头的高温（140~150 ℃）接触出血灶，使其组织蛋白凝固而止血。该疗法确切、安全、方法简单。

放置止血夹法：主要适用于小动脉出血。发现病灶后在内镜下经器械管道用持夹器将止血夹子送入，夹住动脉血管。伤口愈合后此金属夹子自行脱落，随粪便排出体外。

介入治疗 经选择性血管造影导管，向动脉内灌注血管收缩药（如垂体后叶素、去甲肾上腺素）或栓塞剂（如自身凝块、吸收性明胶海绵等），使出血的血管收缩或被栓塞而止血。该法不如内镜简便，并有动脉造影及灌注药物本身引起的并发症和不良反应，如出血、感染及心律失常等。因此，该法仅适用于内镜无法达到的部位或内镜止血失败的病例。胃、十二指肠出血病人，经保守治疗或血管灌注血管收缩药无效，而又难以耐受外科手术者，可采用动脉内注入栓塞剂，使出血的血管堵塞而止血。对大出血病例，条件具备者，应充分发挥介入治疗栓塞止血的快捷优势。

手术治疗 当上消化道出血持续48 h仍未停止者；24 h内输血1 500 mL仍不能纠正血容量、血压不稳定者；保守治疗期间发生再次出血者；内镜下发现有动脉活动性出血而镜下止血无效者；中老年病人原有高血压、动脉硬化，出血不易控制者，均应尽早行外科手术。

（2）食管胃底曲张静脉破裂出血的治疗。

肝硬化门静脉高压症病人发生上消化道出血，并不全是由食管胃底静脉曲张破裂所致，而是多种因素共同作用的结果，如门静脉高压性胃病、并存的消化性溃疡、慢性胃炎，以及凝血机制异常的参与等，故其治疗仍应以止血、抑酸等上述措施为基础，同时还应重视以下止血治疗措施。

降低门静脉高压 血管加压素：既往常用垂体后叶素，初始用10 ~ 20 U加入10%葡萄糖溶液200 mL中静脉滴注，速度为0.2 ~ 0.3 U/min，需要时可在2 ~ 4 h后重复用药。24 h后若未有继续出血倾向者可减半量，继续观察24 h后停用。如继续出血可重新应用开始剂量。不良反应有腹痛、腹泻、面色苍白、胸前区不适等。可用硝酸甘油类治疗。垂体后叶素对冠心病、高血压、孕妇、肾功能不全者禁用。现可选用特利加压素（terlipressin，TER），其为合成的血管升压素类似物，可持久有效地降低肝静脉压力梯度，减少门静脉血流量，且对全身血流动力学影响较小。特利加压素的推荐起始剂量为：每4小时2 mg，出血停止后可改为每天2次，每次1 mg，一般维持5 d，以预防早期再出血。

生长抑素及其衍生物：能选择性减少内脏和肝脏循环血流量而降低门静脉压力，无全身性血压变化，还抑制胃酸分泌和胃肠运动，增多胃黏液分泌而适用于各种原因的上消化道出血，是肝硬化急性食管胃底静脉曲张出血的首选药物之一，同时可显著降低消化性溃疡出血病人的手术率，并预防早期再出血的发生。如施他宁的首次剂量为250 μg静脉注射，继后以250 ~ 500 μg/h连续静脉滴注维持，持续24 ~ 72 h。奥曲肽为八肽生长抑素，首次剂量为100 ~ 200 μg静脉滴注，以后25 μg/h，静脉滴注。伐普肽是新近人工合成的长生抑素类似物，使用方法：50 μg静脉推注后，以50 μg/h维持。

血管扩张剂：不主张在大量出血时用，与血管收缩剂合用或止血后预防再出血时用较好。常用硝苯地平与硝酸盐类如硝酸甘油等，有降低门脉压力的作用。

抗菌药物：肝硬化急性静脉曲张破裂出血者活动性出血时，常存在胃黏膜和食管黏膜炎性水肿，预防性使用抗菌药物有助于止血，并可减少早期再出血及感染，提高生存率。

三腔二囊管压迫止血 经上述紧急处理仍出血不止而又不能立即进行手术治疗者，

应立即行此止血术，其止血有效率在40%～90%不等。

内镜治疗 硬化栓塞疗法（EVS）：在齿状线上2～3 cm穿刺出血征象和出血点最明显的曲张静脉血管，注入适量硬化剂，每次可同时注射1～3条血管，但应在不同平面注射，也可同时在静脉旁注射以达到直接压迫作用，1～2周后可重复治疗。多数病例3～5次后可使曲张静脉硬化。

食管静脉曲张套扎术（EVL）：在内镜直视下把曲张静脉用负压吸引入附加在内镜前端特制的内套管中，然后通过牵拉引线，使内套管沿外套管回缩，把原放置在内套管上的特制橡皮圈套入已被吸入内套管内的静脉上，阻断其血流，起到与硬化剂栓塞相同的效果。每次可套扎5～10个部位，与EVS相比，止血率均可达90%左右。

经静脉肝内门体静脉支架分流术（TIPS） 在X线监视下，通过颈静脉插管到达肝静脉，用特制穿刺针穿过肝实质，进入门静脉，放置导线后反复扩张，置入金属支架，建立人工瘘管，实施门体分流，降低门脉压力从而控制出血。主要适用于出血保守治疗（药物、内镜治疗等）效果不佳、外科手术后再发静脉曲张破裂出血或终末期肝病等待肝移植术期间静脉曲张破裂出血。其特点为：能在短期内显著降低门静脉压，与外科门—体分流术相比，TIPS具有创伤小、成功率高、降低门静脉压力效果可靠、可控制分流道直径、能同时行断流术（栓塞静脉曲张）、并发症少等优点。TIPS对急诊静脉破裂出血的即刻止血成功率达90%～99%，但远期（病程≥1年）疗效不确定。影响疗效的主要因素是手术的分流道狭窄或闭塞。

手术治疗 经非手术治疗仍不能控制出血者，应做紧急静脉曲张结扎术或门奇静脉断流术，如能同时做门体静脉分流术或断流术可能减少复发率。但此时多因大出血致有效循环血量骤降，肝供血量减少，导致肝功能进一步恶化，病人对手术耐受性低，而将分流及断流术择期进行。外科分流手术在降低再出血率方面非常有效，但可增加肝性脑病风险。

二、中医治疗

中医辨证治疗首先考虑标本缓急，其次应注意不同证型区别论治。出血发生，首当止血，应急处理，辅以对因治疗，血止后继续治疗，以分型辨治为主，兼以活血止血。

（一）应急治疗

1. 中成药口服。对少量呕血，或仅表现为便血者，给予云南白药0.6～1.2 g，每日2～3次，口服；或紫地合剂50 mL，每日3次；或紫地宁血散1支，每日2～3次，冲服。

2. 对插胃管病人，可用冷冻紫地合剂，经胃管注入冰冻紫地合剂，每次250～300 mL，3 min后抽出，反复2～3次，抽尽胃内容物后再注入200 mL保留胃内，定时抽洗，观察疗效。此法可与西药去甲肾上腺素胃内保留选择性使用。

3. 对气随血脱，神困疲乏，或有厥脱迹象者，应予人参10 g，水煎冷服或灌胃。

4. 病情危重表现为气血衰脱之时，可先用中药针剂参附注射液20 mL静脉注射，并继用参附注射液60 mL加入生理盐水500 mL中静脉滴注。

（二）辨证论治

本病多为胃中积热、脉络瘀阻、肝郁化火、邪逆乘胃、阳络受伤等所致的实证，也有久病反复、脾胃受伤、气虚不摄之虚证。实热证者治应清热泻火，凉血止血；虚寒证者宜以益气摄血为主；气随血脱者，则急当益气固脱为先。

1. 胃热壅盛。

主要证候：脘腹胀痛，呕血紫黯或鲜红，大便色黑如漆，口干口臭，喜冷饮，舌红苔黄而干，脉弦滑数。

治法：清胃泻火，化瘀止血。

方药：泻心汤合十灰散。

泻心汤中生大黄清胃热，凉血止血，并能化瘀血，通瘀热下行；黄芩、黄连清胃热，解毒燥湿。十灰散中，大小蓟、侧柏叶、茅根、大黄清热凉血止血，棕榈皮收敛止血，丹皮、栀子、荷叶、茜草根清热凉血。

血热明显者可加紫珠草、茜草根、生地炭凉血止血。恶心呕吐者加法半夏、竹茹、代赭石。兼津伤口干舌红者加麦冬、石斛、天花粉。

2. 肝火犯胃。

主要证候：呕血色鲜红或紫黯，大便色黑如漆，口苦目赤，心烦易怒，或有黄疸胁痛，舌红苔黄，脉弦数。

治法：泻肝清胃，凉血止血。

方药：龙胆泻肝汤。

方中龙胆草泻肝清热，栀子、黄芩清肝胃之热而燥湿，木通、车前子、泽泻渗湿助清肝经之湿热，生地、当归、柴胡清热养血疏肝，甘草调和诸药，使泻中有补，清中有养。

血热明显者加生大黄、赤芍、生地炭凉血止血；烦热口苦者加绵茵陈、金钱草、郁金清热利胆以疏肝；出血反复者加白茅根、藕节、茜草加强凉血止血之功。

3. 脾失统摄。

主要证候：呕血缠绵不止，血色暗淡，大便漆黑稀溏，面色苍白，唇甲淡白，神疲乏力，头晕纳呆，舌淡苔薄白，脉细弱。

治法：健脾益气，温中止血。

方药：归脾汤。

方中黄芪、党参益气摄血，当归、龙眼肉、大枣补血养血，白术、木香、甘草、生姜健脾理气和胃调中，茯神、远志、枣仁养心安神。

出血反复者加仙鹤草、白及、乌贼骨固涩止血；若气损及阳者加艾叶、炮姜炭温经止血。

4. 气血衰脱。

主要证候：吐血盈碗倾盆，便血量多溏黑，甚则紫红，面色唇甲苍白，心悸眩晕，烦躁口干，冷汗淋漓，四肢厥冷，尿少，神恍或昏迷，舌淡，脉细数无力或微细欲绝。

治法：益气摄血，回阳固脱。

方药：独参汤或参附汤。

方中人参益气摄血而固脱，如用参附汤，更加附子以回阳固脱。

脉微欲绝，大汗不止者可加龙骨、牡蛎；阴竭者加麦冬、五味子以敛阴固脱。

【临床思路】

1．上消化道出血是指屈氏韧带以上的食管、胃、十二指肠、空肠上段及胰管和胆管的出血。其病因很多，最常见病因有消化性溃疡，急性胃黏膜病变，食道胃底静脉曲张破裂出血、肿瘤、贲门黏膜撕裂症等，近年来临床从治疗角度上，将上消化道出血分为非静脉曲张性上消化道出血和食管胃底静脉曲张性出血两类。

2．急性上消化道出血之发生，常迫使临床医生在紧急情况下判断出病因、病变部位，从而不失时机地给予相应治疗措施。急诊内镜为上消化道出血的首选诊断方法，对于内镜不能确诊或处理的活动性出血病人，宜行选择性动脉造影检查及介入栓塞止血，必要时可行核素扫描，但多数条件下受设备与时间的限制。若经内科积极治疗病情仍未能稳定者，应及时行手术探查。

3．上消化道出血的抢救，首先应及时补充血容量，抢救休克。同时尽快明确出血部位与病因，根据其出血类型给予药物止血、局部压迫止血或内镜下止血等方法治疗。对于曲张静脉性出血，紧急止血后，还应进一步进行内镜下曲张静脉的消除治疗，以预防短期内再出血。

4．一般急性出血吐血时，不适于饮服汤药；当只有黑便或虽大出血（吐血）但已初步被控制的病人，针对其病机，给予辨证施治汤药治疗。也即轻度出血时，可在辨证基础上用中医中药治疗，调饮食，忌辛辣厚味，控制病情。若病情发展至中重度出血，血去气伤，甚则气血衰亡，出现厥证、脱证之危候，则应结合西医治疗，以进一步提高抢救成功率。

【预后与转归】

本病预后与下列因素有密切关系：出血病因及其病变程度、出血量与出血的速度、年龄，是否伴有心肺、肾脏功能不全或糖尿病。在病情发作期的最大风险为出血性休克。急性大量出血死亡率占10%，60岁以上病人出血死亡率高于中青年人，占30%～50%，临床资料显示，有80%～85%急性上消化道大量出血病人除支持疗法外，无须特殊治疗，出血可在短期内自然停止。仅有15%～20%病人持续出血或反复出血，此类病人出现死亡是由于出血并发症所导致。

【预防与调护】

1．在出血量较多时，应绝对卧床，并短期禁食。缓慢出血或出血量少者，可给流质饮食。禁食后一般情况好，且出现饥饿感，可作为大出血停止的信号，此时应在严密观察下从流质逐渐增加饮食。

2．明确出血病因后，积极治疗原发病。

3．饮食宜清淡，忌过食辛辣肥甘，饮茶宜淡，不宜过久空腹，必要时可少食多餐。

4．调节情志，喜怒有节，避免劳累，进行适量的体育锻炼。

5. 配合药物治疗，可食用莲藕、淮山药等，煲粥或炖服均可。

6. 有消化道或相关不适症状的，应及时到医院复诊，做相应检查。

第二节　急性胰腺炎

急性胰腺炎（acute pancreatitis，AP），是多种病因造成胰酶激活，作用在胰腺组织后产生的局部炎症反应，可伴有或不伴有其他器官功能改变。按病情轻重，急性胰腺炎分为轻症急性胰腺炎（mild acute pancreatitis，MAP）、中重症急性胰腺炎（MSAP）和重症急性胰腺炎（severe acute pancreatitis，SAP），临床以轻症急性胰腺炎多见，占80%～90%，多呈自限性。重症胰腺炎病情危重，坏死开始为无菌性，数日后如继发感染则成为感染性坏死，且易并发腹膜炎、休克、肾功能衰竭、呼吸衰竭等，死亡率高。急性胰腺炎以急性腹痛、恶心呕吐、血清及尿淀粉酶升高为主要表现。

2000年第八届全国胰腺外科学术会议进一步提出重症急性胰腺炎的严重度临床分级，无脏器功能障碍者为Ⅰ级，伴有脏器功能障碍者为Ⅱ级。对重症急性胰腺炎的治疗长期以来一直存在着争论。自1889年Fitz首次全面描述了急性胰腺炎以及对坏死性胰腺炎的病理有了基本认识后，人们对重症急性胰腺炎究竟应该采取内科治疗还是外科治疗仍不很明确。1963年Watts行胰腺切除治疗重症急性胰腺炎，直到1968年Waterman行胰床引流治疗胰腺炎获得成功后，才将重症急性胰腺炎视为外科疾病。但目前SAP的诊治要强调团队合作，特别是多学科治疗（multi-disciplinary treatment，MDT）。轻症胰腺炎一般采用非手术治疗，死亡率在10%以下，但重症胰腺炎不论手术与否，死亡率仍在10%～20%之间。

中医称胰腺为“脺脏”“胧管”，本病属于中医“腹痛”范畴。

【病因病理】

一、西医病因病理

（一）病因

急性胰腺炎的病因众多，我国50%以上为胆道疾病所致，西方胆道疾病和酗酒分别占急性胰腺炎病因的40%和35%。其中有15%～20%病因不明，称为“特发”。

1. 常见病因：胆石症（包括胆道微结石）、酗酒、高脂血症、特发性。

2. 少见病因。

（1）代谢性疾病：甲状旁腺功能亢进、高钙血症。

（2）手术后：胆总管探查、括约肌成形术、十二指肠手术、远端胃切除。

（3）药物：硫唑嘌呤、磺胺类、噻嗪类利尿剂、速尿、四环素、雌激素。

（4）乳头及周围疾病：Oddi括约肌功能不良、壶腹部肿瘤、憩室、十二指肠梗阻、输入袢综合征。

（5）自身免疫性疾病：SLE、类风湿性关节炎、坏死性血管炎。

（6）感染：腮腺炎病毒、柯萨奇病毒、支原体、埃可病毒、蛔虫、HIV。

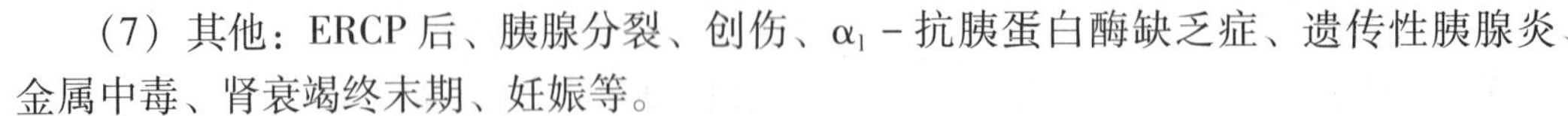

(7) 其他：ERCP 后、胰腺分裂、创伤、α_1 – 抗胰蛋白酶缺乏症、遗传性胰腺炎、金属中毒、肾衰竭终末期、妊娠等。

（二）发病机制

胰酶在胰腺胰管内被激活是引起胰腺局部炎症的先决条件，而胰蛋白酶原转化成胰蛋白酶是整个胰酶系统被激活的起始步骤，胰酶被激活后产生一系列的病理生理过程。

1. 胰腺消化酶：除淀粉酶、脂肪酶具有生物活性外，胰腺分泌的大部分消化酶是以不具活性的酶原形式存在于腺泡细胞内。正常情况下，胰蛋白酶处于无活性状态。

2. 胰酶激活：腺泡细胞内胰蛋白酶原激活的始动因素可能有：

(1) 抑制胰蛋白酶原激活的能力下降，使腺泡细胞内胰蛋白酶原早期激活。

(2) 各种原因造成的胰管阻塞和胰液大量分泌，使胰管内压力增加，从而损伤腺泡细胞、激活胰酶。

(3) 各种原因造成的胰腺血供障碍、胰腺损伤，使腺泡细胞内各种酶共存，组织蛋白酶 B 有激活消化酶原的机会。

(4) 病毒或细菌毒素可激活胰酶、损伤腺泡细胞。

(5) 遗传性胰腺炎发病与基因突变有关，如胰蛋白酶基因和囊肿性纤维化跨膜传导调节（CFTR）基因。

3. 病理生理变化：AP 发生时胰蛋白酶催化胰酶系统、激活补体和激肽系统，产生大量炎症因子如 TNF – α、IL – 6 以及 IL – 8 等，导致胰腺局部组织炎症反应，引起血管壁损伤、血管渗透性增高、血栓形成和微循环灌注不足；发生 SAP 时，出现明显的胰腺缺血表现，缺血程度与坏死的范围呈正比，提示微循环障碍在 SAP 发病中起重要作用。另外，AP 发生后因为瀑布级联反应引起全身炎症反应综合征（systemic inflammatory response syndrome，SIRS），导致白细胞趋化、活性物质释放、氧化应激、微循环障碍以及细菌易位等，进一步导致靶器官、组织功能障碍或衰竭，肠屏障功能障碍及肠道衰竭、急性呼吸窘迫综合征、肝肾功能衰竭、循环功能衰竭以及胰性脑病等，一旦发生多器官功能衰竭，病死率显著增加。

胰蛋白酶催化胰酶系统后，不同的消化酶和活性物质有不同的病理生理作用。磷脂酶 A_2（PLA_2）在胆酸参与下分解细胞膜的磷脂产生溶血卵磷脂和溶血脑磷脂，后者可引起胰腺组织坏死与溶血；弹力蛋白酶水解血管壁的弹性纤维，致使胰腺出血和血栓形成；脂肪酶参与胰腺及周围脂肪坏死、液化；激肽释放酶可使激肽酶原变为激肽和缓激肽，造成血管舒张和通透性增加，引起微循环障碍和休克；补体系统激活使活化的单核巨噬细胞、多核中性粒细胞释放细胞因子、花生四烯酸代谢产物、蛋白水解酶和脂肪水解酶，从而增加血管通透性，引起血栓形成和胰腺组织坏死。激活的消化酶和活性物质共同作用，造成胰实质及邻近组织的自身消化，又进一步促使各种有害物质释出，形成恶性循环，损伤越来越重。

消化酶、活性物质和坏死组织液，经血循环、淋巴管转移至全身，引起全身多脏器损害，有 50% 的胰腺坏死出现器官衰竭。全身炎症反应综合征的发生与炎症因子、激活的胰酶进入血循环有关；比如 ARDS 多继发于微血管血栓形成，与卵磷脂酶消化肺表面活性剂卵磷脂有关；血管活性肽和心肌抑制因子引起心衰和休克。肠道缺血使肠道屏障受损，细菌在胃肠繁殖、上移，胰腺炎时可出现动静脉瘘，肠道细菌进入血循环，或通过淋巴管途径，造成远处感染。一旦感染极易并发多脏器功能衰竭。

在病理学上，急性胰腺炎的病理变化有间质炎症和胰腺组织坏死两个方面。间质炎症时肉眼见胰腺肿大，胰腺周围组织可有少量脂肪坏死。组织学检查有间质水肿，充血和炎症细胞浸润，可见少量腺泡坏死，血管变化不明显。胰腺组织坏死多发生于外周胰腺，胰腺肿大，腺泡及脂肪组织坏死，血管坏死出血是本型的特点，组织学检查见胰腺坏死病变呈间隔性或小叶周围分布，坏死灶外围为炎症所包围。

由于胰液外溢和血管损害，部分病例可出现腹腔积液、胸腔积液和心包积液，并可出现肾小球病变、急性肾小管坏死、脂肪栓塞和弥散性血管内凝血。也可能因过多的脂肪酶随血流运输全身，引起皮下或骨髓的脂肪坏死。

二、中医病因病机

（一）内伤饮食

临床上常因饮食不节、暴饮暴食，尤其是恣食肥甘醇酒，日久损伤脾胃，因腐熟运化失常，湿食积聚于中焦，酿成湿浊，郁久而化热，邪热与胃肠腑内之积滞互相搏结，形成阳明腑实证或热与水结，导致热实结胸证。

（二）肝胆湿热

若湿热蕴蒸于肝胆，疏泄失常，胆汁不循肠道而外溢肌肤，则可出现黄疸。亦可因情志失调，忧思伤脾，郁怒伤肝，气结失疏，或肝气横逆犯胃克脾，使脾胃升降失常而发为本病。

（三）腑气不通

少数病人因患蛔虫症，在湿热或寒湿阻滞胃肠，或过饥过饱、发热、妊娠等情况下，蛔虫窜入胆道导致腑气不通、胰脏之津液不得外泄，蕴结而发病。

从以上多种情况导致本病发生的病理演变过程来看，其基本病机可概括为肝郁气滞、湿热蕴蒸肝胆、脾胃实热内结三个类型。发病初期多属气机升降失调，进而中焦之腑气不通，其病变发展波及胃脘、膈腹。其中有部分病例由无形之气与有形之积滞相互搏结，导致气血凝滞，经脉阻塞，气机逆乱。病理演变之过程，可分辨为如下六个病机环节，具体为郁（气机郁滞）、结（实热结聚）、热（湿热内蕴或实热内盛）、瘀（血行瘀滞）、厥（气血逆乱）、虚（脾胃虚弱）。其中前五个环节为本病发作时的病理演变规律，与其他急腹症相同，五个环节之间可互相兼挟或转化，这与现代医学对急腹症的主要病理是机能失调、梗阻、炎症、血运障碍及中毒休克等变化的认识是一致的。而脾胃虚弱则是由于正虚邪衰，反复发作的结果，其病程可分为早、中、晚三个阶段：早期正盛邪轻，以郁结多见；中期正盛邪实，常以结、热、瘀三者兼挟并互相转化为主；晚期正虚邪恋，瘀、热或瘀、结之邪内陷，耗阴伤阳导致变证，或正虚邪衰，反复发作，损伤脾胃。

【临床表现】

本病的临床表现取决于其病因、病理类型和治疗是否及时。轻症急性胰腺炎症状较

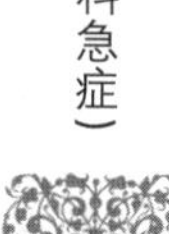

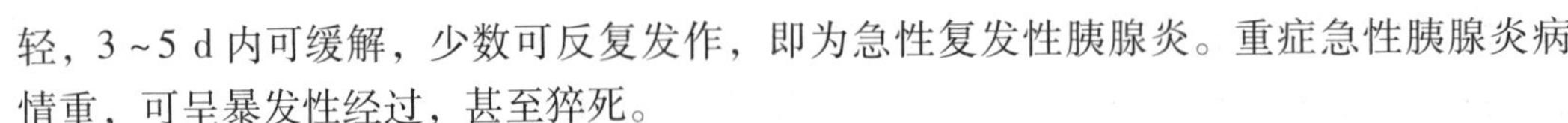

轻，3～5 d 内可缓解，少数可反复发作，即为急性复发性胰腺炎。重症急性胰腺炎病情重，可呈暴发性经过，甚至猝死。

一、症状

1. 腹痛。95%病人有腹痛，多呈突然发作，常于饱餐和饮酒后发生。轻重不一，轻者上腹钝痛，能耐受；重者呈绞痛，钻痛或刀割痛，常呈持续性伴阵发性加剧。疼痛部位常在中上腹部或稍偏左，并向偏左侧腰背部放射。早期上腹部触痛不显著，数小时后逐渐加重，伴有轻度腹肌紧张，可有反跳痛，但不像胃穿孔时的腹肌强硬。重症急性胰腺炎病情发展快，腹痛延续较长，由于渗出液扩散，可引起全腹痛，或进而出现反跳痛，腹肌紧张，并有腹胀，肠鸣音减弱或消失。

2. 恶心呕吐。多数有恶心呕吐，吐出食物残渣、胆汁、血性物或蛔虫，呕吐后腹痛并不减轻。酒精性胰腺炎之呕吐常于腹痛时出现，胆源性胰腺炎之呕吐常在腹痛发生之后。

3. 发热。多为中度发热，少数为高热，一般持续 3～5 d，如发热持续不退或逐日升高，提示合并感染或并发胰腺脓肿。

4. 黄疸。发病后 1～2 d 出现，常为暂时性阻塞性黄疸，多在几天内消退，系肿大的胰头部压迫胆总管所致。若黄疸持续不退并加深者，多由胆总管结石引起。病后第二周黄疸，多因胰腺炎并发胰腺脓肿或囊肿压迫胆总管所致。少数病人是由后期并发肝功损害引起。

5. 低血压及休克。多见于重症急性胰腺炎。出现烦躁不安、皮肤苍白、湿冷、呈花斑状，脉细弱，血压下降，少数严重者可在发病后短期内死亡。

二、并发症

仅见于 SAP。

1. 局部并发症。重症者起病 2～3 周后继发感染，可于胰腺内及周围形成脓肿，局部呈现包块，并有发热、疼痛与中毒症状。重症起病后 3～4 周，若胰液和坏死组织在胰腺本身或其周围被包裹，则形成胰假性囊肿。

2. 全身并发症。重症急性胰腺炎之死因中多与多脏器功能衰竭有关，诸如并发急性呼吸窘迫综合征、急性肾衰、循环衰竭、消化道出血、胰性脑病、败血症、DIC、水电解质、酸碱平衡紊乱等。SAP 病人可出现暂时性高血糖，偶可发生糖尿病酮症酸中毒或高渗性昏迷，少数重症者由于 β 细胞遭到破坏，胰岛素分泌减少，可见永久性糖尿而呈现糖尿病状态。

符合以下 2 项可诊断 SIRS：①心率 $>$ 90 次/分。②肛温 $<$ 36 ℃ 或肛温 $>$38.5 ℃。③WBC $< 4.0\times10^9$/L 或 WBC $>12.0\times10^9$/L。④呼吸 $>$20 次/分。⑤PCO_2 $<$32.33 mmHg。

三、体征

一般情况应注意神志、巩膜或皮肤有无黄染，体温、血压、脉搏、呼吸等生命体征的变化。如有循环功能障碍的表现，如低血压、脱水征及末梢循环不良等则病情较重。

腹部或有膨隆，部分有 Grey－Turner 征（两侧胁腹皮肤呈灰紫色斑）及 Cullen 征（脐周皮肤青紫），多有上腹压痛，部分有反跳痛，注意有无移动性浊音，肠鸣音活跃抑或消失。腹部外体征或可见左侧胸腔积液或左侧膈肌升高，应注意有无呼吸急促、呼吸困难、发绀等急性呼吸衰竭的表现，有无皮下脂肪坏死及胰性脑病，后者包括精神错乱甚至昏迷等。

【实验室及其他检查】

选择各项检查的目的是明确急性胰腺炎的诊断，了解有无胰外脏器损害和损害的程度。

1．实验室检查。

（1）血常规：白细胞计数及中性粒细胞分类增高。

（2）尿常规及尿淀粉酶测定：尿淀粉酶升高的时间较血淀粉酶晚，一般在 12 h 以后才开始升高，24～48 h 达高峰，然后逐渐下降，持续时间较长，其升高幅度常超过血淀粉酶。应注意单独尿淀粉酶升高不能肯定为急性胰腺炎，其他疾病也可合并尿淀粉酶升高，反之，尿淀粉酶正常亦不能排除急性胰腺炎的诊断。

（3）血淀粉酶测定：发病6 h 后即可升高，24 h 达高峰，48 h 开始下降，3～4 d 内逐渐降至正常。血淀粉酶持续升高提示有胰腺假性囊肿、胰周蜂窝组织炎或脓肿等并发症出现，或急性炎症仍在继续。血淀粉酶升高的程度和胰腺病变的严重程度并不成正比。并非所有的急性胰腺炎淀粉酶均升高，不升高的原因是：①胰腺广泛坏死的极重症胰腺炎。②慢性胰腺疾病急性发作时，不能释放足够的淀粉酶入血。③高脂血症相关性胰腺炎，甘油三酯升高可能使淀粉酶抑制物升高。④极轻胰腺炎。

（4）血脂肪酶测定：于起病后 24 h 内升高，持续时间较长（7～10 d），超过正常上限 3 倍有诊断意义。其敏感性、特异性与血淀粉酶基本相同。

（5）血钙测定低钙血症可持续至临床恢复后 4 周，当血钙低于 1.75 mmol/L 时见于重症胰腺炎。

（6）其他标志物。

C－反应蛋白（CRP） 重症病人中，其升高提示有胰腺脓肿和假性囊肿形成。血清 CRP 参考值为≤150 mg/L，若 CRP＞279 mg/L 时，其诊断胰腺坏死的特异性可达 88%。

弹力酶（elastase） 由白细胞破裂释出，重症时其值常超过 120 ng/L，本酶升高可早于 CRP，且敏感性也高于 CRP。

胰蛋白酶原激活肽（TAP） 血 TAP 的升高速度与弹力酶相似而快于 CRP。重症诊断时，血 TAP 的测定有可能比其他生化检查更敏感。

白细胞介素－6（IL－6） 和纤维连接素（FN）可试用于重症之诊断。

人胰腺特异性蛋白（hPSP） hPSP 是存在于人类胰腺细胞胞质内的一种蛋白，本病发作时于外周血中含量明显升高，hPSP 浓度变化与胰腺的坏死程度呈正相关，以 250 ng/mL 作为判别值，其诊断本病重症的敏感性为 88%，特异性为 85%，而且重症者发病 24 h 内 hPSP 即可达峰值，故动态测定对重症之早期诊断有一定帮助。

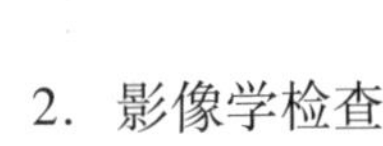

2. 影像学检查。

（1）B 超检查，为常规初筛检查，但常因肠袢内积气干扰而影响显像。胰腺呈明显弥漫性肿大，可看到胰腺呈低回声图像，并可显示胰周有无积液。后期可发现脓肿或假囊肿，此外尚可了解胆道、胆囊情况。

（2）X 线检查，胸部可观察到胰腺炎症波及胸部的一些表现，如右侧横膈上升、胸腔积液、左下肺肺不张等，如怀疑有急性呼吸窘迫综合征时，可发现云雾状阴影。腹部 X 线检查早期可排除尿路结石、肠梗阻和溃疡病穿孔的诊断，后期胰脓肿时右胰区可见到气液平面，如有腹水存在，平面上呈烟雾状，腰大肌边缘含糊不清。胰腺渗出可导致临近肠袢的局限性肠麻痹，十二指肠曲和近侧空肠可见积气肠袢，还可见结肠截断征（colon cut-off sign），即结肠膨胀至横结肠，而结肠脾曲及远程结肠无气体。其他可能发现胆囊结石影等。

（3）CT 检查是急性胰腺炎诊断和鉴别诊断、病情严重程度评估的最重要检查，而 3 天后动态增强 CT 扫描对诊断胰腺坏死非常重要。CT 下可见胰腺增大、边缘不规则、胰腺内低密度区、胰周脂肪炎症改变、胰内及胰周液体积聚，甚至有气体出现，坏死灶在造影剂增强动脉期无增强显影，与周围无坏死胰腺形成鲜明对比，可发现胰腺脓肿、假性囊肿。现行的 CT 分级标准为：A 级，正常胰腺；B 级，胰腺肿大；C 级，B 级 + 胰周围炎症；D 级，C 级 + 单区液体积聚；E 级，多区液体积聚。A ~ E 级依次得分为 0 ~ 4 分。坏死范围评分：A. 无坏死：0 分；B. 坏死 < 1/3：2 分；C. 坏死 1/3 ~ 1/2：4 分；D. 坏死 > 1/2：6 分。CT 严重程度指数（CTSI）是指 CT 分级和坏死范围评分。

（4）MRI 检查。与腹部 CT 有同样的诊断作用，并可通过胆胰管造影（MRCP）判断有无胆胰管梗阻。

3. 腹腔穿刺性诊断。由于胰周及腹膜大量渗出，可抽出腹水，常为血性。测定穿刺液的淀粉酶或脂肪酶浓度较其血浓度更具敏感性，一些病人血淀粉酶或脂肪酶正常而腹腔内渗出液的淀粉酶与脂肪酶升高明显。

【诊断与鉴别诊断】

一、诊断要点

（一）西医诊断

1. 诊断 AP 必须具备以下 3 条中的 2 条。

（1）急性上腹痛发作伴上腹压痛或腹膜刺激征。

（2）血清淀粉酶活性增高（≥正常值上限 3 倍）。

（3）影像学检查、手术或活检见到胰腺炎症，坏死、出血等间接或直接的改变，有助于诊断的确立。

2. 轻重类型的确立。

（1）症状较轻，一般情况较好，血压稳定，腹部体征较局限，压痛不明显，无明显腹膜炎体征及严重的代谢紊乱。影像学检查胰腺局部或弥漫性肿大，轮廓不规则，密度不均匀。此时可诊断为轻型急性胰腺炎。

（2）病情发展迅速，症状严重，有明显腹膜炎体征及严重的代谢紊乱，血钙低于1.87 mmol/L（7.5 mg/dL），影像学检查胰腺有一个或多个积液区，胰周有炎性改变，增强CT显示有坏死表现。此时可诊断重症急性胰腺炎。

3. 重症急性胰腺炎不合并器官功能障碍者为重症急性胰腺炎Ⅰ级，合并多器官功能紊乱综合征，或称重症急性胰腺炎Ⅱ级。

（1）心血管：低血压，心率≤54次/min或心率>130次/分，平均动脉压（MAP）≤49 mmHg。

（2）肺：呼吸困难，$R>35$次/min，$PaO_2<60$ mmHg。

（3）肾：尿量<480 mL/24h（20 mL/h），Cr≥177 μmol/L（2 mg/L）。

（4）肝：血胆红素≥34 μmol/L（2 mg/dL），ALT达正常值的两倍。

（5）神志模糊、谵忘及昏迷。

（6）肠麻痹、呕血和黑便，估计出血量在1 000 mL以上，胃镜可见黏膜糜烂、溃疡。

（7）凝血系统：DIC或凝血酶原时间（PT）>16 s，血小板≤80×10^9/L，纤维蛋白原<1.5~2.0 g/L。

4. 重症急性胰腺炎合并有下列情况时，应考虑继发感染。

（1）多在发病5~7 d后出现高热，持续不退，出现全身性感染（sepsis）表现，一般情况恶化。

（2）腹部体征已有好转，但又明显加重。

（3）WBC>15×10^9/L。

（4）超声或CT引导下穿刺吸出感染性液体或脓液。

5. 重症急性胰腺炎的严重程度及预后评价。常用以下几种方法。

（1）Balthazar CT分级评分系统：是目前判断胰腺病变严重程度的简便方法，根据胰腺有无坏死及坏死范围计分，将严重程度分级，有助于估计预后。

（2）Ranson预后判断指标：共计11项，包括入院时年龄>55岁、血糖>11 mmol/L、白细胞>16×10^9/L、AST>250 U/L、LDH>350 U/L。入院48 h后，血细胞比容下降>10%、尿素氮上升>1 mmol/L、$PaO_2<60$ mmHg、血钙<2 mmol/L、碱缺乏>4 mmol/L、液体丢失>6 L。根据对347例病例的研究结果表明，少于2项者，死亡率为0.9%；3~4项符合者，死亡率为16%；5~6项符合者，死亡率为40%；符合7项或者以上基本上无生存者。

（3）APACHE Ⅱ（急性生理和慢性健康评估Ⅱ）评分标准：是现在通用的关于危重病人病情严重度的通用评估方法，无特异性，共14项，每项分别为0~4分，总分在15分以上，积分越高，死亡率越高。

（4）分型参考：①MAP。具备急性胰腺炎的临床表现和生化改变，无器官功能障碍或局部并发症，对液体补充治疗反应良好。②MSAP。具备急性胰腺炎的临床表现和生化改变具有下列之一者：局部或全身并发症但无持续器官衰竭；或一过性器官衰竭（在48 h内恢复）。③SAP。具备急性胰腺炎的临床表现和生化改变具有下列之一者：局部并发症（胰腺坏死、假性囊肿、胰腺脓肿）；器官衰竭（超过48 h）；Ranson评

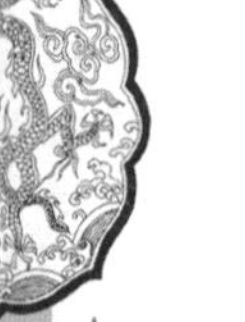

分≥3项；APACHE－Ⅱ评分≥8；CT 分级为 D、E 或 CTSI >3 分。

（二）中医辨病与辨证要点

1. 辨病要点。病人以上腹部疼痛伴恶心呕吐为主症。腹痛常逐渐加重，甚至不能忍受，呕吐后症状亦无明显缓解，上腹痛可牵及腰背部，病情逐渐或骤然加剧，可出现尿少、肢冷、精神萎靡或烦躁，甚或神昏之症，此为重症厥脱之候。

2. 辨证要点。本病辨证可重点概括为肝郁气滞、湿热蕴蒸肝胆、脾胃实热内结三个类型。轻症病例及发病初期多属气机升降失调，进而腑气不通，病变在胃脘、膈腹。重者由无形之气与有形之积滞相互搏结，导致气血凝滞，经脉阻塞，气机逆乱，可酿成不治。病机分析应抓住六个环节，具体为郁、结、热、瘀、厥、虚。急性期分辨病情中哪些环节为发作原因，以便对症施治。恢复期以脾胃虚弱为主，重在调理脾胃。

二、鉴别诊断

本病病人多因上腹部的疼痛及呕吐而就诊，并多有饮食方面的诱因，故易与多种急腹症或其他病症混淆，临床上需与下列病症鉴别。

1. 消化性溃疡穿孔。有溃疡病史，突发急性上腹剧痛，迅速弥漫至右下腹及全腹，上腹压痛、反跳痛、腹肌呈板样强直，病人不敢转侧，肝浊音界缩小或消失，X 线下可见膈下游离气体，血清淀粉酶偏高。

2. 胆结石及胆囊炎。常有类似发作史，常在脂餐后诱发右上腹痛，可向右肩放射。墨菲氏征阳性，可伴有黄疸，淀粉酶轻度增高，X 线、B 超可发现胆囊炎或胆结石。

3. 急性肠梗阻。常有腹部手术或肠结核史（多在粘连基础上发生），为阵发性绞痛，有缓解期，腹胀，肠鸣音亢进，但腹部压痛不明显（麻痹性肠梗阻肠鸣音不亢进），淀粉酶正常或轻度增高，X 线显示水气并存的水平梯样征象。尚需排除肠系膜血管缺血或梗死。

4. 心绞痛或心肌梗死。有时疼痛可限于上腹部，酷似急性胰腺炎。心电图显示心肌缺血或心肌梗死图形。心肌标志物如肌钙蛋白等在心梗时升高。

【治疗】

一、西医治疗

（一）治疗原则

抑制胰酶分泌，缓解疼痛，抗胰酶治疗，纠正水、电解质失衡，控制感染，必要时手术。

（二）治疗措施

1. 轻症急性胰腺炎。

（1）非手术治疗。目前尚无法预测临诊时病人病情是否会发展为重症，故所有病人至少应在入院 3 d 内进行监护，以便及时发现重症病人。

（2）支持治疗。最重要的是补液，以晶体液为首选，同时补充适量的胶体、维生素及微量元素。应用低分子右旋糖酐可提高血容量，降低血黏滞度，预防胰腺坏死。

（3）胰腺休息。短期禁食，如症状消失、体征缓解、肠鸣音恢复正常、出现饥饿感即可恢复饮食，不需等待淀粉酶恢复正常。

（4）对症处理。使用镇痛剂，不推荐使用吗啡或胆碱能受体拮抗剂；不推荐常规使用抗生素，但对胆源性胰腺炎应给予抗生素。

2．重症急性胰腺炎：MSAP 与 SAP。

初始即表现为重症或经观察病情加重者，应转入 ICU 监护，针对器官功能衰竭及代谢紊乱情况应采取相应防治措施，低氧血症应面罩给氧，出现 ARDS 应给予正压辅助呼吸，其他按下述常规进行治疗。

（1）液体复苏：重症多有血容量的严重减低，有时丢失体内积存的体液多达 6 000 mL以上，易出现低血容量休克。发病初期每天需要补液 5 ~ 10 L。血细胞比容 > 50% 提示有效循环血量不足，需紧急补液，维持其在 30% 左右，输入低分子右旋糖酐改善微循环。红细胞比容 < 25% 应补充红细胞，白蛋白 < 20 g/L 应给予补充。输液量及速度宜参照中心静脉压（CVP）和尿量。CVP 在 5 ~ 15 cmH_2O，尿量达每小时 30 ~ 50 mL 时，可进一步酌情补充电解质，包括葡萄糖酸钙、氯化钾和碳酸氢钠等。

（2）抗生素治疗：静脉给予抗生素，选用广谱、脂溶性强，能透过血液屏障的抗生素，常用抗生素效应因子排列：亚胺培南西司他丁、氧氟沙星、环丙沙星、头孢曲松、头孢噻肟联合应用甲硝唑。疗程 7 ~ 14 d，特殊情况可延长。同时注意胰腺外器官继发细菌、真菌感染。是否应用预防性抗感染治疗尚有争议。

（3）营养支持：先行肠外营养，病情趋向缓解后尽早进行肠内营养。将鼻饲管置入 Treitz 韧带以下，给予肽类要素饮食。热量为 8 000 ~ 10 000 kJ /d，其中 50% ~60% 来自碳水化合物，15% ~20% 蛋白，20% ~30% 脂类，同时补充谷胺酰胺制剂，高脂血症病人要减少脂肪类的补充。

（4）控制胰腺分泌和胰酶活性：抑制胰腺分泌胰酶，减轻对胰腺本身及其邻近组织的消化破坏，是最基本的治疗方法。

禁食、禁水　可以防止食物和酸性胃液进入十二指肠，减少对胰腺分泌的刺激，症状好转可予进食，但应限制脂肪食物。轻症者一般禁食 7 ~ 8 d，重症需禁食约 2 周不等。

胃肠减压　重症者宜行胃肠吸引和持续减压，可减少胃酸对胰液分泌的刺激，一般胃肠吸引 2 ~ 3 d。

抑制胰腺分泌的药物　H_2受体阻滞剂如西咪替丁每次 300 mg 静脉注射可明显减少胰腺分泌，对胃酸高的胰腺炎症，每日可用 800 mg，尚可选用第三代 H_2受体阻滞剂法莫替丁针剂。质子泵阻滞剂奥美拉唑等可较快抑制胃酸分泌，必要时可用抗酸剂直接中和胃酸。另可酌情选用胃肠激素如胰高血糖素、降钙素、生长抑制激素等以抑制胰腺外分泌。此类药物用至 3 ~5 d 病情缓解后再考虑停药。

镇痛　可使用罗通定肌内注射，或度冷丁每次 50 ~ 100 mg 肌内注射，亦可用 0. 1% 普鲁卡因静脉滴注，吗啡不宜使用。

抑制胰酶活性药物　抑制逸脱的胰蛋白酶、磷脂酶 A、弹性蛋白酶和激肽释放酶等

的活性，对较重症的病人，在发病早期足量静脉给药效果较好。如下品种可选用：

抑肽酶：首次静脉注射2.5万~5万U，每日30万~50万U，症状改善后逐渐减量，维持量为10万~30万U，血淀粉酶正常或腹痛消失后数日停药。反复用本药有过敏反应，重者可休克，本药对弹性蛋白酶或磷脂酶A活性无阻断作用。

福埃针：干冻粉剂100 mg相当于5万~25万U抑肽酶的作用。每次100~200 mg加入500 mL输液中静脉滴注，每日1~3次，随病情好转逐渐减量，持续用5~7 d。

二磷酸胞嘧啶胆碱：本品500 mg加入500 mL输液静脉滴注，每日2次，持续用7~14 d，主要作用为阻断磷脂酶A_2的活性。

乌司他丁：轻症每次5万U，重症每次10万~20万U，加入5%葡萄糖注射液中静脉滴注，每日3次，3天后，改为每次10万U，每日1次，连用5~10 d。

其他：可酌情应用尿蛋白酶阻断剂（M－20）、蛋白分解酶阻断剂（FUT－175）、β－肾上腺素能激动药，如异丙肾上腺素等。

（5）腹腔灌洗。可消除腹腔内渗出物和各种酶、细菌及内毒素对腹膜的刺激，且减少对全身各器官的损害，并对急性肾衰有治疗作用，故对重症者多主张尽早行腹腔灌洗，有条件者可用腹腔镜方式。

（6）其他。血管活性物质前列腺素E_1制剂、丹参等对改善微循环有一定作用。

（7）内镜治疗。胆道紧急减压引流及去除嵌顿胆石对胆源性SAP有效，提倡在发病后24 h内进行，对MAP在保守治疗中病情恶化时进行鼻胆管引流或EST（内镜下十二指肠乳头括约肌切开术）。

3．手术治疗问题。

（1）手术治疗适应证。

诊断不明确 前提是病人有比较严重的腹膜炎而诊断不明，有明确的开腹探查指征。

病情恶化 虽经加强治疗，病情不见好转，但尚无继发感染，估计胰周及腹腔内渗出的大量细胞因子严重影响了内环境稳定，应及早手术清除及引流。

继发感染 发病5~7 d后，出现感染性胰腺坏死而不能得到控制，进一步发生胰腺脓肿，经皮穿刺证实已有感染，应不失时机地进行手术。

胆源性胰腺炎 急性胰腺炎合并胆囊结石，不是急诊手术的指征，可于此次住院期间择期行胆囊手术，但如有胆管结石合并梗阻性黄疸，则应急诊手术。

胰腺假性囊肿 视情况选择外科手术治疗、经皮穿刺引流或内镜治疗。

腹腔间隔室综合征（abdominal compartment syndrome，ACS） 指腹腔内高压伴发器官功能障碍，如腹腔内压持续＞35 cmH_2O必须尽快手术减压。

早发性重症急性胰腺炎（early severe acute pancreatitis，ESAP） 病人在SAP发病后72 h内出现下列情况之一者：肾衰竭（血清Cr≥177 μmol/L）、呼吸衰竭（PaO_2＜60 mmHg）、收缩压≤80 mmHg（持续15 min）、凝血功能障碍（PT＜70%和/或APTT＞45 s）、败血症（T＞38.5 ℃、WBC＞16.0×10^9/L、BE≤4 mmol/L，持续48 h，血/抽取物细菌培养阳性）、SIRS（T＞38.5 ℃、WBC＞12.0×10^9/L、BE≤2.5 mmol/L，持续48 h，血/抽取物细菌培养阴性）。

(2) 手术方式：手术应彻底清除感染坏死组织，并放置小气管。引流有以下两种方式。

第一，置多根导管于胰腺周围及小网膜腔，关闭腹腔，术后行灌洗治疗，至病情好转，脓腔缩小，灌洗液变清洁，逐步拔除导管。

第二，创口部分敞开，开放引流，术后在手术室麻醉下换药并清除坏死组织，直至坏死组织清除干净，伤口逐渐愈合。

二、中医治疗

本病水肿型病人以采用中西医结合治疗为主，也可单独服用中药调治，以静滴中成药及口服中药汤剂，配合针刺或穴位封闭治疗为宜；重症病人可以西药为主，配合中药针剂及针刺、汤剂等，可减少或减轻并发症，缩短病程，降低死亡率。

(一) 应急治疗

1. 针刺：内关、中脘、足三里、阳陵泉，留针 30 min。

2. 穴位注射：选用丹参注射液或维生素 B_6注射液双侧足三里注射，每穴 0.5 mL。

3. 灌肠：生大黄 30 ~ 40 g 煎液，至 100 mL 保留灌肠。

4. 双黄连粉针 3 g 加入生理盐水 500 mL 中静脉滴注，每日 1 次。

5. 清开灵注射液 40 mL 或醒脑静注射液 20 mL 加入生理盐水 500 mL 中静脉滴注，每日 1 次。

(二) 辨证论治

1. 肝郁气滞。

主要证候：脘腹胀痛或窜痛，嗳气频作或干呕，甚则便秘，得矢气痛减，或兼寒热往来，舌苔薄白或微黄，脉弦。

治法：疏肝解郁，行气导滞。

方药：大柴胡汤。

方中以小柴胡汤去人参、甘草，加大黄、枳实、芍药组成。方中小柴胡汤和解少阳半表半里之邪，去人参、甘草恐其甘缓留邪；加大黄、枳实以泄中焦热结。加芍药配柴胡、枳实兼和肝胆胃肠。诸药共奏泄胆腑、清湿热、疏肝气之效。

痛甚者加元胡、木香、青皮；呕恶较甚者加竹茹、代赭石；大便燥结者加芒硝。

2. 脾胃实热。

主要证候：腹满痛拒按，痛如刀割，恶心呕吐，大便不通或燥结，小便短赤，口渴喜冷饮，高热或兼寒战，舌红苔黄厚腻或燥，脉滑数。

治法：通腑泄热，清热解毒。

方药：大承气汤。

方中以生大黄通腑泄热为主药，芒硝软坚散结，协同大黄以增其泻下之力，厚朴、枳实行气消痞，既可协助泻下，又能消除腹部胀满。

疼痛剧者加木香、白芍、延胡索；口干津伤者加玄参、麦冬、生地黄。宜合用验方清胰汤。

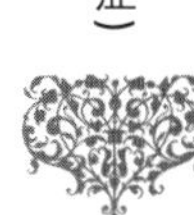

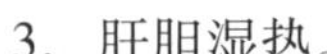

3. 肝胆湿热。

主要证候：胁腹剧痛，恶心呕吐，发热，黄疸，身重倦怠，胸闷心烦，口苦口渴而饮不多，舌红苔黄腻，脉弦滑或数。

治法：清热祛湿，疏利肝胆。

方药：龙胆泻肝汤。

方中龙胆草泻肝清热，栀子、黄芩清肝胃之热而燥湿，木通、车前子、泽泻渗湿助清肝经之湿热，生地、当归、柴胡清热养血疏肝，甘草调和诸药，使泻中有补，清中有养。

腹胀便秘明显者加生大黄、芒硝；疼痛剧者加木香、延胡索；口干津伤者加玄参、麦冬。

4. 正虚邪陷。

主要证候：脘腹剧痛，或阵阵加重，病情骤变，腹胀尿少，神疲息粗，四肢厥冷，汗出身凉，语声低微，舌质淡，脉微欲绝，至数不清。

治法：益气固脱。

方药：生脉散。

方中人参补肺益气而生津、麦冬养阴清肺而生津，五味子敛肺止汗而生津。共奏益气敛汗，养阴生津之效。

汗出较多者可加山萸肉以固护元气，加生龙骨、生牡蛎先煎，以敛汗固脱。四肢厥冷、脉微欲绝者加附子温元阳而救厥逆，干姜辛温通阳，

【临床思路】

1. 临诊时避免误诊的要点。本病属于比较常见的急腹症，急性上腹痛一般都会想到此病，如果急诊查血淀粉酶明显升高，一般不会误诊。但有时淀粉酶不升高或只是轻度升高，则需根据病史和体征全面考虑，因为急性胰腺炎，特别是重症胰腺炎，淀粉酶可以不升高，而有些急腹症，如溃疡病急性穿孔、胃肠液外溢，淀粉酶也可轻度升高。在进行鉴别诊断思维时，应收集足够的临床资料，包括病史、各项实验室检查和辅助检查以及腹腔穿刺的结果和数据，通过综合分析，掌握各种急腹症的特征，逐个排除。比如淀粉酶轻度升高，但X线腹透显示膈下积气，则符合溃疡病急性穿孔，值得注意的是有时因胰腺附近的肠管受炎症刺激，发生局限性肠管淤张，难以和游离气体区别，而导致错误判断。因此，在诊断急性胰腺炎时，要求严格按照临床思维程序，根据病人的个体表现，综合评判，做出正确的诊断。另外，由于急性胰腺炎的特点，在做出疾病诊断后，诊断工作并未结束，还要对胰腺炎的严重程度做出正确评估，以便制定正确的治疗方案。

2. 治疗中应注重中西医结合处理。对轻症急性胰腺炎，大柴胡汤具有一定的疗效，对较重的或重症急性胰腺炎，因临床极易出现变证（相当于西医之并发症），故治疗应根据不同变证选用不同的变法。如正虚邪陷，气虚厥脱（相当于休克），应据气血阴阳的虚衰程度，选用不同的治则方药。正气不固，气血虚衰者，宜用回阳固脱之法，予参附注射液每日40～100 mL分次静脉注射或滴注。若气阴两伤者，宜用益气救阴之法，

于补液中每日静脉滴注生脉注射液 60 ~ 120 mL。合并腹膜炎，出现热入营血、热深厥深者，宜用清营凉血之法，静脉推注或滴注醒脑静注射液 20 ~ 60 mL。其他如出现麻痹性肠梗阻，造成严重腹胀及肌紧张，发生频繁剧烈的呕吐，属“结胸证”者，须用清胰汤合大陷胸汤峻下热结，配合大黄类灌肠液保留灌肠以通腑泄下。总之，应灵活配用诸法，方能收效满意。

【预后与转归】

本病属于 MAP 者预后较好，一般经中西医结合处理，多可在 3 ~ 7 d 症情缓解，重症胰腺炎若不能有效地控制并发症，则易因出现多脏器衰竭而死亡。单独西医治疗者，重症胰腺炎伴局部坏死者死亡率为 10% ~ 20%，伴弥漫性坏死者死亡率可达 50% ~ 80%，急性重症胰腺炎伴多脏器衰竭者病死率将近 100%。因此临证对失液及中毒性休克的妥善及时处理尤为重要，且须强调必要时尽快手术处理。治疗中采用中西医结合处理，可缩短病程及降低重症死亡率。

【预防与调护】

1. 本病预防包括低脂清淡合理饮食，避免酗酒、暴饮暴食，积极治疗胆道病变等。
2. 发病期间，密切观察病情，对重症者应监护生命体征，发现不良征象及时处理。
3. 禁食禁水时间宜严格控制，尤其是对于重症病人，应适当延长，恢复进食后，应从流质逐渐过渡到清淡细软饮食，有症情反复应再次禁食。
4. 恢复期宜保持大便通畅，必要时用中药调治。
5. 缓解后应调节饮食，少食肥腻辛酸之品，调适情志，适度锻炼。

第三节　急性胆囊炎

急性胆囊炎（acute cholecystitis）是由胆囊管梗阻、化学性刺激和细菌感染引起的胆囊急性炎症性疾病。以发热、右上腹疼痛和压痛、恶心呕吐、轻度黄疸和白细胞增高为主要临床表现，是内科急诊常见病症之一。急性胆囊炎是常见多发病，女性比男性多 2 ~ 3 倍，尤多见于中年、肥胖者。重症常因胆囊积脓引起脓毒血症和胆囊穿孔所致，因而增高了死亡率，故对并发症进行及时诊断和处理是降低死亡率的关键。

本病属于中医“胆胀”范畴。

【病因病理】

一、西医病因病理

（一）病因和发病机理

1. 胆囊出口梗阻。急性胆囊炎伴胆石者占 70% 以上，其原因是胆石梗阻于胆囊管或胆囊颈部后，由于胆囊出口的阻塞，而使胆汁郁积和浓缩，浓缩的胆盐刺激囊壁的黏膜上皮，引起化学性炎症。炎症刺激使胆囊黏膜水肿和黏液分泌增加，并因胆囊排出障

碍而使胆囊膨胀，囊腔内压增高，囊壁的血管和淋巴管受压而致缺血和水肿加重；胆囊上皮细胞因炎症刺激释出磷脂酶，使胆汁中的卵磷脂变成有毒性的溶血卵磷脂，从而又加重了黏膜上皮的损害，使黏膜屏障遭受破坏。另有少数病人可因蛔虫、华支睾吸虫、梨形鞭毛虫等本身或所致之黏稠炎性渗出物造成胆囊管或出口梗阻。如胆管系统机能失调，胆囊管括约肌或 Oddi 括约肌发生痉挛，亦可致胆囊出口的梗阻，可见于腹腔内其他脏器有病变时，刺激内感受器，冲动传至大脑皮质，使大脑皮质机能紊乱，从而影响胆囊括约肌的运动机能，使胆汁排出不畅，滞留在胆囊内而促发本病。

2. 胰液反流。当胆总管和胰管的共同通道发生梗阻时，可导致胰液反流进入胆囊，胆汁中胆盐可激活胰酶原，引起化学性急性胆囊炎。

3. 细菌感染。本病早期常是非感染性的，但因胆囊的缺血、损伤、抵抗力降低，发病一周后 50% 以上病人可继发细菌感染。其病原多为肠道寄生菌群，以大肠杆菌为主，约占 70%，其次为葡萄球菌、链球菌、伤寒杆菌及其他产气杆菌等。细菌可经血液、胆道、淋巴液或邻近器官的感染侵入胆囊，亦可由门静脉入肝，再随胆汁流入胆囊，或由肝脏直接经淋巴管而至胆囊。败血症时细菌可经肝动脉到达胆囊。肠道内细菌也可由蛔虫钻入胆道而带入。

（二）病理

本病开始病变常限于胆囊黏膜层，充血、水肿、上皮细胞变性、坏死、脱落，囊壁内有不同程度中性粒细胞浸润，黏膜腺体分泌亢进，使胆囊略膨胀，此为急性水肿型胆囊炎，经及时治疗，多逐渐消退。在上述病情基础上，病变侵及胆囊壁全层，浆膜面有纤维性或脓性渗出物，囊壁全层均呈弥漫性白细胞浸润，囊壁内出现青紫色斑点状坏死区，此为急性化脓性胆囊炎，穿孔率为 2% ~5%。一般胆囊穿孔后，因周围组织粘连，或为大网膜所包围，多形成局限性脓肿，少数病人可形成胆汁性腹膜炎，为 3% ~5%。个别病例胆囊可直接穿透十二指肠、空肠、结肠形成胆—肠瘘，此时胆囊内脓液及结石可自肠道排出，症状可得到缓解，极少数病人可发展至门静脉内血栓形成和肝脓肿，甚至发生败血症。

二、中医病因病机

（一）食伤脾胃，阻遏肝胆

饮食不节，恣食油腻，损伤脾胃，致使运化失常，湿浊内生，脾胃之湿浊可阻碍肝胆之气机疏泄，肝胆气郁，进而导致血瘀或化热，肝胆郁热再与脾胃湿浊蕴蒸，则促成本病。

（二）情志不畅，肝胆失疏

因情志刺激使肝胆疏泄不畅者，一方面横逆中焦致生湿浊，另一方面气滞导致血瘀并同时化热，最终亦因郁热与湿浊蕴蒸而发病。

（三）虫浊居扰，胆气失疏

浊邪蕴居胆腑，酿生湿热，湿热之邪黏滞之性使胆腑疏泄不利，或偶因肠道蛔虫上扰，其上扰入“膈”，阻碍肝胆气机疏泄，郁而化热，与脾虚所生之湿蕴蒸，酿成本病。

总之，本病病机，一般总以肝胆气郁起始。肝胆气郁，气血运行不畅，则不通而痛，故肝胆气机不畅是本病的基本病机，脘胁疼痛是本病的最常见症状。若肝胆气郁而横逆犯胃，即出现胃失和降和脾失健运，又因气郁进而血瘀，则出现血瘀作痛，甚则瘀积成块。气郁和血瘀又均可化热，肝胆之热再与脾胃之湿蕴蒸，致成肝胆湿热。如病情再进一步发展，则气郁、血瘀和湿热搏结不散，致使血败肉腐，蕴而成脓，乃呈肝胆脓毒。脓既蕴成，一方面可积聚于局部，另一方面可弥散于全身，甚至侵入营血，动血耗血，终致伤阴损阳，气血败乱，热深厥深，亡阴亡阳，此即本病发生发展之典型过程。

【临床表现】

一、症状

1. 腹痛。90%以上病人有胆绞痛。2/3以上病人发生于右上腹，也有发生于中上腹者。随着炎症过程的发展，胆囊脏层和壁层的腹膜先后受到炎症的刺激，腹痛常局限于右肋下胆囊区。而右肩胛下区也可有放射性疼痛，约占50%。疼痛常发生于夜间，其前可有饱餐及脂餐等诱因，是因睡眠仰卧时结石易滑入胆囊管，形成嵌顿之故。腹痛常呈持续性、膨胀性疼痛；如有胆囊管梗阻，则可有间断性胆绞痛发作。老年人因对疼痛敏感性降低，有时可无剧烈腹痛，甚至无腹痛症状。

2. 恶心呕吐。60%～70%病人可有反射性恶心和呕吐，严重者可呕出胆汁，并可造成脱水及电解质紊乱。

3. 全身症状。80%病人腹痛发作后出现发热，体温在38～39℃之间，当发生化脓性胆囊炎或炎症波及胆总管，或伴发胆道感染者，由于大量内毒素被吸收，可出现高热、寒战，甚至烦躁、谵妄等症状。严重者可发生感染性休克。

二、体征

病人多呈急性病容，呼吸表浅而不规则。严重呕吐者可有失水及虚脱征象。20%病人可有轻度黄疸，是因感染经淋巴管蔓延至肝，造成肝脏损害，或炎症累及胆总管，造成Oddi括约肌痉挛或水肿，导致胆汁排出障碍所致。如黄疸明显加深，则表示胆总管伴结石梗阻或并发胆管炎的可能。严重病例可出现周围循环衰竭征象。

腹部检查可见右上腹部稍膨胀，腹式呼吸受限，右肋下胆囊区有腹肌紧张、压痛、反跳痛、墨菲（Murphy）氏征阳性。伴胆囊积脓或胆囊周围脓肿者于右上腹部可扪及包块。当腹部压痛及腹肌紧张扩展至腹部其他区域或全腹时，则提示胆囊穿孔，或有急性腹膜炎、急性胰腺炎等并发症存在。

【实验室及其他检查】

1. 血白细胞计数及分类白细胞计数。常轻度升高，在无失水情况下，血白细胞计数超过20×10^9/L，分类呈显著核左移示病情严重。

2. 生化检查。胆石症或胆管炎病人可有血清胆红素、转氨酶、碱性磷酸酶、γ-谷氨酰转肽酶升高。当并发急性胰腺炎时，血清淀粉酶大于500 Somogyi 单位。

3. 血培养和血清内毒素检测。未使用抗生素前，应先做血培养及药敏试验和血清内毒素测定，以鉴定致病细菌，指导治疗。

4. B超检查。轻者仅胆囊体积增大，无特征性改变，若有化脓则显示胆囊体积大，轮廓模糊，边界不整，囊壁增厚呈双边影。囊内可见散在强光点，胆囊窝或可见无回声区。

5. 放射学检查。

(1) 腹部X线平片：可见右肋下区阳性结石、增大的胆囊、囊壁钙化影；在气肿性胆囊炎时，于胆囊区可见积气和液平段。

(2) 胆系造影：一般选用静脉滴注胆道造影法，如胆囊不显影，可支持本病的诊断。

(3) CT检查：对诊断胆囊增大、囊壁增厚及胆石的存在有较大价值。B超不能明确诊断者可选用本项检查。

6. 放射性核素胆系扫描。现选用99mTC-PMT（99m锝-吡哆-5-甲基色氨酸）静脉注射，如1 h内胆囊区有放射性显示，则可排除本病。如有正常胆管和肠道排泄相，而胆囊区无放射性显示，则强烈支持本病的诊断。本试验对诊断急性胆囊炎的敏感性为100%，特异性为95%。但胆囊纤维化病人可出现假阳性，应予鉴别。

【诊断与鉴别诊断】

一、诊断要点

(一) 西医诊断

典型病例根据下述症状、体征及初步的实验室检查即可做出诊断。

1. 上腹痛呈持续性，胀痛为主，或有绞痛，可阵发性加剧，呕吐不能缓解。
2. 疼痛放射区及腹部检查时的压痛、反跳痛的存在部位及触诊墨菲氏征阳性。
3. 实验室检查表现为感染征象。
4. B超发现胆囊肿大、壁厚，腔内胆汁黏稠等。
5. 无石性胆囊炎多有外伤、长期禁食及全胃肠外营养、感染中毒等危重病史、病情发展快的特点，常需借助B超等影像学检查才能确立诊断。

此外，还有一种较罕见的气肿性胆囊炎，系由一些能产气的混合细菌（如大肠杆菌、魏氏产气荚膜杆菌以及需氧和厌氧的链球菌等）引起，70%为男性，起病急骤呈暴发性。此种病因多见于糖尿病病人，发病后并发坏疽（75%）及穿孔（15%）的危险性较大，多需依靠X线平片上胆囊内或胆系有气体而确立诊断。

(二) 中医辨病与辨证要点

1. 辨病要点。本病主要表现为上腹部疼痛，常伴有胀闷感，恶心，多有呕吐，吐后痛无缓解，疼痛位于上腹部或偏右侧，或表现为右胁部疼痛，或见口干苦，尿黄及轻度目黄，症情可反复发作。

2. 辨证要点。本病多为实证，或见虚实夹杂。腹痛较轻，时缓时剧，舌苔薄脉弦者，多属肝胆气郁；起病急，痛剧持续，口苦苔黄厚者，多属于湿热蕴结；若痛势剧烈，伴寒战高热，甚或全身黄染，腹部胀闭，神昏，或见血证者，此为脓毒内泛，病属危笃。

二、鉴别诊断

不典型病例须与下列疾病鉴别。

1. 急性溃疡病发作或穿孔。多有溃疡病史，腹痛位于上腹剑突下或偏右，为隐性钝痛。疼痛与饮食有关，呈空腹痛，进食后可能缓解。合并穿孔者则多有近期症状加重史，体检除合并穿孔者有典型的急性弥漫性腹膜炎体征外，行 X 线立位平片、胃镜或钡餐检查多可获得有价值的资料。

2. 急性胰腺炎。此病的病史及体检均可能与胆囊炎混淆，难以鉴别。例如二者均可能合并胆石，与脂餐、酗酒有关，甚至体检时可能均位于同一区域有压痛以及均可能合并淀粉酶升高等。也需要影像学检查，如 B 超或核素造影等协助鉴别。

3. 急性阑尾炎。本病主要靠右下腹局限压痛反跳痛结合病史诊断。若腹痛点稍高或胆囊炎时痛点稍低，则二者容易混淆。B 超常能明确协助诊断。

此外，尚应与急性病毒性肝炎、右下叶肺炎、肾盂肾炎或右肾结石及肝脓肿、肝肿瘤等做鉴别。

【治疗】

一、西医治疗

（一）治疗原则

内科用药原则为抗感染，解痉利胆，镇痛，支持疗法，预防并发症。

（二）治疗措施

1. 一般治疗。卧床休息，禁食，严重呕吐者可安置鼻饲管。应静脉补充足够营养、水分及电解质，每日补液量应在 2 500 ~ 3 000 mL 之间。

2. 胃肠减压。在症状较剧时应用，以减少胆汁分泌的刺激，利于胆汁的引流和排泄。

3. 抗菌治疗。抗生素的使用是为了预防菌血症和治疗化脓性并发症，应选择在血和胆汁中浓度较高的抗生素。常选用氨苄西林、克林霉素（氯林霉素）、氨基糖苷类、第三代头孢菌素和喹诺酮类等抗生素，并应根据血和胆汁细菌培养和药物敏感结果更换抗生素。因常伴有厌氧菌感染，故宜加用甲硝唑静滴。

4. 利胆药物。可选用 50% 硫酸镁 10 mL 口服，每日 3 次；或服去氢胆酸片，每次 0. 25 g，每日 3 次。

5. 解痉镇痛。常用阿托品 0. 5 mg，皮下注射；或硝酸甘油 0. 5 mg 舌下含化；或以

氨茶碱 0.25 g 加入 25% 葡萄糖注射液 20 mL 中静脉注射；若剧烈疼痛时可用维生素 K_3 注射液 16 mg 肌注，必要时可用度冷丁 50～100 mg 肌内注射。

6. 其他药物。吲哚美辛，每日 3 次，每次 25 mg，维持 1 周可以逆转胆囊的炎症和急性胆囊炎早期（第 1 天）的胆囊收缩功能障碍，改善餐后胆囊的排空。1 次肌注 75 mg 的双氯芬酸可显著降低胆石症病人急性胆囊炎的发生率。

7. 腹腔镜下胆囊切除术：用于无并发症的急性胆囊炎，具有创伤小，术后康复快的优点。可发生胆管损伤和出血等并发症。

8. 手术治疗。行胆囊切除术是急性胆囊炎的根本治疗。手术指征为：

（1）胆囊坏疽及穿孔，并发弥漫性腹膜炎者。

（2）急性胆囊炎反复急性发作，或胆囊内有较多结石诊断明确者。

（3）经积极内科治疗，病情继续发展并恶化者。

（4）无手术禁忌证，且能耐受手术者。

临床上，约 10% 病人因产生并发症而行紧急的胆囊造口术，以引流脓液及去除结石，一般经 6～8 周治疗，病情稳定后，再行胆囊切除术。如全身情况极度虚弱，无法耐受手术者，则可长期安置胆囊造瘘管引流，至经胆系造影无结石存在时可拔除瘘管。约 30% 病人于明确诊断后 12～24 h 内行胆囊切除术。另外一些因诊断尚未明确或合并严重心肺疾患，可待诊断明确或全身状态好转后，再行胆囊切除术。有条件者可行腹腔镜保胆取石术。

二、中医治疗

临床治疗本病应突出一个通字，而通包括通腑、利胆、理气、解郁、行瘀等。因胆既有病、疏泄失常，治法宜疏。胆为腑，腑宜通，疏通之法，可使气机畅行，湿热下泄，胆液循其常道，结石亦可排出。具体辨治方法如下。

（一）应急治疗

1. 穴位注射选胆俞、足三里、内关、胆囊穴、阳陵泉等部分穴位，用丹参注射液行穴位注射。

2. 针刺胆俞、中脘、足三里或胆囊穴、阳陵泉等穴位，留针 30 min。

3. 清开灵注射液 40 mL 加入 5% 葡萄糖注射液 500 mL 中静脉滴注。或双黄连粉针 3 g 加入 5% 葡萄糖注射液 500 mL 中静脉滴注。

（二）辨证论治

1. 气郁型。

主要证候：右上腹轻度或短暂的隐痛或钝痛，口苦，咽干，食欲不振，或有轻度黄疸，尿清长或微黄。舌淡苔白，脉平或弦紧。此型多属急性单纯性胆囊炎。

治法：疏肝利胆，行气化瘀。

方药：柴胡疏肝散。

方中柴胡、香附疏肝理气止痛，枳壳、陈皮理气和胃，川芎调理气血，白芍、甘草缓急止痛。

痛甚者加川楝子、元胡、木香；呕恶较甚者加法半夏、苏梗；痛而纳呆者加神曲、麦芽、莱菔子。

2. 湿热型。

主要证候：起病较急，持续上腹或右上腹痛，阵发性加剧，伴口苦咽干，心烦喜呕，寒战或恶寒，高热，尿少色黄，大便秘结，有时身目发黄。舌红，苔黄或厚腻，脉弦或滑。

治法：清热利湿，疏肝理气，攻里通下。

方药：大柴胡汤。

方中以小柴胡汤去人参、甘草，加大黄、枳实、芍药组成。小柴胡汤和解半表半里之邪，去人参、甘草恐其甘缓留邪；加大黄、枳实以泄中焦热结。加芍药配柴胡、枳实兼和肝胆胃肠。诸药共奏泻胆胃、清湿热、疏肝气之效。

痛甚者加元胡、川楝子、青皮；呕恶较甚者加竹茹、代赭石；大便燥结者加芒硝。

3. 脓毒型。

主要证候：持续性上腹剧痛，伴寒战，高热，神志淡漠，甚至昏迷，谵语，全身晦黄甚至有出血现象，尿色如茶而量少，大便燥结，全腹肌紧张，拒按或可触及包块（肿大的胆囊）。舌质红绛，舌苔干枯或无苔，脉弦数或沉细而弱。

治法：清热解毒，凉血散血，通里攻下。

方药：大承气汤合龙胆泻肝汤。

方中龙胆草泻肝胆之火，助以大黄泻热通便，荡涤胃肠；芒硝软坚润燥；枳实、厚朴消痞除满，行气散结；泽泻、木通、车前子清利湿热，引火从小便而出；柴胡疏畅肝胆，当归、生地养血益阴。

神昏者以安宫牛黄丸1丸鼻饲管注入；烦躁者加天竺黄、石菖蒲；有出血征象者加犀角（用水牛角代）、生地、紫草。

【临床思路】

1. 急性胆囊炎的治疗，若希望迅速减轻症状，必须强调综合处理，同时给予解痉、利胆、抗感染等措施，才有可能在解除胆道痉挛，增加胆囊排空，减轻囊壁压力，改善囊壁血循环，促进抗生素及抗炎药物发挥作用的情况下使腹痛、腹胀等症尽早获得缓解，若仅仅注意某项治疗，则易于延缓病程，从而增加并发症出现的机会。

2. 对化脓性胆囊炎，尤其要加强抗生素应用及注意补充足够的液体量，病情较重者应用两联以上抗生素，足够的液体量可以促进内毒素及体内代谢产物的排泄，并保持稳定的血容量，防止胆囊重症感染或广泛蔓延至胆管等部位出现感染性休克。临床护理宜密切监测重症病人之生命体征。

3. 若化脓性胆囊炎病人突然出现腹膜炎体征者，应及时行外科手术处理，不可贻误病情，此时内科治疗已不能奏效，病情加重，易因感染性休克合并低血容量性休克而危及生命。

4. 中药复方汤剂可清热、利胆、行气、攻下、活血，系具有西医所述消炎、利胆、

松弛 Oddi 括约肌、排除胀气、改善微循环等多个方面作用的有机组合药剂，包括西医治疗原则的各个方面，临床效果良好，可及早或随时给予。若呕吐频繁剧烈者，因难以饮入或饮入即吐，可先服用止吐药如胃复安或吗丁啉，或用中药半夏甘草汤，半小时后再进其他中药。止吐药肌注可更快奏效，且可避免对食道胃肠黏膜的直接刺激。若留置胃管者可注入。待中药降逆攻下之力得以发挥，则呕吐症状自能缓解。在病程的各个阶段用药中，均需应用行气止痛药物，因胆囊炎多合并胆石症，胆石排空时可随时出现胆道括约肌痉挛。发作高峰期宜重用清热利湿攻下药物，缓解期宜适当加重理气活血之药。对于合并症情况，应遵守上法，灵活加减。

【预后与转归】

本病大多预后良好，经治疗多数病人于 12 ~ 24 h 后症状改善，3 ~ 7 d 症状消退，总死亡率为 3% ~5%，65 岁以上死亡率为 5% ~10%。影响预后主要因素是年龄和病情。若是老年合并严重心肺疾病人，死亡率可达 10% ~15%。并发胆囊局限性穿孔，预后尚好。如胆囊穿孔引起弥漫性腹膜炎时，死亡率可达 25%。重症病人合并胆管化脓或脓毒血症者，容易出现感染性休克或其他脏器衰竭而危及生命，应注意加强监护与处理，降低病症向恶化方向的转归。从中医辨证来看，若病情经治疗后，症状渐缓解，腹胀减轻，大便由不通转为畅顺，神志由烦躁或萎靡转为清爽，未现尿少肢厥，或出血征象，此为病情向愈之候。否则，出现高热、神昏，或痛吐胀闭加重，或有出血倾向，肢厥汗出，此为热入营血或热闭脑窍，易致阴竭阳脱而亡。

【预防与调护】

1. 饮食宜清淡，避免过食肥甘厚味。
2. 调理情志，适当运动，保持大便畅通。
3. 对于有慢性胆囊炎者，宜在医师指导下，间断服用利胆疏肝药物，如复方胆通，或消炎利胆片，或选溪黄草、金钱草等单味煎水作药茶饮用。
4. 治疗期间，应注意病人皮肤及巩膜黄染的变化，神志与血压的变化，是否有出血倾向，小便情况，避免严重并发症的出现。

第四节　暴发型肝衰竭

暴发型肝衰竭（fulminant hepatic failure，FHF）是指病人因肝细胞功能损害，于起病 2 ~8 周内出现肝性脑病和严重凝血功能障碍的综合征。具有起病急、预后差、死亡率高的特点。肝衰竭可由人体接触各种因素，如生物性病原体、药物、化学物质等引起，其中病毒是我国暴发型肝衰竭常见的病因，且往往比较严重。暴发型肝衰竭的发病机制至今尚未完全阐明，迄今仍无特效治疗，是当前临床研究的热点之一。

1993 年，Grandy 等根据黄疸至脑病发生的相距时间，提出一个新的 FHF 分类法，即 0 ~7 d 者为超急性，8 ~28 d 者为急性，29 d 至 12 周者为亚急性。Williams 于 1996 年则认为除超急性和急性外，亚急性者应定为 5 ~26 周。现多采用此分类法，此法可评定预后，并可总结不同病因下，从黄疸至脑病出现时间的 FHF 的发生率。

本病属于中医学“急黄”“瘟黄”范畴。

【病因病理】

一、西医病因病理

（一）发病因素

1. 病毒感染。目前肝炎病毒已确定有甲、乙、丙、丁、戊、己、庚、辛八种。其引发本病主要表现为急性重症肝炎，其中因感染乙肝病毒所致者占 70% ~90%，其次为丙型与丁型肝炎病毒，约占 20%。已感染乙型肝炎病毒者，若再感染丙型或丁型病毒，则较易发生急性重症肝炎。因甲型、戊型肝炎病毒所致仅占 1% ~2%。急性重症肝炎在各类肝炎病人中的发生率占 0.2% ~0.4%，其死亡率甚高，若治疗不及时，多在 3 周内因肝性脑病、急性肝功能衰竭和严重出血而死亡。

其他包括单纯疱疹病毒、腺病毒、EB 病毒、水痘带状疱疹病毒、登革热病毒、裂谷热（Rift Valley fever）病毒等。在使用细胞毒性药物进行免疫抑制治疗或停止免疫抑制治疗时，疱疹病毒、腺病毒感染可引起 FHF。

2. 药物等中毒。对乙酰氨基酚（扑热息痛）、异烟肼最常见，特别是异烟肼与利福平联合应用时，其次为苯妥英钠、甲基烷，较少见的有氟烷、烟酸、甲基多巴，四环素、非类固醇抗炎药、单胺氧化酶抑制剂和磺胺类药也有引起 FHF 的报道。某些动植物及化学品均有致肝损伤作用。

3. 缺血缺氧。因缺血缺氧而致 FHF 易被忽视，因此时多合并其他严重病变，掩盖了 FHF 的症状。如各种休克、肝血管闭塞、布加综合征、心力衰竭。在 FHF 病因中占 2% ~5%。

4. 代谢紊乱。这种情况较少见。肝豆状核变引起的 FHF，病人年龄一般 <20 岁，多数可见 Kayser Fleisher 环，常有抗球蛋白试验（coombs test）阴性的溶血性贫血，胆红素水平明显升高及血清转氨酶轻度升高。妊娠脂肪肝可在妊娠后期引起 FHF，与先兆子痫有关。多数病人提早分娩后可以阻止 FHF 的发生。其他如 Reye 综合征、镰状细胞性贫血、半乳糖血症均有发生本病的可能性。

5. 其他原因。巴德—基亚里（Budd Chiari）综合征常形成血栓引起肝脏大静脉或下腔静脉阻塞，而肝静脉闭塞则为小叶中心静脉阻塞，常与化疗有关。另外，自身免疫性肝炎、毒蕈、部分肝切除术、肝原发性转移性肿瘤也可引起 FHF。

（二）发病机制

暴发型肝衰竭从细胞损伤、功能障碍至细胞死亡，其机制尚不清楚。最初的细胞改变随病因不同有所差异，但最后均形成大片肝细胞坏死。病毒可直接引起肝细胞损伤，可能以免疫机制的参与为主因。除体液免疫、细胞免疫外，目前强调内毒素与细胞因子的作用。肝脏是体内遭受内毒素攻击的首要器官。在正常情况下，肠道内及门静脉内存在内毒素，而体循环则无内毒素存在。一旦肝功能受损，就会导致肝脏单核—巨噬细胞

系统功能减弱，内毒素灭活功能降低，造成内毒素血症，而内毒素又可加重肝损害。内毒素不仅对肝细胞有毒性作用，还能造成肝微循环障碍，并可作用于库普弗细胞（曾称为枯否细胞）和肝窦内皮细胞，造成其过度激活和损伤，从而诱生大量多种细胞因子通过复杂的协同作用与连锁反应，造成肝细胞广泛坏死，发生肝功能衰竭。肝（功能）衰竭又可发生肠黏膜免疫屏障缺损和肝库普弗细胞的功能降低，无法有效地清除肠源性内毒素，并可形成高浓度的内毒素血症。肝衰竭病人的内毒素血症统计可高达70%～100%，而内毒素反过来又加重肝功能的衰竭，进一步诱发MSOF，成为肝衰竭病人高死亡率的主要原因。

肿瘤坏死因子（TNF）是内毒素致肝损害的关键炎性介质，其不仅能介导内毒素的多种生物学作用，并可扩大其他细胞因子的生物学效应。TNF与内毒素作为激活剂，可诱导肝脏发生非特异性超敏反应，导致局部微循环障碍。TNF可激活磷脂酶A，诱导血小板活化因子、白细胞三烯、白细胞介素-1和白细胞介素-6等多种细胞因子参与肝脏的炎性反应和组织损伤。TNF可诱发自由基产生，导致细胞膜脂质过氧化和杀细胞效应；TNF还可引起肝窦内皮细胞的损伤，诱发DIC及细胞因子的产生，促进肝损伤和发展。

一方面，药物受细胞内酶的激活，可产生肝细胞大分子组成以共价键结合的衍化物，酶诱导剂使该作用增大，利福平诱导药物转化酶增强了异烟肼的毒性即是一例。另一方面，细胞内谷胱甘肽的缺失对药物衍生物的肝毒性有增强作用，肝细胞坏死区域性分布的大小取决于该部分的酶系是产生还是转化为肝毒性衍生物。

毒物中研究最多的是毒蕈，它含有两种致肝损害的毒素：一种为毒蕈素，对肝细胞骨架如微丝、微管以及细胞膜都有毒性作用；另一种为α-菌配糖体，可抑制肝细胞RNA酶和蛋白质合成，改变细胞核仁的类型。

二、中医病因病机

（一）外感热毒

外感温热之邪，由表入里，或湿热之邪直中于里，郁遏不达，困阻中焦，脾胃运化失常，湿热熏蒸，以致肝失疏泄，气机郁滞，胆汁不循常道而外溢肌肤，发为急黄。

（二）感受疫毒

感受疫疠之气，内攻脏腑，熏蒸肝胆，逼迫胆汁外溢而发病。疫疠之邪，其性酷烈，人若感之，发病迅猛，故称瘟黄。

（三）内伤饮食，用药失慎

饮食不节，或嗜食肥甘厚味，或酗酒，或用药失慎，损伤脾胃，致运化失司，湿浊内生，郁而化热，湿热熏蒸肝胆而发黄。

（四）素体阳盛，外邪引发

脾胃有热或肝火偏旺，复感湿热之邪，或内生湿浊，则极易化火化毒，以致火毒内攻，郁结肝胆，内陷心包，扰动营血，发为急黄。

本病多由内外因共同作用，以致湿热火毒蕴结，弥漫三焦，内伤营血，上蒙清窍，发为急黄。湿热壅盛，损伤肝胆，迫使胆汁外溢，外浸肌肤，上染睛目，下流膀胱，导致身黄、目黄、小便黄；客入营血，迫血妄行，则致发斑吐衄；内陷心包，上蒙清窍，则神昏谵语；下注伤肾，气化失司，则少尿或无尿。最终因内闭外脱，脏腑衰竭，阴阳离决而死亡。病位主要在脾、胃、肝、胆，终则损及心肾。

【临床表现】

在 FHF 病程中，机体有多系统受累，临床表现复杂，但以神经精神症状及黄疸、出血为常见表现，其他包括脑水肿、肾功能不全、感染、电解质紊乱及酸碱平衡失调，也可见低血压、低血糖、心肺并发症等，但是腹水并不是主要临床表现。主要症状及体征分述如下。

一、症状

1. 急性起病，部分可见发热，或高热、恶寒、乏力，少数有肌肉、关节疼痛。
2. 消化道症状。多数可见恶心、呕吐、腹胀、食欲不振，或有消化道出血表现。
3. 黄疸，并迅速加深。
4. 神经系统症状。烦躁、狂躁，或抑郁、谵妄、昏迷。

二、体征

1. 皮肤、黏膜黄染，肝界缩小，肝臭。
2. 皮肤、黏膜出血，如见注射部位大片瘀斑。
3. 早期表现为血压特别是收缩压持续或阵发性增高，收缩压常超过 150 mmHg，后期出现休克。
4. 神志改变。初为性格、行为异常，继而昏睡，甚则昏迷。
5. 早期肌张力增高，常伴有磨牙。晚期表现为去大脑强直，过度换气，瞳孔对光反应迟钝，并逐渐出现呼吸变深、变慢，或出现陈—施呼吸。
6. 可出现局限性或全身性肌痉挛，牙关紧闭，角弓反张，心动过速，眼底检查视乳头水肿。

【实验室及其他检查】

1. 一般检查。

（1）血象：白细胞总数与中性粒细胞或有增高，出血者血红蛋白降低，DIC 时血小板减少。

（2）尿常规：出现蛋白、管型、红细胞、白细胞及尿胆原与尿胆红素阳性。

2. 肝功能检查。

（1）血清胆红素迅速上升，达 171 μmol/L 以上，或每日上升 17.1 μmol/L 以上。

（2）血清谷丙转氨酶、谷草转氨酶等明显增高。如血清谷丙转氨酶早期升高，继而迅速下跌，出现“胆酶分离”现象，提示急性重症肝炎。

（3）凝血酶原活动度（PTA）<40%。

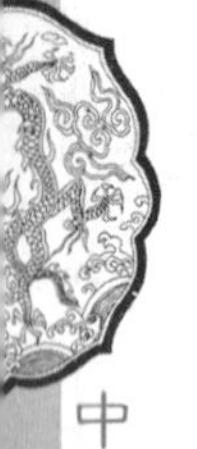

3. 其他生化检查。

（1）血氨增高，大于58 μmol/L。

（2）胆碱酯酶活性降低。

（3）尿素氮可升高，二氧化碳结合力、血钾、钠、氯等可异常。可出现低血糖。

4. 血清学检查。通过血清学检查，可鉴别肝炎病毒的类型，如用酶联免疫吸附法（ELISA）检查抗-HAV-IgM、HBsAg、HBeAg、抗HBc、抗HBe、抗HCV等，用PCR技术检测HBV-DNA多聚酶及HCV-RNA等。必要时行药物血清学测定。

5. 病理学检查。可酌情行肝脏活检，FHF病理改变有两种类型。Ⅰ型特点是肝细胞广泛变性坏死，多由病毒、药物与毒物引起。肝细胞大面积或弥漫性坏死，汇管区及其周围明显炎症细胞浸润，残存肝细胞肿胀、气球样变性、胞质嗜酸性小体形成。极少数可表现为多发性局灶性肝细胞坏死。Ⅱ型可见急性肝脂肪变，常见于妊娠脂肪肝、Reye综合征、四环素中毒等，特点是肝细胞内微泡状脂肪浸润，肝细胞肿胀苍白，而肝细胞坏死与炎症则非常轻，提示FHF是由于肝细胞内细胞器的功能不良所致。其他可见肝细胞不同类型的坏死表现。

【诊断与鉴别诊断】

一、诊断要点

（一）西医诊断

肝衰竭的临床诊断需要依据病史、临床表现和辅助检查等综合分析而确定。

1. 急性肝衰竭。急性起病，2周内出现Ⅱ度及以上肝性脑病（按Ⅳ级分类法划分）并有以下表现者。

（1）极度乏力，并伴有明显厌食、腹胀、恶心、呕吐等严重消化道症状。

（2）短期内黄疸进行性加深，血清总胆红素（TBil）≥10×正常值上限（ULN）或每日上升≥17.1 μmol/L。

（3）有出血倾向，凝血酶原活动度（PTA）≤40%，或国际标准化比值（INR）≥1.5，且排除其他原因。

（4）肝脏进行性缩小。

2. 亚急性肝衰竭。起病较急，2～26周出现以下表现者。

（1）极度乏力，有明显的消化道症状。

（2）黄疸迅速加深，血清TBil≥10×ULN或每日上升≥17.1 μmol/L。

（3）伴或不伴有肝性脑病。

（4）有出血表现，PTA≤40%（或INR≥1.5）并排除其他原因者。

3. 慢加急性（亚急性）肝衰竭。在慢性肝病基础上，由各种诱因引起以急性黄疸加深、凝血功能障碍为肝衰竭表现的综合征，可合并包括肝性脑病、腹水、电解质紊乱、感染、肝肾综合征、肝肺综合征等并发症，以及肝外器官功能衰竭。

病人黄疸迅速加深，血清TBil≥10×ULN或每日上升≥17.1 μmol/L；有出血表现，PTA≤40%（或INR≥1.5）。根据不同慢性肝病基础分为3种类型。A型：在慢性非肝硬化肝病基础上发生的慢加急性肝衰竭；B 型：在代偿期肝硬化基础上发生的慢加急性肝衰竭，通常在 4 周内发生；C 型：在失代偿期肝硬化基础上发生的慢加急性肝衰竭。

4. 慢性肝衰竭。在肝硬化基础上，缓慢出现肝功能进行性减退和失代偿。

（1）血清 TBil 升高，TBil $< 10 \times$ ULN。

（2）白蛋白（Alb）明显降低。

（3）血小板明显下降，PTA≤40%（或 INR≥1.5），并排除其他原因者。

（4）有顽固性腹水或门静脉高压等表现。

（5）肝性脑病。

（二）中医辨病与辨证要点

1. 辨病要点。病人以黄疸、纳差或恶心呕吐、乏力为主证，可伴有尿黄、口苦、腹胀，或皮肤出现瘀点或瘀斑。起病急骤，进展迅速。重者很快出现精神与意识障碍，或出现呕血与便血。舌质黯红或有瘀斑，出血者可见黯淡红色，舌苔多黄腻，病情进展渐至灰黄燥黑，脉弦数或滑数。

2. 辨证要点。辨证时应注意三个病机关键：一辨致病之病邪，是外感热毒疫毒抑或是浊毒内盛，前者宜清热解毒化湿，后者宜辟秽化浊解毒。二辨肝失疏泄的程度，黄疸愈深，腹胀愈重，消化道及其他症状愈重者，肝主疏泄的功能愈益衰竭，相应疏肝柔肝、退黄利胆等措施亦应加重。三辨病邪由肝脏入营动血的程度。一旦出现神志的改变与出血的证候，病情已进入营血阶段，此时急需和营血、益肝血，并清热化浊，安神开窍，以便遏阻病机，控制病势。

二、鉴别诊断

1. 重症病毒性肝炎的分型鉴别。国内将病毒性重症肝炎分为急性、亚急性和慢性 3 种类型，急性者属于暴发型肝衰竭。亚急性重症肝炎的发病机理大体上与急性重症肝炎相似，唯发展略慢。病理见新旧不等的大面积肝坏死和架桥样坏死，残存肝细胞增生成团。临床以急性黄疸型肝炎起病，发病 10 天至 8 周内陷入肝衰竭，出现肝性脑病，后期死于肾功能衰竭与脑水肿。慢性重症肝炎为陷入肝衰竭的严重慢性活动性肝炎，有慢性肝病病史和临床表现。

2. 药物性肝炎。可出现明显肝脏损害和黄疸，但胃肠道症状不严重，且有锑、砷、抗结核药、氯丙嗪、对乙酰氨基酚等药物明确的应用史。

3. 钩端螺旋体病。急性起病，可出现发热黄疸、皮肤黏膜出血。有疫水接触史，周身疼痛，腓肠肌压痛，眼结合膜充血，血和尿中可找到病原体。

【治疗】

一、西医治疗

（一）治疗原则

1. 早期诊断，早期治疗。暴发型肝衰竭通常可分为两个阶段。早期阶段及时治疗，

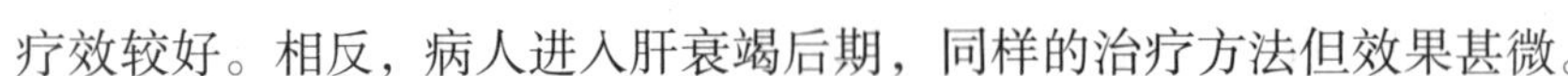

疗效较好。相反，病人进入肝衰竭后期，同样的治疗方法但效果甚微。

2. 应常规地应用预防性措施。包括防止肝细胞进一步坏死、促进再生的治疗，控制肝性脑病，并针对出血机制中的几个主要环节如凝血因子缺乏、消化道黏膜糜烂、门静脉高压等进行治疗。

3. 抓住重点，个别对待。对具体病例仔细观察分析，抓住主要矛盾，进行针对性治疗，效果较好。

（二）治疗措施

1. 一般处理。

（1）内科监护：本病应置于重症肝病监护病房，每天检查肝脏大小、神志变化及其他生命体征。饮食以高碳水化合物、低动物蛋白、低脂肪为宜，进液量应控制在每日2 000 mL左右，并补充足量的维生素B、维生素C、维生素K等。

（2）支持治疗：每日保证足够热量，以10%～20%葡萄糖注射液配合氨基酸供给。应用血制品如新鲜血浆及白蛋白等，维持水电解质及酸碱平衡。

2. 对症治疗。

（1）护肝药物治疗的应用：推荐应用抗炎护肝药物、肝细胞膜保护剂、解毒保肝药物以及利胆药物。不同护肝药物分别通过抑制炎症反应、解毒、免疫调节、清除活性氧、调节能量代谢、改善肝细胞膜稳定性、完整性及流动性等途径，达到减轻肝脏组织损害，促进肝细胞修复和再生，减轻肝内胆汁淤积，改善肝功能，如葡醛内酯、谷胱甘肽、水飞蓟素、五味子苷类等。

（2）微生态调节治疗：肝衰竭病人存在肠道微生态失衡，益生菌减少，肠道有害菌增加，而应用肠道微生态制剂可改善肝衰竭病人预后。建议应用肠道微生态调节剂、乳果糖或拉克替醇，以减少肠道细菌易位或内毒素血症。

（3）免疫调节剂的应用：肾上腺皮质激素在肝衰竭治疗中的应用尚存在不同意见。非病毒感染性肝衰竭，如自身免疫性肝炎及急性酒精中毒（重症酒精性肝炎）等，可考虑肾上腺皮质激素治疗（甲强龙，1.0～1.5 mg/kg·d），治疗中需密切监测，及时评估疗效与并发症。其他原因所致的肝衰竭，在前期或早期，若病情发展迅速且无严重感染、出血等并发症者，可酌情短期使用。

胸腺肽α_1单独或联合乌司他丁治疗肝病合并感染病人可能有助于降低28 d病死率。胸腺肽α_1用于慢性肝衰竭、肝硬化合并自发性腹膜炎、肝硬化病人，有助于降低病死率和继发感染发生率。对肝衰竭合并感染病人建议早期应用。

3. 病因治疗。

肝衰竭病因对指导治疗及判断预后具有重要价值，包括发病原因及诱因两类。对其尚不明确者应积极寻找病因以期达到正确处理的目的。

（1）去除诱因。如重叠感染、各种应激状态、饮酒、劳累、药物影响、出血等。

（2）针对不同病因治疗。

肝炎病毒感染　对HBV－DNA阳性的肝衰竭病人，不论其检测出的HBV－DNA载量高低，建议立即使用核苷（酸）类药物抗病毒治疗。在肝衰竭前、早、中期开始抗病毒治疗，疗效相对较好；对慢加急性肝衰竭早期快速降低HBV－DNA载量是治疗的关键，若 HBV－DNA 载量在 2 周内能下降 2 次方，病人存活率可提高。抗病毒药物应选择快速强效的核苷（酸）类药物。可优先使用核苷类似物，如恩替卡韦、替诺福韦。HCV－RNA 阳性的肝衰竭病人，可根据肝衰竭发展情况选择抗病毒时机及药物治疗。若 MELD 评分＜18～20，可在移植术前尽快开始抗病毒治疗，部分病人经治疗后可从移植列表中退出；若 MELD 评分≥18～20，可先行移植术，术后再行抗病毒治疗。如果等待移植时间超过 6 个月，可在移植术前行抗病毒治疗。所有移植术后 HCV 再感染病人应在移植术后早期开始治疗，理想的情况是在病人稳定后（通常为移植术后前 3 个月）尽早开始，因为移植术后进展期肝病病人 12 周持续病毒学应答会降低。抗病毒治疗首选无干扰素的直接抗病毒药物（DAAs）治疗方案，并根据 HCV 基因型、病人耐受情况等进行个体化治疗。使用蛋白酶抑制剂是失代偿期肝硬化病人的禁忌。在治疗过程中应定期监测血液学指标和 HCV－RNA，以及不良反应等。甲型、戊型病毒性肝炎引起的急性肝衰竭，目前尚未证明病毒特异性治疗有效。

其他病毒感染：确诊或疑似疱疹病毒或水痘—带状疱疹病毒感染导致急性肝衰竭的病人，应使用阿昔洛韦（5～10 mg/kg，每 8 小时 1 次，静脉滴注）治疗，且危重者可考虑进行肝移植。

药物性肝损伤 因药物肝毒性所致急性肝衰竭，应停用所有可疑的药物。追溯过去 6 个月服用的处方药、某些中草药、非处方药、膳食补充剂的详细信息。尽可能确定非处方药的成分。已有研究证明，N－乙酰半胱氨酸（NAC）对药物性肝损伤所致急性肝衰竭有效。其中，确诊或疑似对乙酰氨基酚（APAP）过量引起的急性肝衰竭病人，如摄入 APAP 在 4 h 内，在给予 NAC 之前应先口服活性肽。摄入大量 APAP 的病人，血清药物浓度或转氨酶升高提示即将或已经发生了肝损伤，应立即给予 NAC。怀疑 APAP 中毒的急性肝衰竭病人也可应用 NAC，必要时进行人工肝支持治疗。在非 APAP 引起的急性肝衰竭病人中，NAC 能改善轻度肝性脑病的急性肝衰竭成人病人的预后。确诊或疑似毒蕈中毒的急性肝衰竭病人，考虑应用青霉素 G 和水飞蓟宾。自身免疫性肝炎出现肝衰竭，应予泼尼松 40～60 mg/d。

急性妊娠期脂肪肝/HELLP 综合征导致的肝衰竭 应立即终止妊娠，如果终止妊娠后病情仍继续进展，需考虑人工肝和肝移植治疗。

肝豆状核变性 采用血浆置换、白蛋白透析、血液滤过，以及各种血液净化方法组合的人工肝支持治疗，可以在较短时间内改善病情。

4．并发症的内科综合治疗。

（1）脑水肿。颅内压增高者，给予甘露醇 0.5～1.0 g/kg 或者高渗盐水治疗；袢利尿剂，一般选用呋塞米，可与渗透性脱水剂交替使用；应用人血白蛋白，特别是肝硬化白蛋白偏低的病人，提高胶体渗透压，可能有助于降低颅内压，减轻脑水肿症状；人工肝支持治疗有助于缓解脑水肿。对于存在难以控制的颅内高压，急性肝衰竭病人可考虑应用轻度低温疗法和吲哚美辛，后者只能用于大脑高血流灌注的情况下。

（2）肝性脑病。①去除诱因，如严重感染、出血及电解质紊乱等。②调整蛋白质摄入及营养支持，一旦病情改善，可给予标准饮食。告知病人在白天少量多餐，夜间也加餐复合碳水化合物，仅严重蛋白质不耐受病人需要补充支链氨基酸。③应用乳果糖或

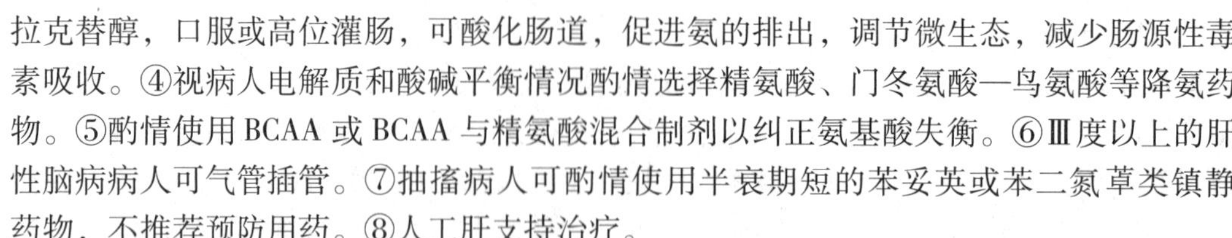

拉克替醇，口服或高位灌肠，可酸化肠道，促进氨的排出，调节微生态，减少肠源性毒素吸收。④视病人电解质和酸碱平衡情况酌情选择精氨酸、门冬氨酸—鸟氨酸等降氨药物。⑤酌情使用BCAA或BCAA与精氨酸混合制剂以纠正氨基酸失衡。⑥Ⅲ度以上的肝性脑病病人可气管插管。⑦抽搐病人可酌情使用半衰期短的苯妥英或苯二氮䓬类镇静药物，不推荐预防用药。⑧人工肝支持治疗。

（3）感染。宜常规进行血液和体液的病原学检测，除肝移植前围手术期病人外，不推荐常规预防性使用抗感染药物。一旦出现感染征象，应首先根据经验选择抗感染药物，并及时根据病原学检测及药敏试验结果调整用药。应用广谱抗感染药物，联合应用多个抗感染药物，以及应用糖皮质激素类药物等治疗时，应注意防治继发真菌感染。

（4）低钠血症及顽固性腹水。低钠血症是常见并发症。而低钠血症、顽固性腹水与急性肾损伤（AKI）等并发症相互关联。水钠潴留所致稀释性低钠血症是其常见原因，托伐普坦作为精氨酸加压素 V_2 受体阻滞剂，可通过选择性阻断集合管主细胞 V_2 受体，促进自由水的排泄，已成为治疗低钠血症及顽固性腹水的新措施。对顽固性腹水病人：①推荐螺内酯联合呋塞米起始联用，应答差者，可应用托伐普坦。②特利加压素1～2 mg/次，1次/12 h。③腹腔穿刺放腹水。④输注白蛋白。

（5）AKI及肝肾综合征。防止AKI的发生，纠正低血容量，积极控制感染，避免肾毒性药物，需用静脉造影剂的检查者应权衡利弊后选择。AKI早期治疗：①减少或停用利尿治疗，停用可能致肾损伤药物、血管扩张剂或非甾体消炎药。②扩充血容量可使用晶体或白蛋白或血浆。③怀疑细菌感染时应早期控制感染。AKI后期治疗：停用利尿剂或按照1 g/（kg·d）剂量连续2 d静脉使用白蛋白扩充血容量，无效者需考虑是否有肝肾综合征，可使用血管收缩剂（特利加压素或去甲肾上腺素），不符合者按照其他AKI类型处理（如肾性AKI或肾后性AKI）。

肝肾综合征治疗：①可用特利加压素［1 mg/(4～6) h］联合白蛋白（20～40 g/d），治疗3 d血肌酐下降 $<25\%$，特利加压素可逐步增加至2 mg/4 h。若有效，疗程7～14 d；若无效，停用特利加压素。②去甲肾上腺素（0.5～3.0 mg/h）联合白蛋白（10～20 g/L）对Ⅰ型或Ⅱ型肝肾综合征有与特利加压素类似效果。

（6）出血。宜常规预防性使用 H_2 受体阻滞剂或质子泵抑制剂。对门静脉高压性出血病人，为降低门静脉压力，首选生长抑素类似物或特利加压素，也可使用垂体后叶素（或联合应用硝酸酯类药物）；食管胃底静脉曲张所致出血者可用三腔管压迫止血；或行内镜下套扎、硬化剂注射或组织黏合剂治疗止血；可行介入治疗，如经颈静脉肝内门体支架分流术（TIPS）。对弥散性血管内凝血病人，可给予新鲜血浆、凝血酶原复合物和纤维蛋白原等补充凝血因子，血小板显著减少者可输注血小板，可酌情给予小剂量低分子肝素或普通肝素，对有纤溶亢进证据者可应用氨甲环酸或氨甲苯酸等抗纤溶药物。在明确维生素 K_1 缺乏后可短期使用维生素 K_1（5～10 mg）。

（7）肝肺综合征。$PaO_2<80$ mmHg时给予氧疗，通过鼻导管或面罩给予低流量氧（2～4 L/min），对于氧气量需要增加的病人，可以加压面罩给氧或者气管插管。

5. 非生物型人工肝支持治疗。

（1）概述。人工肝是治疗肝衰竭的有效方法之一，其治疗机制是基于肝细胞的强大再生能力，通过一个体外的机械、理化和生物装置，清除各种有害物质，补充必需物质，改善内环境，暂时替代衰竭肝脏的部分功能，为肝细胞再生及肝功能恢复创造条件或等待机会进行肝移植。

人工肝支持系统分为非生物型、生物型和混合型3种。非生物型人工肝已在临床广泛应用并被证明确有一定疗效。现可选择性或组合性应用血浆置换（PE）、血浆（血液）灌流、特异性胆红素吸附、血液滤过、血液透析等经典方法。宜采用联合治疗方法为宜，选择个体化治疗，注意操作的规范化。

（2）适应证：①各种原因引起的肝衰竭前、早、中期，PTA介于20%～40%的病人为宜；晚期肝衰竭病人也可进行治疗，但并发症多见，治疗风险大，临床医生应权衡利弊，慎重进行治疗，同时积极寻求肝移植机会。②终末期肝病肝移植术前等待肝源、肝移植术后排异反应、移植肝无功能期的病人。③严重胆汁淤积性肝病，经内科治疗效果欠佳者；各种原因引起的严重高胆红素血症者。

（3）相对禁忌证：①严重活动性出血或弥散性血管内凝血者。②对治疗过程中所用血制品或药品如血浆、肝素和鱼精蛋白等高度过敏者。③循环功能衰竭者。④心脑梗死非稳定期者。⑤妊娠晚期。

（4）并发症：人工肝治疗的并发症有出血、凝血、低血压、继发感染、过敏反应、失衡综合征、高枸橼酸盐血症等。需要在人工肝治疗前充分评估并预防并发症的发生，在人工肝治疗中和治疗后严密观察并发症。随着人工肝技术的发展，并发症发生率逐渐下降。一旦出现并发症，可根据具体情况给予相应处理。

6. 肝移植。

（1）概述。肝移植是治疗各种原因所致的中晚期肝功能衰竭的最有效方法之一，适用于经积极内科综合治疗和/或人工肝治疗疗效欠佳，不能通过上述方法好转或恢复者。

（2）适应证：①对于急性/亚急性肝衰竭、慢性肝功能衰竭病人，MELD评分是评估肝移植的主要参考指标，MELD评分在15～40分是肝移植的最佳适应证。②对于慢加急性肝衰竭，经过积极的内科综合治疗及人工肝治疗后分级为Ⅱ～Ⅲ级的病人，如CLIF-C评分<64分，建议28日内尽早行肝移植。③对于合并肝癌病人，应符合肿瘤无大血管侵犯；肿瘤累计直径≤8 cm或肿瘤累计直径>8 cm、术前AFP≤400 ng/mL且组织学分级为高/中分化。

（3）禁忌证：①4个及以上器官功能衰竭（肝、肾、肺、循环、脑）。②脑水肿并发脑疝。③循环功能衰竭，需要2种及以上血管活性物质维持，且对血管活性物质剂量增加无明显反应。④肺动脉高压，平均肺动脉压力（mPAP）>50 mmHg。⑤严重的呼吸功能衰竭。⑥持续严重的感染。⑦持续的重症胰腺炎或坏死性胰腺炎。⑧营养不良及肌肉萎缩引起的严重的虚弱状态需谨慎评估肝移植。

二、中医治疗

本证一般起病较急，多迅速出现黄疸、呕恶、腹胀等湿热内蕴之证，故诊断之后应迅速给予中医应急治疗。如病情延误或处理不当，证情常急转而下，向热盛动风；或热

入营血，迫血妄行；或由肝及肾，肾失开闭；或湿热蒙窍，神明失用等方面发展，最后可呈湿热壅盛、肝肾枯竭、闭窍神昏之危候。

本病辨证治疗时，早期即应重用清热化湿、解毒退黄为主，兼养肝益肾。一旦发现热入营血的趋势，更需加用足量凉营止血之品，神志有异常，则合用凉营开窍之品，尿少尿闭则合用滋肾利水之品，总之需把握病机的发展方向而决定治法，必要时，可在病情主要表现为湿热内盛期间，加用少量和营醒神之品，以控制病情向危重发展，体现逆流挽舟的积极治疗原则。

（一）应急治疗

1. 本病症见发热者，可用紫雪散 1 支，口服，每日 1～3 次。或小柴胡注射液 4 mL，肌内注射。

2. 黄疸者，可口服茵栀黄颗粒或肝苏颗粒。或配合茵栀黄注射液 20 mL 于 10% 葡萄糖注射液 250 mL 中静脉滴注。

3. 肝性脑病者，可口服安宫牛黄丸 1 粒，每日 1～2 次。或配合醒脑静注射液 20 mL于 10% 葡萄糖注射液 250 mL 中静脉滴注。

4. 对腹胀便秘者，若不能服用中药汤剂，可采用生大黄煎液灌肠。

（二）辨证论治

1. 热毒炽盛。

主要证候：黄疸急起，迅速加深，高热烦渴，呕吐频作，胁痛腹胀，烦躁不安，大便秘结或胶黏不爽，小便如浓茶。舌质红，苔黄燥，脉弦数。

治法：清热解毒，利湿退黄。

方药：茵陈蒿汤合黄连解毒汤。

方中茵陈清热利湿，退黄消疸；黄芩配黄连泻中、上焦之火，黄柏泻下焦之火，栀子清湿热，利三焦；大黄降泄郁热，配茵陈、栀子通利大小便，使湿热之邪下泄。

腹胀便秘者加生大黄、芒硝、枳实通腑攻下；发热不退者加柴胡、生石膏解肌退热；呕吐频作者加法半夏、代赭石降气和胃。

2. 湿热蕴结。

主要证候：身目黄疸，逐渐加深，低热困倦，口苦烦渴，纳呆腹胀，烦躁不安，大便不爽，小便黄赤。舌质红，苔黄厚腻，脉滑数。

治法：化浊利湿，清热解毒。

方药：甘露消毒丹。

方中滑石清热利湿，茵陈、木通清热利湿，引湿热从小便而出；黄芩清热燥湿；连翘清热解毒，浙贝母、射干清热散结，石菖蒲、白蔻仁、藿香、薄荷芳香化浊，行气悦脾。

腹胀尿少者加大腹皮行气利水；大黄秘结者加生大黄、芒硝泻下软坚；发热不退者加柴胡、生石膏解肌退热；纳呆者加鸡内金、麦芽化食消滞。

3. 热毒内陷。

主要证候：身黄如金，高热尿闭，衄血便血，皮肤发斑，烦躁不安，或狂乱抽搐，甚则谵语昏迷。舌质红绛，舌苔秽浊，脉弦数。

治法：清热解毒，凉血开窍。

方药：犀角散。

方中犀角（水牛角代）清热凉血安神，现可用水牛角代替，黄连解毒清心肝之火，栀子清心火、安神除烦，茵陈清热利湿而退黄，大黄、芒硝通腑泻浊热而助开窍，赤芍凉血清热，白鲜皮、土瓜根化浊祛秽，柴胡疏肝退热，天花粉生津护阴，煅贝齿安神定志。

腹胀尿少者加猪苓、大腹皮行气利水；高热不退者加生石膏、青蒿解肌退热；皮肤发斑者加生地、丹皮凉血化瘀；合并抽搐者加地龙、僵蚕清热息风。

【临床思路】

1. 急性肝衰竭死亡率甚高，如果肝细胞已大部分死亡至肝功能衰竭之程度，用药物恢复肝功能已不可能，此时只能以人工肝系统替代肝脏功能，应尽快施行肝移植，但肝移植效果的总体现状并不令人满意。因此，本病的治疗关键在于早期发现，早治疗，在肝脏尚存在相当数量的正常肝细胞时，治疗才可能奏效。

2. 本病应采取综合措施，中西医结合治疗。一方面注意护肝、促进肝细胞再生，另一方面注意维持内环境的平衡，及时纠正电解质紊乱、酸碱失衡、缺氧与低血糖，防治各种并发症。与此同时，结合中医中药清热解毒，凉血开窍，以降低死亡率。另外，通腑泄热在本病治疗中也占重要地位，它有釜底抽薪、急下存阴、利胆退黄、排除毒素等综合作用，在本病各阶段都可配合使用。

【预后与转归】

本病起病急，病理危重，且症状表现多种多样，即使确诊后采取积极的综合处理，但死亡率仍极高，总体死亡率在50%以上。FHF病理表现为Ⅰ型者，如残存肝细胞在45%以上者有生存希望，如残存肝细胞<12%，则几乎无例外地死于肝衰竭，因其他并发症死亡者其残存肝细胞在22%～55%之间。病理表现为Ⅱ型者，其病情演变取决于肝功能衰竭的程度及对治疗的反应。对内科处理病情不能控制者，进行人工肝支持治疗或即时进行肝移植手术，现已有较大进展，有报道肝移植5年生存率已达80%左右，但供肝缺乏是该措施的主要受限因素。

【预防与调护】

1. 预防肝炎病毒的传染，除注意饮食卫生，切断消化道传播外，应针对乙肝病毒进行DNA型疫苗注射。

2. 注意对肝脏功能有损害药物的使用，控制用量及时间，出现可疑肝功损害应立即停用，并进行解毒护肝处理。避免损肝毒物的接触。

3. 临床应防止危重病例因缺血缺氧导致本病，如各种休克、巴德—基亚里综合征、肝血管闭塞等。

4. 发病后应予半流或流质易消化饮食，并保证热量摄入。忌辛辣肥甘、生冷之品。

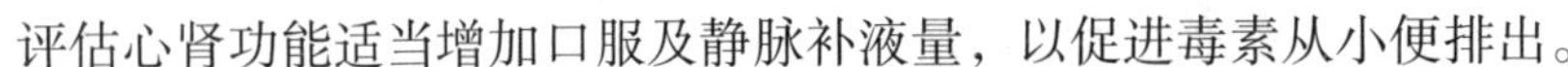

评估心肾功能适当增加口服及静脉补液量，以促进毒素从小便排出。

5. 保持大便通畅，可通过中药中通泻成分保持每日 2 次稀便为宜，不超过 3 次。便秘腹胀者可配以生大黄等煎液灌肠。

6. 病例观察应注意病人的意识状态、黄疸深度变化、皮肤及黏膜或消化道出血情况，以及尿量、血压的变化，病情恶化多为以上方面表现的加重。

第十一章　内分泌与代谢急症

第一节　糖尿病酮症酸中毒

糖尿病酮症酸中毒（diabetic ketoacidosis，DKA）是由于体内胰岛素缺乏和升血糖激素增多引起糖、脂肪和蛋白质代谢紊乱，以高血糖、高酮血症和代谢性酸中毒为主要改变的临床综合征，是糖尿病的急性合并症，也是内科常见急症之一。

糖尿病酮症酸中毒的发病率：国外统计约占住院糖尿病病人的14%，国内统计约占住院糖尿病病人的14.6%。在胰岛素没有被发明以前，糖尿病酮症酸中毒的死亡率高达70%以上。在胰岛素应用于临床后，死亡率已显著下降，但仍可因治疗不及时或不恰当以及各种并发症而致10%左右的病人死亡。因此，本症的预后除可能发生的如心、脑血管合并症外，在很大程度上取决于诊断是否及时和治疗效果的好坏。

本病属中医“消渴”发展到严重阶段的重症范围。

【病因病理】

一、西医病因病理

（一）发病因素

1. 糖尿病酮症酸中毒与糖尿病病型的关系。虽然两型都可以发生，但1型更容易发生，2型则多在某些应激情况下发生。部分糖尿病病人以糖尿病酮症酸中毒为首发表现。

2. 年龄因素。和糖尿病高渗性高血糖综合征不同，本症病人以年轻人为多。

3. 诱因。

（1）各种感染：感染中常见的有呼吸道感染、泌尿道感染和皮肤感染等。

（2）胰岛素应用不当，如长期用量不足，不适当减量或突然中断注射等。

（3）饮食失调，如酗酒、暴饮暴食等。

（4）精神刺激。

（5）手术创伤、妊娠、分娩及其他因素。

（6）某些影响糖代谢的药物，如糖皮质激素、噻嗪类利尿剂、多巴酚丁胺、第二代的神经镇定药等可诱发DKA，可卡因与DKA的反复发作密切相关。

（7）心肌梗死，脑血管意外，胃肠疾病（呕吐、腹泻）等。

在上述各种诱发因素中，感染是最常见的诱因，约占33%，胰岛素应用不当约占32%，饮食失调约占25%，精神刺激及其他诱因约占10%。

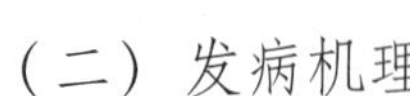

（二）发病机理

糖尿病酮症酸中毒发病的基本机制是由于胰岛素缺乏和/或其作用明显减弱，胰高血糖素等升血糖激素不适当增加，葡萄糖对胰高血糖素分泌的抑制能力丧失，胰高血糖素对刺激（精氨酸和进食）的分泌反应增强，导致肝、肾葡萄糖生成增多和外周组织利用葡萄糖减少，糖代谢障碍，血糖不能正常利用，结果血糖增高；同时，脂肪分解增加，血酮增高，造成继发代谢性酸中毒与水电解质平衡紊乱等一系列改变。

1. 胰岛素绝对减少。见于胰岛素依赖型或不完全依赖型病人，例如突然停用胰岛素。几种升糖的激素在应激情况下分泌增加是酮症的常见原因。应激时，胰高血糖素、皮质醇和儿茶酚胺类产生增多。胰高血糖素使糖原异生和糖原分解增加，皮质醇和儿茶酚胺对抗胰岛素作用，促进脂肪分解和糖原异生，使血糖升高，非酯化脂肪酸增多，酮体生成。

2. 酮症酸中毒。酮体包括乙酰乙酸、β－羟基丁酸（比例最高）和丙酮。当胰岛素缺乏时，葡萄糖不能被正常利用，机体动用蛋白质及大量贮存的脂肪，于是二者分解代谢加速。前者分解后产生大量酸性代谢产物如硫酸盐、磷酸盐等，后者分解后产生大量酮体。酮体大多由肾脏排出。这些酸性代谢产物和酮体大部分与阳离子如钾、钠结合为盐类，与碳酸氢钠结合形成酮酸钠盐从尿中排出，以致大量碱基从尿中丢失，碱储备含量下降，导致酸中毒的发生。

3. 失水。高血糖有渗透利尿作用，多尿导致血容量减少，使蛋白质和脂肪分解加速，渗透性代谢物（经肾）与酮体（经肺）排泄带出水分，加之酸中毒失代偿时的厌食、恶心、呕吐，使水摄入量减少，丢失增多，故病人的水和电解质丢失往往相当严重，但在一般情况下，失水多于失盐。失水过多，若补充不足即导致末梢循环衰竭、肾功能衰竭或血浆渗透压升高进一步引起细胞内脱水。

4. 失盐。大量的 Na^{+}、K^{+}、Mg^{2+} 等阳离子伴随酸性代谢物和水分丢失，被排出体外。但在酸中毒时，细胞内所含钾可逸出代偿，维持血钾正常或高于正常。酸中毒纠正后，细胞外钾返回细胞内，导致体内缺钾的情况，严重低血钾可致心律失常，甚至心搏停止。

5. 循环衰竭和肾衰竭。由于血容量减少和酸中毒导致周围循环衰竭，最终出现低血容量性休克。血压下降使肾灌注量降低，当收缩压低于 70 mmHg 时，肾滤过量减少引起少尿或无尿，严重时发生急性肾功能衰竭。

6. 中枢神经系统功能障碍。高渗性脱水、缺血、缺氧及酸中毒对脑细胞的不良刺激，引起神志障碍，最后可致循环、呼吸中枢抑制。此外，治疗不当如纠正酸中毒时给予碳酸氢钠不当导致反常性脑脊液酸中毒加重。血糖下降过快或输液过多过快、渗透压不平衡均可引起继发性脑水肿并加重中枢神经功能障碍。

二、中医病因病机

（一）暴饮暴食

病人酒食不节，嗜食肥甘厚腻，以致脾胃内伤，运化失司，胃积热毒，消谷耗液，以致燥热炽盛，津液干枯而发病。

（二）五志化火

病人长期不节喜怒，五志过极，气机升降失调，郁而化火，心肝火炽，则脏腑生热，上灼胃津，下劫肾液，以致精血暗耗，燥热内盛，发为本病。

（三）房劳过度

病人纵情嗜欲，劳伤过度，肾精亏耗，虚火内生，以致火因水竭而烈，水因火烈而干，导致肾亏肺燥胃火俱见，阴枯燥热而发病。

（四）外感热毒

病人调摄失宜，感受时邪热毒，由表及里，或因疔疮内陷走黄，热毒伤津耗液，肺胃炽热，或扰营败血则发为本病。

随着病情发展，以上因素相互影响，致使病人阴虚燥热至极，病及五脏，肺失布敷、肝失藏血、脾失统血、肾失藏精，水谷精微失于正常的生化转输贮存，气血津液生化障碍，水谷精微代谢紊乱，并形成新的病理产物“瘀浊毒邪”，证见口燥、饮多、尿多、尿浊，如浊气上逆则头晕呕吐，内热熏蒸或热毒攻心则神昏，热盛动风则抽搐，阴虚风动则肢麻震颤，阴竭阳脱则为阴阳离决凶险之危候。

【临床表现】

一、症状

1. 有关诱因的临床表现。
2. 原有糖尿病症状加重，如烦渴、多尿、消瘦、虚弱等。
3. 消化道症状，如恶心、呕吐、腹痛等。
4. 神经系统症状，如头痛、嗜睡，甚至昏迷等。

二、体征

1. 神经系统：轻者神清，重者神志模糊、昏迷，各种反射迟钝甚至消失。
2. 呼吸加深、加快，呼气有如烂苹果气味（丙酮气味）。
3. 明显的脱水症状，皮肤干燥、缺乏弹性，舌干，眼球下陷。
4. 循环系统可呈虚脱表现，如脉速细、弱，四肢厥冷，低血压，甚至发展为休克。
5. 体温低于正常，有感染者可升高。
6. 腹部可有压痛，可伴腹肌紧张，有时易误诊为急腹症。

【实验室及其他检查】

1. 一般检查。

（1）尿糖：强阳性。

（2）尿酮：阳性。

（3）尿常规：可出现蛋白尿、管型尿。

肾功能严重损害者，尿糖和尿酮可为弱阳性，甚至阴性。如病人原已有肝脏损害，尿酮体量特别多。

（4）周围血象检查白细胞往往增高，大多可增加至 10×10^9/L 以上，有时可高达（20～30）$\times10^9$/L。

2．生化检查。

（1）血糖明显升高：血糖一般在 16.7～33.3 mmol/L，血糖若超过 33.3 mmol/L，则多伴有血浆高渗或有肾功能障碍。

（2）血酮增高：血酮体升高多在 4.8 mmol/L（50 mg/dL）以上。但需注意的是丙酮和 β－羟基丁酸的生成速度是乙酰乙酸的 3 倍以上，而医院一般使用的酮体检测试剂（硝普盐）主要检测乙酰乙酸，所以通常用定量法测定血清或血浆 β－羟基丁酸含量能更准确地反映体内酮体水平。

（3）血 pH＜7.1 或 CO_2CP＜10 mmol/L 为重度酸中毒；血 pH＜7.2 或 CO_2CP 10～15 mmol/L 为中度酸中毒；血 pH＞7.2，CO_2CP 15～20 mmol/L，为轻度酸中毒。

（4）血清电解质：血清钠、氯化物往往降低，见于吐泻严重的病人，但也可正常或升高。血清钾在治疗前可为正常或偏低，偶可升高，在治疗后尿量增多时，血钾逐渐下降。

（5）血尿素氮和肌酐轻至中度升高，在治疗后下降，属肾前性。如升高程度严重，治疗后下降不明显或继续升高，表示肾脏本身有病变。

（6）血清淀粉酶、丙氨酸转氨酶等均可一过性增高，一般在治疗后 2～3 d 可恢复正常。血脂升高，血清可呈乳糜状。

【诊断与鉴别诊断】

一、诊断要点

（一）西医诊断

1．有糖尿病病史或家族史，有发病诱因。

2．有神志改变，可为轻度迟钝、嗜睡甚至昏迷。

3．病人常有皮肤干燥、失水，深而快的 Kussmaul 呼吸，呼气有如烂苹果味。

4．血糖、血酮过高。

5．尿糖、尿酮阳性。

6．血二氧化碳结合力及血 pH 降低。

（二）中医辨病与辨证要点

1．辨病要点。本症一般起病急骤，但也有逐渐起病的。早期以口干咽燥，烦渴引饮，小便频数，肢软乏力，全身酸痛，食欲不振等气阴两虚见症为主。中期以口苦口臭，唇红如丹，呼吸深快，有如烂苹果味，恶心呕吐，腹痛头痛，四肢抽搐，神志昏乱等热毒熏蒸及内闭外脱见症为主。晚期见昏迷不醒，眼眶深陷，面白唇干，气短息微，汗出肢冷，舌质干淡，脉虚数无根等阴竭阳脱之危候。

2. 辨证要点。

（1）阳闭：证见突然昏仆，不省人事，牙关紧闭，两手握固，二便闭结，颜面潮红，气粗，身热口臭，躁动不安，舌红苔黄腻，脉弦滑数。

（2）阴闭：证见突然昏仆，不省人事，牙关紧闭，两手握固，二便闭结，面白唇暗，痰涎壅盛，静而不烦，四肢不温，舌淡苔白腻，脉沉滑数。

（3）亡阴：昏沉嗜睡，甚则昏迷，皮肤干皱，唇焦齿燥，面红身热，目陷睛迷，舌绛少苔，脉细数结代。

（4）亡阳：昏愦不语，刺激不应，面色苍白，口唇青紫，呼吸微弱，冷汗淋漓，四肢厥逆，二便失禁，唇舌淡润，脉微欲绝。

二、鉴别诊断

1. 低血糖昏迷。发病急骤，有典型低血糖症状；皮肤苍白而湿冷、脉速有力、瞳孔扩大、血压正常或升高，呼吸正常，反射亢进。若鉴别有困难，可采取抽血检查。当血糖 <2.5 mmol/L，尿酮呈阴性时，静脉注射50%葡萄糖注射液40～60 mL，低血糖昏迷者立即清醒。

2. 糖尿病高渗性高血糖综合征。此病多发生于老年人，原有或无糖尿病史，有限制饮水、呕吐、腹泻、感染，或服用皮质激素、噻嗪类利尿剂，饮含糖饮料等。起病缓慢（数日）。有神志、运动障碍、幻觉、躁动、抽搐、瘫痪等。呼吸浅表加快，皮肤干燥、失水严重，脉搏细速，血压下降，血糖 >33.3 mmol/L，尿糖强阳性。酮体阴性或弱阳性。有效血浆渗透压≥320 mOsm/L。在鉴别诊断时必须注意两者有时可同时存在，或酮症酸中毒在发展过程中出现高渗昏迷，此时酮症减轻而意识障碍加重，故必须密切观察血浆渗透压及其他有关指标以便及时诊断。

3. 乳酸性酸中毒昏迷。糖尿病病人口服二甲双胍或处于循环机能不全、肝肾功能障碍、酗酒、缺氧等情况下容易发生。乳酸性酸中毒之临床表现与酮症酸中毒有相同之处，两者 pH 及 CO_2结合力均降低，但乳酸性酸中毒时，血乳酸明显升高 5 mmol/L 以上，血、尿酮体阴性或弱阳性，血糖升高不如酮症酸中毒明显等情况有助于诊断鉴别。

4. 其他原因引起的昏迷。以脑血管意外，尿毒症昏迷，心肌梗死等最为常见，可根据其各自临床特点及辅助检查一一鉴别。但须指出，这些情况可为酮症酸中毒的诱因，也可在酮症酸中毒的基础上发生，故在诊断时必须有所考虑。

【治疗】

一、西医治疗

（一）治疗原则

立即输液补充血容量，降低血糖，纠正电解质紊乱及酸碱平衡失调，同时积极寻找和消除诱因，防治并发症。

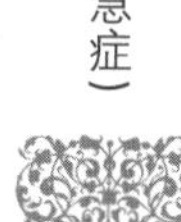

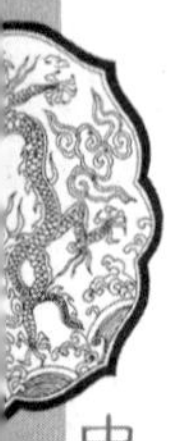

（二）治疗措施

1. 胰岛素治疗。

糖尿病酮症酸中毒发病的主要因素是胰岛素缺乏，因此治疗的关键首先是迅速补充胰岛素，纠正糖和脂肪代谢紊乱和由此而继发的高酮血症和酸中毒。关于胰岛素的用量和用法，目前推荐小剂量胰岛素静脉滴注法。为了避免因血糖和血浆渗透压下降过快继发脑水肿的危险，可采用两步治疗法。

第一阶段治疗：给病人取血测血糖、电解质、CO_2CP、尿素氮后（有条件同时进行血气分析），立即开放静脉通道，先静脉滴注0.9%氯化钠注射液，在0.9%氯化钠注射液内加入普通胰岛素（RI），开始按0.1 U/（kg·h）（成人5～7 U/h）滴速静脉滴注，若1 h计划输液量1 000 mL，则于500 mL液体内加入RI 2～3 U，以此类推。持续静脉滴注，每1～2 h复查血糖，根据血糖下降情况调整胰岛素用量。

血糖下降幅度平均每小时下降3.9～6.1 mmol/L，可继续按原量滴注。若治疗2小时后血糖下降幅度小于滴注前的30%，则说明可能伴有抗胰岛素因素，此时可将单位时间内胰岛素剂量加倍。若血糖下降速度过快，或病人出现低血糖反应，则可根据轻重情况采取以下处理：若病人只是血糖下降过快（每小时下降超过5.5 mmol/L），则可通过减慢输液速度或将0.9%氯化钠注射液加量以稀释输液瓶内的RI浓度，减少RI的输入；若病人血糖水平<5.52 mmol/L或有低血糖反应，也无须给病人注射高渗糖，而只要将原瓶内含有RI的液体更换为单纯0.9%氯化钠注射液或按第二阶段治疗更换为5%葡萄糖注射液加RI即可，因为胰岛素在血内的半衰期很短，仅3～5 min，因此已进入血内的胰岛素很快会被代谢而无须顾虑。

第二阶段治疗：当血糖下降至<13.9 mmol/L时转为第二阶段治疗。胰岛素剂量减为0.05～0.1 U/（kg·h），则可将原输液的0.9%氯化钠注射液改为5%葡萄糖氯化钠注射液或5%葡萄糖注射液，胰岛素的用量则按葡萄糖与胰岛素的比例加入输液瓶内，一般每2～4 g葡萄糖给1 U的RI维持静脉滴注，如5%葡萄糖注射液500 mL内加入6～12 U的RI。一直到尿酮体转阴后血糖维持在11.1 mmol/L以下时可以过渡到日常治疗，在停止静脉滴注胰岛素前1 h，皮下注射短效胰岛素一次，或在餐前胰岛素注射后1～2 h再停止静脉给药。如DKA的诱因尚未去除，应继续皮下注射胰岛素治疗，以免DKA反复。

2. 补液。补液对于DKA至关重要，不仅能纠正失水，恢复肾灌注，还有助于降低血糖和清除酮体。通常，在第一阶段补0.9%氯化钠注射液，第二阶段补5%葡萄糖注射液或5%葡萄糖氯化钠注射液。补液总量一般按病人发病前体重的10%估算，补液的速度仍按先快后慢的原则，如无心力衰竭，则开始治疗的第1～2 h补液1 000～2 000 mL，以后根据病人的血压、心率、每小时尿量及周围循环状况决定输液量及输液速度，在第3～6 h输入1 000～2 000 mL；一般第一个24 h内的输液总量为4 000～5 000 mL，严重失水者可达6 000～8 000 mL。若治疗前已有低血压和休克，但快速输液不能有效地升高血压时，应输入胶体溶液，并采取其他抗休克措施。老年病人、充血性心衰或肾功能不全病人需酌情调整补液速度和液体种类。注意胃肠道补液（该方法安全可靠），鼓励清醒的病人多饮水，昏迷病人可通过胃管注入等渗盐水，减少静脉补液量。

3. 纠正电解质紊乱。通过输注生理盐水，低钠、低氯血症一般可获纠正。DKA 时机体钾丢失严重，但血清钾浓度高低不一，经胰岛素和补液治疗后可加重钾缺乏，并出现低钾血症。除非病人已有肾功能不全、无尿或高血钾（血钾 >6 mmol/L），才可暂缓补钾。一般在开始静脉滴注胰岛素前和病人有尿后即行静脉补钾，每小时不超过 20 mmol/L（相当于氯化钾 1.5 g），24 h 氯化钾总量 6 ~ 10 g，应有血钾或心电图监护。酮体转阴后仍需继续服钾盐一周。严重低钾血症（血钾 <3.3 mmol/L）可危及生命，应优先积极补钾，待血钾升至 3.5 mmol/L 以上再开始胰岛素治疗，避免发生心律失常、心脏骤停等严重并发症。

4. 纠正酸中毒。一般的轻、中度酸血症在使用胰岛素后，可随着代谢紊乱的纠正而恢复，因此大多数糖尿病酮症酸中毒病人不需另外补碱。注意，若补碱不当反而会引起血钾降低、反跳性碱中毒和影响氧合血红蛋白的解离。因此，只是对酸中毒严重，血 pH <7.0或 CO_2CP <10 mmol/L、HCO^{3-} <10 mmol/L 者才给予补碱。对于 pH >7.0 者一般不需补碱，当 pH 降至 6.9 ~7.0 时，50 mmol/L 的碳酸氢钠（约为 5% 碳酸氢钠 84 mL）稀释于 200 mL 注射用水中（pH <6.9 时，100 mL 碳酸氢钠加 400 mL 注射用水），以 200 mL/h的速度静脉滴注。此后，以 30 ~ 120 min 的间隔时间监测血 pH，直到上升至 7.0 以上时才停止补碱。

5. 消除各种诱因积极治疗各种合并症。合并症不仅是糖尿病病人酮症酸中毒的诱因，且关系到病人的预后，常是导致糖尿病酮症酸中毒病人死亡的直接原因。

（1）严重感染：是本症常见诱因，亦可继发于本症之后。因 DKA 可引起低体温和血白细胞数升高，故不能以有无发热或血象改变来判断，应积极处理。

（2）休克、心力衰竭和心律失常的治疗：如休克严重且经快速输液仍不能纠正，应考虑合并感染性休克或急性心肌梗死的可能，应仔细查找病因，给予相应处理。年老或合并心脏病、输液过多等可导致心力衰竭和肺水肿，应注意预防，一旦出现，应予相应治疗。血钾过低或过高均可引起严重心律失常，应在心电监护下，尽早发现，及时治疗。

（3）脑水肿的治疗：脑水肿是 DKA 的最严重并发症，病死率高，可能与脑缺氧、补碱过早过多过快、血糖下降过快、补液过多等因素有关。DKA 经治疗后，高血糖已下降，酸中毒改善，但昏迷反而加重，应警惕脑水肿的可能。必要时，可用脱水剂、呋塞米和激素治疗。

（4）肾衰竭的治疗：DKA 时失水、休克，或原有肾脏病变，以及延误治疗等，均可引起急性肾衰竭。强调预防，一旦发生，及时处理。

二、中医治疗

本病气阴两虚为本，瘀浊毒邪为标，起病急，来势凶险，但仍需遵循早发现，早治疗的原则，祛邪与扶正并举。急则治其标，以凉血清热，解毒降浊去痰浊毒邪，以益气养阴，扶正疗病之本，以期打断“正虚—邪盛—正虚”的恶性循环。

（一）应急治疗

1. 闭证。

（1）阳闭可用至宝丹或安宫牛黄丸口服或经胃管注入；阴闭可用苏合香丸口服或

经胃管注入。

（2）治疗闭证常配合针灸治疗，常用的穴位如人中、涌泉、百会、足三里、十宣等。

（3）闭证应以开窍醒神为治疗原则，可用醒脑静注射液 20 mL 加入 0.9% 氯化钠注射液 500 mL 中静脉滴注。

2. 脱证。

（1）阴脱证当养阴固脱，用生脉注射液 60 mL 加入 0.9% 氯化钠注射液500 mL中静脉滴注。

（2）阳脱之证急当回阳救逆，用参附注射液 80 mL 加入 0.9% 氯化钠注射液500 mL 中静脉滴注。

（3）脱证宜用温灸法：常用的穴位如百会、神厥、足三里等。

（二）辨证论治

1. 气阴两虚。

主要证候：咽干口燥，多饮多尿，气短懒言，神疲乏力，食欲减退，舌红少苔，脉细数。

治法：益气养阴，清热生津。

方药：生脉散合增液汤。

方中以西洋参益气养阴、生津液，麦冬甘寒养阴清热，润肺生津，西洋参与麦冬合用则益气养阴之功益彰，五味子酸温敛肺止汗，生津止渴。三药合用，一补一润一敛，益气养阴，生津止渴，敛阴止汗，使气复津生、元参苦咸而凉，滋阴润燥。生地甘寒清热养阴，壮水生津。两方合用共奏益气生津、清热养阴之功。

渴甚可加石斛、花粉；气短加黄芪。

2. 热毒熏蒸。

主要证候：口苦口臭，烦渴多饮，尿频量多，色黄赤浊，头晕目眩，四肢麻木，恶心呕吐，大便干结或热结旁流，舌暗红苔黄，脉滑数。

治法：清热养阴，解毒降浊。

方药：清瘟败毒饮。

方中重用生石膏直清胃热，石膏配知母、甘草有清热保津之功，加以连翘、竹叶，轻清宣透，驱热外达，可以清透气分表里之热毒；再加黄芩、黄连、栀子通泄三焦，可清泄气分上下之火邪。犀角（用水牛角代）、生地、赤芍、丹皮共用，专于凉血解毒，养阴化瘀，以清血分之热。全方具有清热养阴、解毒降浊之功。

便秘可加大黄、芒硝；头眩目眩，恶心呕吐者加竹茹、半夏。

3. 内闭外脱。

主要证候：神志昏乱，躁动不安，呼吸气粗，呼气有如烂苹果味，四肢抽搐，汗出面白，遗尿，舌淡红苔薄黄，脉弦数或虚数无力。

治法：清热养阴、开闭固脱。

方药：清宫汤合独参汤。

方中取犀角（用水牛角代）以清心热，玄参、莲子心、麦冬清心滋液，竹叶、连翘泄热，合用以使心包邪热外透而解。配合独参汤（高丽参）以益气固脱，两方合用以达清热养阴、开闭固脱之功。

临床上常加郁金、菖蒲以解郁开闭，加生地、五味子、高丽参以敛阴固脱。

4. 阴竭阳脱。

主要证候：昏迷不醒，面白唇干，眼眶深陷，气短息微，汗出肢冷，舌质干淡，脉虚数无根。

治法：益气敛阴，回阳固脱。

方药：生脉散、参附龙牡汤。

方中人参益气生津固脱，麦冬养阴生津，五味子敛气生津，附子温壮元阳，强心暖肾，回阳退厥，参、附相须为用，上助心阳，下补命火，中温脾土，龙骨、牡蛎敛汗固脱，全方对于阳气暴脱之危重症有救急之功。

【临床思路】

1. 糖尿病酮症酸中毒在祖国医学中属消渴病的重要并发症之一，其病机以气阴两虚为本，阴虚燥热、瘀浊毒邪为标，治疗以益气养阴，清热解毒化浊为主，标本兼顾。在中医治疗上，分为气阴两虚型、热毒熏蒸型、内闭外脱型及阴竭阳脱型，在临床上常见于糖尿病酮症酸中毒的各个阶段。在糖尿病酮症酸中毒初期，即酮症发展期和酸中毒代偿期，属中医气阴两虚型和热毒熏蒸型，可在辨证的基础上用中医中药治疗，迅速截断病势，控制发展。当病情进展出现内闭外脱或阴竭阳脱，此时酮症发展到失代偿期，胰岛功能损害严重，病情凶险，必应立即配合西医西药治疗，绝大多数酮症酸中毒病人可以获救。

2. 本病的发生常有糖尿病病史，有创伤、感染、麻醉、妊娠、饮食失调、停用或大量撤除胰岛素等诱因。对原因不明的失水、酸中毒、休克、昏迷等情况应考虑本病的可能性，并应进行相应的实验室检查。

3. 一旦诊断为糖尿病酮症酸中毒，应尽快开始治疗。小剂量胰岛素静脉滴注，大多于5～6 h内将血糖降至13.9 mmol/L，10 h内控制酮症酸中毒。如在治疗过程中，血糖、血酮不易控制者，提示诱因（如感染等）未能控制，应积极处理。

4. 营养支持法。病人因意识障碍或消化道障碍等不能经口摄取营养，可首选胃肠外营养（用TPN法）。酮症极期，由于肝功能障碍，应使用高支链氨基酸溶液，而初期或恢复期，肝脏合成蛋白功能良好时可使用一般氨基酸溶液。此外，如能并用口服营养饮食，有利于控制急性胃黏膜病变。

【预后与转归】

早期发现和积极抢救已使DKA死亡率降至5%以下。除治疗方案外，影响预后的因素包括：①年龄超过50岁者预后差。②昏迷较深，时间长的预后差。③血糖、尿氮、血浆渗透压显著升高者预后不良。④有严重低血压者死亡率高。⑤伴有严重合并症如心肌梗死、脑血管病者预后不良。

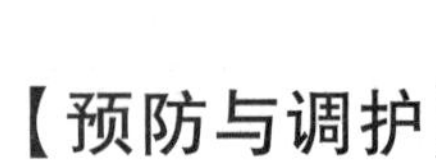

【预防与调护】

1. 注意控制饮食和节制房事。

2. 合理治疗，不能中断糖尿病治疗，正确处理诱因，可以有效地预防或减轻糖尿病酮酸中毒的发生。

3. 本病必须进行生命体征和代谢监护，如神经反射、呼吸、血压、心肾功能、出入液量等。对代谢改变，尤其是血糖、血酮、血钾浓度，在治疗初期每 1 ~2 h 监测一次，病情稳定后酌情复查。

4. 加强护理，注意预防褥疮和肺部感染。

第二节　低 血 糖 症

低血糖症（hypoglycemia）是指血糖低于正常低限引起相应的症状与体征这一生理或病理状况。用静脉血浆葡萄糖氧化酶法测定的血糖，正常值水平大致如下：空腹血糖为 3. 3 ~6. 1 mmol/L，餐后 2 h 血糖为 3. 3 ~7. 8 mmol/L。考虑到血糖可能出现生理性的波动，一般认为，低血糖是指血糖低于 2. 8 mmol/L。新生儿常有生理性的血糖下降，故对 48 h 内的足月新生儿来说，只有当血糖低于 1. 7 mmol/L 时，才能诊断为低血糖。

低血糖症不是一个独立的疾病，而是由于某些病理和生理原因使血糖降低至 2. 5 mmol/L以下的异常生化状态，引起以交感神经兴奋和中枢神经异常为主要表现的临床综合征。持续严重的低血糖可以导致病人死亡，因此不管什么原因引起的低血糖症均需紧急处理。

本病属中医学“眩晕”“心悸”“厥证”“昏迷”等范畴。

【病因病理】

一、西医病因病理

（一）发病因素

低血糖症病因复杂，分类方法也较多，根据临床症状可分为有症状的低血糖症及无症状的低血糖症，前者按发病机制及低血糖发生时间，尤其是与进食关系可分为两大类。如发生在空腹期者称为空腹低血糖症，主要是由于胰岛 β 细胞瘤、拮抗胰岛素的激素分泌过少、获得性肝病、胰外恶性肿瘤、自身免疫性低血糖症、降糖药（胰岛素、磺脲类）及严重营养不良等引起。发生在餐后者称为餐后低血糖症，如功能性低血糖症、早期糖尿病性反应性低血糖症、胃大部分切除术后低血糖症、酒精性低血糖症、遗传性果糖不耐受症等，是由于餐后释放胰岛素过多引起，故又称反应性低血糖症。

（二）发病机理

空腹低血糖症是一种较为严重的疾病，其病因主要是不适当的空腹引起高胰岛素血症，包括胰岛 β 细胞瘤和医源性胰岛素或磺脲类等降血糖药的副作用。

餐后低血糖症多见于功能性疾患，如自发性功能性低血糖症，由于某种刺激使迷走神经兴奋或胃肠激素及营养底物等刺激胰岛β细胞，分泌过多胰岛素所致，但也见于器质性病变，如垂体及肾上腺皮质激素减退等。

二、中医病因病机

（一）久病、体虚

病人久病不复，或病后失于调养，以致肺脾亏损，正气耗散，脾虚则生化不足，肺虚则卫气不充，肺卫失于护表则汗多，汗为心液，过汗则耗伤心气，久病往往累及于心，出现心脾两虚。阳气式微，阳气失于统摄，不能固敛阴液，而加重汗液外泄，甚或出现亡阴、亡阳。

（二）失血、亡精

病人失血过多，气随血脱；或因重病、年老体衰，精气内夺；或因房劳伤肾，精气不足，髓海不充；或因于过汗、过吐、过下，耗伤元气。精血、元气耗竭，可致清阳不展，脑失所养，神无所倚，而见眩晕、心悸，神志模糊，甚至出现阴阳欲脱危候。

本病可由多种病因引起，以致肺气不足、肺卫失调，或阳气式微，失于统摄；亦有因于精气内夺，甚或元阳耗竭，亡阴亡阳，神气耗散，出现脱汗、眩晕、心悸、甚至昏迷等，即为本病。病变以阳气亏虚为主，病位常与五脏相关，病情进展，多见厥脱危候。

【临床表现】

一、交感神经兴奋的表现

此组症状在血糖下降较快，肾上腺素分泌较多时更为明显，是一种低血糖引起的代偿反应。主要包括大汗、颤抖、视力模糊、饥饿、虚弱无力以及紧张、面色苍白、心悸、恶心呕吐、四肢发冷等。

二、缺糖性脑功能紊乱的表现

此组症状在血糖下降较慢而持久者更为常见。临床表现多种多样，主要是中枢神经缺氧、缺糖症候群。中枢神经越高级，受抑制越早，而恢复越迟。主要表现为以下三方面。

1. 大脑皮层受抑制。意识朦胧，定向力及识别力逐渐丧失、头痛头晕、健忘、语言障碍、嗜睡甚至昏迷跌倒。有时出现精神失常、恐惧、慌乱、幻觉、躁狂等。

2. 皮层下中枢受抑制。神志不清，躁动不安，可有痉挛性、舞蹈性或幼稚性动作，心动过速，瞳孔散大，阵发性惊厥，锥体束征阳性等。

3. 延脑受抑制。深度昏迷，去大脑性强直，各种反射消失，呼吸浅弱，血压下降，瞳孔缩小。如此种状况历时较久，则病人不易恢复。

如果脑组织长期处于比较严重的低血糖状态下，则可发生细胞坏死与液化，脑组织可萎缩。病人常伴有记忆力下降、智力减退、精神失常或性格变异等表现。

三、混合性表现

混合性表现即指病人既有交感神经兴奋的表现，又有缺糖性脑功能紊乱的表现，临床上此型更为多见。

四、原发疾病的症状

如肝病、恶性肿瘤和严重感染，多发性内分泌腺瘤病尚有垂体瘤和甲状旁腺疾病的表现等。

【实验室及其他检查】

1. 血糖。由于低血糖症可能为发作性的，故不能根据一两次血糖正常即排除本病，而应多次检查。空腹血糖及发作时血糖更有价值。

2. 血胰岛素。血胰岛素水平是本病诊断及鉴别诊断的重要依据，必须多次检查。但应该注意的是，只有血糖低时的高胰岛素血症才有意义，故临床上常用各种血胰岛素（μU/mL）与血糖（mg/dL）的比值作为低血糖症鉴别诊断的依据。血糖不低而血胰岛素升高的情况属于高胰岛素血症，常见于肥胖、糖耐量减低或2型糖尿病早期、皮质醇增多症、肢端肥大症、使用口服避孕药或妊娠后期等，应与低血糖症相鉴别。

（1）血胰岛素/血糖比值：正常人此值应低于0.3。血胰岛素/血糖比值>0.4，提示高胰岛素血症或胰岛β细胞瘤。

（2）胰岛素释放修正指数：指用扩大血胰岛素值和缩小血糖值来增强对低血糖症诊断敏感度和准确性的方法。其计算公式为：

$$胰岛素释放修正指数 = （血胰岛素 \times 100）/（血糖 - 30）$$

公式中血胰岛素单位为μU/mL，血糖单位为mg/dL。正常人此指数多低于50，肥胖者也多不超过80，而胰岛素瘤病人此值常高于100，甚至150。

（3）血胰岛素原比值：正常人胰岛素原在总胰岛素样活性中的比例不应超过15%。胰岛素瘤病人因胰岛素合成过于旺盛，常有较多的胰岛素原来不及分解成胰岛素就被释放入血，而使血胰岛素原水平过高。胰岛素瘤病人的血胰岛素原比值可超过50%。

3. 血电解质测定、血气分析、肝功能、肾功能以及垂体、肾上腺皮质、甲状腺及甲状旁腺功能检查等。这些指标对了解病情的程度和引起本症的原因很有帮助。

4. 糖耐量试验（GTT）。动态地了解在加有糖负荷的情况下受试者的血糖水平及胰岛素分泌状况，对低血糖症的诊断与鉴别诊断很有价值。肝源性低血糖，空腹血糖常低于正常，口服糖后血糖高峰提前出现并高于正常，2 h后不能降至正常；2型糖尿病早期也可出现低血糖症状；功能性低血糖病人，空腹血糖正常，服糖后血糖高峰也在正常范围内，但服糖后2～3 h可发生低血糖。

5. 激发实验。对于因发作次数较少，症状不太典型而给诊断造成困难的病例，可用不同方法诱发低血糖，然后测定血糖及胰岛素水平，以求确诊。激发试验的目的是鉴别功能性或器质性低血糖症，方法包括饥饿试验与药物激发试验。

6. 抑制试验。注射外源性胰岛素以抑制内源性胰岛素，正常人的内源性胰岛素明显受抑制，表现为血C肽或血胰岛素水平显著降低，否则应怀疑自主性内源胰岛素样活性物质分泌增多。正常人用药后血C肽或血胰岛素水平下降值超过基础值的50%。

7. 胰岛素瘤的定位诊断。根据临床和生化试验确定胰岛素瘤诊断后，进一步需行肿瘤定位，常规方法可用腹部B超和CT，但由于瘤体太小（80%的瘤体 <2 cm），B超和CT的检查也难于发现，阴性结果者需进一步做选择性动脉造影或腹腔内超声波检查，如仍为阴性者则需剖腹探查。

【诊断与鉴别诊断】

一、诊断要点

（一）西医诊断

低血糖症的诊断依据是Whipple三联征：

1. 低血糖症状。
2. 症状发作时的血糖低于正常（如血糖 <3.0 mmol/L）。
3. 供糖后与低血糖相关的症状迅速缓解。

（二）中医辨病与辨证要点

1. 辨病要点。低血糖危象在中医学中没有直接对应的病证，以心悸乏力，面色苍白，四肢厥冷，大汗淋漓，心率加快，甚至出现幻觉、昏迷抽搐为主要表现，据其临床表现，可参照“眩晕”“心悸”“汗证”“厥证”等病证辨证治疗。

2. 辨证要点。低血糖轻症常见乏力自汗、恶心呕吐、头晕心悸、面色苍白、四肢颤抖、舌质嫩红、脉弦细等，是由于心脾两虚、气血生化乏源所致，气虚清阳不展则眩晕，血虚则心失所养故心悸。低血糖症如得不到及时救治，则出现神志错蒙、汗出、面红耳热、唇舌干红，脉象虚数等，是由于阴液亡脱所致；低血糖危象期，则出现大汗淋漓、手足冰凉、面色苍白、精神疲倦或神志不清、呼吸浅弱、舌少津、脉微欲绝，这是阳随阴亡之证。

二、鉴别诊断

低血糖症的症状与体征常为非特异性表现，通常以交感神经兴奋症状为主的，易于识别，但以脑缺糖而表现为脑功能障碍为主者，可误诊为精神病、神经疾患（癫痫、短暂性脑缺血发作）或脑血管意外等。只有通过详细询问病史，全面体检和有关血糖的检查等实验室资料，仔细分析，才能明确低血糖症及其复杂的多种原因，并与非低血糖症相鉴别。

临床上最常见的低血糖顺序为功能性、胰岛素瘤、早期轻症糖尿病。器质性者多为空腹低血糖，发作时间 >30 min，且多呈顽固性、进行性，罕见自愈。功能性者多有植

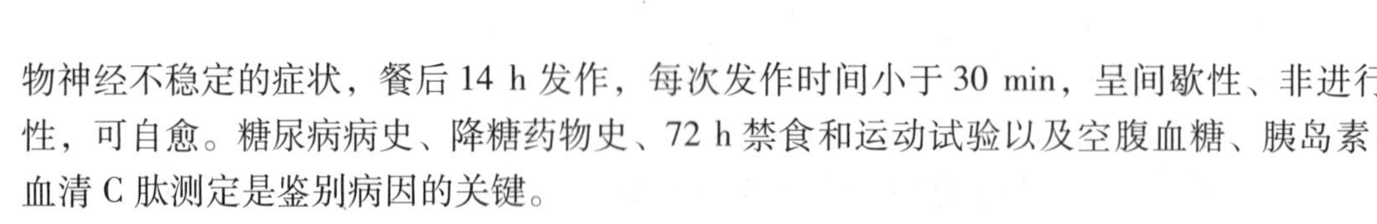

物神经不稳定的症状，餐后 14 h 发作，每次发作时间小于 30 min，呈间歇性、非进行性，可自愈。糖尿病病史、降糖药物史、72 h 禁食和运动试验以及空腹血糖、胰岛素、血清 C 肽测定是鉴别病因的关键。

【治疗】

一、西医治疗

（一）治疗原则

立即给予葡萄糖，定时监测血糖，查明病因，治疗原发病。

（二）治疗措施

1. 立即取血测血糖，同时送测血胰岛素，并定时监测血糖。

2. 轻者口服糖水或含糖饮料，或进食糖果、饼干、面包、馒头等即可缓解。重者和疑似低血糖昏迷的病人需开放静脉，首剂静脉注射50%葡萄糖注射液40～60 mL，可能需要重复注射葡萄糖直到病人清醒，然后继用5%～10%葡萄糖注射液静脉滴注，将其血糖维持在较高的水平，如11.1 mmol/L，并密切观察数小时甚至一天，因为病人有可能再度陷入紧急状态。格列本脲（优降糖）引起的低血糖至少应观察48 h。葡萄糖最快速有效，为急症处理的首选制剂。

3. 胰升糖素。常用剂量为0.5～1.0 mg，可皮下、肌内或静脉注射。用药后病人多于5～20 min内清醒，否则可重复给药。胰升糖素作用快速，但维持时间较短，一般为1～1.5 h，以后必须让病人进食或静脉给予葡萄糖，以防低血糖症的复发。

4. 糖皮质激素。如果病人的血糖已维持在11.2 mmol/L（200 mg/dL）的水平一段时间但仍神志不清，则可考虑静脉输入氢化可的松100 mg，每4 h 1次，共12 h，以利病人的恢复。

5. 甘露醇。经上述处理反应仍不佳者或昏迷状态持续时间较长者，很可能伴有较重的脑水肿，可使用20%的甘露醇治疗。

6. 病因治疗。及时地确定病因或诱因，对有效解除低血糖状态并防止病情反复极为重要。方法包括饮食调理，避免可能引起低血糖症的食物或药物，治疗原发的肝、肾、胃肠道及内分泌疾病，切除引起低血糖症的肿瘤等。

7. 手术切除肿瘤。这是胰岛素瘤的根治方法。药物治疗并非胰岛素瘤的常规治疗方法，而多用作去除病因之手术疗法的辅助手段，如用于术前准备、手术禁忌或疗效不佳者等。其药物有以下几种。

（1）噻嗪类：如二氮嗪，即氯苯甲噻嗪，是一种胰岛β细胞钾离子通道激动剂，能抑制β细胞内钙离子的升高和胰岛素的释放，而且有在周围组织升高血糖的作用。常用剂量为100～200 mg，口服使用。大剂量使用可能引起水钠潴留和多毛等副作用。其他如三氯甲噻嗪、氢氯噻嗪等也有人使用。

（2）钙离子拮抗剂：如维拉帕米（异搏定），60～80 mg，每日3次，有抑制胰岛素分泌的作用。

(3) 链佐星（链脲霉素）：可破坏胰岛 β 细胞，主要用于治疗胰岛素癌，为胰岛素癌转移的首选药物，每日剂量 1.5 ~4.0 g，总量不超过 20 g。

(4) 生长抑素：也可用于不能手术的胰岛素癌的治疗。

8. 饮食调理。低血糖症病人应少量多餐，多进低糖、高蛋白、高脂饮食，以减少对胰岛素分泌的刺激作用，避免低血糖的发生。有时为了避免清晨低血糖昏迷，病人夜间亦需加餐。

二、中医治疗

（一）应急治疗

1. 高丽参 6 ~9 g，浓煎灌服。

2. 生脉注射液 20 mL 加入 10% 葡萄糖注射液 250 mL 中静脉滴注。

3. 参麦注射液 20 ~40 mL 静脉注射。

4. 出现大汗淋漓，阳气欲脱之证，用参附注射液 20 ~40 mL 静脉注射。

5. 针刺涌泉、关元、绝骨，用补法；平补平泻三阴交、四神聪。昏迷时针刺百会、人中穴，用强刺激，或加烧山火针刺涌泉。

（二）辨证论治

1. 心脾两虚。

主要证候：乏力自汗，恶心呕吐，头晕心悸，面色苍白，四肢颤抖。舌质嫩红苔薄白，脉弦细。

治法：益气健脾、养心安神。

方药：归脾汤加减。

方中黄芪甘微温，补脾益气；龙眼肉甘温，既能补脾气，又能养心血，共为君药。人参、白术甘温补气，与黄芪相配，加强补脾益气之功；当归甘辛微温，滋养营血，与龙眼肉相伍，增加补心养血之效，均为臣药。茯神、酸枣仁、远志宁心安神；木香理气醒脾，与补气养血药配伍，使之补而不碍胃，补而不滞，俱为佐药。炙甘草补气健脾，调和诸药，为使药。

用法中加姜、枣调和脾胃，以资生化。若见形寒肢冷，腹中隐痛者可加桂枝、干姜以温中助阳；如中气不足，清阳不升，时时眩晕，面白少神，脉象无力者，宜用补中益气汤加减。

2. 亡阴证。

主要证候：神志错蒙、汗出、面红耳热、唇舌干红，脉象虚数。

治法：救阴敛阳。

方药：生脉散加味。

方中人参甘温，益元气，补肺气，生津液，是为君药。麦冬甘寒养阴清热，润肺生津，用以为臣。人参、麦冬合用，则益气养阴之功益彰。五味子酸温，敛肺止汗，生津止渴，为佐药。三药合用，一补一润一敛，益气养阴，生津止渴，敛阴止汗，使气复津生，汗止阴存，气充脉复。

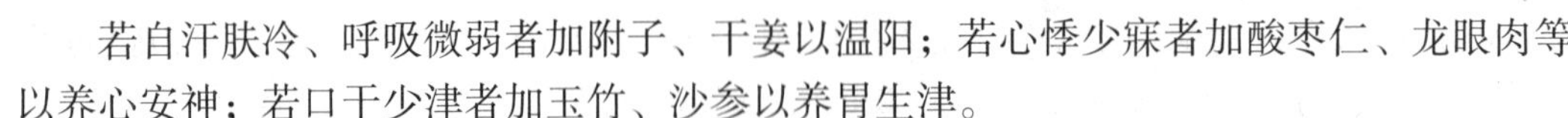

若自汗肤冷、呼吸微弱者加附子、干姜以温阳；若心悸少寐者加酸枣仁、龙眼肉等以养心安神；若口干少津者加玉竹、沙参以养胃生津。

3. 亡阳证。

主要证候：大汗淋漓，手足冰凉，面色苍白，精神疲倦或神志不清，呼吸浅弱。舌少津，脉微欲绝。

治法：回阳益气固脱。

方药：参附汤加减。

方中以人参益气固脱，附子温壮元阳，破散阴寒，回阳救逆，两药相须为用，用于四肢厥冷、大汗淋漓、脉微欲绝之证。

若汗出不止者可加龙骨、牡蛎以固涩止汗。

【临床思路】

低血糖症是一种危急症，如果低血糖昏迷超过6 h，可造成大脑实质的损害，常不易逆转，甚至死亡，因而早期治疗效果较好。一旦疑有低血糖症，应立即抽血做血糖检查，并注射高渗葡萄糖做治疗性诊断，而不必等待验血结果。特别应警惕无症状性低血糖的发生。

低血糖症的病因复杂，在低血糖症得到控制后，应积极寻找病因做进一步治疗，以避免低血糖症再次发生。由于胰岛素瘤或胰外肿瘤引起的低血糖症，应明确肿瘤的位置而行手术切除肿瘤；肝源性低血糖一般与肝病经过相平行，因而保肝治疗十分重要；自身免疫性低血糖可应用糖皮质激素治疗；而酒精性及胃大部切除术后低血糖则应注意饮食，避免空腹饮酒。

治疗后即使病人意识完全清醒，仍有可能再度昏迷。尤其老年人口服降糖药引起的低血糖，可在数小时或十数小时后再发，故应继续严密观察其病情，并酌情继续补充5% ~10%的葡萄糖注射液。

【预后与转归】

低血糖症是由多种原因引起的血糖浓度过低所致的综合征。葡萄糖是脑组织的主要能源，但脑细胞的储糖量很有限，仅能维持脑细胞活动数分钟。若低血糖历时较久或反复发作，会引起脑组织病理学改变，出现严重的低血糖昏迷，即低血糖脑病，特别是无症状性低血糖昏迷，若及早发现给予葡萄糖等治疗，可以迅速缓解，否则如低血糖昏迷超过6 h，可引起脑的实质性损害，常不易逆转，甚至死亡。

【预防与调护】

1. 病人出现心悸、自汗、虚弱、饥饿感、眼前黑眩、头晕、血糖偏低，应给予饼干、糖、水果、含糖饮料以维持血糖的有效浓度。

2. 糖尿病病人使用降糖药物应注意用量，应在医生指导下每天适量进行降糖治疗，并定时检测血糖，及时调整药物剂量，切不可随意增加降糖药量，如遇低血糖反应，应考虑是否药物过量，包括胰岛素及口服降糖药（特别是优降糖）。

3. 糖尿病病人应按时定量进餐，保持生活起居有规律，当不得已需延迟进餐时应预先进食适量的饼干和水果等。

4. 记录低血糖发生的时间、次数及与药物、进餐或运动的关系、症状体验等，以便联系医生，及时调整治疗方案。

第三节　高渗性高血糖综合征

高渗性高血糖综合征（hyperosmolar hyperglycemic syndrome，HHS）是糖尿病的严重急性合并症。本病以严重高血糖（血糖 >33. 3 mmol/L）而无明显酮症酸中毒，血浆渗透压显著升高（血浆渗透压 >350 mOsm/L）为特征。HHS 的发生率低于 DKA，且多见于老年 2 型糖尿病病人。

本病属中医学“消渴”“厥证”“昏迷”等范畴。

【病因病理】

一、西医病因病理

（一）发病因素

1. 应激。如感染、外伤、手术、脑血管意外、心肌梗死、急性胰腺炎、中暑等。

2. 摄水不足。这是诱发本病的重要原因，见于口渴中枢敏感性下降的老年人、不能主动进水的幼儿、卧床病人、胃肠道疾病或昏迷的病人。

3. 失水过多。如严重的呕吐或腹泻，大面积的烧伤等。

4. 药物影响。如大量摄入噻嗪类利尿剂或速尿，或糖皮质激素等免疫抑制剂、苯妥英钠等。

5. 高糖的摄入。大量服用高糖饮料，血糖情况不明时即静脉大量输入葡萄糖液，或进行含糖溶液的血液或腹膜透析。

（二）发病机理

本病的基本病因是胰岛素的绝对或相对不足，在各种诱因的作用下，血糖显著升高，严重的高血糖引起渗透性利尿，导致水和电解质大量从肾脏丢失。由于病人多有主动摄水能力的下降和不同程度的肾功能损害，故高血糖、脱水及高渗透压的情况逐渐加重，最后导致高渗性昏迷。

在高渗性状态形成的过程中，病人失水往往比电解质的丢失严重，脱水和低血压一方面引起皮质醇、儿茶酚胺和胰高血糖素等升血糖激素的分泌，另一方面又能进一步抑制胰岛素的分泌，继而造成高血糖状态的继续加重，如此恶性循环，最终导致高渗性昏迷的发生。

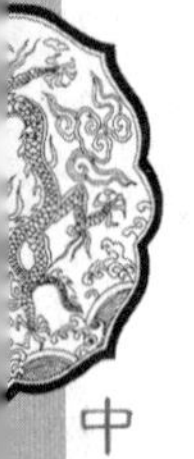

二、中医病因病机

（一）肺燥津枯

消渴病由于阴虚，燥火伤肺，肺失治节之权，气不布津，虽口渴多饮，水亦不能正常敷布，水饮直驱于下为尿多，机体失于濡养，使气阴愈亏，燥热内盛，以致肺金枯竭。又因肺虚卫外功能薄弱，极易感受风邪，更耗津气，脏腑愈损，肺燥津枯而发病。

（二）痰浊中阻

病人平素过食寒凉生冷，内伤脾阳，形成脾虚痰湿之体，复加嗜食厚味或贪饮醇酒，酿蕴湿热，更伤脾胃，以致脾弱运化无力，则胃失和降，水湿运化失常，而发为本病。

（三）热入心包

消渴病失于调治，久耗阴津，阴虚助生内热，使火热炽盛，邪胜正衰，可见邪热内陷，心神被扰，或热盛动痰，痰随风动，蒙蔽清窍而发病，甚至邪遏阳痹出现厥脱危候。

（四）阴虚风动

消渴病失治延治，长期尿频尿多，损伤肾液，若遇情志过极，忧思恼怒，心肝阳亢，五志化火，消烁阴液，每致肾阴耗竭，肝失涵养，阴不敛阳，虚风内动，或郁火炽盛，火热内扰心神而发病。

本病若正不胜邪，邪盛耗阴损阳，发展至后期，每致阴阳两竭，阴阳不相维系，可见亡阴、亡阳，出现厥脱危候。

【临床表现】

一、病史

本病多发生在中年以上，尤其是老年，部分无糖尿病史，30%病人有心脏病史，90%有肾脏功能下降的病史。由于劳累、饮食控制不节以至感染机会增多，冬季尤其是春节前后发病率较高。

二、前驱期表现

本病起病多隐蔽，在出现神经系统症状和进入昏迷前常有一段过程，即前驱期，表现为糖尿病症状如口渴、多尿和倦怠、无力等症状的加重，反应迟钝，表情淡漠，引起这些症状的基本原因是由于渗透性利尿失水。前驱期可由几天到数周不等，发展比糖尿病酮症酸中毒慢，如能对高渗性高血糖综合征提高警惕，在前驱期及时发现并诊断，则有利于病人的治疗和预后。

三、典型期的临床表现

如前驱期得不到及时治疗，则病情继续发展，由于严重的失水引起血浆高渗状态和血容量减少，病人主要表现为严重的脱水和神经系统两组症状和体征。

1. 脱水和周围循环衰竭。常有严重的脱水征，外观病人的唇舌干裂、眼窝塌陷、皮肤失去弹性。由于血容量不足，大部分病人血压降低、心跳加速，卧位时颈静脉充盈不全，直立性低血压，少数病人呈休克状态，有的由于严重脱水而无尿。

2. 神经精神症状。常有不同程度的意识障碍，从嗜睡、意识模糊直至昏迷，约半数病人意识模糊，1/3 病人处于昏迷状态。除此之外还可能有一过性偏瘫、癫痫样发作、肌肉松弛或不自主收缩、失语、同侧偏盲、视觉障碍、眼球震颤、幻视、半身感觉缺失、巴宾斯基征阳性等症状。病理反射和癫痫样发作，出现神经系统症状常是促使病人前来就诊的原因，因此常被看作一般的脑血管意外而导致误诊误治，后果严重。和酮症酸中毒不一样，HHS 没有典型的酸中毒呼吸，如病人出现中枢性过度换气现象时，则应考虑是否合并有败血症和脑血管意外。

3. 伴发疾病的症状和体征。病人可伴有原有疾病（如高血压、心脏病、肾脏病等）、诱发疾病（如肺炎、泌尿系统感染、胰腺炎等），以及并发症（如脑水肿、血管栓塞、血栓形成等）的症状和体征。

【实验室及其他检查】

1. 由于脱水血液浓缩，血常规血红蛋白增高，白细胞计数 $>10\times10^9$/L。

2. 血糖≥33.3 mmol/L。血酮多正常或轻度升高。

3. 尿糖呈强阳性，尿酮体阴性或弱阳性。

4. 血清碳酸氢根≥15 mmol/L，动脉血 pH≥7.30。

5. 显著升高的血浆渗透压是 HHS 的重要特征和诊断依据，总渗透压大于 350 mOsm/L，有效渗透压大于 320 mOsm/L 是诊断本病的关键。

6. 血肌酐（Cr）和尿素氮（BUN）多显著增高，反映严重的脱水和肾功能不全。BUN 可达 21～36 mmol/L，Cr 可达 124～663 μmol/L，BUN/Cr 比值可达 30∶1 以上（正常人多在 10～20∶1）。BUN 与 Cr 进行性升高的病人预后不佳，治疗后 BUN 和 Cr 多有显著下降，但有些病人仍未能恢复到正常范围，原因是肾脏本身受损。

【诊断与鉴别诊断】

一、诊断要点

（一）西医诊断

1. 突发的神经、精神症状。
2. 严重失水。
3. 血糖在 33.3 mmol/L 以上（一般为 33.3～66.8 mmol/L）。
4. 有效血浆渗透压在 320 mOsm/L 以上。
5. 尿糖呈强阳性，尿酮体阴性或弱阳性。

（二）中医辨病与辨证要点

1. 辨病要点。本症多见于中老年人或少数幼年的消渴病人，多数病例在发病前无

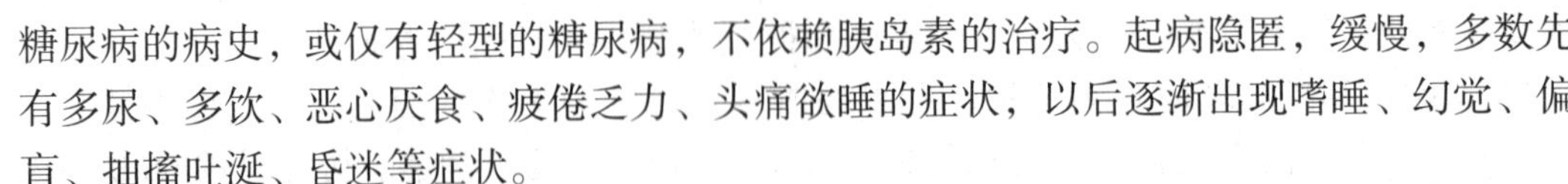

糖尿病的病史，或仅有轻型的糖尿病，不依赖胰岛素的治疗。起病隐匿，缓慢，多数先有多尿、多饮、恶心厌食、疲倦乏力、头痛欲睡的症状，以后逐渐出现嗜睡、幻觉、偏盲、抽搐吐涎、昏迷等症状。

2. 辨证要点。本病辨证关键在于分清标本虚实：如见小便频多、烦渴引饮、口干咽燥，皮肤干瘪等，属肺燥津枯证；如见脘痞纳呆、恶心呕吐、口甜或口臭、嗜睡、头晕如蒙等，属痰浊中阻；如见心烦、躁扰、谵语，或昏迷等，为热入心包；若见头晕、手足蠕动，或抽搐、口噤不开、昏迷等，属阴虚风动。如见面色苍白、大汗不止、目闭口开、手撒肢冷、二便自遗、脉微欲绝，则为厥脱危候。

二、鉴别诊断

本症应与糖尿病酮症酸中毒（DKA）所引起的昏迷相鉴别。两者都是由于胰岛素分泌不足而引起的糖尿病急性并发症，病人均有高血糖和脱水的表现，但典型的高渗性高血糖综合征和酮症酸中毒昏迷的临床表现是有所不同的。高渗性高血糖综合征多见于老年人，高血糖、脱水及高血渗透压的情况更为严重，而酮症酸中毒的情况则较轻或缺如；酮症酸中毒的昏迷常见于年纪较轻的胰岛素依赖性糖尿病病人，高血糖及高血渗透压不及高渗性昏迷严重，常有中度或严重的酮症酸中毒。

此外，高热者有时会与脑炎相混淆，在夏季流行季节这两者就更易被混淆，必要时应做脑脊液等相关检查，以助诊断；有抽搐的病人还应与癫痫、脑血管意外等相鉴别。

【治疗】

一、西医治疗

（一）治疗原则

立即大量补液纠正高渗脱水，补充胰岛素降低血糖，纠正电解质紊乱补钾，积极治疗合并症，消除诱因。

（二）治疗措施

1. 立即补液。严重失水、高渗状态是本病的特点，迅速补液、扩容、纠正高渗是抢救病人的关键。

（1）补液总量：可以按血浆渗透压计算病人的失水量，计算公式如下：

病人的失水量（L）＝［病人血浆渗透压（mOsm/L）－300］÷300×体重×0.6

注：300为正常血浆渗透压。

一般可按病人体重的10%～15%计算其失水量作为补液量。由于本症的脱水严重，在治疗时常需更积极地补充液体，一般120 mL/kg体重左右，补液总量6～10 L。静脉输液同时使用胃管灌注温生理盐水或温开水，可加大补液量，这种治疗方法引起心衰或脑水肿的危险性较小，是一种安全可靠的辅助补液方法。

（2）补液种类：包括生理盐水、半渗盐水或半渗葡萄糖液、右旋糖酐、全血或血浆、5%葡萄糖注射液及葡萄糖氯化钠注射液等。对于输液种类的选择，各有不同，综合起来一般原则如下。①生理盐水：0.9%氯化钠注射液的渗透压为308 mmol/L，能迅速有效地补充血容量，纠正休克，改善肾功能并降低血糖。但在HHS治疗中大量使用生理盐水可使病人血钠和血氯升高，应予以注意。生理盐水可用于治疗开始，化验结果尚未呈报时。同时辅以胃肠补水，并每小时监测血钠的变化。在治疗过程中如先使用半渗溶液，当血浆渗透压降至330 mOsm/L以后，也应改用生理盐水。②半渗溶液：0.45%氯化钠注射液和2.5%葡萄糖注射液的渗透压分别为154 mmol/L和139 mmol/L，能迅速有效地降低血浆渗透压并纠正细胞内脱水。在无明显的低血压而血钠>150 mmol/L时，应使用半渗溶液。③5%葡萄糖注射液及5%葡萄糖氯化钠注射液：5%葡萄糖注射液（渗透压278 mmol/L）虽为等渗，但其浓度约为血糖的50倍，5%葡萄糖氯化钠注射液（渗透压586 mmol/L）的渗透压则约为血渗透压正常值的2倍。因此，治疗早期二者均不应使用，以免加剧高血糖、高血钠及高渗状态。但如病人血钠甚高，血糖又不太高，可在使用足量胰岛素的前提下，使用5%葡萄糖注射液。

（3）补液方法：一般主张在治疗的前2 h输生理盐水2 L，以后的6 h内，根据病人的血压、血钠及血浆渗透压情况，每2 h输液1 L；治疗的8 ~24 h内，则可每2 h输液0.5 L，直至体液补足。至于治疗2 h后补液的种类，则根据病人的情况而定。血浆渗透压仍高者可使用半渗溶液，血浆渗透液压降至330 mOsm/L或血压仍低者使用生理盐水，血糖降至16.7 mmol/L者可用5%葡萄糖注射液，血糖及血浆渗透压均低者可使用5%葡萄糖氯化钠注射液，等等。

（4）补液速度：按先快后慢的原则，前4 h补液量约占其总失水量的1/3，一般强调初2 h输1 000 ~2 000 mL，12 h输总失水量的1/2（加上当日尿量），其余在24 h内输入。若输液4 ~6 h后仍无尿者，可给予速尿40 mg，应注意病人的心功能，对老年人有心脏病者必须做中心静脉压监护。

2. 胰岛素。用法同糖尿病酮症酸中毒，即在输液开始时同时给予小剂量胰岛素静脉滴注。病人一般对胰岛素比酮症酸中毒病人敏感，在治疗过程中所需胰岛素的剂量也比酮症酸中毒者小。一开始即给予胰岛素治疗，但剂量宜小，并密切观测血糖及尿糖的变化，灵活使用胰岛素。血糖下降平稳，不良反应也较小。静脉滴注小剂量胰岛素法是目前治疗HHS最常采用的方法。常用胰岛素剂量为静脉滴注4 ~6 U/h，使尿糖保持在（+）~（++），在治疗的前12 h内，每2 h测血糖一次。在已补足液量的前提下，如治疗的前4 h内，每小时血糖下降不足2 mmol/L，或反而升高，说明胰岛素剂量不够，应将单位时间内胰岛素增加50% ~100%。血糖下降速度以每小时3.3 ~5.6 mmol/L为宜。血糖水平下降过快不利于低血容量的纠正，且会增加发生低血糖的危险性。当血糖降至16.7 mmol/L时，应改用5%葡萄糖注射液按每2 ~4 g葡萄糖加入1 U胰岛素输注。

3. 纠正电解质紊乱。HHS病人电解质紊乱严重，尤以钠及钾的丢失明显，钙、镁和磷也有不同程度的丢失。HHS病人的钠丢失可通过补充含NaCl的液体而得到纠正，故纠正其电解质紊乱的主要任务为补钾。补钾开始时机的选择十分重要，最初有高血钾者，应在补液及胰岛素治疗开始后2 ~4 h再补钾；最初血钾正常或降低者，则应在治疗开始时即补钾。尿量是补钾的另一个指标，尿量过少时静脉补钾有导致危险的高血钾

可能，只有当尿量多于 50 mL/h，至少多于 30 mL/h 时，方可静脉补钾。一般用氯化钾 3 g 加入 1 000 mL 液体中，于 4 ~6 h 内输入，24 h 可给 KCl 4 ~6 mL。输钾过程中，应注意对血钾的监测，以防高血钾或低血钾的发生。可每 2 ~3 h 复查血钾一次，并使用心电图监测血钾的变化。病情允许者在静脉补钾的同时，应尽量同时口服钾盐，以减少静脉补钾量，这样比较方便安全。因为 HHS 病人所丢失的钾在抢救过程中只是部分地被补充，所以多数病人在昏迷纠正后还应继续口服补钾 1 周。有人主张对 HHS 病人应常规补充硫酸镁及葡萄糖酸钙，以防低血镁及低血钙引起的抽搐。如病人血磷偏低，可静脉输入或口服磷酸钾缓冲液，补磷时应注意观察血磷及血钙的变化，警惕低血钙的发生。

4. 纠正酸中毒。部分病人酸中毒，可能与酮酸或乳酸水平升高有关。如酸中毒不重，一般经足量补液及胰岛素治疗后，随着组织缺氧及肾功能不全的纠正，不需用碱性药物，酸中毒即可纠正。如酸中毒明显时，不适当地给予碱性药物，反而有可能加重低血钾并引起抽搐。当 CO_2CP 低于 10 mmol/L 时，可输入 1.4% $NaHCO_3$ 400 mL，4 ~6 h 后复查；如 CO_2CP 已恢复到 10 mmol/L 以上时，则停止补碱。高渗 $NaHCO_3$ 液不宜用于 HHS 病人。乳酸钠可加重乳酸性酸中毒，也不宜用于 HHS 的治疗。

5. 其他措施。

（1）去除诱因：如疑有感染，那么在进行中心静脉压测定或放置导尿管时，应根据对不同病原菌种的估计，采用足量适用的抗生素。但应注意避免滥用抗生素，尤其是影响肾功能的抗生素。有些抗生素能影响胰岛素的效价，如红霉素等碱性抗生素，不可与胰岛素通过同一通道输入。

（2）导尿：应尽量鼓励病人主动排尿，如 4 h 不排尿，应导尿。

（3）放置胃管：若病人昏迷或半昏迷，可放置胃管抽吸胃液，还可通过胃管补温开水或温生理盐水，以及补钾。

（4）肝素的使用：对于有血栓栓塞性并发症可能的老年病人，如无使用肝素的禁忌证，可予低分子肝素皮下注射。弥散性血管内凝血是本病的严重并发症，应尽早发现，及时处理。

6. 病情监测。对本病病人应进行严密的监测以指导治疗。病人应每半小时测量血压、脉率及呼吸频率一次，每 2 h 测体温、尿糖及尿酮体一次；治疗开始 2 h 及以后每 4 ~5 h 测量血糖、钾、钠和尿素氮一次，并计算渗透压。详细记录出入量，保持尿量超过 100 mL/h。

二、中医治疗

（一）应急治疗

1. 灌服或鼻饲苏合香丸，或安宫牛黄丸，或紫雪丹，或至宝丹。

2. 通关散：取少许吹入鼻内取嚏。

3. 生脉注射液 60 mL 加入 0.9% 葡萄糖氯化钠注射液 250 mL 中静脉滴注。或用玉米须 50 g 煎水代茶。

4. 昏迷者用醒脑静注射液 20 mL 加入 0.9% 葡萄糖氯化钠注射液 500 mL 中静脉

滴注。

5. 亡阳者用参附注射液 20 mL 加入 0.9% 葡萄糖氯化钠注射液 500 mL 中静脉滴注。

6. 昏迷抽搐者针刺人中、涌泉、内关等穴位，强刺激，不留针，同时用艾卷熏灸百会穴。

（二）辨证论治

1. 肺燥津枯。

主要证候：烦渴多饮，渴欲冷饮，口干咽燥，皮肤干燥，小便频数量多，大便干，舌质红，苔薄黄，脉细数。

治法：益气养阴，生津止渴。

方药：白虎汤合消渴方加减。

方中生石膏，味辛甘，性大寒，善能清热，石膏与知母合用，加强清热生津之功。粳米、炙甘草和中益胃，炙甘草兼以调和诸药。诸药共成清热生津，止渴除烦之剂，使其热清烦除，津生渴止，由邪热内盛所致之诸证自解。天花粉、生地、藕汁有养肺阴而升津之功效，黄连有清肺燥热功效，可加麦冬、天冬、葛根生津止渴。

若便秘加大黄、芒硝；若脉洪数无力，烦渴不止，小便频数，可用二冬汤；若苔黄燥，烦渴引饮，脉洪大，可用白虎加人参汤。

2. 痰浊中阻。

主要证候：倦怠嗜睡，恶心呕吐，脘痞纳呆，舌红苔黄，脉滑数。

治法：芳香化浊，和胃降逆。

方药：温胆汤、藿香正气散加减。

方中半夏燥湿化痰，降逆和胃；竹茹清热化痰，止呕除烦；枳实、陈皮行气消痰；茯苓健脾渗湿；生姜、大枣、甘草益脾和胃；藿香芳香化浊，降逆止呕；紫苏、白芷、桔梗解表宽胸；大腹皮、厚朴破气燥湿除满；半夏、陈皮理气化痰；茯苓、白术健脾渗湿，诸药合用共奏理气化痰，和胃降逆之功。

若湿盛痰多加莱菔子、白芥子、苏子；若痰黄黏稠，口干口渴，大便秘结，舌红苔黄腻，脉滑数者加黄芩、栀子、栝蒌。

3. 热入心包。

主要证候：神志昏蒙，或有谵语，甚则昏迷，舌红绛少苔，脉细数。

治法：清热凉营，芳香开窍。

方药：清营汤加减。

方中犀角（以水牛角代）清营泄热，凉血解毒；生地、玄参、麦冬清营养阴；川黄连、竹叶、金银花、连翘清热解毒，透热；丹参凉血散瘀。昏迷者合用至宝丹、牛黄丸以清心开窍；如壮热大渴，出血昏迷，舌绛苔黄燥，可合清瘟败毒散加减。

4. 阴虚动风。

主要证候：头晕目眩，手足蠕动，强痉抽搐，或口噤不开，躁动不安，便秘，舌红苔黄，脉弦细数。

治法：清热滋阴，凉肝熄风。

方药：羚角钩藤汤合黄连阿胶汤加减。

方中羚羊角（以山羊角代）、钩藤熄风止痉，配用桑叶、菊花清泄肝火，更佐以白芍、生地滋养阴液，为其配伍特点。临床应用以高热抽搐、舌干绛、脉弦数，为其辨证要点。黄连阿胶汤方中黄连、黄芩降火；白芍、阿胶、鸡子黄滋阴，而共奏清心安神之功。

有痰者可加天竺黄、竹沥；手足搐搦，舌绛少苔，可用三甲复脉汤加菖蒲。

5. 阴脱阳亡。

主要证候：面色苍白，目闭口开，大汗不止，手撒肢冷，甚至二便自遗，脉微欲绝。

治法：益气养阴，回阳固脱。

方药：参附汤合生脉饮加减。

方中人参、麦冬补心气，益心液，五味子敛气生津，参附汤中熟附片回阳救逆，驱散阴寒；参、附合用，上助心阳，下补命火，中温脾土，两方合用共奏益气养阴，回阳固脱之功。

临床上常加山萸肉、干姜、生牡蛎、生龙骨、黄芪等。

【临床思路】

1. 高渗性高血糖综合征的死亡率极高，能否及时诊断直接关系到病人的治疗和预后。从 HHS 的临床表现看，对本症的诊断并不困难，关键是临床医生要提高对本症的警惕和认识，特别是对中老年病人有以下临床情况者，无论有无糖尿病历史，均提示有 HHS 的可能，应立即做实验室检查。

（1）进行性意识障碍和明显脱水表现者。

（2）中枢神经系统症状和体征，如癫痫样抽搐和病理反射呈阳性者。

（3）合并感染、心肌梗死、手术等应激情况下出现多尿者。

（4）大量摄糖，静脉输糖或应用糖皮质激素、苯妥英钠、心得安等可致血糖增高的药物时出现多尿和意识障碍者。

（5）水摄入量不足、失水和使用利尿药、脱水治疗与透析治疗者。

2. 神经系统症状常是促使本病病人前来就诊的原因，因此常被看作一般的脑血管意外而导致误诊误治，后果严重。和酮症酸中毒不一样，HHS 没有典型的酸中毒呼吸，如病人出现中枢性过度换气现象时，则应考虑是否合并有败血症和脑血管意外。

3. 高渗性高血糖综合征的死亡率在很大程度上取决于早期诊断与合并症的治疗，高渗状态持续时间越长死亡率越高。各种合并症特别是感染，常是病人后期死亡的主要原因，因此对各种合并症从一开始就必须十分重视，特别是对感染合并症，必须一开始就给予大剂量有效的抗生素治疗。

4. HHS 有并发 DKA 或乳酸性酸中毒的可能性，个别病例的高渗状态主要是由高血钠，而不是高血糖造成的。因此，尿酮体阳性、酸中毒明显或血糖低于33.3 mmol/L，并不能作为否定 HHS 诊断的依据。但是，HHS 病人无一例外地存在明显的高渗状态，若昏迷病人血浆有效渗透压低于 320 mOsm/L，则应考虑到其他能引起昏迷的疾病的可能性。有的病人血糖很高，但因血钠低，有效渗透压未达到320 mOsm/L，这类病人虽不能诊断为HHS，但仍应按HHS治疗。

【预后与转归】

本病预后不良，死亡率为DKA的10倍以上。抢救失败的主要原因是高龄、严重感染、心力衰竭、肾衰竭等。

【预防与调护】

1. 积极防治引起本症的各种诱发因素。如感染、高热、胃肠道疾病等，尤其是要特别注意容易引起严重失水者，以防止发生高渗状态。

2. 要密切观察病人的神志情况，定时监测脉搏、血压、体温、呼吸，记出入量；每2～4 h测血糖、尿糖、血尿素氮、电解质，以便及时调整治疗方案。

3. 对昏迷病人加强护理，注意吸痰和翻身；注意口腔护理，预防口腔内感染。

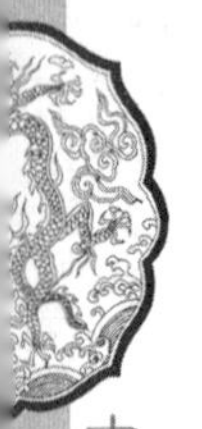

第十二章　神经系统急症

第一节　急性脑血管病

脑血管疾病（cerebrovascular disease）是指脑血管病变所引起的脑功能障碍。广义上，脑血管病变包括由于栓塞和血栓形成导致的血管腔闭塞、血管破裂、血管壁损伤或通透性发生改变、凝血机制异常、血液黏度异常或血液成分异常变化引起的疾病。脑卒中（cerebral stroke）是指急性起病，由于脑局部血液循环障碍所导致的神经功能缺损综合征，症状持续时间至少 24 h；如脑缺血的症状持续数分钟至数小时，最多不超过 24 h，且无 CT 或 MRI 显示的结构性改变则称为短暂性脑缺血发作（TIA）。脑卒中所引起的神经系统局灶性症状和体征，与受累脑血管的血供区域相一致。

临床分类：按病程发展可分为短暂性脑缺血发作、进展性卒中和完全性卒中；按脑的病理改变可分为缺血性卒中和出血性卒中，前者包括脑血栓形成和脑栓塞，后者包括脑出血和蛛网膜下腔出血。2017 年中华医学会神经病学分会和中华医学会神经病学分会脑血管病学组发布了我国脑血管疾病分类方法，见表 3－12－1。

表 3－12－1　中国脑血管疾病分类 2015（简表）

Ⅰ．缺血性脑血管病	2．脑出血
1．短暂性脑缺血发作	3．其他颅内出血
2．脑梗死（急性缺血性脑卒中）	Ⅲ．头颈部动脉粥样硬化、狭窄或闭塞（未导致脑梗死）
（1）大动脉粥样硬化性脑梗死	Ⅳ．高血压脑病
（2）脑栓塞	Ⅴ．颅内动脉瘤
（3）小动脉闭塞性脑梗死	Ⅵ．颅内血管畸形
（4）脑分水岭梗死	Ⅶ．脑动脉炎
（5）出血性脑梗死	Ⅷ．其他脑血管疾病
（6）其他原因所致脑梗死	Ⅸ．颅内静脉系统血栓形成
（7）原因未明脑梗死	Ⅹ．无急性局灶性神经功能缺损症状的脑血管病
3．脑动脉盗血综合征	Ⅺ．脑卒中后遗症
4．慢性脑缺血	Ⅻ．血管性认知障碍
Ⅱ．出血性脑血管病	XIII．脑卒中后情感障碍
1．蛛网膜下腔出血	

急性脑血管病是当今严重威胁人类健康和生命的三大疾病之一，近年我国的流行病学材料表明，脑血管病在人口死因顺序中居第一、二位。与西方发达国家相比，我国脑血管病的发病率和死亡率明显高于心血管病。我国城市的年发病率、年死亡率和时间点患病率分别为 219/10 万、120/10 万和 770/10 万；农村地区的分别为 185/10 万、136/10 万和 520/10 万。据此估算，全国每年新发脑卒中病人约为 200 万人；每年死于脑卒中的病人约为 150 万人；存活的病人 600 万 ~700 万人。急性脑血管病有“三高一低”的特点，即发病率高、致残率高、病死率高、治愈率较低。

本病属中医“中风”范畴。

【病因病理】

一、西医病因病理

（一）发病因素

脑血管疾病病因较多。其主要病理过程是在血管壁病变的基础上，加上血液成分或血流动力学的改变，造成缺血性或出血性疾病。常见的病因如下：

1．血管壁病变。最常见的是动脉粥样硬化（约 70% 的病人），糖尿病，动脉炎（钩端螺旋体、梅毒等），先天性血管异常（动脉瘤、血管畸形等），外伤、中毒、肿瘤等。

2．血液成分改变。

（1）血液黏稠度增高：如高脂血症、高蛋白血症、脱水、红细胞增多症、白血病、血小板增多症、骨髓瘤等。

（2）凝血机制异常：如血小板减少性紫癜、血友病、应用抗凝剂、弥漫性血管内凝血等。此外，妊娠、产后、手术后及服用避孕药等可造成易凝状态。

3．血流动力学改变。如高血压病（约占非栓塞性脑血管病的 55% ~75%）、低血压病、心血管疾病（心力衰竭、冠心病、心房纤颤、传导阻滞）等。

流行病学调查研究表明，脑卒中的危险因素可分为可干预性和不可干预性两类，可干预性危险因素是脑卒中一级预防主要针对的目标，包括高血压、心脏病、糖尿病、血脂异常、高同型半胱氨酸血症、短暂性脑缺血发作、吸烟、酗酒、肥胖、无症状颈动脉狭窄、口服避孕药物、肺炎衣原体感染、情绪影响、抗凝治疗等，其中控制高血压是预防卒中发生的最重要的环节。不可干预性危险因素包括年龄、性别、种族、遗传因素等。

（二）发病机理

脑出血主要是由于高血压脑动脉硬化。长期的高血压可使小动脉壁发生结构改变而产生微小动脉瘤，在血压突然增高的情况下可致脑血管破裂而发生脑实质的出血。

蛛网膜下腔出血大部分是由于先天性颅内动脉瘤、脑动静脉畸形，少数是由于动脉硬化性动脉瘤在情绪激动、嗜酒、剧烈活动等因素下致颅内血管破裂，出血流入蛛网膜下腔而发生蛛网膜下腔出血。

脑梗死主要是由于动脉粥样硬化，胆固醇在血管壁沉积，形成动脉硬化粥样斑块，内膜增厚，管腔狭窄，在血流动力学突然改变的作用下，粥样硬化斑块可破裂、溃疡、出血，诱发血栓形成，导致动脉闭塞而发生血栓性脑梗死。

脑栓塞绝大多数是心源性的栓子，如风湿性心脏病或冠心病引发的心房纤颤，使得在心脏瓣膜形成的附壁血栓脱落进入体循环，栓子经颈动脉或椎动脉进入脑循环，当栓子进入了不容其通过的血管后，阻塞了血流而发生心源性脑栓塞。

二、中医病因病机

（一）年老体衰，阴阳失调

人过五旬，肝肾阴虚，水不涵木则肝阳上亢，如遇情志过极、劳倦过度，或嗜酒劳累、气候影响等诱因可使肝阳暴亢，阳化风动，气血上逆于头部，引起脑脉闭阻或血溢出脑脉，而发中风。

（二）脾失健运，湿痰内生

平素贪食肥腻，或体质肥胖，机体痰湿壅盛，痰郁久则化热生风；或肝阳素旺，横逆犯脾，脾失健运，聚湿成痰；或肝火炽甚，炼液成痰，致使肝风挟痰浊，蒙蔽清窍则突然昏仆，横窜经络而见半身不遂，口舌㖞斜。

（三）五志过极，化火生风

若五志过极，心火暴盛，或暴怒伤肝，肝阳暴张，引动心火。风火相煽，气机逆乱，血随气逆并走于上，冲心犯脑，心、脑不能共主神明，而出现神昏，或突然昏仆不省人事，发为中风。

（四）气机失调，血液瘀滞

年老体虚或久病均可致气虚，因气虚运血无力，或因气滞血不畅行，或因气机逆乱血苑于上，或因寒凝气滞血瘀，血液瘀滞脑脉而发中风。

综上所述，中风的病机可概括为虚（气虚、阴虚）、火（肝火、心火）、痰（风痰、湿痰）、风（肝风）、气（气逆）、血（血瘀）。其病性为本虚标实，上盛下虚。本虚是肝肾阴虚和气虚，标实为风火相煽，痰湿壅盛，瘀血阻滞，气血逆乱；上盛主要是气血逆乱于脑，下虚则为肝肾亏虚。急性期以标实为主，风、火、痰、瘀为患；恢复期以本虚为主或虚实并存，风、痰、瘀、虚多见。中风的病位在脑，与心、脾、肝、肾密切相关。

【临床表现】

一、脑出血

脑出血好发于50岁以上中老年人，多有高血压病史。常于体力活动或情绪激动紧张时突然起病。病人一般无前驱症状，少数可有头晕、头痛及肢体无力等。初始症状出现剧烈的头痛及呕吐，或出现昏迷、偏瘫、失语等症状。病情进展迅速，多在数分钟至数小时内达到高峰。临床表现的轻重主要取决于出血部位和出血量。

基底节区出血：其中壳核是高血压脑出血最常见的出血部位，占50% ~60%，丘脑出血约占24%，尾状核出血少见。症状轻重不一，轻者多突然头痛、呕吐、意识障碍轻或无，出血灶对侧出现不同程度的中枢性偏瘫、面瘫和舌瘫，亦可出现偏身感觉障碍和同向性偏盲，优势半球出血则有失语。重症病人起病急，昏迷深，呼吸呈鼻鼾音，反复呕吐，常有双侧瞳孔不等大，部分病人双眼向出血侧凝视。出血灶对侧偏瘫，肌张力降低。

脑叶出血：占脑出血的5% ~10%。常见原因有脑动脉瘤、脑动静脉畸形、血液病、高血压、烟雾病等。意识障碍较轻，因额、颞、顶、枕叶部位的不同而出现相应部位的头痛、呕吐，癫痫发作比其他部位出血常见，昏迷较少见。各脑叶受损的局灶症状出现较慢而不完全，有偏盲、轻偏瘫或单瘫、失语等。

脑干出血：约占脑出血的10%，绝大多数为脑桥出血，由基底动脉的脑桥支破裂导致。偶见中脑出血，延髓出血极为罕见。脑桥出血临床表现为突然头痛、呕吐、眩晕、复视、眼球不同轴、侧视麻痹、交叉性瘫痪或偏瘫、四肢瘫等。可伴有高热、大汗、应激性溃疡、急性肺水肿、急性心肌缺血甚至心肌梗死。出血量少时，病人意识清楚；大量出血（出血量 >5 mL）时，血肿波及脑桥双侧基底和被盖部，病人很快深昏迷，双侧瞳孔呈针尖样，四肢瘫痪，呼吸困难，有去大脑强直发作，还可呕吐咖啡样胃内容物，出现中枢性高热等，常在48 h内死亡。

小脑出血：约占脑出血的10%，发病突然，以剧烈眩晕、频繁呕吐、枕部头痛、不能站立、步态不稳而无肢体瘫痪为突出表现。但出血量不大时，主要表现为小脑症状，如病变侧共济失调，眼球震颤，构音障碍。出血量增加时，还可表现为脑桥受压体征，如外展神经麻痹、侧视麻痹、周围性面瘫、吞咽困难及出现肢体瘫痪和/或锥体束征等。大量小脑出血，尤其是蚓部出血时，病人很快进入昏迷状态，双侧瞳孔缩小呈针尖样，呼吸节律不规则，有去大脑强直发作，最后致枕骨大孔疝而死亡。

二、蛛网膜下腔出血

任何年龄均可发病，青壮年更常见，女性多于男性。发病前一般没有前驱症状，起病急骤，情绪激动及激烈运动（如用力、咳嗽、排便、性生活等）为常见的发病诱因。临床表现为突然发生的剧烈头痛，呈胀痛或爆裂样疼痛，难以忍受。多伴有恶心、呕吐，半数病人有不同程度的意识障碍，或烦躁、谵妄、幻觉、定向力障碍等精神症状。部分病人出现全身性或局限性癫痫样抽搐。出血量少者意识清楚或只有短暂的意识障碍，表现为头痛和眩晕以及腰腿痛等症状。出血量多者出现剧烈头痛、呕吐之后很快意识丧失或昏迷逐渐加深，并可出现去大脑强直，脉搏与呼吸变慢，甚至可突然呼吸停止因脑疝而死亡。在出血后2 ~3 d可有发热（38 ~39 ℃），是出血后的吸收热。

60岁以上的老年病人临床表现常不典型，头痛、呕吐、脑膜刺激征都不明显，而意识障碍则较重。

体检最有意义的阳性体征是脑膜刺激征，常在6 ~12 h内甚至3 d后才出现。起病即颈项强直者，应警惕枕骨大孔疝，忌做腰穿。眼底检查可发现视网膜出血，10%的病人可见视乳头水肿。有20% ~30%的病人在发病后7 ~14 d的时间出现脑血管痉挛。表

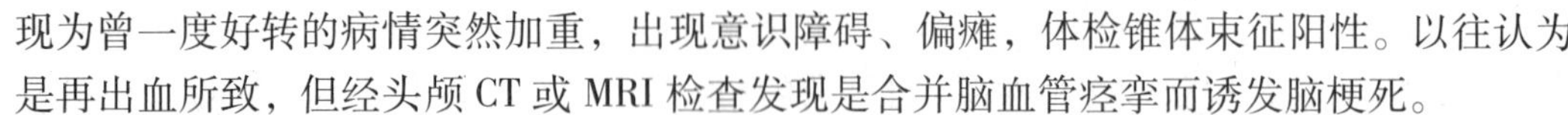

现为曾一度好转的病情突然加重，出现意识障碍、偏瘫，体检锥体束征阳性。以往认为是再出血所致，但经头颅 CT 或 MRI 检查发现是合并脑血管痉挛而诱发脑梗死。

三、脑梗死

1. 大动脉粥样硬化性脑梗死。中老年病人多见，病前有脑梗死的危险因素，如高血压病、糖尿病、冠心病及血脂异常等。常在安静状态下或睡眠中起病，发病前常有头昏、头晕、肢麻等先兆症状，约 1/3 病人的前驱症状表现为反复出现 TIA。根据脑动脉血栓形成部位的不同，相应地出现神经系统局灶性症状和体征。病人一般意识清楚，症状在数小时至 3 d 内逐渐加重，大面积脑梗死可在数分钟内使症状达到高峰，病情严重，出现意识障碍，甚至有脑疝形成，最终导致死亡。不同部位脑梗死的临床表现各异。

（1）颈内动脉系统（前循环）脑梗死：包括颈内动脉，大脑前、中动脉及其分支，梗死灶在额、顶、颞叶或基底节区。①对侧中枢性偏瘫和偏身感觉障碍。②双眼对侧同向性偏盲。③构音障碍或失语（优势半球受损），对侧中枢性面瘫、舌瘫。

（2）椎基底动脉系统（后循环）脑梗死：病变的血管常在大脑后动脉、椎动脉及基底动脉及其分支，梗死灶在脑干、小脑、丘脑、枕叶及颞顶枕交界处。①眩晕、复视、呕吐、声嘶、吞咽困难、共济失调等。②交叉性瘫痪：同侧周围性颅神经瘫痪，对侧中枢性偏瘫。③交叉性感觉障碍。④四肢感觉运动障碍。⑤小脑共济失调：眼震、平衡障碍、四肢肌张力降低等。

2. 脑栓死。

（1）起病急骤，各类中风以脑栓塞发病最快最突然。常无任何先兆症状，通常在数秒或数分钟内症状迅速出现并达顶峰。

（2）年龄、性别：由病因而定，风湿性心脏病所致者年龄较轻，女性较多。栓子来源于动脉粥样硬化、冠心病心肌梗死时，多见于中老年人。

（3）脑部症状：大多数为颈内动脉系统，以大脑中动脉栓塞最多见，表现为突然偏瘫、失语、偏盲、局限性癫痫发作，或偏身感觉障碍等局部脑症状。小的脑动脉栓塞，神经功能障碍的症状数日或数周后可逐渐缓解，多无意识障碍、颅压增高等症状，或仅出现于起病初期，较快恢复；大的脑动脉栓塞，可出现广泛脑水肿、颅高压，除昏迷、全身抽搐、高热外，原发病情亦恶化，并发症严重，甚至发生脑疝而死亡。

（4）局灶定位体征与动脉血栓性脑梗死基本相同。

（5）判断心脏栓子的来源：多数病人在发病时可检查出原发的疾病，如风湿性心脏病及冠心病伴发的心房纤颤、心肌梗死、心内膜炎、心房黏液瘤、骨折的脂肪栓、肿瘤等。如栓子为非心源性或同时合并脑外栓塞者可有胸痛、咯血、呼吸困难、肢端发绀、皮肤瘀点或急腹症等症状。

3. 小动脉闭塞性脑梗死（腔隙性脑梗死）。指大脑半球或脑干深部的小穿支动脉在长期高血压的基础上，血管壁发生病变，导致管腔闭塞，形成小的梗死灶。常见的发生部位有壳核、尾状核、内囊、丘脑及脑桥。小动脉闭塞性脑梗死为直径在 0.2～15 mm 的囊性病灶，呈多发性。临床表现较一般脑梗死症状轻，症状多样，可表现为肢体纯感觉障碍，一侧或单个肢体的纯运动障碍，也可有偏身感觉及运动障碍；也可出现共济失调，构音障碍—笨拙手综合征等。神经功能障碍的症状一般在 24 ~ 72 h 可恢复，最长约 3 周时间。多次发生小动脉闭塞性脑梗死可出现假性延髓麻痹和帕金森综合征，也可发生血管性痴呆（VD）。

四、短暂性脑缺血发作

症状瞬间发作，发作时绝大多数无意识障碍，并随缺血部位不同而表现有异，椎动脉系统出现眩晕、复视、构音障碍、吞咽困难、共济失调等，颈内动脉系统出现肢体偏瘫、单瘫、感觉障碍、失语、偏盲等。神经功能障碍的症状一般在数分钟至数小时恢复，最长不超过 24 h。但须注意，椎基底动脉系统 TIA 常反复发生，颈内动脉系统 TIA 有可能成为脑梗死的先兆症状。

【实验室及其他检查】

1. 头颅 CT。是确诊脑出血的首选检查，可准确显示出血的部位、大小，脑水肿情况及是否破入脑室等。对脑梗死的确诊有帮助，脑梗死发病后的 24 h 内，一般无影像学改变；在 24 h 以后梗死区出现低密度病灶。头颅 CT 是最常用的影像学检查手段，它对于发病早期脑梗死与脑出血的识别很重要。其缺点是对小脑和脑干病变及小灶梗死显示不佳。

2. 颅脑 MRI。对脑出血而言，幕上出血的诊断价值不如 CT，对幕下出血的检出率优于 CT，而且 MRI 比 CT 更易发现脑血管畸形、肿瘤及血管瘤等病变。脑梗死发病数小时后，即可显示 T1 低信号、T2 高信号的病变区域。与 CT 相比，MRI 可以发现脑干、小脑梗死及小灶梗死。功能性 MRI，如弥散加权成像（DWI）和灌注加权成像（PWI），可以在发病后的数分钟内检测到缺血性改变，为超早期溶栓治疗提供了科学依据。MRI 的最大缺陷是诊断急性脑出血不如 CT 灵敏。

3. 脑血管造影 MRA、CTA 和 DSA 等。可以显示脑血管的位置、形态及分布等，并易于发现脑动脉瘤、脑血管畸形及 moyamoya 病等脑出血病因。

4. 脑脊液检查。在无条件进行 CT 检查，且病情并不十分严重时，无明显颅内压增高的病人可行腰穿。脑梗死病人一般脑脊液澄清，压力正常（梗死范围大者可有压力增高）；脑出血时脑脊液压力一般均增高，发病 6 h 后常为均匀血性（内囊外侧型或脑叶出血可澄清）；腰穿对蛛网膜下腔出血的诊断也有决定的意义，脑脊液压力高，呈均匀血性，初期红白细胞比例为 700 : 1，与外周血相似，红细胞可达 $1\ 000 \times 10^9/L$（100 万/mm^3）以上，脑脊液蛋白量常增高，糖和氯化物正常，2 ~ 3 周后脑脊液可转为正常。

CT 检查已确诊者，腰穿不作为常规检查。病情危重，有脑疝形成或小脑出血时，忌腰穿。

5. 其他检查。大多数病人有一过性血糖及白细胞升高，病情好转则随之正常，恶化则可能加剧。心电图提示部分病人伴发心肌缺血或各种心律失常。

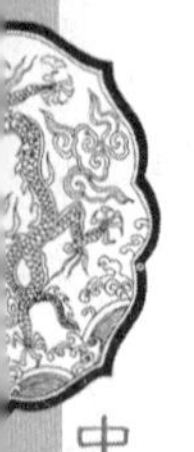

【诊断与鉴别诊断】

一、诊断要点

（一）西医诊断

典型的急性脑血管疾病根据典型的临床表现、体征以及颅脑 CT 检查可以做出诊断，一般在安静状态下发病的多为缺血性卒中，在活动中或情绪激动状态下发病的多为出血性卒中。

1．有引起急性脑卒中的危险因素，如高血压、心脏病、糖尿病及家族史等。

2．有局灶性神经功能缺损临床表现，如三偏征、语言不利、意识障碍等。

3．查体发现有阳性体征，如一侧肢体肌力下降或瘫痪、脑膜刺激征等。

4．结合 CT、MRI 等检查。

（二）中医辨病与中医辨证要点

1．辨病要点。病人以半身不遂、口舌㖞斜、言语不利、偏身麻木为主证。既往多有眩晕、消渴、心痹、卒心痛等病史，部分病人有家族史。多急性起病，数小时内病情可发展至高峰。多不能独立行走，常伴有头痛及呕吐等症状，神志恍惚、昏蒙甚至昏迷。

2．辨证要点。

（1）辨轻重：偏身或兼有一侧手足麻木，或兼有一侧肢体力弱，或兼有口舌㖞斜者为中络证；以半身不遂、口舌㖞斜、言语不利、偏身麻木为主证，而无神志昏蒙者为中经证；中络、中经证均属轻证。以半身不遂、口舌㖞斜、言语不利、偏身麻木、神志恍惚或昏蒙为主证者为中腑证，病情属中度。以半身不遂、口舌㖞斜、言语不利、偏身麻木、神昏或昏愦者为主证者为中脏证，病情严重。

（2）辨闭脱：凡见神昏或恍惚、牙关紧闭、口噤不开、两手握固、大小便闭、肢体拘紧属闭证。闭证而见面赤身热、口臭气粗、烦躁不宁、舌苔黄腻、舌质红绛、脉弦滑数，属阳闭；闭证而见面白唇黯、静卧不烦、四肢不温、痰涎壅盛、舌苔白腻、舌质淡暗、脉滑缓，属阴闭。凡见昏愦、目合口开、鼻鼾息微、手撒遗尿、脉象虚弱无力或脉微欲绝，属脱证。

（3）辨病性：急性期多以标实证候为主。若有头痛、眩晕等症，突然出现半身不遂，甚或神昏、抽搐、肢体拘急，属内风动越；若发病咯痰较多，或神昏而喉中痰鸣，舌苔黄腻，属痰浊壅盛；若面红目赤、口干口苦，甚或项强身热、躁扰不宁、大便秘结、小便黄赤，则以腑热为主；若见肢体拘挛疼痛，痛处不移，舌质紫黯，有瘀斑瘀点，面色黧黑，多属瘀血。

二、鉴别诊断

1．脑出血与脑梗死的鉴别。脑出血多在动态中起病，发病时血压异常升高，较快出现昏迷、剧烈的头痛、呕吐等颅高压征，锥体束征阳性；动脉血栓性脑梗死常在夜间及静态中发病，昏迷、头痛、呕吐等颅高压征不明显。但应注意，大面积的脑梗死与小量的脑出血在临床上症状较相似，头颅 CT 对确诊最有意义。

2. 脑出血与蛛网膜下腔出血的鉴别。如中青年发病，剧烈的头痛伴有呕吐、全身癫痫样大抽搐，脑膜刺激征阳性，血性脑脊液则有助于蛛网膜下腔出血的诊断。如中老年人发病，虽有头痛、呕吐等颅高压征，但有肢体偏瘫、失语、面瘫、舌瘫，锥体束受损的阳性体征，则应考虑为脑出血。

3. 动脉血栓性脑梗死、心源性脑栓塞、脑瘤卒中三者之间须进行鉴别。脑栓塞发病最急，发病年龄较年轻；动脉血栓性脑梗死、脑瘤卒中发病较缓，发病年龄较大，脑瘤卒中有较长的头痛病史，且有肢体单瘫的表现。三者主要是从发病形式、诱因及原有疾病进行鉴别。最好的鉴别方法是做头颅 CT 检查，可以做出准确的定位和定性的诊断。

4. 蛛网膜下腔出血应与各种脑炎、脑膜炎相鉴别。蛛网膜下腔出血发病最急，头痛剧烈；而脑炎、脑膜炎起病相对较缓，有感染性发热的病史。须做头颅 CT 检查及脑脊液检查以鉴别。

5. 凡昏迷者均应与糖尿病昏迷、低血糖昏迷、尿毒症昏迷、一氧化碳中毒等鉴别，故急诊的病人须做血常规、血生化及血糖、酮体检查，根据询问发病时的情况及既往的病史来进行鉴别。

【治疗】

一、西医治疗

（一）脑出血

1. 一般治疗。使病人安静休息，就地诊治，避免长途搬动，一般应卧床 2～4 周。保持呼吸道通畅，有意识障碍、血氧饱和度下降或有缺氧现象的病人应适当给予吸氧。昏迷或有吞咽困难者在发病第 2～3 d 应鼻饲。过度烦躁不安者可适量用镇静药。加强监测护理，定期翻身，防止褥疮。注意维持水电解质平衡，加强营养。

2. 脱水降颅压，减轻脑水肿。脑出血后 3～5 d，脑水肿达到高峰。降低颅内压和控制脑水肿以防止脑疝形成是急性期处理的一个重要环节。可快速静脉滴注 20% 甘露醇 125～250 mL，每 6～8 h 一次，时间不宜过长，用 5～7 d。可同时应用速尿 20～40 mg 加入注射用水 20 mL 静脉注射，二者交替使用，用药过程中应该监测肾功能和水电解质平衡。或 20% 人血白蛋白 50～100 mL 静脉滴注，每日 1～2 次，也可用甘油果糖 500 mL 静脉滴注，每日 1～2 次，脱水作用温和，没有反跳现象，适用于肾功能不全病人。

3. 调控血压。一般认为脑出血病人血压升高是机体为保证脑组织血供的血管自动调节反应，随着颅内压的下降血压也会下降。降低过高的血压是防止进一步出血的重要措施，但不宜将血压降得过快过低，以防止大脑供血不足。当收缩压 >200 mmHg 或平均动脉压 >150 mmHg 时，应持续静脉注射降压药物，积极进行降血压治疗，降压目标为160/90 mmHg或平均动脉压 110 mmHg，降血压不能过快，要加强监测，防止血压下

降过快引起脑低灌注。血压过低者应升压治疗，以保持脑灌注。

4. 亚低温治疗。局部亚低温治疗是脑出血的一种辅助治疗方法，能够减轻脑水肿，减少自由基产生，促进神经功能缺损恢复，改善病人预后，且无不良反应，安全有效。初步的基础医学与临床研究认为亚低温是一项有前途的治疗措施，而且越早应用越好。

5. 并发症的处理。肺部感染、上消化道出血、吞咽困难和水电解质紊乱根据不同的临床表现进行相应的处理。止血剂和凝血药对脑出血并无效果，因高血压动脉硬化所致的颅内小动脉破裂出血后，血肿本身可压迫血管止血。中枢性高热一般解热镇痛剂无效，物理降温有效，宜使用降温毯。

6. 手术治疗。主要目的是清除血肿，降低颅内压，挽救生命；其次是尽可能早期减少血肿对周围脑组织的压迫，降低致残率；同时可针对脑出血的原因，如脑动静脉畸形、脑动脉瘤等进行治疗。主要有以下几种方法：去骨瓣减压术、小骨窗开颅血肿清除术、钻孔或锥孔穿刺血肿抽吸术、内镜血肿清除术、微创血肿清除术和脑室出血穿刺引流术等。

目前对手术适应证和禁忌证尚无一致意见。如病人全身状况条件允许，下列情况考虑手术治疗：①基底节区出血：中等量出血（壳核出血量≥30 mL，丘脑出血量≥15 mL）。②小脑出血：易形成脑疝，出血量≥10 mL，或直径≥3 cm，或合并脑积水，应尽快手术治疗。③脑叶出血：高龄病人常为淀粉样血管病出血，除血肿较大危及生命或由血管畸形引起需外科治疗外，宜行内科保守治疗。④脑室出血：轻型的部分脑室出血可行内科保守治疗；重症全脑室出血（脑室铸型），需脑室穿刺引流加腰椎穿刺放液治疗。对已出现双侧瞳孔散大、去大脑强直或有明显生命体征改变者则不宜手术。

7. 康复治疗。早期将患肢置于功能位，如病情允许，危险期过后，应及早进行肢体功能、言语障碍及心理的康复治疗。

（二）蛛网膜下腔出血

1. 一般处理及对症治疗。蛛网膜下腔出血的急性期必须绝对卧床休息4～6周，在此期间可能引起颅内压增高和血压升高的因素均应尽量避免，包括用力排便、喷嚏、情绪激动等。保持大便通畅，有烦躁者可给予安定类药物镇静。注意水、电解质平衡。痫性发作时可以短期应用抗癫痫药物。

2. 降低颅内压。有剧烈头痛、烦躁、谵妄等脑水肿症状者给予脱水剂，参照脑出血的脱水降颅压法。伴有较大的脑内血肿时可手术清除血肿，降低颅内压以抢救生命。

3. 防止再出血。

（1）绝对卧床休息，避免过度用力，及时应用镇静、镇痛、镇吐、镇咳等药。

（2）调控血压，去除疼痛诱因后，如果平均动脉压＞120 mmHg或收缩压＞160 mmHg，可以在密切监护下使用短效的降压药，保持血压稳定在正常或起病前水平。避免将血压突然降得太低。

（3）抗纤溶药物。蛛网膜下腔出血与脑内出血不同，出血部位没有脑组织压迫止血作用，可适当应用止血药物，如6－氨基己酸、氨甲苯酸和酚磺乙胺等抗纤维蛋白溶解剂，早期短程（＜72 h）使用抗纤溶药可能减少再出血风险，应注意该药引起脑缺血性病变的可能，一般与尼莫地平联合使用。

（4）外科手术。动脉瘤的消除是防止动脉瘤性蛛网膜下腔出血再发的最好方法。早期（3 d内）手术或晚期病情稳定后手术哪个效果好，尚无充分的研究证据，目前多主张早期手术。

4. 防治脑动脉痉挛及缺血。

（1）维持正常血容量和血压，避免过度脱水，血压过低者注意去除诱因，必要时使用升压药。

（2）早期使用钙通道阻滞剂，常用尼莫地平（尼莫通）10 mg/24 h 避光静脉持续滴注，应注意病人血压的情况，血压过低时宜减少药量或联合升压药使用。维持 1～2 周后改成口服 40～60 mg，每日 4～6 次。

（3）早期手术，通过去除动脉瘤，移除血凝块，避免了血凝块释放致动脉痉挛的物质。

5. 防止脑积水。可以选用药物治疗，如用乙酰唑胺 0.25 mg，每日 3 次，减少脑脊液分泌，也可用甘露醇、速尿等。还可以采用脑室穿刺脑脊液外引流术或脑脊液分流术等手术的方法。

（三）脑梗死

脑梗死的治疗应根据不同的病因、发病机制、临床类型、发病时间等确定治疗方案，实施以分型、分期为核心的个体化和整体化治疗原则。在一般内科支持治疗的基础上，可酌情选用改善脑循环、脑保护、抗脑水肿降颅压等措施。在时间窗内有适应证者可行溶栓治疗。有条件的医院，应该建立卒中单元，卒中病人应该收入卒中单元治疗。

1. 一般治疗。保持呼吸道通畅及吸氧，气道功能严重障碍者应给予气道支持（气管插管或切开）及辅助呼吸，合并低氧血症病人（$SpO_2 < 92\%$ 或血气分析提示缺氧）应给予吸氧。

2. 调控血压。①高血压：约 70% 的缺血性卒中病人急性期血压升高，原因主要包括疼痛、恶心、呕吐、颅内压增高、意识模糊、焦虑、卒中后应激状态、病前存在高血压等，多数病人在卒中后 24 h 内血压自发降低。病情稳定而无颅内高压或其他严重并发症病人，24 h 后血压水平基本可反映其病前水平。目前关于卒中后早期是否应该立即降压、降压目标值、卒中后何时开始恢复原用降压药及降压药物的选择等问题，尚缺乏可靠研究证据。关于调控血压的推荐意见：准备溶栓者，血压应控制在收缩压 <180 mmHg、舒张压 <110 mmHg；缺血性脑卒中后 24 h 内血压升高的病人应谨慎处理，应先处理紧张焦虑、疼痛、恶心、呕吐及颅内压增高等情况。血压持续升高，收缩压≥200 mmHg或舒张压≥110 mmHg，或伴有严重心功能不全、主动脉夹层、高血压脑病，可予缓慢降压治疗，并严密观察血压变化；有高血压病史且正在服用降压药者，如病情平稳，可在卒中 24 h 后开始恢复使用降压药物。②低血压：卒中病人低血压可能的原因有主动脉夹层、血容量减少以及心输出量减少等，应积极查明原因，给予相应处理，必要时采用扩容升压措施。

3. 控制血糖。当病人血糖增高超过 10 mmol/L 时，应给予胰岛素治疗，将血糖控制在 7.8～10 mmol/L，密切监测血糖，当病人血糖低于 3.3 mmol/L 时给予 10%～20% 葡萄糖口服或注射治疗。

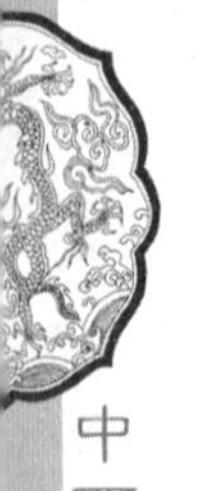

4. 降颅压治疗。严重脑水肿和颅内压增高是急性重症脑梗死的常见并发症，是死亡的主要原因之一。常用的降颅压药物为甘露醇、呋塞米和甘油果糖。20% 甘露醇的常用剂量为 125 ~ 250 mL，每 6 ~ 8 h 使用一次；对心、肾功能不全病人可改用呋塞米 20 ~ 40 mg，每 6 ~ 8 h 一次；甘油果糖也是一种高渗溶液，常用 250 ~ 500 mL 静脉滴注，每日 1 ~ 2 次。其他可用白蛋白辅助治疗。

5. 吞咽困难。吞咽困难治疗的目的是预防吸入性肺炎、避免因饮食摄取不足导致的液体缺失和营养不良、重建吞咽功能。吞咽困难短期内不能恢复者早期可通过鼻饲管进食，持续时间长者经本人或家属同意可行胃造口术（PEG）管饲补充营养。

6. 发热、感染。脑卒中后可因下丘脑体温调节受损、并发感染或坏死物吸收而致发热、脱水。中枢性高热的病人，应以物理降温为主（冰帽、冰毯或酒精擦浴）。脑卒中病人急性期容易发生呼吸道、泌尿系统感染，是导致病情加重的重要原因。约 5.6% 卒中病人合并肺炎，早期识别和处理吞咽问题和误吸，对预防吸入性肺炎作用显著。病人可采用仰卧位，平卧位时头应偏向一侧，以防止舌后坠和分泌物阻塞呼吸道。经常变换体位，定时翻身和拍背，加强康复活动，是防治肺炎的重要措施。尿路感染主要继发于因尿失禁或尿潴留留置导尿管的病人，其中约 5% 出现败血症，与卒中预后不良有关。疑有肺炎、泌尿系统感染的发热病人应给予抗生素治疗，但不推荐预防性使用抗生素。

7. 上消化道出血。是由于胃、十二指肠黏膜出血性糜烂和急性溃疡所致。上消化道出血的处理包括：①胃内灌洗：冰生理盐水 100 ~ 200 mL，其中 50 ~ 100 mL 加入去甲肾上腺素 1 ~ 2 mg 口服；仍不能止血者，将另外的 50 ~ 100 mL 冰生理盐水加入凝血酶1 000 ~ 2 000 U 口服。对有意识障碍或吞咽困难病人，可给予鼻饲导管内注入。也可用血凝酶、云南白药、酚磺乙胺、氨甲苯酸、生长抑素等。②使用抑酸止血药物：埃索美拉唑或奥美拉唑等。③防治休克：如有循环衰竭表现，应补充血容量，可采用输新鲜全血或红细胞成分输血。上述多种治疗无效，仍有顽固性大量出血情况下，可在胃镜下进行高频电凝止血或考虑手术止血。

8. 水、电解质紊乱。脑卒中病人应常规进行水电解质检测，对有意识障碍和进行脱水治疗的病人，尤其应注意水盐平衡。出现水电解质紊乱时应积极纠正。对低钠血症的病人应根据病因分别治疗，注意补盐速度不宜过快，以免引起脑桥中央髓鞘溶解症。对高钠血症的病人应限制钠的摄入，严重的可给予 5% 葡萄糖溶液静滴，纠正高钠血症不宜过快，以免引起脑水肿。

9. 心脏损伤。脑卒中合并的心脏损伤包括急性心肌缺血、心肌梗死、心律失常及心力衰竭等，也是急性脑血管病的主要死亡原因之一。发病早期应密切观察心脏情况，必要时进行动态心电监测及心肌酶谱检查，及时发现心脏损伤，给予治疗。

10. 癫痫。缺血性脑卒中后癫痫的早期发生率为 2% ~ 33%，晚期发生率为 3% ~ 67%。有癫痫发作时给予抗癫痫治疗。孤立发作一次或急性期痫性发作控制后，不建议长期使用抗癫痫药，卒中后 2 ~ 3 个月再次发作的癫痫，建议按癫痫常规治疗进行长期药物治疗。

11. 深静脉血栓形成和肺栓塞。深静脉血栓形成（deep vein thrombosis，DVT）的危险因素包括静脉血流淤滞、静脉系统内皮损伤和血液高凝状态。瘫痪重、年老及心房颤动者发生 DVT 的比例更高，症状性 DVT 发生率为 2%。DVT 最重要的并发症为肺栓塞（pulmonary embolism，PE）。为减少 DVT 和 PE 发生，卒中后应鼓励病人尽早活动、抬高下肢；尽量避免下肢（尤其是瘫痪侧）静脉输液。对于发生 DVT 及 PE 高风险且无禁忌者，可给予低分子量肝素或普通肝素，有抗凝禁忌者给予阿司匹林治疗，症状无缓解的近端 DVT 或 PE 病人可给予溶栓治疗。

12. 溶栓治疗。梗死组织周边存在半暗带是缺血性卒中现代治疗的基础。即使是脑梗死早期，病变中心部位已经是不可逆性损害，但是及时恢复血流和改善组织代谢就可以抢救梗死周围仅有功能改变的半暗带组织，避免形成坏死。溶栓治疗是目前最重要的恢复血流措施，重组组织型纤溶酶原激活剂（recombinant tissue type plasminogen activator，rt－PA）和尿激酶（urokinase，UK）是我国目前使用的主要溶栓药物。目前认为有效抢救半暗带组织的时间窗为：使用 rt-PA 溶栓应在 4.5 h 内或使用尿激酶溶栓应在 6 h 内。

（1）静脉溶栓的适应证：①年龄≥18 岁。②发病 4.5 h 以内（rt－PA）或 6 h 内（尿激酶）；由于后循环动脉血栓形成的死亡率非常高，而溶栓治疗可能是唯一的抢救方法，因此对该部分病人溶栓治疗的时间窗和适应证可以适当放宽。③诊断为缺血性脑卒中，有明确的神经功能缺损。④脑 CT 已排除颅内出血，且无早期大面积脑梗死影像学改变。⑤病人或家属签署知情同意书。

（2）静脉溶栓的禁忌证：①既往有颅内出血，包括可疑蛛网膜下腔出血；近 3 月有头颅外伤或脑梗死病史，但不包括脑陈旧小腔隙梗死未遗留神经功能体征；近 3 月颅内或椎管内手术；近 3 周内有胃肠或泌尿系统出血；近 2 周内进行过较大的外科手术；近 1 周内有不易压迫止血部位的动脉穿刺。②存在颅内肿瘤、动静脉畸形或动脉瘤。③严重心、肝、肾功能不全者或严重糖尿病病人。④活动性内脏出血。⑤已口服抗凝药，且 INR＞1.7 或 48 h 内接受过肝素治疗（APTT 超出正常范围）。⑥急性出血倾向：血小板计数低于 100×10^9/L。⑦血压升高：收缩压＞180 mmHg，或舒张压＞100 mmHg。⑧血糖＜2.8 mmol/L 或＞22.22 mmol/L。⑨影像学提示梗死面积大于 1/3 大脑半球。

（3）溶栓药物治疗方法：①尿激酶：（100～150）万 IU，溶于生理盐水 100～200 mL 中，持续静脉滴注 30 min，用药期间应严密监护病人。②rt－PA：剂量为 0.9 mg/kg（最大剂量为 90 mg）静脉滴注，其中 10% 在最初 1 min 内静脉推注，其余持续滴注 1 h，用药期间及用药 24 h 内应严密监护病人。

动脉溶栓较静脉溶栓治疗有较高的血管再通率，但其优点往往被耽误的时间所抵消。

13. 抗血小板聚集治疗。不符合溶栓适应证且无禁忌证的缺血性脑卒中病人应在发病后尽早给予口服阿司匹林 150～300 mg/d。急性期后可改为预防剂量（50～150 mg/d）。对于溶栓治疗者，阿司匹林等抗血小板药物应在溶栓 24 h 后开始使用。对不能耐受阿司匹林者，可考虑选用氯吡格雷等抗血小板治疗。对于未接受静脉溶栓治疗的轻型脑卒中病人（NIHSS 评分≤3 分），在发病 24 h 内应尽早启动双重抗血小板治疗（氯吡格雷和阿司匹林）并维持 21 d，有益于降低发病 90 d 内卒中复发风险，但应密切观察出血

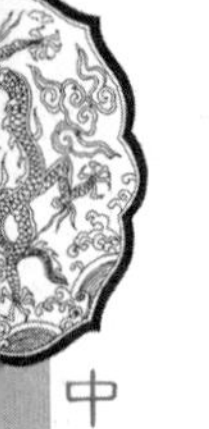

风险。对于存在颅内大动脉粥样硬化性严重狭窄（70%～99%）的非心源性脑梗死病人，如果无出血风险高等禁忌，可考虑予以氯吡格雷联合阿司匹林双重抗血小板治疗，时间不超过3个月。

14. 抗凝治疗。①普通肝素，100 mg加入5%葡萄糖或0.9%生理盐水500 mL中，以每分钟10～20滴的速度静脉滴注。②低分子量肝素（LMW），4 000～5 000 U，腹壁皮下注射，每日2次。③华法林（warfarin）1～3 mg，每日1次，口服，3～5天后改为2.5～3 mg维持，监测国际标准化比值（INR）调整剂量，使INR达到2.0～3.0。

研究表明，卒中后早期使用普通肝素或低分子肝素并不能降低脑梗死病人早期神经功能恶化或卒中再发风险，反而增加出血风险，因此，对于大多数急性脑梗死病人，不推荐早期无选择地进行抗凝治疗。特殊情况下溶栓后还需抗凝治疗的病人，应在24 h后使用抗凝剂。

15. 降纤治疗。很多研究显示脑梗死急性期血浆纤维蛋白原和血液黏度增高，蛇毒酶制剂可显著降低血浆纤维蛋白原，并有轻度溶栓和抑制血栓形成作用。对不适合溶栓并经过严格筛选的脑梗死病人，特别是高纤维蛋白血症者可选用降纤治疗。常用的药物包括巴曲酶（batroxobin）、降纤酶（defibrase）及安克洛酶（ancrod）等。

16. 神经保护治疗。理论上，针对急性缺血或再灌注后细胞损伤的药物（神经保护剂）可保护脑细胞，提高对缺血缺氧的耐受性，但缺乏有说服力的大样本临床观察资料。①钙拮抗剂、兴奋性氨基酸拮抗剂、神经节苷脂、NXY－059、镁剂、吡拉西坦等在动物实验中的疗效都未得到临床试验证实。②依达拉奉是一种抗氧化剂和自由基清除剂，国内外多个随机、双盲、安慰剂对照试验提示依达拉奉能改善急性脑梗死的功能结局并安全；③meta分析提示卒中后24 h内口服胞磷胆碱的病人3个月全面功能恢复的可能性显著高于安慰剂组，安全性与安慰剂组相似。④脑活素（Cerebrolysin）是一种有神经营养和神经保护作用的药物，国外随机双盲安慰剂对照试验提示其安全并可改善预后。⑤高压氧和亚低温的疗效和安全性还需开展高质量的随机对照试验证实。

17. 其他疗法。

（1）丁基苯酞：丁基苯酞是近年来国内开发的Ⅰ类新药。几项评价急性脑梗死病人口服丁基苯酞的多中心随机、双盲、安慰剂对照试验显示：丁基苯酞治疗组神经功能缺损和生活能力评分较对照组均显著改善，安全性好。

（2）人尿激肽原酶：人尿激肽原酶也是近年来国内开发的Ⅰ类新药。评价急性脑梗死病人静脉使用人尿激肽原酶的多中心随机、双盲、安慰剂对照试验显示：人尿激肽原酶治疗组的功能结局较安慰剂组均明显改善并安全。

（3）扩容治疗：对一般缺血性脑卒中病人，目前尚无充分随机对照试验支持扩容升压可改善预后。对于低血压或脑血流低灌注所致的急性脑梗死如分水岭梗死可考虑扩容治疗，但应注意可能加重脑水肿、心功能衰竭等并发症。

二、中医治疗

本病急性发病时，可采用一系列中医应急治疗方法，病情稳定后，应及早给予中医辨证施治。中风为本虚标实、上盛下虚之证。急性期标实证为主，治以祛邪为主。脑络不通是本病最基本的病机，通络法应该贯穿于治疗的始终。

（一）应急治疗

1. 神昏者安宫牛黄丸1/2～1丸溶化后从胃管内注入，每日2次；或安脑丸1～2丸溶化后从胃管内注入。

2. 神昏窍闭者针人中、内关，十宣放血。

3. 血压高者针曲池，耳尖放血。

4. 神志不清者可用醒脑静注射液20～30 mL加入0.9%氯化钠注射液或5%葡萄糖注射液250 mL中静脉滴注，每日1～2次。

5. 阳气虚脱和/或血压偏低者可用参附注射液40～60 mL加入0.9%氯化钠注射液或5%的葡萄糖注射液250 mL中静脉滴注。

6. 阴液亏虚和/或血压偏低者可用生脉（或参麦）注射液40～60 mL加入0.9%氯化钠注射液或5%的葡萄糖注射液250 mL中静脉滴注。

7. 缺血性中风可选用活血化瘀的中药针剂如血栓通注射液、川芎嗪注射液等加入0.9%氯化钠注射液或5%葡萄糖注射液250 mL中静脉滴注。

8. 呕血者可将冰冻紫地合剂50 mL从胃管内注入，每日3次。或云南白药0.5～1 g，每日3次。

（二）辨证论治

1. 中经络。

（1）风痰瘀血，痹阻脉络。

主要证候：半身不遂，口舌㖞斜，舌强言蹇或不语，偏身麻木，头晕目眩。舌暗淡，苔薄白或白腻，脉弦滑。

治法：活血化瘀，化痰通络。

方药：化痰通络汤。

方中天麻平肝熄风；半夏、茯苓、天竺黄、胆南星清热化痰；丹参活血化瘀；香附疏肝理气，调畅气机，行气活血；白术助脾化湿；生大黄通腑泄热以防腑实之形成。

瘀血重，舌质紫黯或有瘀斑者，加桃仁、红花、赤芍、鸡血藤以加强活血祛瘀通络之功；热象明显见舌苔黄腻，烦躁不安者加黄芩、栀子以清热泻火；头痛、眩晕者加菊花、夏枯草以平肝泻火。

（2）肝阳暴亢，风火上扰。

主要证候：半身不遂，偏身麻木，舌强言蹇或不语，口舌㖞斜，眩晕头痛，面红目赤，口苦咽干，心烦易怒，尿赤便干。舌质红或红绛，舌苔薄黄，脉弦有力。

治法：平肝泻火，通络熄风。

方药：天麻钩藤饮。

方中天麻、钩藤平肝熄风；生石决明镇肝潜阳；川牛膝、益母草引血下行使偏亢之阳气复为平衡；栀子、黄芩、清肝泻火；杜仲、桑寄生补益肝肾，以滋水涵木；夜交藤、茯神养心安神。

肝火偏盛者可加龙胆草、丹皮以清肝泻热；头痛头晕重者加菊花、桑叶清肝明目；

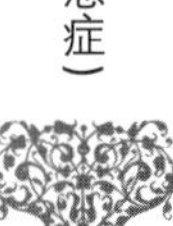

腑热便秘者加生大黄、芒硝以通腑泻热；肝阳亢极化风者加羚羊角、牡蛎、代赭石以镇肝熄风。

（3）痰热腑实，风痰上扰。

主要证候：半身不遂，口舌㖞斜，言语蹇涩或不语，偏身麻木，腹胀便干便秘，头晕目眩，咯痰或痰多，舌质暗红或暗淡，苔黄或黄腻，脉弦滑或偏瘫侧脉弦滑而大。

治法：化痰通络，通腑泄热。

方药：星蒌承气汤。

方中生大黄、芒硝泄热通腑、荡涤肠胃；胆南星、天竺黄清热涤痰；全瓜蒌化痰通便；丹参活血化瘀通络。

腑实明显，痞、满、燥、实、坚俱者，用大承气汤以通腑；热象明显者加栀子、黄芩清肝泄热；年老体弱津亏者加生地、麦冬、玄参等育阴潜阳。

（4）气虚血瘀。

主要证候：半身不遂，口舌㖞斜，语言蹇涩或不语，偏身麻木，面色㿠白，气短乏力，口流涎，汗自出，心悸便溏，手足肿胀，舌质黯淡。苔薄白或白腻，脉沉细，细缓或细弦。

治法：益气活血通络。

方药：补阳还五汤。

方中重用黄芪补气；当归养血和血，取血为气之母之意；桃仁、红花、川芎、赤芍活血化瘀通络，赤芍性寒，亦可防诸药甘温太过而伤血；地龙搜剔经络之邪。

气虚明显者加党参、太子参；语言不利者加远志、石菖蒲、郁金；心悸、气喘者加桂枝、炙甘草；肢体麻木者加木瓜、伸筋草、防己以舒筋活络；肢体瘫软无力者加续断、桑寄生、杜仲、牛膝；小便失禁者加桑螵蛸、益智仁；瘀血重者加水蛭、莪术等破血通络之品。

2. 中脏腑。

（1）痰热内闭清窍（阳闭）。

主要证候：起病急骤，突然神昏或昏愦，半身不遂，鼻鼾痰鸣，肢体强痉拘急，频繁抽搐，项强身热，烦躁不宁，甚则手足厥冷，偶见呕血，舌质红绛，舌苔黄腻或焦黑，脉弦滑数。

治法：清热化痰，醒神开窍。

方药：羚羊钩藤汤合安宫牛黄丸。

方中羚羊角（以山羊角代）凉肝清热熄风；钩藤平肝清热镇痉；桑叶、菊花清肝泻火；竹茹、川贝母清热涤痰；生地、白芍凉血柔肝；茯神养心安神；甘草调和诸药。配合服用安宫牛黄丸，共奏清热豁痰、醒神开窍之功。

痰多加鲜竹沥、胆南星；热盛加黄芩、栀子；大便秘结加生大黄、芒硝；肢体抽搐加全蝎、地龙、蜈蚣、僵蚕等熄风止痉之品。

（2）痰湿蒙塞清窍（阴闭）。

主要证候：病发突然，神昏，半身不遂，肢体松懈，瘫软不温，甚则四肢逆冷，面白唇暗，静卧不烦，痰涎壅盛，舌质暗淡，苔白腻，脉沉滑或沉缓。

治法：温阳化痰，醒神开窍。

方药：涤痰汤合苏合香丸。

方中石菖蒲辛苦而温，芳香而散，豁痰辟秽，开窍醒神；人参健脾益气；半夏、橘红、茯苓健脾燥湿化痰，加强豁痰开窍之力；胆南星、竹茹、枳实行气化痰清热，可防痰浊瘀积而化热。配合服用苏合香丸，共奏温阳化痰、开窍醒神之功。

寒重加肉桂以温阳化饮；风重加天麻、钩藤以平肝熄风。

（3）元气败脱，神明散乱（脱证）。

主要证候：突然神昏或昏愦，目合口开，鼻鼾息微，手撒肢冷汗多，重则周身湿冷，二便失禁，舌痿，舌紫暗，苔白腻，脉沉细、或脉微细欲绝。

治法：益气回阳、扶正固脱。

方药：参附汤。

方中人参大补元气以固脱；附子温肾壮阳，峻补命门之火；二药合用以奏益气回阳固脱之功，气、阳同救，药专效宏，作用迅速，使生命垂危之候得以抢救，实为治阳气欲脱之良方。宜频频灌服或鼻饲。

汗出不止加山萸肉、黄芪、龙骨、牡蛎以敛汗固脱；有瘀者，加丹参。

【临床思路】

急性脑血管疾病是常见的内科急危重症，其发病率高、死亡率高、致残率高而治愈率低。如何提高救治的成功率，关键在于早期诊断、早期治疗。

在诊断上，一旦病人出现了临床可疑症状，必须严密观察，及早行 CT 或 MRI 以明确诊断。在治疗上，强调治疗的整体性，重视对症处理及支持治疗；保护脑细胞始终是治疗的关键。为了保持一定的灌注压以确保缺血半暗带的血液供应，减少脑细胞的死亡，不必急于降血压治疗，除非血压持续高于 185 mmHg 以上；对于超早期（发病时间 <3 h）的脑梗死的病人来讲，溶栓治疗是一种极为有效的治疗方法，但必须严格把握适应证与禁忌证。

中医中药在治疗中风方面积累了极为丰富的临床经验，中络、中经的病人，一般病情较轻，变化不大，可以采用纯中医方法治疗，常用活血化瘀通络之法。临证尚需严格运用辨证论治的法则，可以灵活运用如血栓通注射液、川芎嗪注射液等中药制剂。对中脏腑闭证的病人救治，理论上分阳闭及阴闭，阳闭用安宫牛黄丸，阴闭用苏合香丸。但在临床实践中，对中脏腑的病人不论阳闭或阴闭均可用安宫牛黄丸或醒脑静注射液（安宫牛黄丸配方）。因为中脏腑闭证的病机是风、火、痰、瘀闭阻清窍而发神昏，阳闭多见痰热证，阴闭多见痰湿证，据临床观察，安宫牛黄丸醒神开窍疗效最好，内含牛黄、麝香、冰片芳香醒脑开窍，黄连、山栀子清泻心火，郁金疏肝清心而开窍，朱砂、珍珠重镇安神；而苏合香丸内含辛香温燥走窜之药，辛温太过，肝风不易平熄，气血逆乱难以平定。所以中风中脏腑者，神昧、神昏、神愦，只要排除脱证，均可使用安宫牛黄丸。窍开神清越快，偏瘫肢体肌力恢复就越快，后遗症相对较轻。

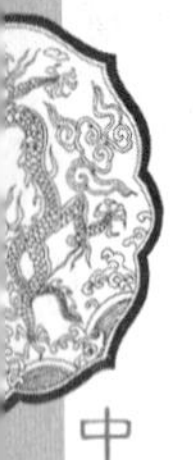

【预后与转归】

急性脑卒中的预后与转归取决于病人体质的强弱、病情的轻重及诊疗的及时与否。一般缺血性脑卒中的病人，特别是属于中医的中络中经的病人，病情相对较轻，预后良好，但大面积缺血性脑中风的病人，往往病情严重，死亡率较高，幸存者一般都有后遗症。急性出血性脑卒中的病人，一般来势凶猛，病程进展较快，死亡率较高，致残率也较高，但出血量极少，临床症状较轻者也有治愈的可能。

急性脑卒中病人的神志变化是判断预后的重要标志之一，凡是发病急骤，极短时间内出现深昏迷者，往往预后不良。如发病后神志始终保持清醒，一般预后甚佳。

【预防与调护】

1. 有高血压者应积极降血压治疗，保持血压在正常范围内是防止急性脑卒中发生最重要的措施。

2. 积极治疗如心脏病、糖尿病等相关疾病。

3. 养成良好的生活习惯与饮食习惯，不吸烟、不酗酒、清淡饮食等。

4. 急性期病人宜卧床，昏迷病人床头宜抬高，定期翻身、拍背，预防褥疮、坠积性肺炎以及尿路感染的发生。

5. 清醒的病人在确保安全的情况下宜早期进行患肢的功能锻炼，以尽快恢复肢体功能。

第二节　癫痫持续状态

癫痫持续状态（status epilepticus，SE）是神经科常见的急危重症。持续的癫痫发作不仅可引起细胞代谢紊乱、葡萄糖和氧耗竭、离子跨膜运动障碍，以致不能维持细胞正常生理功能导致脑部神经元的死亡，而且还可因合并感染、电解质紊乱、酸碱平衡失调、呼吸循环衰竭和肝肾功能障碍加速病人的死亡。幸存者也常常留下严重的神经功能障碍，导致耐药性癫痫的发生。因此，能否尽快结束癫痫持续状态，正确处理癫痫持续状态的并发症是降低癫痫病人死亡率和致残率的重要途径，直接关系到病人的生存质量。

2001 年，国际抗癫痫联盟提出了新的癫痫持续状态定义："超过大多数这种发作类型病人的发作持续时间后，发作仍然没有停止的临床征象，或反复的癫痫发作，在发作间期中枢神经系统的功能没有恢复到正常基线。"在没有办法确定"大多数病人发作持续时间"的情况下，倾向性的看法是"连续发作超过 5 min 就是癫痫持续状态"。

国内有学者统计，662 例住院癫痫病人中有 66 例是癫痫持续状态，约占 10%，死亡率大约占 21%。死因多为呼吸衰竭，继发脑水肿，或吸入呕吐物、呼吸道分泌物产生的窒息、肺炎，癫痫持续状态时间长，还可以造成水电解质紊乱、酸中毒、循环衰竭等严重合并症。

本病属中医学"痫证"范畴，俗称"羊痫风"。

【病因病理】

一、西医病因病理

（一）发病因素

原发性癫痫目前尚未在病人的脑部发现可以解释疾病的病理变化或代谢异常。继发性癫痫占癫痫的大多数，见于多种脑部疾病和引起脑组织代谢障碍的一些全身性疾病，如各种脑炎、脑膜炎、脑脓肿、脑血管病、颅内肿瘤、颅脑外伤以及各种代谢、中毒性疾病如低血钙、低血糖等。

影响癫痫发作的因素可以概括为遗传和环境两方面。原发性癫痫的病人有明显的家族聚集性，癫痫病人的亲属患病率远高于正常群体的患病率；环境因素与疲劳、情志刺激、惊恐、饥饿、饱餐、饮酒、睡眠等有关。

癫痫持续状态发生的原因较多，最常见的是突然停用抗癫痫药物，另外感染引起的高热，药物中毒，以及中枢神经系统的损伤也可诱发。

（二）发病机理

癫痫持续状态与普通癫痫发作最大的区别是后者的发作能够自行停下来，而癫痫持续状态的发作常常持续很长时间。其发病机制仍不清楚。最近，有学者提出癫痫持续状态的突触假说。该假说认为，癫痫发作时，突触前膜释放大量的神经递质或调质，其中有主要起抑制作用的GABA（γ－氨基丁酸）和起兴奋作用的谷氨酸，这些递质分别与突触后膜上的相关受体结合产生兴奋或抑制作用，当抑制作用成为矛盾的主要方面时，发作停止。如果抑制性递质的作用不足以对抗兴奋递质起作用时，发作将继续。随着癫痫的多次发作，突出后膜中的受体部分内陷，后膜表面积减少，递质不易与受体结合。病理学研究发现，此时GABA受体内陷程度大于谷氨酸类受体，引起内源性抑制作用减弱，而GABA受体内陷引起的谷氨酸受体凸现更易与受体结合增加了神经元的兴奋性，使癫痫发作得以继续进行。同时，癫痫发作时还有大量的神经肽被释放出来，随着抑制性神经肽类物质的大量消耗，兴奋性肽作用增强，加剧癫痫发作，使其难以自行终止。内源性抑制作用的减弱和兴奋性持续升高是癫痫发作向癫痫持续状态转化的主要原因。

二、中医病因病机

（一）先天因素

痫证始于幼年者，多与先天因素密切相关。所谓“病从胎气而得之”，前人多责之于“在母腹中时，其母有所大惊，气上而不下，精气并居，故令子发为癫疾”。若母体突受惊恐，一则导致气机逆乱；一则导致精伤而肾亏。所谓“恐则精却”，母体精气耗伤，必使胎儿发育异常，出生后易发痫证。

（二）情志因素

七情所伤，“恐则气下”“惊则气乱”，造成人体气机逆乱，进而损伤脏腑，使心气

不舒，肝气郁结。气郁久则化火生风，火易炼液成痰，痰随气逆，随火炎，随风动，风夹痰夹火蒙蔽心神、清窍而发痫证。

（三）饮食不节

饮食不节或劳倦过度，均伤脾胃，脾失健运，聚湿生痰，痰浊闭窍，引起气机的逆乱而发痫证。

（四）外伤、产伤

因头部外伤或难产过程使新生儿颅脑损伤，积瘀成痰，痰瘀不化，蒙蔽了心神、清窍而发痫证。另外感时邪疫毒，毒邪内侵，凌心犯脑亦发痫证。

综上所述，本病的发生大多与先天因素、七情所伤，饮食不节，头颅外伤或温热毒邪等因素有关，风、火、痰、瘀是发病的主要病机。

【临床表现】

癫痫持续状态分为强直—阵挛性癫痫持续状态、全身强直或阵挛性癫痫持续状态、肌阵挛性癫痫持续状态、连续部分性癫痫持续状态、持续性先兆、边缘叶癫痫持续状态、偏侧惊厥—偏瘫—癫痫综合征，其临床表现各有不同，分述如下：

1. 强直—阵挛性癫痫持续状态。当反复出现癫痫强直—阵挛性发作，在发作间歇期意识不恢复，或一次发作持续 5 min 以上，且脑电图上有痫样放电时就称为强直—阵挛性癫痫持续状态。

2. 全身强直或阵挛性癫痫持续状态。全身强直性癫痫持续状态临床表现为短暂性、频繁的肢体强直性收缩，常伴有眼球凝视，面肌、颈肌、咽喉肌的收缩和下肢的外展，脊柱的弯曲可能导致粉碎性骨折或截瘫；全身阵挛性癫痫持续状态临床表现为反复、发作性的双侧肌阵挛，可以不对称，有时也可为非节律性。

3. 肌阵挛性癫痫持续状态。频繁或亚连续的失神状态，伴有眼周和口周的肌阵挛和节律性或非节律性的远端肢体阵挛。

4. 连续部分性癫痫持续状态。反复的、规律的或不规律的、局限于身体某一部分的肌阵挛，可持续数小时、数天甚至数年，频率为 0.06 ~ 6 Hz。远端肢体和上肢更易受累，体育锻炼、感觉刺激或精神运动都可增加肌阵挛的幅度或频率。

5. 持续性先兆。主要是指没有明显运动成分的癫痫持续状态。

6. 边缘叶癫痫持续状态。临床表现包括行为紊乱和精神症状，如复杂视幻觉、短暂意识改变、自动症等多种形式，这种发作至少持续 30 min。

7. 偏侧惊厥—偏瘫—癫痫综合征。主要表现为阵挛性发作，头眼转向一侧，偶有肢体的强烈抽搐。偏侧惊厥终止后出现惊厥一侧的运动障碍，程度不等，可为持续而严重的偏瘫，也可为逐渐减轻的轻偏瘫，运动障碍与惊厥持续时间与原发病有关。

【实验室及其他检查】

脑电图是诊断癫痫最有特异性且最有诊断意义的检查方法，发作期（或诱发试验）出现典型的棘波、多棘波或尖波、尖—慢波或棘—慢波等，还可出现弥散性的非特异性波型，而某些类型病理放电灶在大脑深部或脑沟、脑裂处脑电图可正常。必须注意正常脑电图并不能排除癫痫的诊断，同时也不能根据轻度异常脑电图即下癫痫的诊断。

对继发性癫痫及在25岁以后首发癫痫的病人必须仔细寻找致病原因，做全面体格检查和神经系统检查。查血糖、血钙、血钾、肝、肾功能等，选择性做脑脊液、头颅CT、头颅核磁共振、脑血管造影等检查。

【诊断与鉴别诊断】

一、诊断要点

（一）西医诊断

1. 发作时是否具有癫痫发作的共性。

2. 发作时表现出来的是否具有全身强直—阵挛性发作的特征，如意识丧失、全身抽搐、瞳孔扩大等症状。

3. 是否连续不断地大发作，间歇期没有清醒，昏迷不断加深。

4. 脑电图检查呈典型的痫型脑电图。

（二）中医辨病与辨证要点

1. 辨病要点。病人以猝然仆倒伴尖叫声，昏不知人，口吐涎沫，两目上视，肢体抽搐为主证，严重时发作反复多次，持续不醒，或见大小便失禁，口唇发绀等，舌黯有瘀点，脉弦滑或涩。

2. 辨证要点。本病的发生是风、火、痰、瘀相合而患，多为实证。凡来势急骤，神昏猝仆，不省人事，口噤牙紧，颈项强直，两目上视，四肢抽搐者，病性属风；凡发作时口吐涎沫，气粗痰鸣者，病性属痰；凡猝倒啼叫，面赤身热，口流血沫，平素或发作后有大便秘结，口臭苔黄者，病性属火；凡发作时面色潮红、紫红，继则青紫，口唇发绀，或有脑外伤、产伤等病史者，病性属瘀。其病位主要在肝、心，连及脾、肾。

二、鉴别诊断

1. 癔症。临床上癫痫与癔症发作有相似之处，其鉴别要点如下：

（1）癫痫发作每次都有固定形式，并有反复发作的病史。癔症性抽搐常是杂乱多变，富有表演色彩，且具有强烈暗示性，其发作多与精神刺激有关。

（2）癫痫大发作时意识丧失，瞳孔散大及对光反射消失，二便失禁。癔症发作无意识丧失，瞳孔对光反射灵敏，无二便失禁。

（3）癫痫大发作时脑电图呈痫样放电，癔症发作时脑电图正常。

2. 低钙血症。有的病人表现为四肢抽搐，但无意识障碍，两手呈特征性的“助产士手”，结合血清钙低不难诊断。

3. 急性心源性脑缺血综合征。严重的心脏疾患，如Ⅲ°房室传导阻滞、心室扑动、心室颤动、心室停搏均可引起急性脑缺血，发生晕厥及全身性抽搐，此时极类似痫样抽搐，应根据原先有无心脏病史及心电图来判断，急性心源性脑缺血综合征的病人发作时

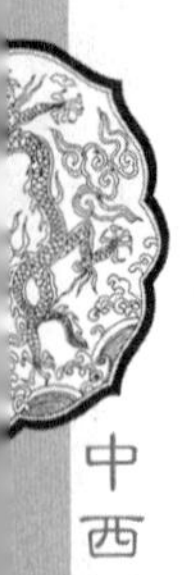

心音、脉搏消失，而癫痫的病人心音、脉搏存在，临床应鉴别清楚。

【治疗】

一、西医治疗

（一）治疗目标

癫痫持续状态的治疗需要解决几个主要问题：①保持稳定的生命体征和进行心肺功能支持。②终止呈持续状态的癫痫发作，减少发作对脑部神经元的损害。③寻找并尽可能根除病因及诱因。④处理并发症。

（二）一般处理

保持呼吸道通畅，给氧，血压及血糖调控，体温监测，及时处理高热、脑水肿、水电解质紊乱等。注意给药途径与剂量，静脉给药剂量应足，不宜少量多次。癫痫持续状态控制后应继续用药。应积极去除病因和诱发因素，尽快有效地控制癫痫发作。

（三）终止发作

癫痫强直—阵挛性持续状态、强制性持续状态、阵挛性持续状态可选用下列治疗方法。

1. 安定类。安定类药为首选药，作用快，毒性小，疗效好，静脉注射多能迅速控制发作。先用安定 10 mg 缓慢静脉注射，必要时可于 10 ~ 30 min 内重复一次。也可用 50 mg 加入 0.9% 氯化钠注射液 100 mL 中静脉滴注，24 h 总量不超过 100 mg。也可用硝西泮 5 ~ 10 mg 或氯硝西泮 1 ~ 8 mg 静脉注射（速度不超过 0.1 mg/s）或加入 0.9% 氯化钠注射液 500 mL 中静脉滴注，这可能是目前最有效和安全的药物。此类药静脉滴注速度过快可导致呼吸、心跳停止，用药时应注意，青光眼禁用。用药后未能控制抽搐，可与药效持续时间较长的苯巴比妥或苯妥英钠联用。

2. 巴比妥类。多用于难治性癫痫持续状态。

（1）苯巴比妥钠：首次剂量为 150 ~ 200 mg 静脉注射（速度不超过25 mg/min），以后每隔 15 ~ 20 min 用 25 ~ 50 mg，直至抽搐停止或总量达 400 mg。

（2）硫喷妥钠：初用量 200 ~ 300 mg 缓慢静脉注射（3 ~ 4 mg/kg），数分钟后（或控制抽搐后）用 1 g 加入 5% 葡萄糖注射液 500 mL 中，以 1 mL/min 速度缓慢静脉点滴，维持 12 ~ 24 h 用药。本类药物要注意剂量不能过大和静滴速度不宜过快，否则会造成呼吸抑制。用药时应严密观察呼吸，如出现呼吸抑制，应立即停止注射。

（3）苯妥英钠：成人用量 250 ~ 500 mg，首次用量 150 ~ 250 mg 加入注射用水 40 mL 中缓慢静脉注射，速度不超过 50 mg/min，若未能控制抽搐，半小时后再静注 100 ~ 150 mg，最大量不超过 1 000 mg/d。用药过程中注意心率变化，如心电图 P – R 间期延长及 QRS 增宽应暂停注射。

（4）水合氯醛：10% 水合氯醛 20 ~ 30 mL 加等量 0.9% 氯化钠注射液保留灌肠或鼻饲，本药比较安全，必要时 1 ~ 4 h 可重复一次，成人用量每次 2 ~ 3 g。

（5）咪达唑仑：由于其起效快（1 ~ 5 min 出现药理学效应，5 ~ 15 min 出现抗癫痫作用），使用方便，对血压和呼吸的抑制作用比传统药物小，近年来，有广泛用于替代异戊巴比妥成为治疗难治性癫痫持续状态标准疗法的趋势。常用剂量为首剂静注0.15～0.20 mg/kg，然后按0.06～0.60 mg/（kg·h）静滴维持。新生儿可按0.1～0.4 mg/（kg·h）持续静脉滴注。

3. 其他类。

（1）丙泊酚：是一种非巴比妥类的短效静脉用麻醉剂，能明显增强GABA能神经递质的释放，可在几秒钟内终止癫痫发作和脑电图上的痫性放电，平均起效时间为2.6 min。建议剂量1～2 mg/kg静注，继之以1～10 mg/（kg·h）持续静脉滴注。控制发作所需的血浓度为2.5 mg/mL，突发停用可使发作加重，逐渐减量则不出现癫痫发作的反跳。丙泊酚可能的副作用包括诱导癫痫发作，但并不常见，且在低于推荐剂量时出现。还可出现其他中枢神经系统的兴奋症状，如肌强直、角弓反张、舞蹈手足徐动症。儿童静注推荐剂量的丙泊酚超过24 h，可能出现横纹肌溶解、难治性低氧血症、酸中毒、心力衰竭等副作用。

（2）对难以控制的癫痫持续状态也可选用氯胺酮等进行治疗。对药物治疗无效的难治性癫痫，可考虑手术治疗。如半球切除术、软脑膜下横断术、病灶切除术等都是目前常用的方法，可根据病情酌情选用。

（四）并发症处理

癫痫持续状态可发生多种并发症，反过来又加重癫痫状态，其中脑水肿及呼吸衰竭最严重，故积极有效治疗合并症，成为抢救癫痫持续状态的重要措施之一。

1. 脑水肿。癫痫持续状态由于病人频繁抽搐，大脑严重缺氧可引起脑水肿，而脑水肿又可加重癫痫持续状态。加用脱水药治疗，能迅速控制发作。①20%甘露醇125 mL快速静脉点滴，每6～12 h一次。②速尿20～40 mg静注，每6～12 h一次，与甘露醇交替使用，防止反跳现象。

2. 呼吸衰竭。癫痫持续状态及抗癫痫药物的大剂量使用可能导致呼吸衰竭，另外呼吸道分泌物阻塞气道也可以导致呼吸衰竭，故应注意定期吸痰、吸氧，保持呼吸道通畅，密切观察病情变化，酌情使用呼吸兴奋剂（切勿大量，可引起惊厥）。必要时气管切开，使用呼吸机辅助通气。

3. 高热。继发感染及脑水肿均可出现高热，降温可用冰敷头部或冰帽，及时针对病原菌选用抗生素，纠正呼吸性酸中毒，维持水电解质平衡，适当使用神经细胞营养药。

二、中医治疗

本病多由骤受惊恐，先天禀赋不足，跌仆撞击等因素，导致心肾亏虚，气血瘀滞，引发癫痫。因此治疗用药总不离镇惊、熄风、豁痰、顺气、化瘀诸法。历代医家重视从痰论治，现代医家运用活血化瘀也取得良好疗效。临证时须分清标本虚实，轻重缓急。频繁发作，以治标为主，着重豁痰顺气，熄风开窍定痫。平时以治本为重，宜健脾化痰，补益肝肾，养心安神，并辅以调摄精神，注意起居、劳作。本病需长期药治。

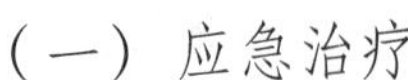

（一）应急治疗

1．先将病人平卧，头偏向一侧，利于痰液吐出。

2．针刺人中、内关、合谷、十宣、涌泉等穴位。

3．安宫牛黄丸 1 丸溶化后从胃管内灌入。

4．醒脑静 20 mL 加入 5% 葡萄糖注射液 250 mL 中静脉点滴，每日 1 ~2 次。

（二）辨证论治

1．肝火痰热。

主要证候：突然昏仆，不省人事，四肢抽搐不止，甚则项背强直，牙关紧闭，或口作怪叫声，或口吐涎沫，面红目赤。平时情绪急躁，心烦失眠，咯痰不爽，口苦而干。舌红苔黄腻，脉弦滑数。

治法：清肝泻火，化痰开窍。

方药：龙胆泻肝汤合涤痰汤。

方中龙胆草苦寒，清泻肝胆实火；栀子、黄芩、柴胡助龙胆草清肝泻火之功；泽泻、车前子、木通清利湿热，导火下行；当归、生地凉血养血，增液润肠；半夏、胆南星、陈皮豁痰开窍；枳实、竹茹降气化痰；石菖蒲、茯苓醒神定志；甘草调和诸药。

火盛伤津见口干欲饮、舌红少苔者加麦冬、南沙参；便秘不通者加生大黄通腑泄热。

2．肝风痰浊。

主要证候：突然昏仆，不省人事，四肢抽搐不止，两目上视，口噤介齿，口中发出猪羊叫声，喉中痰声辘辘，口吐白沫，面唇青紫，二便自遗，舌淡红苔白腻，脉弦滑。

治法：涤痰熄风，开窍定痫。

方药：定痫丸合羚角钩藤汤。

方中天麻平肝熄风定痫；川贝母、胆南星、竹茹、法半夏豁痰开窍；羚羊角、钩藤清热熄风镇痉；桑叶、菊花清泻肝火；生地、白芍凉血和肝；茯神镇心定神；甘草调和诸药。

胁胀嗳气者加柴胡、枳壳、青皮、陈皮；眩晕、目斜风动者加龙骨、牡蛎、磁石、珍珠母。

3．瘀血内阻。

主要证候：神昏或昏愦，四肢抽搐反复不止，甚则项背强直，角弓反张，喉中痰声辘辘，面色晦暗，唇指发绀，舌暗淡、有瘀斑或瘀点，脉细涩或沉细。

治法：活血化瘀，熄风通络。

方药：血府逐瘀汤。

方中当归、桃仁、红花活血、祛瘀、通络；川芎为血中的气药，助行气活血化瘀以通络；赤芍凉血活血；生地清热凉血配当归养血润燥，使瘀去而隐血不伤；牛膝祛瘀通血脉，又能补肾生精；柴胡疏肝解郁、调畅气机；桔梗、枳壳一升一降开胸行气，甘草调和药性。诸药合用，共奏活血化瘀、开窍通络之功。

有痰者加法半夏、胆南星、竹茹；伴抽搐甚者加钩藤、地龙、全蝎；瘀血重者加水蛭等虫类药。

【临床思路】

癫痫持续状态是临床上较为危急的内科重症，必须及时抢救，先用西药迅速控制发作，注意防治误吸、呼吸衰竭以及脑水肿等并发症，等病情稳定后再用中药施治。

终止发作，可首选安定类药物静脉注射，要注意初始用药的剂量应足，静脉注射的速度不宜过快，观察是否有呼吸抑制的现象。院前急救和无静脉通路时，优先选择肌内注射咪达唑仑。次选药物为苯巴比妥钠，用药的途径应静脉注射而不要肌内注射，因其肌内注射的血药浓度在 1～12 h 内达到，不能迅速控制癫痫抽搐，且用药剂量不如静脉注射容易掌握。苯妥英钠为慢效、长效的抗惊厥药物，半衰期长为 10～15 h，在癫痫持续状态时，可先用安定控制发作，然后再用苯妥英钠静滴维持。苯妥英钠还能降低心脏的异位自律性，临床有减慢心率和治疗室性心律失常的作用。故静脉注射的速度不能过快且药量不能过大，以每分钟不超过 50 mg 的速度为限。注药时应用多功能心电监护仪监测血压和心率的变化，以防心率过慢甚则心搏骤停。如经上述治疗仍不能终止发作，需转入重症监护病房，立即静脉输注麻醉药物，以持续脑电图监测呈现爆发—抑制模式或电静息为目标。同时应予以必要的生命支持与器官保护，防止因惊厥时间过长导致不可逆的脑损伤和重要脏器功能损伤。此时主要治疗方案为静脉输注咪达唑仑、静脉输注异丙酚和静脉输注戊巴比妥。咪达唑仑较难实现脑电图的爆发—抑制模式，异丙酚则可能产生输注综合征，戊巴比妥对心血管不良反应较大且国内难以获得。优先选取哪种方案，目前尚缺乏高质量的 RCT（临床随机对照试验）研究证据。

癫痫持续发作可导致严重的大脑缺氧而引起脑水肿，严重的脑水肿可以加重昏迷，并使抗癫痫药难以进入脑组织，使发作难以控制。因此，如病人持续发作时间较长，必须警惕脑水肿的存在，及时进行处理。

中药参与抢救治疗主要采用醒脑开窍之法，紧急情况下可以针刺或按压人中穴，或针刺涌泉穴、十宣穴等。神志不清者可伺服安宫牛黄丸，静脉滴注醒脑静等中药针剂，还可以运用如香丹针、血通等活血化瘀的中成药。

按西医用药的原则，当大发作完全控制 2～4 年后，脑电图正常者，抗癫痫药才逐渐减量，一年后方停用。

【预后与转归】

癫痫持续状态是一种严重的临床急重症，如不及时控制发作，将引起脑水肿、酸中毒、电解质紊乱、循环衰竭等一系列变化，最终导致死亡。因此，及时、足量地控制癫痫的发作是治疗的关键。如癫痫持续状态能得到有效的控制，病人恢复到原来的小发作或大发作状态，经过积极、严格地按照中西医治疗原则治疗，一般预后较好。

【预防与调护】

1. 癫痫持续状态的发生常与突然停用或不规则服用抗癫痫药物有关。故服用西药时须注意，切忌突然停药和更换药物。

2. 如病情需要更换药物时，一定在增加新药的同时，将原用药逐渐减量，两药的重叠期为2～3周时间，当新药起作用后，才停用旧药。

3. 癫痫发作时，应采用有效的措施，防止病人发生坠床跌伤或烫伤等，但禁止强行撬开病人口唇和向病人口内塞入压舌板、开口器甚至其他各类物品，禁止用力按压病人关节以免造成脱位、骨折。

4. 保持呼吸道通畅，对昏迷的病人应预防褥疮等并发症。

第三节　中枢神经系统感染

中枢神经系统感染（infections of central nervous system）是指由细菌、病毒、真菌、立克次体、螺旋体、寄生虫等多种感染源所引起的中枢神经系统常见、多发的感染性疾病。脑实质、被膜及血管等组织均可成为感染源的侵犯对象。中枢神经系统感染的病因较多，早期临床表现不一，主要临床表现有发热、头痛、呕吐、精神异常、意识障碍、脑膜刺激征及病理反射。其病情进展快，是一组复杂危险的内科急症，严重者可导致死亡，或留有严重的后遗症，若早期积极治疗，多数病例可以治愈。

临床上根据感染源侵犯中枢神经系统的不同解剖位置，将本病分为两大类：以脑和/或脊髓实质受累为主的脑炎、脊髓炎或脑脊髓炎；以及以软脑膜受累为主的脑膜炎或脑脊膜炎。但实际上，两者很难决然分开，因为脑炎时常合并不同程度的脑膜损害，而脑膜炎时亦常合并一定程度上的脑实质损害。当脑膜和脑实质均明显受累时，称之为脑膜脑炎。

本章主要讨论临床常见的中枢神经系统感染，包括单纯疱疹病毒性脑炎、病毒性脑膜炎、化脓性脑膜炎、结核性脑膜炎、隐球菌性脑膜炎、脑囊虫病。

中医对本类疾病并没有详细的记载，一般认为本病属“温病”范畴，也有将其归属于“癫证”“痫证”“狂证”“头痛”等范畴。

【病因病理】

一、西医病因病理

（一）发病因素

1. 病毒。病毒引起的颅内感染非常常见。较常见的病毒为乙型脑炎病毒、脊髓灰质炎病毒、柯萨奇病毒、风疹病毒、腮腺炎病毒、带状疱疹病毒、流感病毒等。

2. 细菌。

（1）化脓性细菌。常见的有脑膜炎双球菌、肺炎双球菌、金黄色葡萄球菌、流感杆菌、绿脓杆菌、大肠杆菌、肺炎杆菌。另外还有一些寄生菌如沙雷氏菌，各种厌氧菌。

（2）非化脓性细菌。如结核杆菌、布氏杆菌。

3. 其他生物病原体。

（1）真菌：隐球菌、念珠菌、球状孢子菌等。

（2）螺旋体：钩端螺旋体、梅毒螺旋体。

（3）寄生虫：阿米巴原虫、疟原虫、血吸虫、旋毛虫。

（4）立克次体。

（二）发病机理

由于病原体种类不同，致病力及机体的反应性不同，可以引起弥漫性病变也可以引起局灶性病变。如流行性乙型脑炎多引起全脑的急性炎症。而单纯疱疹病毒性脑炎主要损害灰质，以颞叶额叶受损最严重，神经细胞变性、坏死、缺失，脑膜及血管周围见淋巴细胞及单核细胞浸润，胶质细胞增生，神经细胞及胶质细胞可见嗜酸性 A 型包涵体。又如化脓性脑膜炎可使软脑膜、蛛网膜、脑实质充血、水肿，血管周围白细胞浸润，皮层有小脓肿或出血点。结核性脑膜炎主要侵犯软脑膜及蛛网膜，引起炎症反应或结核结节。总之，颅内感染的病理改变主要是脑组织水肿和炎症细胞浸润，神经细胞变性和吞噬现象，胶质细胞增生以至形成结节疤痕，血管受损及出血，血管周围形成弥漫性神经脱髓鞘改变。

中枢神经系统感染的途径有三条：①血行感染，病原体通过呼吸道或皮肤黏膜进入血循环，由血液循环进入颅内。②直接感染，病原体通过穿透性外伤或邻近结构的感染向颅内蔓延。③逆行感染，病原体沿神经干逆行侵入颅内（如单纯疱疹病毒、狂犬病毒等）。

二、中医病因病机

（一）外感疫毒

瘟疫邪毒是四时六气运化失常所引动，其毒力强，多从口鼻而入，首先犯肺，肺主气属卫，故在发病之初，出现恶寒、发热、头痛、咳嗽、咽喉肿痛等肺卫表证。若邪不再内传，则瘟邪外出而愈；若瘟邪化热传里，盛于气营之间，气分热炽，则壮热烦渴；热邪燔灼太阳或阳明经脉，则头痛如劈，颈项强直；邪热犯胃，则胃气上逆，故呕吐频频；热陷营分，则见发热夜甚，肌肤斑疹隐隐；瘟疫邪毒横窜引动肝风，风火相煽，则四肢抽搐，两眼上视；热入心包，则昏昏欲睡，甚则神昏、谵语；若病邪不解，热陷营血，则壮热不已；火热伤络，血溢于肌肤，则见皮肤大片斑疹。

（二）正气不足

素有宿疾，或年迈体弱，若气候变化，人体的卫外之气不能调节顺应，或卫外功能减弱，肺卫不固，肌腠不密，易感而发病。小儿脏腑娇嫩，气血未充，更易感染。若邪热太甚而素体虚弱，则出现热毒内陷，正气欲脱之危证。

本病后期，邪热渐衰，病邪得去，病渐痊愈。若见低热缠绵，肌痛不舒，神疲肢倦，纳少，动则汗出则为气阴两虚之故。

【临床表现】

各种颅内感染疾病的临床表现各不相同，分述如下。

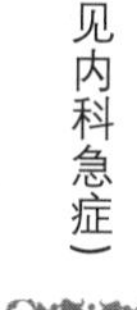

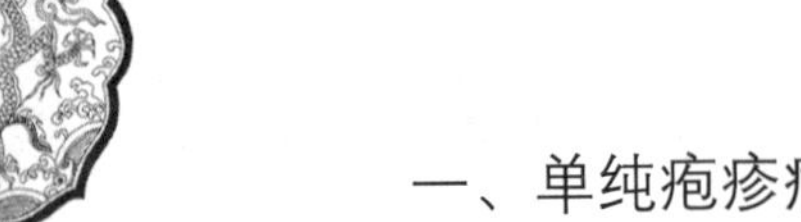

一、单纯疱疹病毒性脑炎

（一）Ⅰ型疱疹病毒性脑炎

无季节性和地区性差异，无性别差异。成年人主要临床特点如下。

1. 急性起病，病程长短不一，25% 病人有口唇疱疹病史。
2. 前驱症状有卡他、咳嗽等上呼吸道感染症状及头痛、发热等。
3. 首发症状多表现为精神和行为异常，如人格改变、记忆力下降、定向力障碍、幻觉与妄想等。
4. 不同程度神经功能受损表现，如偏瘫、偏盲、眼肌麻痹等，局灶症状两侧多不对称。也可有多种形式的锥体外系表现。
5. 不同程度意识障碍，且多呈进行性加深。
6. 常见不同形式的癫痫发作，严重者呈癫痫持续状态。
7. 肌张力增高、腱反射亢进，可有轻度脑膜刺激征，重症者可表现为去大脑强直发作或去皮质状态。
8. 颅内压升高，甚至脑疝形成。

（二）Ⅱ型疱疹病毒性脑炎

多见于新生儿和青少年，特点如下。

1. 急性暴发性起病。
2. 主要表现为肝脏、肺脏等广泛的内脏坏死及弥漫性的脑损害。患儿出现难喂养、易激惹、嗜睡、局灶性或全身性抽搐等表现。
3. 子宫内胎儿感染可造成婴儿先天性畸形，新生儿发病后死亡率极高。

二、病毒性脑膜炎

急性或亚急性起病。多有全身感染症状如发热和周身不适等，体温一般不超过 40 ℃，且年龄越大病情越重。病人多有剧烈头痛（多在额部或眼眶后），以及恶心、呕吐和颈项强直。部分病人有特定病毒感染症状，如腹痛、腹泻、咽痛、皮疹、心肌炎、腮腺炎等。

三、化脓性脑膜炎

1. 多呈暴发性或急性起病。
2. 有发热、畏寒及上呼吸道感染症状。
3. 颅内压增高，表现为剧烈头痛、呕吐、抽搐等。
4. 脑膜刺激征，表现为颈项强直、克尼格征阳性、布鲁津斯基征阳性等。
5. 脑实质受累时出现意识障碍、精神症状。

婴幼儿、老年人和免疫功能低下的病人可仅有低热，轻度行为改变和轻微的脑膜炎体征。大约 15% 的病人出现局灶性脑功能异常，但老年病人可达到 40%。同时 20% ~ 50% 的病人在病程的一定阶段会出现癫痫发作。

四、结核性脑膜炎

一般起病较慢，病程较长，症状往往轻重不一。其自然病程发展一般如下。

1. 结核中毒症状：低热、盗汗、消瘦、食欲减退、全身倦怠乏力、精神萎靡不振。病人可有其他器官的结核病史（肺部多见）或与结核病人密切接触史。

2. 颅内压增高和脑膜刺激症状：头痛剧烈、呕吐、视乳头水肿。脑膜刺激征如颈项强直、克尼格征（儿童出现布鲁津斯基征）阳性。但老年病人临床表现为头痛伴呕吐的少见。

3. 脑实质损害：表现为萎靡、淡漠、谵妄、妄想等精神症状或意识损害；抽搐，有时呈癫痫持续状态；亦可表现为偏瘫、交叉瘫、截瘫。

4. 脑神经损害：以动眼神经、外展神经、面神经和视神经受损为主，可表现为瞳孔不等大、眼睑下垂等。这些脑神经损害症状是因颅底炎症渗出物的刺激、侵袭、粘连或压迫所致。

五、隐球菌性脑膜炎

1. 起病隐袭、病程迁延、进展缓慢。有鸟类（尤其是白鸽）、猫等密切接触史。

2. 早期病人多有不规则低热，体温一般在 37.5 ~ 38 ℃，或表现为轻度间歇性头痛，而后逐渐加重。

3. 颅内高压表现：阵发性头痛、恶心、频繁呕吐、视物模糊，部分病人有不同程度意识障碍。

4. 脑膜刺激征：颈项强直、克尼格征、布鲁津斯基征阳性。

5. 脑神经损害表现：约有 1/3 病人有脑神经损害。以视神经、动眼神经、外展神经、面神经和听神经受损为主。其中以视神经受损最为多见。

6. 脑实质损伤症状：少数病人可有癫痫发作、精神异常、偏瘫、共济失调。

六、脑囊虫病

因脑囊虫寄生的部位、数目、感染发育死亡的先后次序不一，临床表现波动不定，有时病人可以突然死亡。综合国内各家观点，结合病理分型，临床上可将脑囊虫病分为癫痫型、颅内压增高型、脑膜炎型、精神障碍型、脊髓型和混合型。临床表现如下。

1. 头痛。该病常见症状之一，程度随病情变化而波动，可伴呕吐。

2. 癫痫发作。最常见，有 1/3 ~ 2/3 的病人以癫痫为首发或唯一症状。可有精神异常和痴呆。发作形式多样性和易变性是其特征，即同一病人可出现两种以上不同形式的发作。发作后常有一过性的肢体瘫痪、脑神经麻痹、失语，有时失明。病程一般较长，数月至数年不等。

3. 颅内高压。约 45% 的脑囊虫病人以急性进行性加重的颅内压增高为特征。主要表现为剧烈头痛、恶心、频繁呕吐、视神经乳头水肿，外展神经麻痹，继发视神经萎缩，甚至失明。不同程度的意识障碍、昏迷，脑疝形成。

4. 精神症状和智力障碍。表现为认知障碍、注意力不集中、记忆减退、理解判断

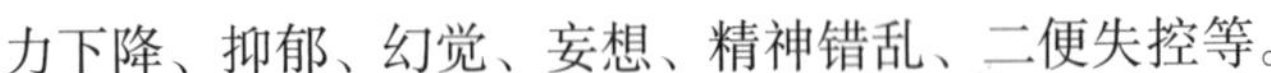

力下降、抑郁、幻觉、妄想、精神错乱、二便失控等。

5. Brun 综合征。即转头时，突然发生剧烈头痛、呕吐、眩晕、意识障碍、猝倒，甚至突然死亡。这是因为囊虫阻塞第四脑室正中孔所致，是第四脑室囊虫的临床表现。

6. 局灶症状。囊虫位于大脑皮层，可出现相应的运动、感觉和语言功能障碍，病理反射阳性；位于小脑则出现共济失调和眼球震颤；侵犯视交叉引起视力减退和视野改变。脊柱型囊虫可在颈胸段出现损害体征。

7. 脑膜刺激征。以急性或亚急性脑膜刺激症状为特征，长期持续或反复发作。主要病变为囊虫性脑膜炎，临床表现为发热、颈项强直、头痛、呕吐、克尼格征阳性、共济失调、视力减退、视乳头水肿和痴呆。

8. 脑血管炎型改变。出现肢体无力、瘫痪、腱反射不对称、病理反射阳性等。

【实验室及其他检查】

1. 脑脊液：中枢神经系统感染，主要的检查是行腰椎穿刺术，抽取脑脊液做常规、生化及细胞学培养，最后靠检查的结果来确诊。见表 3－12－2。

表 3－12－2　脑背液检查对照表

病名	压力	白细胞计数及细胞学检查/($N\times10^9$/L)	蛋白含量/(g·L)	糖含量/(mmol·L)	氯化物/(mmol·L)	其他
单纯疱疹病毒性脑炎	轻至中度升高	白细胞正常或轻度增多50～500，以淋巴或单核细胞为主，红细胞增多一般在 50～1 000	稍增多，多低于 1.5	正常	正常	细菌培养及涂片阴性，HSV 抗体测定
病毒性脑膜炎	轻至中度升高	白细胞轻度增多100～1 000，淋巴细胞明显增多	轻度增高	正常	正常	细菌培养及涂片阴性
化脓性脑膜炎	压力升高	白细胞增多 1 000～10 000，中性粒细胞为主，外观浑浊或呈脓性	明显增多 1～10	明显降低	明显降低	细菌培养及涂片(＋)
结核性脑膜炎	压力正常或增高	白细胞轻至中度增多11～500，初期以中性粒细胞为主，中后期以淋巴细胞为主	中度增高 1～2	低于 2.2	低于 109.2	涂片找结核杆菌(＋)
隐球菌性脑膜炎	压力增高＞200 mmHg	白细胞轻至中度增多 10～500，以淋巴细胞为主	轻度增高 1～2	降低(明显)	降低	墨汁涂片（＋），酶联免疫吸附试验(＋)

续上表

病名	压力	白细胞计数及细胞学检查/($N\times10^9$/L)	蛋白含量/(g·L)	糖含量/(mmol·L)	氯化物/(mmol·L)	其他
脑囊虫病	正常或升高	脑膜炎型轻度升高约15，以淋巴细胞为主。嗜酸性粒细胞增高	正常或轻度升高	正常	正常	特异性抗体（+）

2. 外周血象、血清抗体及补体的测定，脑电图、头颅CT和MRI对诊断及鉴别诊断均有帮助。CT与MRI对脑寄生虫病（如脑囊虫病）更具有诊断价值。

【诊断与鉴别诊断】

一、诊断要点

（一）西医诊断

各种中枢神经系统感染的临床表现虽有相同的地方，但由于病原体的不同、起病缓慢不同而有着不同的变化，临床上主要根据不同病因引起中枢感染的不同症状、体征、脑脊液检查以及其他的辅助检查做出判断，有些检查必须反复多次检测才能具有诊断意义。诊断依据主要有：

1. 单纯疱疹病毒性脑炎。

（1）有口唇或生殖器疱疹史，或此次发病有皮肤、黏膜疱疹。

（2）起病急、病情重。临床表现有上呼吸道感染前驱症状如发热、咳嗽等。

（3）有脑实质损害表现。

（4）脑脊液检查符合病毒感染特点。

（5）脑电图提示有局灶性慢波及痫样放电。

（6）CT、MRI显示有额、颞叶软化病灶。

（7）双份血清和脑脊液抗体检查有显著变化趋势。

（8）病毒学检查阳性。

通常有前五项改变即可诊断，后三项异常更支持诊断。

2. 病毒性脑膜炎。

（1）特征性病毒感染症状。

（2）急性或亚急性起病，可有发热。

（3）以脑膜刺激征为主的临床表现，如颈项强直、克尼格征阳性、布鲁津斯基征阳性等。

（4）脑脊液检查：蛋白轻度升高，糖和氯化物正常，脑脊液压力轻至中度增高。

（5）从脑脊液中分离出病毒。

3. 化脓性脑膜炎。发病多急骤，有高热、头痛、呕吐、意识障碍、抽搐，以及脑膜刺激征；外周血白细胞增多，(10～30) $\times10^9$/L，中性粒细胞比例增多。脑脊液外观混浊或呈乳白色，白细胞明显增高，并以中性粒细胞为主。脑脊液涂片或培养发现病原

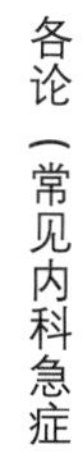

菌可确定诊断。

4. 结核性脑膜炎。虽有发热、头痛、呕吐及脑膜刺激征，但早期多有低热、盗汗、消瘦、疲倦等结核的中毒症状。脑脊液压力增高，外观无色透明或微浊，晚期病例可呈黄色，细胞数中度增加，以单核细胞为主，糖及氯化物均降低。将脑脊液放置12～24 h，可见由纤维蛋白凝结而形成的纤维网（毛玻璃样），用此涂片往往可以找到结核杆菌。另结核杆菌试验阳性，血沉增快，胸部X线检查有少数病人发现肺结核。

5. 隐球菌性脑膜炎。

（1）亚急性或慢性起病，病人头痛伴有低热、恶心、呕吐和脑膜刺激征。

（2）腰穿提示颅内压升高，脑脊液检查呈明显的“三高一低”，即压力增高、以淋巴细胞为主的白细胞数增高、蛋白含量增高而糖含量降低。病原学检查发现隐球菌和相关抗体。

（3）影像学检查发现有脑膜增强反应和脑实质内的局限性炎症灶。

具备以上条件即可诊断。对疑似病例，强调病原学的多次反复检验，以提高病菌检出率，减少误诊。

6. 脑囊虫病。

（1）流行病学证据：在流行地区，有绦虫感染或食用生猪肉史，大便检查发现绦虫妊娠节片。

（2）临床表现：在流行地区，凡有癫痫发作、颅内压增高、精神症状者应考虑脑囊虫病可能。

（3）血、脑脊液囊虫免疫试验阳性，皮下无痛性结节活检证实为囊虫。CT或MRI、脑室造影等特殊检查资料，病人有便绦虫史或食用“痘猪肉”史均可作为诊断的重要依据。

（二）中医辨病与辨证要点

1. 辨病要点。病人多以发热、头痛、呕吐、神昏甚至昏迷、颈项强直等为主证。症状不尽相同，大多起病急骤，或恶寒、发热、肌肉酸痛；或全身倦怠、抽搐发作；或精神异常，烦躁、幻觉、妄想、精神错乱；或偏瘫、视蒙甚或失明。

2. 辨证要点。本病发病急骤，变化迅速。大多按卫气营血辨证，但有些病例临床表现与温病不尽相同，因此有学者提出：对发病急、以发热为主者按温病进行辨证；对发病缓而无发热，以神经或精神症状为主者，应结合痰瘀病因进行辨证。

二、鉴别诊断

中枢神经系统感染的主要临床表现为各种中枢系统症状如头痛、呕吐、颈项强直、意识障碍等，临床上主要与能引起中枢神经系统病变的疾病相鉴别，由于病人往往有发热等上呼吸道感染症状，还必须与呼吸道感染区分。

1. 各种中枢系统感染疾病相鉴别。结核、化脓、真菌性脑膜炎也可以损伤脑实质，易与单纯疱疹病毒性脑炎及脑囊虫病的脑膜炎混淆，临床上通过脑脊液的各项检查，包括常规、生化、涂片、培养和免疫学的检测，以及CT、MRI检查可以加以鉴别。

2. 蛛网膜下腔出血。以剧烈头痛为主，包括呕吐、颈项强直甚至昏迷，也有发热表现，通过 CT 或 MRI 以及腰穿脑脊液的检查可以鉴别。

3. 脑脓肿。易与单纯疱疹病毒性脑炎、隐球菌性脑膜炎、化脓性脑膜炎、脑囊虫病等相混。脑脓肿除颅内脓肿外尚可使身体其他部位存在化脓性病灶，颅内压增高并有脑局灶性损害特征，病情进展缓慢，脑脊液蛋白较高。增强后的脑 CT 显示特征性的脓肿腔。

【治疗】

一、西医治疗

（一）单纯疱疹病毒性脑炎

1. 抗病毒治疗。首选阿昔洛韦（无环鸟苷，acyclovir），其可透过血脑屏障，毒性较低，每次 15 ~ 30 mg/kg，每日 3 次静脉滴注，连用 14 ~ 21 d。当临床提示单纯疱疹病毒性脑炎或不能排除该病时，应给予阿昔洛韦治疗，不应等待病毒学结果。也可用喷昔洛韦（PCV）或泛昔洛韦（FCV）。口服 250 ~ 500 mg，每日 3 次，疗程 14 ~ 21 d。

2. 干扰素。属于免疫治疗。干扰素具有广谱抗病毒活性，而对宿主细胞损害极小。α - 干扰素治疗剂量为 60×10^6 IU/d，连续肌内注射 30 d；亦可用 β - 干扰素全身用药与鞘内注射联合治疗。

3. 肾上腺糖皮质激素。肾上腺糖皮质激素治疗本病尚有争议，对病情危重、头颅 CT 见出血性坏死灶以及脑脊液中白细胞和红细胞明显增多者可酌情使用。可用地塞米松 10 ~ 15 mg/d，每日 1 次，静脉滴注，连用 10 ~ 14 d，或用甲泼尼龙 800 ~ 1 000 mg，静脉滴注，每日 1 次，连用 3 d 后改用泼尼松 60 mg，每日 1 次清晨顿服，病情稳定后逐渐减量。

4. 抗菌治疗。合并有细菌感染时选用适当抗生素，如果发生真菌感染还应加上抗真菌药。

5. 对症支持治疗。对有高热、抽搐、精神症状或颅内压高者，可分别给予降温、抗癫痫、镇静和脱水降颅压治疗。保持呼吸道通畅，维持水、电解质平衡，营养代谢支持治疗，加强护理，预防褥疮等并发症。

（二）病毒性脑膜炎

治疗基本与单纯疱疹病毒性脑炎相同，采取抗病毒和对症支持疗法。

（三）化脓性脑膜炎

1. 抗菌治疗。抗生素的应用非常重要，针对病原菌选取足量敏感的抗生素。如致病菌不清楚，可先经验用药，选用广谱抗生素，三代头孢的头孢曲松或头孢噻肟对脑膜炎双球菌、肺炎球菌和流感嗜血杆菌均有抗菌活性，常与万古霉素联用作为首选方案。若病原菌明确，应根据病原菌选用抗生素。

（1）脑膜炎双球菌（流行性脑脊髓膜炎）：首选青霉素，耐药者选用头孢噻肟或头孢曲松，可与氨苄西林或氯霉素联用。对青霉素或 β - 内酰胺类抗生素过敏者可用氯霉素。

（2）流感嗜血杆菌：根据药敏试验选择。

（3）肺炎球菌：首选大剂量青霉素，成人每日 2 000 万～2 400 万 U，儿童每日 40 万 U/kg，分次静脉滴注，2 周为一疗程。青霉素耐药者，可考虑用头孢曲松联合万古霉素。

（4）革兰氏阴性杆菌：大肠杆菌为多，其次是肺炎杆菌和铜绿假单胞菌。可选用氨苄西林或头孢类抗生素，联合氨基糖苷类如庆大霉素或卡那霉素。也可用加免疫抑制剂的 β－内酰胺类药如特治星 4.5 g（哌拉西林/他唑巴坦钠）或三代头孢菌素舒普深（头孢哌酮钠＋舒巴坦钠）治疗。

2. 肾上腺糖皮质激素。对儿童病人应加用地塞米松 0.6 mg/（kg·d），静脉滴注，连用 3～5 d，可以减少儿童听力受损及其他神经系统后遗症的发生率。对暴发性感染的成人病人，如伴有颅压高、严重菌血症及急性肾上腺功能不全，也应使用激素，一般为地塞米松 10～20 mg/d，静脉滴注，连用 3～5 d。

3. 对症支持疗法。包括降颅压、退热等，有惊厥者可予以苯巴比妥钠 5～7 mg/kg，肌内注射。

合并有颅内脓肿者，若颅压较高不能及时改善症状，必要时行立体定向脓肿抽吸术或开颅清除脓肿，或者在短期内实行脑室引流。

（四）结核性脑膜炎

提倡综合性治疗，包括药物治疗、全身支持、并发症的防治、耐药与耐多药结核杆菌感染的治疗以及对症治疗等。抗结核治疗是整个治疗的中心环节。早期、联合、足量、长期、顿服是结核性脑膜炎的用药原则，也是治疗的关键。总疗程为 1.5～2 年。

1. 抗结核治疗。临床一线用药有：异烟肼（H）、利福平（R）、链霉素（S）、吡嗪酰胺（Z）、乙胺丁醇（E）。使用剂量：儿童因视神经毒性作用而不选择乙胺丁醇，孕妇因胎儿前庭蜗神经的影响而不选用链霉素。二线药物如对氨基水杨酸（PAS）、丁胺卡那等。三线用药如氨硫脲与环丝胺酸等。

常用抗结核联合用药方案为：2HSR/4HSE/6HE，即为先用 2 个月异烟肼（600 mg/d，顿服或静脉滴注）、链霉素（50 mg/d，肌注）和利福平（600 mg/d，顿服）；继之 4 个月异烟肼，链霉素和乙胺丁醇（750 mg/d，顿服）；最后 6 个月异烟肼和乙胺丁醇。此外，还有 2HSRZ/10HE 方案等。

2. 肾上腺糖皮质激素。激素可减轻中毒症状，抑制炎症反应及脑水肿，降低颅内压和抑制纤维化防止粘连。以下是临床应用激素指征：①颅内压升高。②结核性脑膜炎合并脑积水、血管炎或蛛网膜炎。③脑脊液中蛋白浓度极高，有可能形成凝块造成椎管堵塞。④结核球伴周围水肿。⑤视觉缺损。⑥肾上腺功能不全时的代替治疗。⑦病人严重虚弱，但病原体对抗结核药物敏感。成人可选用泼尼松 60 mg 口服，3～4 周后逐渐减量，2～3 周内停药。

3. 对症处理。给予相应的脱水、降颅压、抗惊厥、抗感染药物及营养支持治疗。

（五）隐球菌性脑膜炎

1. 抗真菌治疗。抗真菌治疗中强调合并用药和多途径给药，通常当临床症状消失和脑脊液检查正常后，还需连续3次检测脑脊液无菌后方可考虑停药。目前治疗真菌的药物主要为氟康唑（大扶康）、两性霉素B和5－氟胞嘧啶。

两性霉素B属大环内酯类抗真菌药，是治疗隐球菌脑膜炎的首选药物。它可破坏真菌的代谢和抑制生长，有严重的毒副作用，多采用静脉滴注。一般从少量开始，首次1 mg加入液体中缓慢静脉点滴（不少于6～8 h），第二天2 mg，第三天5 mg，逐渐增量直至1 mg/（kg·d），总量为3 g。此药易氧化，宜新鲜配制和避光使用，且毒副作用较大，用药后常出现胃肠道反应及肾功能损害。复查脑脊液隐球菌阴性后，还须维持用药4周。大扶康为新型的三唑类抗真菌药，易透过血脑屏障，脑脊液的浓度约为血药浓度的80%，临床疗效较好，毒性较低。每次200～400 mg静脉点滴，每天1次，连用6～8周，也可根据病情用口服剂型，用药后可出现胃肠道的恶心、呕吐等不良反应，或有肝功能的损害。5－氟胞嘧啶可干扰真菌细胞中嘧啶生物合成，易透过血脑屏障。其毒副作用比两性霉素B小，可出现食欲不振，白细胞或血小板减少，肝肾功能损害，精神症状及皮疹等，停药后不良反应消失。单独使用易耐药，与两性霉素B合用可提高疗效。

2. 对症及支持治疗。脱水降颅压、止痛、保护视神经和防止脑疝发生是最重要的对症治疗。

（六）脑囊虫病

1. 药物治疗。阿苯达唑，20 mg/（kg·d），分2次口服，10 d为1个疗程，休息10～15 d再服第二个疗程，通常3～5个疗程。近期有效率为93%～100%。吡喹酮以及甲苯达唑，两药副作用较大。

2. 手术治疗。包括颞肌下减压术、大脑单发囊虫摘除术、分流术及脑室内囊虫摘除术等。

（七）对症处理

临床上不论何种脑膜炎出现高热、抽搐、颅高压均可对症处理。

1. 高热的处理。可采取降低室温，物理降温如用冰帽冰敷头部，颈及腹股沟等部位放置冰袋，有条件的可用低温床或降温毯；药物降温可采用氯丙嗪（冬眠灵）25 mg及异丙嗪25 mg肌内注射；高热抽搐可用10%水合氯醛20 mL保留灌肠。

2. 头痛、颅高压的处理。用20%甘露醇250 mL快速静脉点滴，速尿40 mg静推，每4～6 h交替使用，连用7～10 d。

3. 癫痫样抽搐的处理。由于炎症对大脑的刺激及颅高压，病人出现癫痫样抽搐，应予以紧急处理，安定10 mg肌内注射或静脉注射，或苯巴比妥（鲁米那）0.1～0.2 g静脉注射。（治疗措施详见本章第二节癫痫持续状态）

4. 呼吸衰竭的处理。保持呼吸道通畅，持续低流量吸氧，定期吸痰，监测血氧饱和度的变化，适当给以呼吸兴奋剂；必要时气管切开，用呼吸机机械通气。

5. 支持疗法。卧床休息，给予富含多种维生素的饮食，静脉点滴能量合剂、脑活素、胞磷胆碱等神经营养药以促使大脑神经功能的恢复；并处理水电解质失调等。

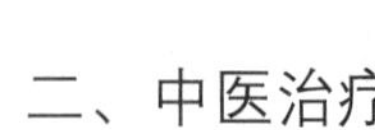

二、中医治疗

本病发病急骤，变化迅速，治疗按温病的卫、气、营、血进行辨证论治。卫气同病治以疏邪解表、清气泄热；气营两燔治以清热解毒、凉营开窍；热盛动风则熄风止痉；热入营血是病情危重阶段，除用清营凉血药，还须用清热涤痰开窍之法。后期表现为气阴两虚，则养阴清热扶正。

（一）应急治疗

1. 针刺人中、内关，合谷、曲池、十宣放血。
2. 安宫牛黄丸 1 丸溶化后从胃管内注入。
3. 醒脑静注射液 20 mL 加入 5% 葡萄糖注射液 250 mL 静脉滴注，每日 1 ~2 次。
4. 双黄连注射液 3 g 加入 5% 葡萄糖注射液 250 mL 静脉滴注，每日 1 ~2 次。
5. 高热用紫雪丹 2 支灌服，每日 3 次。
6. 生脉注射液 20 mL 加入 5% 葡萄糖注射液 250 mL 静脉滴注，每日 1 ~2 次。

（二）辨证论治

1. 邪犯卫气。

主要证候：发热或高热，头痛，口渴，烦躁不安，舌红苔薄白或黄，脉浮数或脉洪大。

治法：辛凉解表，清气泄热。

方药：银翘散。

方中银花、连翘既有辛凉透邪清热之功，又有芳香辟秽解毒之效；牛蒡子、桔梗疏散风热并能透泄热毒；荆芥辛温以开利皮毛而透邪；薄荷、竹叶、淡豆豉轻清凉散，善解风热之邪；芦根清热生津；甘草调和。诸药合用，共奏清热解毒、解表泄热之功。

临床可用银翘散加白虎汤以加强清热泻火之力。高热者加水牛角、丹皮、赤芍、黄连、生地以清热凉血；夹湿者加藿香、佩兰；轻度意识障碍者加远志、石菖蒲；伴抽搐者加生牡蛎、钩藤、僵蚕以平肝潜阳、熄风止痉。

2. 气营两燔。

主要证候：壮热、头痛，呕吐、躁动不安或神昧抽搐，颈项强直，甚则喉间痰声辘辘，呼吸不利，苔黄燥，脉洪数。

治法：清热解毒，凉营开窍。

方药：清瘟败毒饮。

方中生石膏甘寒清气分之热；知母寒润清热泻火而兼养阴；犀角（用水牛角代）凉血解毒清营分之热；生地、丹皮、赤芍助犀角凉血清热；玄参助知母养阴清热；黄连、黄芩、栀子苦寒，助石膏泄气分之热；竹叶、连翘、桔梗疏风解表、清热解毒。

神昏者加石菖蒲、郁金、天竺黄；抽搐重者加钩藤、石决明、僵蚕；大便不通者加大黄、枳实。

3. 热盛动风。

主要证候：高热不退，头痛剧烈，躁动不安，神昧谵语，四肢抽搐或肢体偏瘫，颈项强直，大便秘结，小便短赤，舌红绛，苔黄干，脉滑数。

治法：清肝熄风，通腑泄热。

方药：羚角钩藤汤。

方中羚羊角（以山羊角代）、钩藤凉肝熄风止痉；桑叶、菊花轻清宣透，助羚角、钩藤以平肝熄风，并透热外出；生地滋养阴液；白芍、甘草酸甘化阴，加强生地养阴之力且柔肝舒筋；竹茹、川贝清热化痰；茯苓宁心安神。诸药合用，收凉肝熄风、增液舒筋之效。

气营两燔或营分热盛加生石膏、牡丹皮；热盛便结加大黄、枳实泄热通便；气阴两伤加西洋参、麦冬、五味子；手足抽搐加僵蚕、地龙、蝉蜕、杭菊。

4. 热陷营血。

主要证候：发热夜甚，神昏，反复惊厥，手足拘急，颈项强直，或皮下紫斑密布或吐血便血，舌质深绛，苔黄焦或无苔，脉沉细而数。

治法：清营解毒，凉血散血。

方药：犀角地黄汤。

方中犀角（用水牛角代）清热凉血解毒；配生地既可解血中热毒而止血，又可生津益阴；芍药和营泄热；牡丹皮凉血散血，同助犀角、生地以奏凉血散血、清热解毒之功。

热毒重而热势高者可加大青叶、知母以增强清热解毒之力；斑色紫赤者可加大青叶、玄参、丹参、紫草以加强凉血解毒、活血化瘀之效；神昏重者可加安宫牛黄丸清心醒神开窍；出血显著者可加蒲黄、侧柏叶、茜草、白茅根等以加强凉血止血之功。

5. 内闭外脱。

主要证候：起病暴急，高热或体温骤降，神昏谵语，面色苍白，汗出肢冷，唇指发绀，气息微弱。舌淡苔灰黑而滑，脉微细欲绝。

治法：清心开窍，回阳固脱。

方药：安宫牛黄丸合参附汤、生脉散。

人参大补阳气，附子温壮真阳，两药合用，大补大温，起回阳、益气、固脱之功。麦冬、五味子酸甘化阴，守阴留阳，阳气得固，则汗不外泄，阴液内守，则其不外脱。配合灌服安宫牛黄丸以醒脑开窍，使病人病势得止，转危为安。

颈项强痛者可加葛根以解项背挛急；抽搐较重、角弓反张者加全蝎、地龙、蜈蚣等以熄风止痉；痰涎壅盛者加鲜竹沥。

6. 气阴两虚。

主要证候：发热已退，或低热，形体消瘦，神疲肢倦，肌肉酸痛，口渴汗多，纳呆，大便秘结，舌质红绛少津，脉细数。

治法：养阴清热。

方药：青蒿鳖甲汤。

方中鳖甲滋阴入络搜邪；青蒿芳香透络，配合鳖甲领阴分余热外出；牡丹皮泻伏火；生地养阴清热；知母清热生津润燥。诸药合用起养阴透热之功。

震颤悸动者加龙骨、生牡蛎以重镇安神；脉虚大者加人参以补益元气；口干甚者加

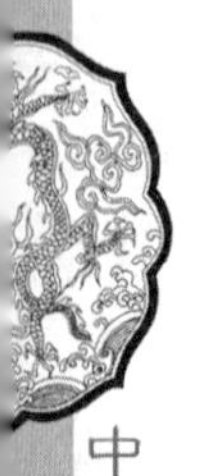

花粉、麦冬以养阴生津；大便干结加火麻仁、柏子仁以润肠通便。

【临床思路】

中枢神经系统感染属内科急危重症，由于感染病原菌比较复杂，病情轻重不一。临床上中枢神经系统感染的诊断，必须在有相应的临床表现的基础上，及时行脑脊液常规、生化及培养或涂片等检查才能明确，必要时还必须反复多次检查，同时配合颅脑CT或MRI检查以排除其他的诊断。

一旦诊断成立，必须及时中西医结合治疗，否则常可危及生命。对病情较轻、病在肺卫的病人，可辨证给予中药汤剂，如以银翘散为主治疗，及时控制病情，以免邪热内陷，常可收到良好效果；在病情严重阶段，热陷营血，病人神昏高热、惊厥抽搐、呼吸急促，则应以西医治疗为主，包括病因治疗、降温止痉、减轻脑水肿，呼吸支持等，配合中药醒脑开窍。

临证时一般高热用紫雪丹，抽搐用至宝丹，神昏用安宫牛黄丸。安宫牛黄丸服法：取1丸用温开水溶化后灌服或从胃管内注入。也可用醒脑静注射液静脉滴注。抗病毒治疗常用清开灵注射液、双黄连注射液、穿琥宁注射液等静脉点滴。

中枢神经系统感染的病情轻重不一、预后好坏不定，治疗上以西医治疗为主，主要针对致病菌，选用有效且能通过血脑屏障的抗生素，对颅内高压者，适当使用脱水剂，使用神经营养药及对症处理。治疗过程中辨证用中药配合治疗。

【预后与转归】

中枢神经系统感染是内科常见的急危重症，一般病情较为严重，如治疗不及时或治疗方法不规范，可以导致病人死亡或遗留严重后遗症。病人的预后取决于病原菌的种类、诊治是否及时规范、病人的体质情况以及是否有并发症等诸多因素。一般而言，大部分颅内感染的预后是良好的，少部分重症病人的死亡率甚至可以达到60%～80%，部分病人可能遗留程度不等的神经损害体征或高级神经功能障碍，少部分有复发可能。

【预防与调护】

1. 加强锻炼，提高自身免疫力，减少病原菌感染的机会。
2. 对可疑病例，应及时全面检查，争取早日发现及时治疗。
3. 保持病室及环境的安静，注意空气的流通，避免一切不良刺激。
4. 注意口腔清洁、皮肤护理，预防褥疮、肺炎、尿路感染等并发症。
5. 恢复期应注意肢体及语言的训练。

第十三章　血液系统急症

急性溶血性贫血

溶血性贫血（hemolytic anemia）是由于各种原因引起的红细胞寿命缩短、破坏加速，超过骨髓造血功能的代偿能力而发生的一类贫血。根据红细胞破坏的速度、程度和持续的时间，分为急性溶血性贫血和慢性溶血性贫血。急性溶血性贫血（acute hemolytic anemia）是指在短时间内出现大量红细胞破坏。临床特点为起病急骤，病情较重。发展较快的贫血，首先发生剧烈腰背和四肢酸痛，常同时有寒战，继而头痛、高热，出现酱油色血红蛋白尿，甚至出现少尿、无尿和多脏器损害，一般伴有黄疸。急性溶血性贫血多见于血管内溶血。严重的急性溶血性贫血发病凶险，可严重威胁病人生命，但经恰当救治，多数病人可以恢复健康。急性溶血性贫血国内发病率约为0.31%，广东、广西、海南、四川、云南等地的发病率较高。

本病可归属中医学“黄疸”“内伤发热”“虚劳”等范畴。

【病因病理】

一、西医病因病理

（一）发病因素

1. 遗传性红细胞内在缺陷。遗传性红细胞膜的缺陷，如遗传性球形红细胞增多症、遗传性椭圆形红细胞增多症等；遗传性红细胞内酶缺乏，如葡萄糖-6-磷酸脱氢酶缺乏、丙酮酸激酶缺乏等；遗传性血红蛋白病，如海洋性贫血、异常血红蛋白病等。

2. 获得性红细胞内在缺陷。如阵发性睡眠性血红蛋白尿（PNH）。

3. 免疫因素。血型不合的输血反应、新生儿溶血性贫血、自身免疫性溶血性贫血、药物性免疫性溶血性贫血等。

4. 化学因素。毒蛇咬伤、毒蕈中毒等。

5. 物理和机械因素。行军性血红蛋白尿、微血管病性溶血性贫血、大面积烧伤等。

（二）发病机制

根据溶血发生的主要场所不同，可分为血管内溶血及血管外溶血。血管内溶血指红细胞在循环血流中被破坏，血红蛋白直接释放入血浆，见于血型不合的输血反应、PNH、行军性血红蛋白尿，微血管病性溶血性贫血等。血管外溶血指红细胞在单核—巨噬细胞系统被破坏，主要是红细胞在脾脏被破坏，见于遗传性红细胞内在缺陷疾病、温

抗体型自身免疫性溶血性贫血等。通常急性溶血多见于血管内溶血。在血型不合的输血、物理和机械因素损伤（如大面积烧伤、中暑、体外循环等）、动植物毒素（如蛇毒咬伤与毒蕈中毒等）作用时，可发生急性溶血。遗传性或获得性红细胞内在缺陷的病人和慢性溶血性贫血病人，在感染、药物（伯氨喹、磺胺类、解热止痛药物）以及过度劳累、精神创伤或寒冷刺激等因素诱发下，也可发生急性溶血。

急性溶血时大量红细胞被破坏，血红蛋白直接释放入血浆中，使血浆游离血红蛋白急剧增加而引起血红蛋白血症。血浆中的结合珠蛋白能与游离血红蛋白结合，这种结合体很快被肝细胞从血浆中清除。血浆中的结合珠蛋白被大量消耗，出现血清结合珠蛋白降低。当血浆中的游离血红蛋白超过了结合珠蛋白所能结合的能力，多余的游离血红蛋白即可从肾小球滤出形成血红蛋白尿。经肾小球滤出的游离血红蛋白，在近端肾小管中可被重吸收，并在肾曲小管上皮细胞内被分解，分解出的铁，以铁蛋白和含铁血黄素的形式沉积于上皮细胞内，上皮细胞脱落随尿排出即成为含铁血黄素尿。大量血红蛋白尿可致肾血管痉挛和管腔阻塞，肾缺血坏死，发生急性肾功能衰竭。大量溶血，血容量下降和大量血红蛋白分解产物，可加重急性肾功能衰竭、引起血压下降或休克，甚至发生弥散性血管内凝血。大量溶血时，血清游离胆红素增高，超过肝脏清除能力，出现高胆红素血症，表现为轻、中度黄疸。大量红细胞被破坏可导致严重贫血。血红蛋白分解产物刺激造血系统可出现骨髓幼红细胞代偿性增生，可有网织红细胞增多以及周围血液中出现幼红细胞。

在急性溶血过程中可突然发生急性骨髓造血功能衰竭，表现为病情急剧加重、网织红细胞减少或消失、全血细胞减少等，称为再生障碍危象，其原因可能与感染、中毒或免疫机制有关。

二、中医病因病机

（一）先天禀赋不足

若父母精血不足，或胎中失养及后天喂养失当，致禀赋不足，素体脏腑薄弱，气血不旺，阴阳失调；易为外邪、药食和劳倦等所伤，致脾肾虚损；气血化源不足，肾精难以化生阴血，血败而不能华色，发为黄疸、虚劳等。

（二）六淫内侵

六淫之邪由表入里，阻滞中焦，郁而化热；或致脾胃运化失常，水湿内停，与邪热相搏，湿热交蒸，熏蒸肝胆而发黄。脾运失常，则气血生化乏源，血不华色。或外邪入里化热化火，热毒炽盛伤及营血，俱可发为黄疸、虚劳等。

（三）药食失误

饮食不当或服药不慎，脾肾为药食之毒所伤，先天和后天均受损，气血生化乏源；或湿毒郁久而化火，湿热交蒸，伤营败血，均可导致发病。

（四）七情内伤

《黄帝内经》指出，“怒则气上，喜则气缓，悲则气消，恐则气下，思则气结”，“喜伤心，怒伤肝，思伤脾，忧伤肺，恐伤肾”。七情所伤，人体气机逆乱。气机阻滞，影响脾胃运化，使气血生化乏源，血不华色。或气郁化火，伤营败血；或脾肾内伤，水湿内停，积久成热，郁蒸发黄，则可诱发本病发作。

（五）劳伤脾肾

劳倦过度，损伤脾胃，房事不节而耗伤肾精；脾气虚弱则气血生化乏源，肾精不足则精不化血，气血亏虚，无以充养机体；脾虚则运化无权，肾虚则水无所主，水湿内停，郁蒸发黄；或郁而化热，火热炽盛，灼伤营血，诱发为黄疸、虚劳等。

本病的主要病机为湿毒化火，伤及营血；或湿热蕴蒸，郁而发黄；或气血亏虚，血不华色。病位主要在脾、肾、肝。乃本虚标实之证。

【临床表现】

一、急性溶血的临床表现

1. 症状。起病急骤，腰背四肢酸痛，面色苍白，头痛，寒战，恶心呕吐；严重者伴有气促，心悸，腹胀、腹痛，烦躁不安，昏迷，甚至谵妄。随后见高热，体温可达39 ℃以上。大量溶血者，可见浓茶或酱油样的血红蛋白尿。严重者可出现少尿、无尿等急性肾衰竭表现，甚至可见心衰、休克。弥散性血管内凝血罕见，可见皮肤瘀点瘀斑、血尿、黑便等出血表现。

2. 体征。急性溶血病人部分可有肝脾轻度肿大。急性溶血发生12 h后，可出现黄疸。严重缺血缺氧可呼吸急促，心率加快，心尖区收缩期杂音，甚至出现心衰而双肺闻及细湿啰音，或血压下降，脉搏细弱，严重者可发生休克。部分病人腹肌痉挛，颇似急腹症。伴急性肾功能衰竭者可见浮肿。核黄疸者，黄疸迅速加深，可见精神不振、嗜睡，甚至昏迷，肌张力增高，四肢抽搐，角弓反张。

3. 溶血危象和再生障碍危象。

（1）溶血危象：在慢性溶血性贫血病程中因感染、劳累等因素诱发发作性贫血加重，黄疸加深，网织红细胞计数明显增高，其症状体征与急性溶血性贫血相似，称为“溶血危象”。

（2）再生障碍危象：在慢性溶血性贫血病程中贫血突然加重，但黄疸并不加重或反见减轻，网织红细胞明显减少或消失，血象白细胞、血小板可轻度减少；骨髓检查红细胞系统受抑或停滞于幼稚阶段，称为“再生障碍危象”。再生障碍危象一般持续5～12 d。

二、几种不同病因的急性溶血危象特征表现

1. 急性溶血性输血反应。多为A、B、O血型不合的输血引起，少数为Rh血型不合引起。异型输血后发生溶血的时间长短不一，取决于抗体的效价和输入的血量。输入血量愈大，溶血反应愈重。A、B、O血型不合，输入50 mL以下即可产生症状，输入200 mL以上可发生严重溶血反应，甚至死亡。主要表现为寒战、发热、腰背酸痛、胸闷、呼吸困难、发绀、血红蛋白尿、黄疸等，严重者出现急性肾功能衰竭、休克和DIC。在全麻醉手术时发生急性溶血性输血反应，出血和血压下降可为其唯一临床

表现。

2. 葡萄糖-6-磷酸脱氢酶（G-6-PD）缺乏症所致的急性溶血性贫血。G-6-PD缺乏病人因感染、食用蚕豆、服用伯氨喹型药物（如解热镇痛药、磺胺药、硝基呋喃类等）诱发，出现急性溶血性贫血症状，表现为发热、腰背酸痛、头痛、呼吸困难、紫绀、血红蛋白尿、黄疸等，严重者出现嗜睡、惊厥、昏迷、急性肾功能衰竭及休克。食用蚕豆、服用伯氨喹型药物所诱发的急性溶血为自限性，可在7~10 d内自行停止。

3. 阵发性睡眠性血红蛋白尿。是一种后天获得性红细胞膜缺陷引起的溶血。研究表明本病为造血干细胞的PIG-A基因发生突变，导致了糖磷脂酰基醇锚磷脂合成障碍，是一种慢性血管内溶血性贫血。临床上以间歇发作的睡眠后血红蛋白尿为特征。感染、服用铁剂、服用维生素C、劳累、精神紧张、输血、月经等因素均可诱发。发作程度及持续时间长短不一，除贫血症状加重外，病人常伴有排尿困难、尿道刺痛、腰痛、四肢关节疼痛及恶心、呕吐、腹痛等症状。

4. 自身免疫性溶血性贫血。温抗体型自身免疫性溶血性贫血大多为慢性溶血。急性溶血多见于儿童，特别是伴有病毒感染，起病急骤，寒战、高热、腰背痛甚至烦躁不安和昏迷。冷抗体型自身免疫性溶血性贫血病人在寒冷环境中或受寒可发生一过性急性溶血表现。

5. 其他血管外溶血的溶血危象。遗传性球形红细胞增多症、镰状红细胞贫血与血红蛋白病等血管外溶血性疾病，平素病情轻微或仅有轻度贫血和脾大，在感染诱发下，可发生溶血危象。

【实验室及其他检查】

1. 提示红细胞破坏过多的实验室检查。

（1）血象：急性溶血时，血象中血红蛋白和红细胞迅速减少。

（2）高胆红素血症：急性大量溶血时，血清总胆红素增高，主要以游离胆红素增高为主。由于肝脏清除胆红素能力极强，血清总胆红素不超过85.5 μmol/L。

（3）尿胆原排出增加：急性大量溶血时，尿胆原排出量明显增加。

2. 骨髓幼红细胞代偿性增生的实验室检查。

（1）网织红细胞增多：急性溶血时，因血红蛋白分解产物刺激造血系统，在溶血发生后12~24 h内即可出现骨髓幼红细胞代偿性增生，网织红细胞明显增高，可高达0.50~0.80。

（2）周围血液中出现幼红细胞、红细胞呈多染性：可见有核红细胞，主要是晚幼红细胞、嗜碱性点彩红细胞增多。成熟红细胞大小不均，出现靶形红细胞、圆形红细胞、不规则红细胞等，或见豪—周小体及卡波环。

（3）骨髓幼红细胞增生：骨髓幼红细胞增生，以中晚幼红细胞为主，粒红比例降低或倒置。

3. 血管内溶血的实验室检查。

（1）血红蛋白血症：正常血浆游离血红蛋白<50 mg/L，血管内溶血时可高达1 300~3 000 mg/L。

（2）血红蛋白尿：大量血管内溶血时，若血浆游离血红蛋白浓度超过 1 300 mg/L，超过肾阈而从肾脏排出，出现血红蛋白尿。发生血红蛋白尿时尿常规显示尿镜检无红细胞，但出现尿隐血和尿蛋白阳性。

（3）血浆结合珠蛋白减少：正常血浆结合珠蛋白为 700～1 500 mg/L。当大量血管内溶血时，结合珠蛋白与游离血红蛋白结合而不断被消耗，出现血浆结合珠蛋白减少。

（4）血浆中血结素浓度降低：当血浆内结合珠蛋白全部消耗后，从游离血红蛋白分解出的血红素能与血结素结合，被肝细胞所清除。大量血管内溶血时，血浆血结素的浓度亦可降低。

（5）血浆出现高铁血红白蛋白：正常状态高铁血红白蛋白是阴性。急性溶血时，血浆出现高铁血红白蛋白。

4. 溶血性贫血病因筛选检查。

（1）血型检查：若怀疑血型不合的急性溶血性输血反应，应重复检查血型和交叉配血试验。

（2）血涂片红细胞形态检查：可为诊断提供重要线索。球形红细胞在 10% 以上，应考虑遗传性球形红细胞增多症，但应注意排除自身免疫性溶血性贫血，可进一步做红细胞渗透脆性和 48 h 自溶试验。椭圆形红细胞 >25%，应考虑遗传性椭圆形红细胞增多症，有阳性家族史对诊断帮助大。靶形红细胞见于珠蛋白生成障碍性贫血等血红蛋白病。盔形细胞、破碎细胞增多见于 DIC、机械性溶血及中毒性溶血等。

（3）抗人球蛋白试验（Coombs 试验）：直接或间接抗人球蛋白试验阳性提示温抗体型自身免疫性溶血性贫血。

（4）高铁血红蛋白还原试验：正常人高铁血红蛋白还原率大于 75%。G－6－PD 缺乏时高铁血红蛋白还原率降低，本试验可用于 G－6－PD 缺乏症的筛选试验。

（5）阵发性睡眠性血红蛋白尿的诊断：酸溶血试验（Ham 试验）阳性是诊断 PNH 的重要依据。蔗糖溶血试验、热溶血试验及蛇毒因子溶血试验阳性，可用于阵发性睡眠性血红蛋白尿的诊断。

（6）血红蛋白电泳：有助于诊断血红蛋白病及海洋性贫血。

【诊断与鉴别诊断】

一、诊断要点

（一）西医诊断

突然出现急性贫血而没有明显的出血征象，应考虑有急性溶血的可能。

1. 急性溶血性贫血症状、体征，如寒战、发热、浓茶或酱油色血红蛋白尿等。

2. 实验室检查有贫血、红细胞破坏增多、骨髓幼红细胞代偿性增生及红细胞有缺陷或寿命缩短的证据。

3. 部分病人有明确的输血、感染、化学、物理、机械等因素，有助于红细胞外部因素所致溶血性贫血诊断，家族贫血史提示遗传性贫血。

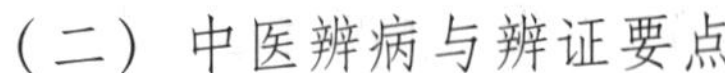

（二）中医辨病与辨证要点

1. 辨病要点。急性溶血性贫血所致的黄疸，具有血虚的证候和黄疸的证候，颜面和皮肤发黄，同时伴有眼目的发黄。而缺铁性贫血等病所致的萎黄，虽然也有血虚的证候，颜面和皮肤发黄，但是目睛始终不发黄。急性溶血性贫血所致的发热，为内伤发热，伴有血虚之象，如面色不华、嘴唇指甲色淡、头晕眼花、心悸健忘等。外感发热，由外感六淫致病，伴有外感症状，以实证为主。

2. 辨证要点。本病以黄疸、虚劳或积证为证候特点，是本虚标实之证，气血两虚、脾肾亏虚为本，湿热、血瘀是标证，辨证时注意标本缓急、虚实之转化，区分正虚与邪实的主次。邪实之证明显时，表现为寒战、高热、口渴、头痛、腰背酸痛、烦躁不安，黄疸色鲜明，小便褐色，舌质红或红绛，苔黄，脉弦数等。本虚之证明显时，表现为面色苍白无华，眩晕，神疲乏力，少气懒言，心悸失眠，脉细弱等证候。本病起病急，病情重，变化快，可出现心悸喘脱、厥脱、关格、闭窍、动风等变证，均为危候。若伴见水肿，呕恶，纳呆，少尿或无尿，舌淡苔厚腻者，为关格变证；伴见神情淡漠，反应迟钝，烦躁，意识模糊，皮肤湿冷，尿少者，为厥脱变证；伴见气短心悸，喘不得卧，脉细微数者，为喘脱变证；新生儿见黄疸渐深，嗜睡，抽搐尖叫，甚则神昏，阴阳离决者，为闭窍、动风变证。

二、鉴别诊断

急性溶血性贫血的主要临床表现为贫血、黄疸、血红蛋白尿，因此主要鉴别非溶血性游离血红蛋白增高的疾病、缺铁性贫血和巨幼红细胞性贫血等增生性贫血疾病的恢复早期、急性失血等。

1. 急性黄疸型肝炎。急性黄疸型肝炎有畏寒、发热、乏力、皮肤和巩膜黄染、尿呈浓茶状的表现，血清游离和结合胆红素均升高，血清丙氨酸氨基转移酶和天门冬氨酸氨基转移酶明显升高。无贫血、血红蛋白尿，网织红细胞明显增高的表现。

2. 缺铁性贫血和巨幼红细胞性贫血等增生性贫血疾病的恢复早期。在缺铁性贫血和巨幼红细胞性贫血等增生性贫血疾病的恢复早期，出现贫血、周围血中网织红细胞明显增高等骨髓幼红细胞代偿性增生的表现，无血清游离胆红素增高、尿胆原排出增加等红细胞破坏过多的表现，结合病史和相应实验室检查与急性溶血性贫血不难鉴别。

3. 急性失血。急性失血时出现红细胞和血红蛋白迅速下降，有血容量减少和相应出血部位的症状，可有周围血中网织红细胞明显增高等骨髓幼红细胞代偿性增生的表现，但无血清游离胆红素增高、尿胆原排出增加等红细胞破坏过多的表现，无血红蛋白尿、血红蛋白血症等血管内溶血的表现。可与急性溶血相鉴别。

【治疗】

一、西医治疗

（一）治疗原则

主要是去除病因，迅速终止溶血，清除高血红蛋白血症，纠正贫血，保护重要器官，防治并发症。

（二）治疗措施

1. 病因治疗。

（1）血型不合输血反应者，立即停止输血，更换全部输血管道。

（2）化学、物理和生物因素所致的溶血，应立即停止接触这些因素。如药物诱发的溶血性贫血者，立即停用药物。

（3）慢性溶血性贫血病人，积极防治诱发溶血的因素，以免加重溶血或诱发急性溶血。如感染发热者，尽快采用有效抗生素治疗，消除感染诱因，尽量避免过度体力劳动和精神紧张。

2. 抗休克治疗。

补液、低分子糖酐 500 mL 静脉滴注扩容；纠正酸中毒，保持酸碱平衡；血管活性药物多巴胺或间羟胺维持血压。

3. 肾上腺皮质激素及免疫抑制剂的应用。

肾上腺皮质激素及免疫抑制剂治疗适用自身免疫性溶血性贫血、药物免疫性溶血性贫血、血型不合输血溶血反应与 PNH 等。当这些疾病出现急性溶血性贫血时，应尽早给予肾上腺皮质激素治疗，可用甲泼尼龙 120 ~ 1 000 mg/d，或地塞米松 10 ~ 30 mg/d 静脉滴注，疗程一般为 3 ~ 7 d，溶血控制后可以停用。自身免疫性溶血性贫血则于治疗见效后，改用强的松口服，对于疗效差的病例可以加用免疫抑制剂，如硫唑嘌呤或环磷酰胺等。

4. 预治急性肾功能衰竭。

（1）补充血容量，改善微循环：大量溶血时，肾血管痉挛、血容量下降致肾血流量减少，可诱发急性肾功能衰竭。急性大量溶血时应尽早补充血容量，改善微循环；每日补液量应在 3 000 mL 以上，血压应维持在 90/60 mmHg 以上，以维持足够的肾血流量，保证尿量正常。

（2）利尿药物的应用：在纠正血容量血压上升后可适当以利尿治疗，静脉注射呋塞米 20 ~ 100 mg 或快速静滴 20% 甘露醇 250 mL，使尿量维持在 100 mL/h 以上，防止游离的血红蛋白阻塞肾小管。静脉滴注多巴胺 20 ~ 60 mg，配合以呋塞米 40 ~ 60 mg 静脉注射，可以解除肾血管痉挛，增加肾血流量，预防和治疗急性肾功能衰竭。

（3）碱性药物的应用：静脉滴注 5% 的碳酸氢钠 200 mL，可以重复应用，保持尿液呈碱性，以防止游离血红蛋白和红细胞基质在肾小管沉积。

（4）急性肾功能衰竭的处理：与一般急性肾功能衰竭治疗相同。应控制入液量，预防和治疗高血钾，纠正水、电解质和酸碱失衡，严重者血液透析治疗。

5. 输血。输血是本病重要的急救措施，是纠正贫血、抢救休克的最重要的治疗方法。但某些溶血性疾病，输血治疗可加重溶血，引起严重的副作用，所以输血指征应从严掌握。

（1）阵发性睡眠性血红蛋白尿：由于全血含有补体和能激活补体的物质，PNH 病人输入全血，常易加重溶血。因此 PNH 病人输血时，尽量避免输全血，只输注红细胞，最好输注洗涤红细胞。

（2）自身免疫性溶血性贫血：病人有红细胞自身抗体，能对自身的红细胞和多数正常红细胞起凝集反应，常造成交叉配血困难，输血还可使溶血加剧，贫血和黄疸加重，甚至诱发肾功能衰竭。一般以不输血为宜。当贫血严重（Hb < 40 g/L、HCT < 12%），出现严重疲乏、恶心、心慌气急甚至昏迷时，应在排除同种抗体下紧急输入红细胞。输血速度要慢，少量多次输注为宜。

（3）G－6－PD 缺乏症：供者有 G－6－PD 缺乏症，血液输入后有可能出现再次溶血。因此 G－6－PD 缺乏症急性溶血性贫血病人，病情危急，贫血严重，需要输血时，应选用非 G－6－PD 缺乏症及近期未进食蚕豆者作为供血源。

（4）血型不合的急性溶血性输血反应，应尽早施行换血治疗，以减轻溶血反应，补充血容量，改善缺氧，提供凝血物质，恢复凝血功能。一般输入异型血 200～300 mL，换血量应为 2 000～3 000 mL。

6．防治 DIC。急性溶血时，如合并出血倾向、血小板进行性减少、凝血时间缩短或延长，则提示有 DIC 发生，应按一般的 DIC 治疗。详见有关章节。

二、中医治疗

本病出现喘脱、厥脱、关格、闭窍、动风等变证时，均为危重证候，应予中医应急治疗，病情缓和时可予辨证施治。本病是本虚标实之证，气血两虚、脾肾亏虚为本，湿热、血瘀为标，扶正祛邪为其治疗大法。《景岳全书》指出，“阳黄证多以脾湿不流，郁热所致，必须清火邪，利小便，火清则溺自清，溺清则黄自退”，“阴黄证，则全非湿热，而总由气血之败，盖气不生血，所以血败，血不华色，所以色败”。因此邪实之证明显时，宜清气凉营，清热利湿，活血化瘀；溶血停止后以扶正为主，宜补益气血，调补脾肾。

（一）应急治疗

1．喘脱、厥脱。

（1）参附注射液 20 mL 静脉注射，然后 40～60 mL 加入 5% 葡萄糖注射液 250 mL 中静脉滴注，每日 1～2 次。

（2）参麦注射液 20 mL 静脉注射，然后 40～60 mL 加入 5% 葡萄糖注射液 250 mL 中静脉滴注，每日 1～2 次。

（3）针刺内关、人中、合谷、膻中，艾灸百会、足三里。

2．闭窍、动风。

（1）中成药：安宫牛黄丸 1/2～1 丸溶化后点舌或从胃管内注入，每日 2 次。

（2）醒脑静注射液 10～20 mL 加入 5% 葡萄糖注射液 250 mL 中静脉滴注，每日 1～2 次。

（3）清开灵注射液 10～20 mL 加入 5% 葡萄糖注射液 250 mL 中静脉滴注，每日 1～2 次。

3．关格。

（1）中药灌肠，药物选用大黄、蒲公英、槐花、败酱草、崩大碗、丹参等，水煎成浓液 250 mL 中保留灌肠，每日 1～2 次。

（2）清开灵注射液 10～20 mL 加入 5% 葡萄糖注射液 250 mL 静脉滴注，每日 1～2 次。

（二）辨证论治

1. 热毒炽盛。

主要证候：起病急骤，寒战，高热，头痛，腰痛背疼，四肢酸痛，腹胀胁痛，恶心呕吐或泄泻，身目深黄，小便如浓茶或如酱油，烦躁不安，或神昏谵语，舌红绛，苔黄干，脉数。

治法：清热解毒、透热养阴。

方药：清营汤。

方中犀角（用水牛角代）、生地黄、元参、麦冬清营解毒，滋阴清热凉血；金银花、连翘清热透邪；黄连、竹叶清心泻火；丹参凉血活血散瘀。全方共奏清营泻热解毒、养阴透热活血之功。

腹胀胁痛者加柴胡、白芍；恶心呕吐加半夏、神曲；黄疸甚者加茵陈、栀子、大黄；高热烦躁不安者加羚羊角、钩藤；血热妄行者加紫珠草、仙鹤草、茜草炭。

2. 湿热内蕴。

主要证候：发热口渴或身热不扬，目睛及皮肤发黄，小便如浓茶或如酱油，大便秘结或溏烂，纳呆，恶心呕吐，口渴不欲饮，或头重身困，气短乏力，神疲腰酸。舌淡苔厚腻或淡黄，脉濡数或濡缓。

治法：清热利湿，祛邪退黄。

方药：茵陈五苓散。

方中茵陈清热利湿，利胆退黄；泽泻、猪苓、茯苓利水祛湿；白术健脾燥湿；桂枝温通阳气，以布津行水。

热重者去桂枝，加青蒿、栀子、黄芩；恶心呕吐者加竹茹、法夏；湿浊重者加苍术、川厚朴、白蔻仁；气血虚弱者加党参、黄芪、鸡血藤；黄疸甚者加鸡骨草、田基黄。

3. 气血两虚。

主要证候：面色苍白或萎黄，头晕目眩，少气懒言，唇甲色淡，神疲乏力，心悸失眠，小便时黄，胁下积块。舌淡嫩，苔白，脉细弱。

治法：补益气血。

方药：八珍汤。

方中人参、熟地黄益气补血；白术健脾益气；当归、白芍养阴养血；川芎活血行气；茯苓健脾渗湿；炙甘草益气补中；大枣、生姜调和脾胃。

身热脉数者加银柴胡、白薇；心悸失眠者加酸枣仁、柏子仁；胁下积块者加莪术、赤芍；黄疸明显，湿热未清者加茵陈、茯苓、泽泻。

4. 脾肾亏虚。

主要证候：面色㿠白或萎黄，胃纳呆钝，腰膝或腹部冷痛，小便黄或褐黑，遇寒即发，四肢末端青紫寒冷，或身目黄而晦暗，神疲畏寒，大便溏烂，或寒热错综，或面浮

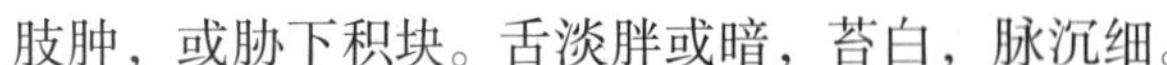

肢肿，或胁下积块。舌淡胖或暗，苔白，脉沉细。

治法：健脾和胃，温化寒湿。

方药：茵陈术附汤。

方中茵陈利湿退黄；附子、肉桂温化寒湿；白术、干姜、甘草健脾温中。

身目黄甚者加茯苓、泽泻；胁下积块者加当归、田七；遇寒即发，四肢末端青紫寒冷者加桂枝、细辛；脾虚胃弱者加党参、黄芪、砂仁、陈皮。

5. 肝肾阴虚。

主要证候：面色少华，头晕目眩，五心烦热，腰膝酸软，口燥咽干，潮热盗汗，形体消瘦，或身目发黄，小便短赤或褐黑，或鼻衄齿衄，女子经少或闭经，或胁肋胀痛，胁下积块，舌淡暗红，少苔，脉细数。

治法：滋阴清热，软坚利黄。

方药：六味地黄丸。

方中重用熟地滋阴补肾，山药补后天以充先天，山茱萸滋补肝肾，丹皮清泻相火，泽泻、茯苓渗湿健脾。

低热潮热者加地骨皮、鳖甲；盗汗甚者加浮小麦、糯稻根、煅龙骨、煅牡蛎；阴虚甚者加女贞子、旱莲草、玄参；血热络伤者加紫草、仙鹤草、侧柏叶、青天葵；身目发黄者加茵陈、山栀、黄芩。

【临床思路】

急性溶血性贫血起病急骤，易并发急性肾功能衰竭、心衰、休克等并发症，病情变化快，属于内科的急重症，病情危急时应以西医治疗为主。治疗急性溶血性贫血，最主要是病因治疗，其次是尽早给予肾上腺皮质激素治疗，终止溶血。尽早补足血容量，纠正酸中毒，防治并发症。在补充血容量和纠正贫血时，输血应慎重，严格掌握适应证。急性大量溶血引起急性肾功能衰竭时，最好待肾功能改善后再行输血。应注意输血对某些溶血疾病反而可以加速和加重溶血，造成严重副作用，甚至发生急性肾功能衰竭导致死亡。对于急性溶血性贫血的病人切勿滥用药物，以免加重病情或诱发再次急性溶血。

中医抢救急性溶血性贫血应先选用应急治疗。中药静脉制剂参附注射液、生脉注射液或参麦注射液治疗喘脱、厥脱，中药静脉制剂醒脑静注射液和安宫牛黄丸治疗闭窍、动风，中药灌肠治疗关格，均有确切的疗效。急性溶血时应用肾上腺皮质激素迅速控制溶血，辅以中药清利湿热，祛邪退黄，中西药物合用，可以提高疗效，降低并发症，减少死亡率。病情和缓时以中医治疗为主，调补脾肾，固护正气，辨证结合清利湿热和扶正补虚，减少疾病的反复发作。

【预后与转归】

急性溶血性贫血是内科的急重症，及时去除病因，采取适当的治疗措施，病情可很快好转，一般预后良好。部分病例病程较长，可有反复急性发作和缓解。贫血严重者不治疗或无适当治疗，可出现心悸喘脱、厥脱、关格、闭窍、动风等变证，则预后不良。常见的死因为心力衰竭、急性肾功能衰竭和 DIC 等。

【预防与调护】

1. 注意自我锻炼，增强体质，预防感染。

2. 不宜劳倦过度，避免精神刺激、外伤、手术等，以免诱发急性溶血。

3. 合理使用药物，如部分 G－6－PD 缺乏症病人应避免服用阿司匹林类、磺胺类等药物，应避免吃蚕豆（特别是新鲜的蚕豆）。

4. 对冷抗体型自身免疫性溶血性贫血病人注意冬季保暖，穿好衣服，戴手套、耳套、口罩等。

5. 阵发性睡眠性血红蛋白尿病人不宜吃酸的食物和药物。

6. 注意保暖、解热、镇静，避免精神紧张。

7. 多饮水，注意黄疸及尿量的变化，预防急性肾功能衰竭的发生。

8. 密切观察血压、心率、脉搏等生命体征的变化，预防休克的发生。

9. 注意饮食调理，禁忌生冷瓜果、辛辣滋腻之品以免损伤脾胃，脾胃健康有助本病恢复。

第十四章　泌尿系统急症

第一节　急性肾损伤

急性肾损伤（acute kidney injury，AKI）是由各种病因引起短时间（数小时至数天）内肾功能的突然下降而出现的临床综合征。急性肾损伤是对既往急性肾衰竭（acute renal failure，ARF）概念的扩展和向疾病早期的延伸，近年来研究发现肾功能轻度减退即可导致病人出现并发症及总体死亡率的升高，因此将ARF更新为AKI，有利于早期疾病的诊断和防治。

AKI可见于各科疾病，既可发生在原有慢性肾脏病（chronic kidney disease，CKD）的基础上，也可发生在原来无肾脏疾病的病人，不同的病因、病情所致的AKI发病机理不同，临床表现不同、治疗及预后亦不同。AKI的全球发病率为2 100/100万，在住院病人中更为常见，每年约有200万人死于AKI，存活病人约50%遗留永久性肾功能减退，部分需要终身透析，因此防控形势十分严峻。2013年国际肾脏病学会向全球发出呼吁，提出急性肾损伤防治的“0 by 25”计划，即在2025年前将可预防的急性肾损伤死亡率降低为零 。

根据AKI的临床表现，可归属中医学的“水肿”“癃闭”“关格”等病范畴。

【病因病理】

一、西医病因病理

根据病因发生的解剖部位可以分为肾前性、肾性和肾后性三大类。

（一）发病因素

1．肾前性AKI：约占AKI的55%，是由于各种原因引起有效循环血容量减少，随之肾血流量减少而导致的肾小球滤过率（glomerular filtration rate，GFR）降低。其常见病因：急性血容量不足（如严重的烧伤、大出血、剧烈腹泻呕吐、过度利尿等）；心排血量减少（如心源性休克、充血性心力衰竭、急性心肌梗死、严重心律失常等）；全身血管扩张（如脓毒血症、过敏性休克、麻醉药的使用等）；肾血管阻力增加（肾血管栓塞、血管收缩药的使用）；肾内血流动力学的改变（如血管紧张素转换酶抑制剂的不当应用）。

2．肾性AKI：约占AKI的40%，是由于各种肾脏实质损伤所致。根据损伤起始部位，肾性AKI可以分为小管性、间质性、血管性和小球性。其中肾小管上皮细胞损伤，通常被称为急性肾小管坏死（acute tubual necrosis，ATN），是肾性AKI的最常见类型。

肾性 AKI 的病因一般为急性肾缺血和肾毒性物质所致，大多发生在多因素综合作用基础上，如老年、糖尿病、既往有慢性肾病、严重贫血等；还见于肾小球和肾脏微血管疾病（如急性肾小球肾炎、狼疮性肾炎、溶血尿毒综合征等），肾血管病变（恶性或急进型高血压、肾动静脉血栓形成等），急性间质性肾炎（过敏性、感染性及代谢性）等。

3. 肾后性 AKI：约占 AKI 的 5%，是由于各种原因引起的急性尿路梗阻，肾实质受压致使肾脏功能急剧下降，可见于前列腺疾病（肥大、新生物）、输尿管腔内梗阻（结石、血块、坏死的肾组织）、输尿管腔外梗阻（如肿瘤浸润或压迫）。各种药物（如磺胺类、尿酸盐、阿昔洛韦、甲氨蝶呤等）可在肾小管内形成结晶，导致肾小管梗阻。

（二）发病机理

AKI 的发病机理十分复杂，有多种因素参与，目前尚无一种学说能圆满地解释 AKI 的发病机理。不同的病因、病情和病期，有不同的始动机制和持续发展因素。如肾前性 AKI 是肾血流减少导致的肾小球滤过率降低，如果能及时纠正肾脏低灌注，则能逆转肾损害；但若肾灌注持续不能恢复，则可发生肾脏实质损伤，从肾前性转向肾性。

本节以 ATN 为代表来阐述 AKI 的发病机制。

1. 肾血流动力学异常。主要为肾血流量下降，肾内血流重新分布，肾皮质缺血而肾髓质充血，肾小球入球小动脉收缩等，使肾灌注压明显减少而 GFR 下降。造成前述血流动力学障碍的原因主要有以下几种。

（1）肾素—血管紧张素系统活性明显增强，导致肾小球入球小动脉强烈收缩。

（2）肾内舒血管性前列腺素（如 PGI_2、PGE_2）减少，而缩血管性前列腺素（血栓素 A_2）合成增加。

（3）肾缺血缺氧时，血管内皮细胞损伤使内皮素和一氧化氮的产生失去平衡，血管收缩因子（内皮素）产生过多，舒张因子（一氧化氮）释放减少。

（4）肾皮质缺血导致肾交感神经过度兴奋，儿茶酚胺大量释放引起肾血管收缩。

2. 炎症反应。肾组织急性缺血、缺氧后，可出现炎症反应，如白细胞浸润、促进黏附分子表达、增强炎性趋化因子作用等。

3. 肾缺血再灌注损伤学说。肾组织急性缺血、缺氧后，也可出现缺血—再灌注损伤，目前认为细胞内钙负荷和氧自由基在此起重要作用。

4. 肾小管上皮细胞代谢障碍学说。由于持续的缺血缺氧，使肾小管上皮细胞的损伤及其代谢障碍由轻变重，最终导致细胞骨架结构破坏和细胞凋亡或坏死。

5. 肾小管阻塞及肾小球滤出液反漏学说。肾缺血或肾中毒引起肾小管损伤，使肾小管上皮细胞变性、坏死，肾小管基底膜断裂，因此肾小管内液反漏入血液和间质造成肾间质水肿加重；而变性、脱落、坏死物与管液中的蛋白质共同形成管型，阻塞肾小管，造成小管上方内压升高，进一步降低了肾小球滤过及加重肾小管间质缺血性障碍。

二、中医病因病机

（一）外邪侵袭

风热、湿热或瘟疫毒邪外袭，或有害物质中毒，风热湿浊毒邪入血，壅塞三焦，三

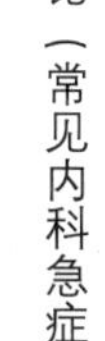

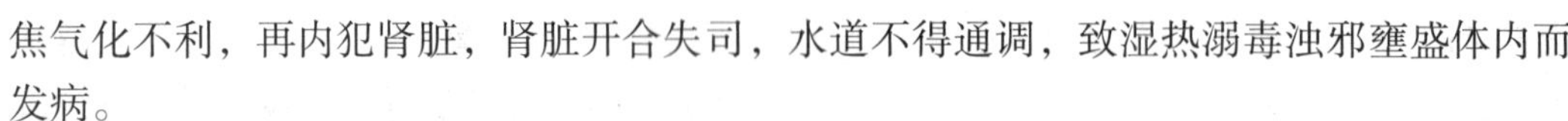

焦气化不利，再内犯肾脏，肾脏开合失司，水道不得通调，致湿热溺毒浊邪壅盛体内而发病。

（二）阴血亏耗

剧烈腹泻呕吐，大面积烧伤，严重外伤，大量失血，热病极期或失治误治，热毒烧灼阴津，使机体阴血严重耗竭，真阴亏竭，孤阳独亢，伤及肾之元阴元阳；或阳随阴脱，肾之阴阳衰竭，气化失司而发病。

（三）尿路阻塞

瘀血败精，或肿块结石，或药物结晶，阻塞尿路，致水道不通，小便排出不畅或不能排出，而发为本病。如《景岳全书·癃闭》云："或以败精，或以槁血，阻塞水道而不通也。"

综上所述，本病以实证热证为主，因外邪内袭，致湿热浊邪溺毒壅塞三焦，气化不利，水道不通，浊毒壅盛，症见水肿、少尿或无尿；溺毒犯胃，则呕吐频作、饮食不下；溺毒凌心，则心悸、喘促不能平卧；溺毒犯肺，则咳嗽咯痰甚或咯血；溺毒上脑，则烦躁、神昏；浊毒上熏，症见口中臭秽，或有尿味；溺毒动血，可见齿衄、鼻衄、紫斑、黑便等。后期可伤及正气，以气阴两虚多见。病位在肾，但与肺脾三焦关系密切，病机是湿热浊毒壅滞三焦，肾失气化，开合不能。

【临床表现】

AKI 的临床表现差异很大，与病因和所处的 AKI 分期有关。AKI 的早期症状可能只有少尿，诊断基于实验室检查异常，而不是基于临床症状与体征。肾功能严重减退时才出现明显临床症状，常见症状包括乏力、食欲减退、恶心呕吐、瘙痒，尿量减少或尿色加深，容量过多导致急性左心衰时可以出现气急、呼吸困难，体检可见外周水肿、肺部湿啰音、颈静脉怒张等。

ATN 是肾性 AKI 的最常见类型，其典型临床病程可分为三期。

一、起始期

此期病人常受低血压、肾毒素、脓毒症等 ATN 的病因影响，但尚未发生明显肾实质损伤，临床没有明显症状。在此阶段如能及时采取有效措施，AKI 是可以预防的。但随着肾小管上皮发生明显损伤，GFR 逐渐下降，从而进入维持期。

二、维持期

该期 GFR 维持在低水平，一般持续 7～14 d，也可更短或长至 4～6 周。病人一般少尿（尿量<400 mL/d）或无尿（尿量<100 mL/d），但也有部分病人尿量在 400 mL/d 以上。不论尿量是否减少，随着肾功能减退，出现一系列尿毒症临床表现。

（一）水、电解质和酸碱平衡紊乱

1. 水钠潴留。表现为全身浮肿，血压升高，可有肺水肿、脑水肿及心力衰竭，常危及生命。

2. 高钾血症。钾排出减少致使血钾升高；如合并感染、溶血、组织坏死及代谢性酸中毒，可使钾离子由细胞内转移到细胞外。高钾血症有四肢乏力、感觉异常、胸闷、憋气等症状，可致心率缓慢、心律失常，甚至心室纤颤或停搏，是此期的首位死因。

3. 代谢性酸中毒。主要是肾排酸能力下降及酸性代谢产物增多。表现为恶心、呕吐、疲乏、嗜睡及深长呼吸（Kussmaul 呼吸），重者昏迷死亡。

4. 其他。高磷血症、低钙血症及低钠血症等。

（二）尿毒症症状

因尿少致使各种毒素在体内蓄积引起全身各系统的中毒症状。

1. 消化系统症状。食欲减退、恶心呕吐、腹胀腹泻等，严重者可发生消化道出血。

2. 呼吸系统症状。除合并感染的咳嗽咯痰的症状外，还有呼吸困难、胸痛憋闷等表现。

3. 循环系统症状。多有高血压及心力衰竭、肺水肿表现，还可有心律失常、心包炎等表现。

4. 神经系统症状。表现为疲乏、头痛、嗜睡、肌肉抽搐，甚则意识障碍及昏迷等尿毒症性脑病症状。

5. 血液系统症状。有正细胞正色素性贫血表现，一般不严重；血小板数目正常或减少；凝血功能障碍及出血倾向。

三、恢复期

GFR 逐渐升高，并恢复正常或接近正常范围。少尿型病人尿量逐渐增多，可多达 3 000 ~5 000 mL/d，通常进入多尿期 1 周以后，血尿素氮和肌酐才开始下降。持续多尿可发生低钾血症、失水和低钠血症。多尿期后，肾小管上皮细胞再生、修复，尿量恢复正常，大多数病人肾小管功能恢复相对延迟，需要数月后才能恢复。部分病人遗留不同程度的永久性肾功能损害。

【实验室与其他检查】

1. 血液检查。有轻、中度贫血；血肌酐（Scr）进行性上升；血清钾浓度升高，常 >5.5 mmol/L；血 pH、碱储备和碳酸氢根常低于正常，总二氧化碳结合力下降；血钙降低；血磷升高；血钠正常或偏低。

2. 尿液检查。不同病因所致的 AKI 的尿检查结果可截然不同。肾前性 AKI 时可无蛋白尿和血尿，可见少量透明管型。ATN 时可有少量蛋白尿，常以中、小分子蛋白为主。尿沉渣检查可见肾小管上皮细胞、红细胞、白细胞、上皮细胞管型、颗粒管型等；因肾小管重吸收功能减退，尿比重低且较固定，多在 1.015 以下；尿渗透压常 <350 mOsm/L；尿钠重吸收减少排出增多，多在 20 ~60 mmol/L。肾后性 AKI 尿检异常多不明显。

应注意尿液检查须在输液、使用利尿剂、高渗药物前进行，否则指标的可靠性会

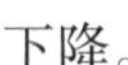

下降。

3. 影像学检查。有助于急、慢性肾功能衰竭的鉴别和了解 AKI 的病因，以 B 超为首选，而肾动静脉彩超检查则更加清楚肾内血流情况。必要时还可行 CT、核磁共振或放射性核素检查，而肾血管造影有助于肾血管栓塞的确诊，但要注意避免造影剂对人体造成的损害。

四、肾活检

肾活检是重要的诊断手段。在排除了肾前性及肾后性因素后，没有明确病因或无法解释的 AKI 都有肾活检指征。

【诊断与鉴别诊断】

一、诊断要点

（一）西医诊断

根据基础肾功能、发病因素、肾功能急性进行性减退，结合相应临床表现、实验室与影像学检查，可以诊断。

近年来，临床往往采用 KDIGO（Kidney Disease：Improving Global Outcomes）临床实践指南关于 AKI 的诊断标准（2012）：①在 48 h 内 Scr 绝对值升高≥26. 5 μmol/L（Scr≥0. 3 mg/dL）。②确认或推测 7 d 内 Scr 较基础值升高≥50%。③尿量减少至 < 0. 5 mL/（kg · h）（时间≥6 h）。详见表 3 – 14 – 1。

表 3 – 14 – 1　急性肾损伤的 KDIGO 分期标准

分期	血清肌酐标准	尿量标准
1 期	血肌酐≥26. 5 μmol/L（≥0. 3 mg/dL） 或相比基线升高 1. 5 ~ 1. 9 倍	<0. 5 mL/（kg · h）（持续 6 ~ 12 h）
2 期	相比基线 2 ~ 2. 9 倍	<0. 5 mL/（kg · h）（持续≥12 h）
3 期	血肌酐升高≥353. 6 μmol/L 或相比基线升高≥3 倍 或需要启动肾脏替代治疗 或病人 <18 岁，估计 GFR <35 mL/min	<0. 3 mL/（kg · h）（≥24 h）或无尿≥12 h

需要注意的是，KDIGO 标准主要以血清肌酐和尿量作为诊断和分期标准，而血清肌酐影响因素众多（性别、年龄、营养状态、肌肉量和代谢），且敏感性较差（GFR 下降 50% 以上时血清肌酐才上升），不能及时反应肾功能的变化；尿量也受利尿剂、尿路梗阻等因素影响，两者作为诊断和分期指标，存在一定缺陷，尚不能及时反映肾功能。而且两项指标均不能提示 AKI 病因，使临床工作中很多 AKI 病人的诊治被延误，早发现、早诊断、早干预，是避免 AKI 进展到严重阶段的关键。近年的研究表明，一些生

物学标志物，如白介素－18、肾损伤因子－1、中性粒细胞明胶酶相关载脂蛋白、血清胱抑素C等对AKI的早期诊断有所帮助，逐渐受到肾脏病学界的重视，并值得进一步研究。

（二）中医辨病与辨证要点

1．辨病要点。在厥脱、大量失液、大量失血、中毒、急性热病的基础上，出现小便量少或不通，往往与呕吐并见。还可见腹痛腹胀、心悸、喘促，活动时或夜间加重，不能平卧；或有牙宣、鼻衄、咯血、呕血、皮下出血、便血；或有四肢搐搦，狂躁谵语；或神志模糊，甚则神志昏迷；舌苔厚腻或黄腻而干燥或花剥；脉数，促或结代。

2．辨证要点。

（1）辨气血。早期病在气分，后期阶段可以见到齿衄、肌衄等血证，表示病入血分。

（2）辨病位。在肾，见小便短少，甚或无尿；伤脾胃，见恶心呕吐频繁、腹痛腹胀；犯肺，咳嗽咯痰，甚或咯血；在肝，则有头晕目眩，手足搐搦；肾病及心，邪陷心包，则心悸怔忡，喘促不能平卧，神志昏蒙。

（3）辨病程。AKI起病急骤，来势凶猛，变化迅速，易生变证。少尿持续期是此病的危重阶段，以邪实为主，多表现为热、湿、毒、瘀壅塞三焦，可入血、动血，或内犯五脏，或蒙蔽清窍，或邪陷心包，甚则内闭外脱、阴阳离绝危及生命。多尿期伤及正气，表现为气阴两虚，余邪未清，属虚实夹杂之证。恢复期以脾肾亏虚为主要表现。

二、鉴别诊断

1．与慢性肾衰竭的鉴别。

（1）既往有慢性肾脏病史，或平时有浮肿、血尿、泡沫尿，多尿或夜尿增多的现象。

（2）病人呈慢性病容，面色晦暗，营养不良，多为重度贫血，还有尿毒症性心血管并发症、骨病或神经病变。

（3）影像学检查显示双肾缩小、结构紊乱。

2．AKI病因鉴别。

（1）ATN与肾前性AKI相鉴。肾前性AKI是由各种原因引起休克导致的肾血流量不足、肾小球滤过率减少而出现的少尿，如不能及时正确地诊断和治疗，可迅速出现肾性AKI。

补液试验 发病前有容量不足、体液丢失的病史，体检发现皮肤黏膜干燥、四肢不温、低血压、颈静脉充盈不明显者，可根据中心静脉压进行补液实验，即输液（5%葡萄糖200～250 mL）并注射利尿剂（呋塞米40～100 mg），以观察输液后循环系统负荷情况。若补足血容量后血压恢复正常，尿量增加，血尿素氮下降，则支持为肾前性少尿；如补液后尿量不增加应怀疑为ATN。

实验室诊断指标 见表3－14－2。

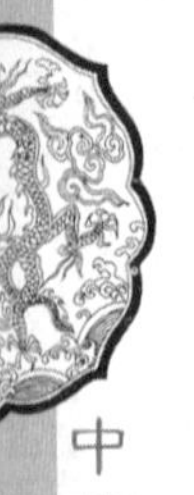

表 3-14-2 肾前性 AKI 与急性肾小管损伤的实验室诊断指标

实验室指标	肾前性 AKI	急性肾小管损伤
尿比重	>1.020	<1.010
实验室指标	肾前性 AKI	急性肾小管损伤
尿渗透压/（mOsm·L）	>500	<350
尿钠浓度/（mmol·L）	<20	>40
血尿素氮/血肌酐	>10	<10
尿肌酐/血肌酐	>40	<20
钠排泄分数/% *	<1	>1

注：尿肌酐/血肌酐×100。*尿钠/血钠。

（2）ATN 与肾后性 AKI 鉴别。早期诊断梗阻有助于肾功能的恢复。以下表现提示肾后性 AKI：①有导致尿路梗阻的原发病如结石、肿瘤、前列腺肥大等病史。②突然出现的尿量减少，或无尿交替；肾绞痛发作，伴有腰腹疼痛；肾区叩击痛阳性；若急性尿潴留，则膀胱区叩诊浊音。③超声和 X 线、CT 检查见双肾增大，肾盂、肾盏、输尿管扩张积液。

3. 肾性 AKI 自身鉴别。肾性 AKI 包括多种疾病导致的不同部位肾损伤。肾小球肾炎、肾脏微血管疾病等所致的 AKI 常伴中度以上的蛋白尿、肾小球性血尿，药物引起肾损伤的可能为 ATN，也可能是急性间质性肾炎（AIN），AIN 常伴有发热、皮疹、淋巴结肿大及关节酸痛，血嗜酸性粒细胞和 IgE 升高等，结合停药后反应可做出鉴别。对诊断不明确的病人可以行肾活检，常有助于诊断和鉴别诊断。

【治疗】

一、西医治疗

AKI 是一组临床综合征，并非单一疾病，不同病因、不同类型其治疗方法有所不同。总的治疗原则是：尽早识别及纠正可逆因素，及时采取干预措施避免肾脏受到进一步损伤，维持水、电解质和酸碱平衡，适当营养支持，积极防治并发症，适时进行肾脏替代治疗。

1. 尽早纠正可逆因素，预防进一步的肾损伤。无论何种原因引起的 AKI 都必须尽快纠正肾前性因素。对于各种严重外伤、心力衰竭、急性失血失液、休克等应进行积极治疗，包括输液和输血扩容，纠正休克和控制感染等。停用并避免使用影响肾脏灌注或有肾毒性的药物，有梗阻时应及时解除梗阻。

2. 早期干预治疗。肾性 AKI 应尽早请肾脏专科医师会诊处理，针对原发病进行及时治疗能最大限度地减轻肾脏损伤，促进肾功能恢复。

3. 对症支持及营养治疗。

（1）一般治疗。卧床休息，饮食以清淡流质或半流饮食为主，酌情限制水分、钠盐和钾盐的摄入，不能口服者需静脉营养。AKI 任何阶段总能量摄入为 20 ~ 30 kcal/（kg · d），每日能量供给包括碳水化合物 3 ~ 5 g/kg，脂肪 0.8 ~ 1 g/kg，非高分解代谢、无须肾脏替代疗法的 AKI 病人蛋白质或氨基酸摄入量为 0.8 ~ 1 g/kg，高分解代谢者可达 1.7 g/kg。静脉补充脂肪乳以中、长链混合液为宜，氨基酸的补充则包括必需氨基酸和非必需氨基酸。营养支持总量与成分要根据临床情况增减，危重病病人胰岛素治疗靶目标为血浆葡萄糖 6.1 ~ 8.3 mmol/L。

（2）维持液体平衡。严格记录 24 h 出入量，补液以“量出为入”为原则。每日大致的补液量，可按前一日尿量加 500 mL 计算。下列几点可作为观察补液量是否恰当的指标：①每日体重平均下降 0.5% ~ 1.0%。②皮肤无脱水或水肿现象。③中心静脉压在 6 ~ 12 cmH_2O 之间。

4. 并发症的治疗。

（1）高钾血症。血钾高于 8 mmol/L 可导致心脏骤停，属临床危急情况，最有效的方法是行肾脏替代治疗。若不能透析时紧急处理措施如下：

第一，停用一切含钾的药物和/或食物。

第二，稳定心肌细胞膜。钙离子能通过改变细胞应激性，直接阻断高钾所致的心律失常，稳定心肌细胞膜。10% 葡萄糖酸钙注射液 10 ~ 20 mL 稀释后缓慢静脉注射（1 ~ 3 min起效，作用持续 30 ~ 60 min）。

第三，转移钾。①伴代谢性酸中毒者，可给予 5% $NaHCO_3$ 100 ~ 250 mL 静脉滴注，纠正酸中毒的同时又可以促进钾离子转移回细胞内（5 ~ 10 min 起效，作用持续 2 h）。②葡萄糖与胰岛素合用促进糖原合成，使钾离子向细胞内转移。50% 葡萄糖注射液 50 ~ 100 mL 或 10% 葡萄糖注射液 250 ~ 500 mL 加入胰岛素 6 ~ 12 U 静脉滴注，葡萄糖与胰岛素比例为 4∶1，血钾可下降 0.5 ~ 1.2 mmol/L（15 ~ 30 min 起效，持续 2 ~ 4 h）。

第四，清除钾。离子交换树脂（口服 1 ~ 2 h 起效，灌肠 4 ~ 6 h 起效）；利尿剂，多使用袢利尿剂，增加尿量促进钾离子排出，通常需要数小时起效。

第五，预防措施。不输库存血，积极控制感染和清除机体坏死组织。

（2）代谢性酸中毒。如血液 HCO_3^- < 15 mmol/L 应及时治疗，可予 5% $NaHCO_3$ 100 ~ 250 mL 静脉滴注。对严重酸中毒病人，如 HCO_3^- < 12 mmol/L 或动脉血 pH < 7.15 ~ 7.2 时，纠酸的同时紧急透析治疗。

（3）感染。是常见并发症，也是死亡的主要原因之一。应尽早使用抗生素。根据细菌培养和药物敏感试验选用对肾无毒或低毒的药物，并注意根据内生肌酐清除率调整用药剂量。

（4）心力衰竭。最有效的治疗是尽早进行透析，其余处理措施与普通病人基本相同。但本病病人对利尿剂的反应很差；洋地黄制剂的疗效也差，而且容易发生洋地黄中毒，应使用速效制剂，一般应用常规剂量的 1/3 ~ 1/2 即可；药物治疗主要以扩血管为主，降低心脏前后负荷。

5. 肾脏替代疗法。主要包括间歇性血液透析（IHD）、腹膜透析（PD）或连续性

肾脏替代治疗（CRRT），目前腹膜透析较少用于危重 AKI 的治疗。

肾脏替代疗法的实质包含了“肾脏替代”“肾脏支持”。肾脏替代治疗为干预因肾功能严重减退而出现可能危及生命的严重内环境紊乱，主要是纠正水、电解质和酸碱失衡及氮质血症；肾脏支持的目的是支持肾脏维持机体内环境稳定、清除炎症介质、尿毒症毒素等各种致病性物质，防治可引起肾脏进一步损害的因素，减轻肾脏负荷，促进肾功能恢复，并在一定程度上支持其他脏器功能。

（1）一般透析指征：①少尿或无尿 2 d 以上。②已出现明显尿毒症症状。③血 pH 在 7.25 以下，或血二氧化碳结合力在 13 mmol/L 以下。④血尿素氮（BUN）≥17.8 mmol/L（排除肾外因素），或血肌酐（Scr）≥442 μmol/L 以上。⑤明显体液过多者。⑥心力衰竭者。

（2）紧急透析指征：①利尿剂无效的严重肺水肿。②严重高钾血症，血清钾≥6.5 mmol/L，或心电图出现严重心律失常。③严重代谢性酸中毒（pH < 7.2）。④严重尿毒症症状如脑病、心包炎、癫痫发作等。

（3）各种透析治疗技术各有其利弊，各有适应证及禁忌证，应根据个体情况及医疗、经济条件选择。

血液透析 优点是代谢废物的清除率高，治疗时间短，但容易有血流动力学不稳定和需要抗凝而增加出血的风险，还可能延迟肾功能恢复的时间。

腹膜透析 腹膜透析无须抗凝和血流动力学稳定，但其透析效率较低，有并发腹膜炎的危险。较少用于危重 AKI 的救治。

CRRT 具有持续滤过且替代肾小球功能的特点，对病人的血流动力学影响较小，能清除体内的炎症介质，并可在床旁操作，适用于危重病例的抢救。但费用昂贵，需要 24 h 医护人员监护，且持续使用肝素有增加出血的危险。

6. 恢复期治疗。AKI 恢复期早期，威胁生命的并发症仍然存在，治疗重点仍为维持水、电解质和酸碱平衡，控制氮质血症，治疗原发病和防治各种并发症。部分 ATN 病人多尿期持续时间较长，补液量应逐渐减少，以缩短多尿期。对 AKI 存活病人需按照慢性肾脏病相关诊治指南要求长期随访治疗。

二、中医治疗

本病以湿热浊毒之邪壅塞三焦为病机，临床表现以邪实为主，故治则以祛邪攻邪为先。清热解毒，泻热逐水，通腑泻浊为持续期的治疗大法。其中祛浊法适用于本病的各个证型，又包括降浊泄浊、利湿化浊等法。本病为实证热证，易耗气伤阴，治疗中应注意顾护阴津，在辨证的基础上酌加清热生津、养阴增液之品。恢复期伤及正气，气阴两虚，余邪未清，治疗为清除余邪，益气养阴。

（一）应急措施

1. 中药针剂。

（1）热邪炽盛型：热毒宁注射液 20 mL 加入 5% 葡萄糖注射液 250 mL 静脉滴注。

（2）气阴两虚型：生脉或参麦注射液 20～50 mL 加入 5% 葡萄糖注射液 250 mL 静脉滴注。

所有证型均可：丹参注射液 10～20 mL 加入 5% 葡萄糖注射液 250 mL 静脉滴注。

2．针灸。针刺足三里、中极、三阴交、阴陵泉等穴位，反复捻转提插，强刺激，适用于急性尿潴留的无尿。

3．灌肠疗法。有泻下、解毒、泄浊等功能，当灌肠液排出体外时，可带出大量水分及体内有害物质，从而达到降低血液中有害物质的目的。常用的灌肠方有：

（1）温胃解毒汤：生大黄、附子各 10～30 g，牡蛎 30～60 g，土茯苓 30 g，适用于热象不明显者。

（2）复方大黄灌肠液：生大黄 15 g、崩大碗 30 g、槐花 30 g。

（二）辨证论治

1．热邪炽盛。

主要证候：持续发热，尿少或尿闭，口干欲饮，头痛身痛，心悸气促，烦躁不安，便结或便秘，舌质红苔黄干或焦，脉数。

治法：清热解毒泻火。

方药：白虎汤合泻心汤。

白虎汤清热生津，方中生石膏清热泻火，以制气分热盛；知母清热养阴，助石膏清热生津之力；粳米、甘草养阴和胃；泻心汤中大黄苦寒泻火，通腑降浊，配合黄连、黄芩更增清热泻火之力。

若恶心呕吐，可合竹茹、法半夏；若腹胀便结便秘明显，当通腑泄热，急下以存阴，可合增液承气汤；烦躁甚者加莲子心、石菖蒲、郁金；若口干明显，加麦冬、玄参、生地；尿少尿赤者加淡竹叶、白茅根；若手足搐搦，加羚羊角、钩藤、白芍。

2．湿热蕴结。

主要证候：尿少或尿闭，纳呆食少，恶心呕吐，胸闷腹胀，身困发热，头痛烦躁，甚则神昏谵语，口苦口腻，舌红苔黄腻，脉滑数或濡数。

治法：清热利湿，解毒化浊。

方药：甘露消毒丹合温胆汤。

甘露消毒丹为治湿瘟时疫，邪在气分，湿热并重的代表方，重在使湿热疫毒从小便而去，兼用芳香化浊之品，使中焦气机舒畅，湿去而正复；方中茵陈、滑石清热利湿；黄芩清热解毒；石菖蒲、白豆蔻、藿香芳香化湿，和中止呕；木通有肾毒性，不宜使用。温胆汤中半夏、橘皮燥湿化浊，竹茹清热和胃、止呕除烦，枳实理气降逆，甘草健脾和中。

若神识昏昧加郁金、远志；恶心呕吐明显者加蚕砂、代赭石；若湿重于热加佩兰、砂仁；热重于湿者可用蒿芩清胆汤加减。

3．热毒瘀滞。

主要证候：高热不退，少尿或无尿，神昏谵语，或狂躁，衄血，皮肤斑疹鲜红或紫黑，或咯血尿血，或吐血黑便，舌深绛紫暗，苔黄焦黑或遍起芒刺，脉滑数或细数。

治法：清热凉血，解毒散瘀。

方药：清瘟败毒饮含犀角地黄汤。

方中犀角（水牛角代）清热解毒而凉血散瘀，石膏清热泻火生津，知母、玄参、

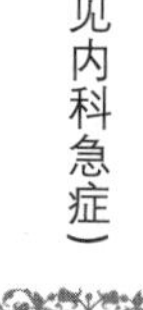

生地、白芍凉血滋阴，赤芍、丹皮清热凉血，化斑止血，黄芩、黄连、栀子、连翘清热解毒，桔梗宣利气机，甘草调和诸药为使。还可配合云南白药、田七末吞服，以加强活血止血之功。

若狂躁痉厥可服紫雪丹、安宫牛黄丸；若紫斑密集可加紫草、茜草凉血止血，化瘀消斑；若热伤肠络而便血者加槐花、地榆炭；尿血明显者加小蓟、白茅根、蒲黄、琥珀末；咯血者重用侧柏叶、黄芩；阴伤明显者加玄参、龟板、石斛、芦根。

4. 瘀血内阻。

主要证候：严重创伤、挤压伤后，或结石肿瘤梗阻，出现血尿、酱油色尿，尿少或尿闭，腰腹疼痛，身体疼痛，恶心呕吐，舌质紫暗或有瘀点瘀斑，苔黄脉涩。

治法：行瘀散结，通腑泄浊。

方药：代抵当丸。

方中当归尾、穿山甲、桃仁、大黄、芒硝通瘀散结；生地凉血滋阴；肉桂助膀胱气化以通尿闭，用量宜小，以免助热伤阴。

若由于尿路结石所致的尿道阻塞，可加金钱草、海金沙、石苇、滑石、冬葵子以通淋排石。

5. 气阴两虚。

主要证候：尿少甚或尿闭，神疲乏力，气短心烦，口干，自汗或盗汗，手足心热，腰膝酸软，舌质淡红苔少，脉细弱。

治法：益气养阴。

方药：生脉散加减。

方中人参甘温益气生津，麦冬甘寒养阴清热，人参、麦冬合用，则益气养阴之功益彰，五味子酸温收敛止汗，生津止渴。若阴虚明显，或实邪未尽，人参可用西洋参代之。

若症见大汗淋漓，面色苍白，手足厥冷，脉沉迟不续或脉微欲绝，为阳虚欲脱之危证，急宜回阳固脱，用独参汤或参附汤加龙骨、牡蛎，或予参附注射液 20 ~ 50 mL 静脉注射。

【临床思路】

1. AKI 是临床的危急重症，死亡率较高，临床应着眼于预防，积极治疗引起 AKI 的原发病。近年来，医源性因素在 AKI 发病中的影响越来越明显，如药物的使用不当（肾毒性、造影剂、肾血管收缩药物）、广泛开展的有创检查、介入手术和复杂性大手术等，尤其是老年人、慢性肾脏病病人、血容量不足或肾脏灌注不足的情况下，致 AKI 的可能性更大。因此，临床医生在进行检查治疗前应严格掌握适应证，并评估病人的肾功能情况和可能存在的风险；密切观察肾功能变化，以期尽早发现肾脏损害；发生后尽快处理以避免肾功能进一步恶化。

2. AKI 没有特异的治疗方法，治疗只是使机体内环境的紊乱减至最低程度，避免有害的处理。故重症 AKI 一旦确诊，应及时进行肾脏替代治疗，这是降低死亡率的关键性措施。尽早替代治疗，能使病人的内环境保持相对稳定的状态，减轻尿毒症毒素对机体的损害，预防严重并发症的出现。

3. 多巴胺、利尿剂等传统预防治疗 AKI 的药物未获循证医学证据支持，故目前不推荐使用。

4. AKI 起病急骤，来势凶猛，变化迅速，易生变证，单纯中医中药的治疗可能延误病机，造成严重后果，应中西医结合抢救。

5. 中医的治则根据疾病的分期而不同。持续期是 AKI 的危重阶段，以邪实为主，临床表现以湿、热、毒、瘀壅塞体内，其治疗以祛邪为先；恢复期余邪未清，伤及正气，耗气伤阴，治疗以清除余邪，益气养阴。

【预后与转归】

肾脏是人体器官衰竭治疗后少数可能完全恢复的脏器，虽然部分病人预后良好，但肾性 AKI 无并发症者死亡率在 7% ~23%，而大手术后或脓毒症合并多脏器衰竭时高达 50% ~80%。CKD 病人出现 AKI 后，肾功能通常不能恢复至基线水平。AKI 的结局与原发病和原有慢性病的种类、肾损害和并发症的严重程度、有无多器官功能衰竭、诊断和治疗早晚密切相关。

初起尿闭，后转为癃，尿量逐渐增加，是病情好转的标志；初起小便量少为癃而后不通转闭，若出现呕吐则转为关格，病情加重；若出现喘促、烦躁、神昏、抽搐、血证，属毒邪射肺、凌心、上蒙清窍、动血，病势险恶，若积极抢救，尚有生机；若症见大汗淋漓、面色苍白、手足厥冷、脉沉迟不续或脉微欲绝，为阳虚欲脱之危证，预后不良。

【预防与调护】

1. 预防。了解病因和危险因素，积极预防和治疗原发病，加强监测。

（1）外科手术诱发者，往往与手术中引起低血容量有关，包括术前液体摄入不足或麻醉、术中失血以及肾毒性药物的应用，密切观察病人容量变化，早期发现和纠正肾脏低灌注状态。

（2）造影剂引起者，检查前后注意水化，停用其他肾毒性药物，能够减少肾损害的出现。

（3）合理使用药物，除西药的肾毒性药物外，不要忽视关木通、汉防己、青木香等含马兜铃酸中药的肾毒性，高危人群避免肾毒性药物的使用尤其是联合使用。

2. 调护方面。

（1）饮食调摄：优质低蛋白饮食，严格控制含钾高的食物和水果（如青菜、橙子、香蕉等）的摄入，给予高营养、高维生素食物。

（2）卧床休息，注意保暖和口腔、皮肤护理，防止感染。

（3）消除病人紧张情绪，树立战胜疾病的信心。

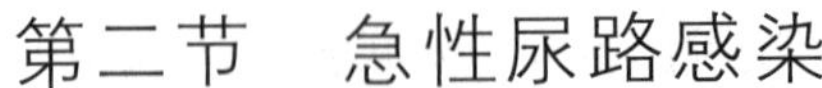

第二节　急性尿路感染

急性尿路感染（acute urinary tract infection，AUTI）是指病原体在肾脏、输尿管、膀胱和尿道异常繁殖所致的急性炎症。尿路感染（UTI）是常见的感染性疾病，可发生于所有人群，多见于女性，尤其是育龄期妇女，男性发病较少，但婴幼儿、老年人、肾移植病人、尿道结构或功能异常者相对容易患病。根据病原体可分为细菌性 UTI、真菌性 UTI、病毒性 UTI 和衣原体 UTI 等，但以细菌性 UTI 最常见，临床上尿路感染这个术语，特指的是尿路细菌性感染。

根据本病的临床表现，多归属于中医的“淋证”“腰痛”范畴。

【病因病理】

一、西医病因病理

（一）病因

UTI 95% 以上为单一细菌感染引起，任何细菌入侵尿路均可引起发病，但最常见的致病菌为革兰氏阴性肠杆菌属，又以大肠埃希氏菌最多见，占急性 UTI 的 80% ~90%。其次是变形杆菌、克雷伯杆菌。有 5% ~10% 的 UTI 由革兰氏阳性菌引起，主要是粪链球菌和凝固酶阴性的葡萄球菌。院内感染的 UTI、复杂性 UTI 和尿路侵入性检查后的 UTI，则多为粪链球菌、变形杆菌、克雷伯杆菌和铜绿假单胞菌，其中铜绿假单胞菌尤常见于尿路侵入性检查后，变形杆菌和克雷伯杆菌见于有尿路结石者，金黄色葡萄球菌则见于败血症等血源性 UTI。

（二）发病机理

1. 感染途径。

（1）上行感染。病原菌经尿道上行至膀胱、输尿管乃至肾盂引起感染，约占尿路感染的 95% 以上。常见致病菌为大肠埃希氏菌。正常人前尿道和尿道口周围有少量细菌寄生，如链球菌、乳酸菌、葡萄球菌和类白喉杆菌等，但不致病。某些因素如性生活、尿路梗阻、医源性操作、生殖器感染等可诱发上行感染。

（2）血行感染。仅占 UTI 的 3% 以下，细菌从体内的感染灶侵入血液，到达肾脏和尿路的其他部位引起。肾脏血流量占心搏量的 20% ~25%，因此血中细菌很容易到达肾脏，常见致病菌主要是金黄色葡萄球菌、沙门菌属、铜绿假单胞菌和白色念珠菌等，绝大多数发生于严重尿路梗阻、结构异常或机体免疫力极低的病人。

（3）直接感染。泌尿系统周围器官、组织发生感染时，病原菌偶可直接侵入泌尿系统导致感染。

（4）淋巴道感染。盆腔和下腹部的淋巴管与肾脏毛细淋巴管有吻合支相交通，相应器官感染时，病原菌可以从淋巴道感染泌尿系统。

2. 病原菌的致病力。细菌进入尿路后能否引起感染，与其致病力有很大关系。如大肠埃希氏菌仅其中少数菌株，如 O、K 和 H 血清型菌株可以致病，O 血清型菌株最常见，而 K 血清型菌株易引起肾盂肾炎。大肠埃希氏菌表面的 P 型菌毛也是影响致病力的重要因素，其可与膀胱黏膜上受体结合，使细菌在膀胱内定植、繁殖，引起感染。

3. 机体的防御机能。细菌进入膀胱后，并不一定引起 UTI，因为正常的膀胱具有清除病原体的功能，其机制包括以下几方面。

（1）尿路通畅时，排尿可清除绝大部分细菌。

（2）尿 pH 低，含有高浓度尿素和有机酸，渗透压高，细菌难以生长。

（3）膀胱壁的酸性糖胺聚糖可阻止细菌的黏附，还可分泌 IgA、溶菌酶和通过吞噬细胞的作用来杀菌。

（4）男性排尿终末时，前列腺收缩，可将前列腺液排入后尿道，也有杀菌作用。

4. 易感因素。当各种病因使机体的防御功能受损时，细菌可进入尿路并生长繁殖，引起 UTI。

（1）尿路梗阻。是最重要的易感因素，其 UTI 的发病率较正常人高 12 倍。尿路梗阻包括泌尿系统结石、肿瘤、畸形和狭窄、前列腺肥大、妊娠子宫压迫输尿管等均可引起尿液潴留，使细菌容易停留繁殖而产生感染。

（2）泌尿系统结构或功能异常。如肾先天发育不良、多囊肾、移植肾、输尿管畸形、肾下垂、游走肾等；膀胱—输尿管反流（VUR）、神经源性膀胱导致的排尿功能失常等。

（3）医源性因素。导尿、膀胱镜检查、泌尿系统手术，不仅会把细菌带入尿路，而且常常引起尿路黏膜损伤，故易发生 UTI。

（4）尿道内或尿道口周围有炎症病灶。如外阴炎、妇科炎症、男性包茎、细菌性前列腺炎、尿道异物等。

（5）机体免疫力下降。全身疾病如糖尿病、慢性肾脏病、严重肝病、长期卧床的慢性病、艾滋病病人，长期使用肾上腺皮质激素或免疫抑制剂等等，容易发生 UTI。

（6）妊娠。也是 UTI 的重要诱因，这是由于妊娠时：①黄体素分泌增加，致输尿管平滑肌松弛和蠕动减慢。②尿化学成分的改变有利于细菌的生长。③子宫压迫输尿管，导致尿液潴留。

（7）性生活。女性尿道较短而宽，距离肛门较近，开口位于阴唇下方，是易发生尿路感染的重要因素。性生活时尿道口周围的细菌易被挤压入膀胱而引起尿路感染。

二、中医病因病机

（一）膀胱湿热

湿热多受之于外，亦可由内而生。感于外者因外阴不洁，秽浊之邪上犯膀胱，或由其他脏腑传入膀胱，如小肠湿热，心经之火移于膀胱；生于内者因过食肥甘辛热之品，或嗜酒太过，脾胃运化失常，积湿生热，下注膀胱，发而为淋证。

湿热蕴结膀胱，气机受阻，膀胱气化不利，故见尿频、尿急、尿痛、少腹弦急。若湿热蕴结下焦，尿液受其煎熬，日积月累，尿中杂质结为砂石，则为石淋；若湿热熏蒸，灼伤脉络，血溢脉外，则小便淋而有血。

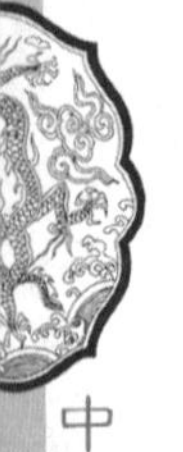

（二）肾虚

消渴、水肿病等伤及于肾，肾气不足；或月经、妊娠、产褥、房事不节等因素，耗伤肾阴导致湿热之邪乘虚而入。正气亏虚是发病的内因，当人体阴平阳秘，脏腑协调，正气旺盛之时，则未入之邪不得侵入，已入之邪难以滞留，则无发病之虞，此即《内经》所谓“正气存内，邪不可干”之意。

【临床表现】

一、尿路感染分类

1. 根据感染发生部位，分为上尿路感染和下尿路感染。前者包括肾盂肾炎和输尿管炎；后者包括膀胱炎和尿道炎。

2. 根据有无尿路功能或解剖上的异常，可分为复杂性 UTI 和单纯性 UTI。复杂性 UTI 是指病人伴有导致尿路感染发生或者治疗失败风险的并发症，如泌尿生殖道的结构或功能异常、伴有机体抵抗力低下的基础疾病、使用免疫抑制剂等。单纯性 UTI 则不伴有上述情况。

3. 根据有无症状，分为有症状尿路感染和无症状尿路感染。前者有临床症状，同时清洁中段尿细菌培养菌落计数 $\geqslant 10^5$/mL。后者无症状，但连续 2 次清洁中段尿细菌培养菌落计数 $\geqslant 10^5$/mL，且为相同菌株。

4. 根据是否初发，分为初发性尿路感染和再发性尿路感染。前者指首次发作的尿路感染；后者指 6 个月内发作≥2 次或 1 年内≥3 次者，又可分为重新感染与复发。重新感染指治疗后症状消失，尿菌阴性，但在停药 6 周后再次出现真性菌尿，菌种与上次感染不同；复发指治疗后症状消失，尿菌转阴在 6 周内再次出现菌尿，菌种与上次相同且为同一血清型。

二、不同类型尿路感染的临床表现

（一）急性膀胱炎

急性膀胱炎（acute cystitis）即通常所指的下尿路感染，占 UTI 的 60%。常见于年轻、健康的女性。主要表现为膀胱刺激症状，即尿频、尿急、尿痛，排尿不畅，膀胱区不适，白细胞尿，可有血尿，甚至全程肉眼血尿。一般无明显的全身症状，但少数病人可有腰痛、发热（<38 ℃）。其致病菌多为大肠埃希氏菌。

（二）急性尿道炎

急性尿道炎（acute urethritis）多见于女性。表现为发作性尿痛、尿频、脓尿，多无血尿和耻骨联合上疼痛。致病菌以大肠杆菌、链球菌和葡萄球菌最常见。

（三）急性肾盂肾炎

急性肾盂肾炎（acute pyelonephritis）可发生于各年龄段，以育龄妇女最多见，起病急骤，常伴有下尿路炎症。临床表现有两组症状群。

1. 全身感染的症状。寒战、高热（T > 38.5 ℃），甚至高达 40 ℃。热型不一，一般为弛张热，也可为间歇型或稽留型。常伴头痛、恶心、呕吐、全身酸痛等。血白细胞、中性粒细胞计数升高；血培养可能阳性。

2. 泌尿系统症状。腰痛常见，多为钝痛或酸痛，程度不一；少数有腹部绞痛，沿输尿管向膀胱方向放射；尿频、尿急、尿痛等膀胱刺激症状可有，但部分病人无；体检有肋脊点、肋腰点、输尿管点压痛，肾区叩击痛；尿检异常。

3. 致病菌亦多为大肠杆菌，其他较常见的是变形杆菌、克雷伯杆菌等引起，约5%为粪链球菌等球菌引起。

【实验室与其他检查】

1. 尿常规检查。留尿标本前清洁外阴，并留取中段尿。

（1）白细胞尿。亦即脓尿，约96%以上的UTI可出现脓尿。清洁中段尿标本离心后尿沉渣镜下白细胞数 >5 个/HP。尿白细胞酯酶阳性，敏感性为75% ~96%，但也可以因为污染导致假阳性，故阳性者需尿沉渣镜检、尿培养等确证；亚硝酸盐还原试验可阳性，敏感性70%以上，特异性为90%以上，为大肠埃希氏菌等革兰氏阴性杆菌使尿内硝酸盐还原为亚硝酸盐所致，但球菌感染可阴性。

（2）血尿。镜下血尿见于40% ~60%的急性UTI，极少数UTI（小于5%）可有肉眼血尿。

（3）其他。可有尿蛋白，多为微量～（+）；如发现白细胞管型，有助于肾盂肾炎的诊断。

2. 尿细菌学检查。这是诊断UTI的关键性手段。

（1）尿标本的收集。清洁中段尿仍不能避免污染，所以应该做细菌的定量培养，才有诊断意义；而膀胱穿刺尿做细菌定性培养可靠，是诊断UTI的“金标准”，但属于有创检查，临床应用范围受限。

（2）尿细菌定量培养。

真性细菌尿　中段尿细菌定量≥10^5/mL，临床有UTI症状，并排除了假阳性的可能；如无症状者，则要求连续两次培养，均细菌定量≥10^5/mL，且菌种相同。

中段尿细菌菌落计数　菌落计数在10^4 ~10^5/mL之间，则可疑阳性；如中段尿细菌菌落计数 <10^4/mL，可能为污染；培养出2种以上的细菌多提示标本污染。

（3）尿沉渣涂片找细菌。此法设备简单，操作方便，可以迅速获得结果，有利于临床治疗。清洁中段尿沉渣用高倍镜（较暗视野）找细菌，平均≥20个细菌/HP，为有意义的细菌尿。

（4）细菌学检查的假阳性和假阴性。上述方法都有可能出现假阳性和假阴性结果。

假阳性　①标本收集不规范，尿液被污染。②标本不是新鲜尿液，在室温下放置超过1 h才做检验。③接种和检验技术上的错误。

假阴性　①病人在近2周内应用过抗生素。②尿液在膀胱内停留不足6 h，细菌没有足够时间繁殖。③收集尿液标本时，消毒药物不慎混入标本中。④有些UTI的排菌为间歇性。⑤L形细菌的存在，此种细菌仅能生存在肾髓质的高渗环境，在普通培养基中不能生长。

3．其他实验室检查。急性肾盂肾炎血白细胞计数升高，中性粒细胞分类比上升，有核左移的现象；偶有尿液浓缩功能障碍，治疗后可恢复。血沉可增快。

4．影像学检查。X 线检查，尿路 X 线检查包括腹部平片、静脉肾盂造影（IVP）、排尿期膀胱输尿管造影、泌尿系 CT 检查等，目的是了解尿路情况，及时发现有无尿路结石、梗阻、反流、畸形等导致尿路感染易发或反复发作的因素。男性 UTI，均应行尿路 X 线检查；女性复发 UTI，复杂性 UTI 或 UTI 经 1 周治疗无效者，应行尿路 X 线检查。急性 UTI 不宜做 IVP 或逆行肾盂造影，可做 B 超。必要时还可做 CT、核磁共振和膀胱镜检查。

5．B 超检查。这是泌尿系统形态、结构检查最简便的方法，费用低廉，应用最广泛。

【诊断与鉴别诊断】

一、诊断要点

（一）西医诊断

UTI 的诊断不能单纯依靠临床症状和体征，还要依靠实验室检查，特别是细菌学检查。

1．症状。急性膀胱炎有膀胱刺激症状，即尿频、尿急、尿痛；急性肾盂肾炎往往有患侧腰痛，寒战高热，头痛恶心及泌尿系统的症状。

2．体征。急性膀胱炎一般无明显体征，部分有膀胱区压痛；急性肾盂肾炎可有肋脊点、肋腰点、输尿管点压痛，患侧肾区叩击痛。

3．检查。凡有真性细菌尿者，可诊断为 UTI。膀胱穿刺尿液定性培养有细菌生长，可诊断为 UTI。女性有明显 UTI 的临床症状，尿中白细胞明显增多，便为可疑 UTI；若尿细菌菌落计数≥10^2/mL，且为 UTI 常见致病菌就可拟诊为 UTI，进行治疗。

4．UTI 的定位诊断。临床表现为膀胱炎的病人，约 1/3 是肾盂肾炎，故不能依靠症状和体征定位。膀胱冲洗后尿培养法为 UTI 的直接定位诊断方法，其准确率超过 90%，但操作复杂和费时。临床上如病人发热≥38 ℃，有明显腰痛和肾区叩击痛，血中白细胞增多，可临床诊为肾盂肾炎。

5．确定病原菌。有赖于细菌学检查。清洁中段尿培养结合药敏试验。不仅可以明确诊断，也可以指导治疗。

6．明确潜在致病因素。对于反复发作的尿路感染，应积极寻找是否存在泌尿道畸形、梗阻、糖尿病或其他导致机体抵抗力下降的因素。

（二）中医辨病与辨证要点

1．辨病要点。小便频急、淋沥涩痛、小腹拘急、腰部疼痛，或伴有寒战高热、头痛恶心，每因劳累、感受外邪而诱发，不难诊断为淋证。

2．辨证要点。

（1）辨明淋证类别。热淋：多伴有发热，小便赤热短数，溲时灼痛；血淋：淋而有血；石淋：尿频急疼痛夹有砂石，或排尿时突然中断，尿道窘迫疼痛，或腰腹绞痛难忍。

（2）辨发热。热盛为邪盛，热微为邪微；寒战高热为正邪交争，湿热蕴结；寒热往来，发无定时，多为肝胆湿热。

二、鉴别诊断

（一）慢性肾盂肾炎

慢性肾盂肾炎需与反复再发性 UTI 鉴别。慢性肾盂肾炎并非由急性肾盂肾炎反复发作演变而来，多发生于尿路解剖或功能上有异常情况者，病理改变除慢性间质性肾炎改变外，还必须有肾盂和肾盏的炎症、变形和纤维化或肾盏内有脓液。影像学的特殊改变是诊断关键，如静脉肾盂造影显示局灶性粗糙的肾皮质瘢痕，伴有相关肾乳头收缩和肾盏的扩张及变钝。可分为以下三种情况：伴有反流的慢性肾盂肾炎（反流性肾脏病）；慢性梗阻性肾盂肾炎（伴有梗阻的慢性肾盂肾炎）；特发性慢性肾盂肾炎（极少数）。

（二）肾结核

尿频、尿急、尿痛等膀胱刺激征更加突出，一般抗生素治疗无效；晨尿培养结核杆菌阳性，尿沉渣可找到抗酸杆菌，而普通细菌培养阴性；静脉肾盂造影可发现肾结核 X 线平片征象（晚期）；部分病人有肺、淋巴、生殖器等肾外结核病灶以及抗结核治疗有效等可资鉴别。

（三）尿道综合征

尿道综合征多见于女性，病人虽有明显膀胱刺激征症状，但多次检查均无真性细菌尿，可资鉴别。有两种情况：①感染性。有脓尿，是由沙眼衣原体、支原体、真菌或病毒感染引起。②非感染性。较少见，尿检正常，病原体检查亦阴性，病因未明，有学者认为可能与尿路局部损伤、刺激或过敏有关，也有认为可能是焦虑性神经状态有关。

【治疗】

一、西医治疗

（一）治疗原则

UTI 治疗目的在于缓解症状，清除感染灶，消灭病原体，预防或治疗全身并发症，并应避免耐药菌群的产生，尽量减少副作用。

（二）常用抗菌药物选用原则

1. 选用对致病菌敏感的药物。在未有药物敏感试验结果时，应选用对革兰氏阴性杆菌有效的抗生素，如治疗 3 d，症状无改善，则应按药物敏感试验结果来选药。

2. 抗菌药物在尿和肾内的浓度要高。急性膀胱炎仅要求抗生素尿液浓度高便可；而肾盂肾炎要求尿和血浓度都高，最好选用杀菌药，β 内酰胺类、喹诺酮类、磺胺类、氨基糖苷类抗生素等符合前述条件，而且对常见的 UTI 细菌有效。

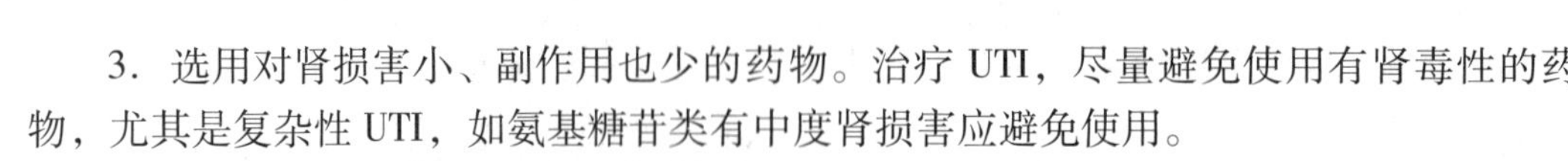

3. 选用对肾损害小、副作用也少的药物。治疗 UTI，尽量避免使用有肾毒性的药物，尤其是复杂性 UTI，如氨基糖苷类有中度肾损害应避免使用。

4. 在单一药物治疗失败、严重感染、混合感染或出现耐药菌时，应联合用药。

（三）一般治疗

鼓励病人多饮水，勤排尿，以降低肾髓质渗透压，提高机体吞噬细胞的功能，并冲洗尿路的细菌。发热等全身症状明显者，应卧床休息，饮食宜为清淡流质。可服用碳酸氢钠来碱化尿液，1 次 1 g，1 日 3 次，以减轻膀胱刺激症状。有复杂因素者应加以治疗，如解除梗阻，改善反流等。

（四）急性膀胱炎

对女性急性单纯性膀胱炎的治疗一般予单剂量或 1 ~ 3 d 的抗生素口服治疗，能有效控制感染。

1. 单剂量疗法。如左氧氟沙星 0.4 ~ 0.6 g，1 次顿服；阿莫西林 1.0 g，1 次顿服。单剂量疗法的副作用小、依从性好，但复发率高，大样本研究的结果表明疗效不及 3 d 疗法。

2. 3 d 疗法。现临床应用较多。可选用喹诺酮类、半合成青霉素、头孢菌素或磺胺类抗生素，任何一种药物，连用 3 d，约 90% 病人可以治愈。与单剂量疗法相比，本疗法更有效，耐药性并无增高，可减少复发，增加治愈率，是目前推荐的治疗方案。

3. 7 d 疗法。孕妇、男性、复杂性 UTI、糖尿病、免疫力低下病人不适宜上述疗法，应采用较长疗程，且持续抗生素治疗 7 d。

（五）急性肾盂肾炎

治疗的目的是杀灭病原菌、预防脓毒症的发生，并防止复发。急性肾盂肾炎 80% 为大肠埃希氏菌，在留取标本后应立即开始治疗，首选对革兰氏阴性杆菌有效的药物，72 h 无效则按药物敏感结果换药。在病情允许的情况下，应尽快行尿路影像学检查，了解有无复杂因素，如有则应设法解除。

1. 轻型急性肾盂肾炎。宜口服有效抗生素 10 ~ 14 d，常用药物如前所述，以喹诺酮类为首选。

2. 较重的急性肾盂肾炎。发热等全身感染症状较明显者，需住院治疗，宜静脉用药。未有细菌培养结果前，可选用头孢哌酮、哌拉西林他唑巴坦、左氧氟沙星等药物治疗，必要时可使用碳青霉烯类抗生素或联合用药。氨基糖苷类抗生素肾毒性较大，应慎用。病人退热 72 h 后，可改口服，完成 2 周疗程。若治疗 72 h 无好转，应按照药敏结果更换抗生素，疗程 >2 周。经上述治疗，仍有反复发热者，应注意肾盂肾炎的并发症，如肾盂积脓、肾周脓肿、感染中毒症等。

二、中医治疗

UTI 以湿热蕴结下焦为病机，治宜清热利湿通淋为则。有热灼血络者，配合凉血止血；有砂石者，配合通淋排石；素体亏虚者，配合补虚益肾。

（一）应急处理

1. 热毒宁注射液 20～40 mL 加入 5% 葡萄糖注射液 250～500 mL 静脉滴注。

2. 发热者，可予柴胡注射液 2～4 mL 肌内注射，每天 1～2 次。

（二）辨证论治

1. 膀胱湿热。

主要证候：小便短数，灼热刺痛，溺色黄赤，少腹拘急胀痛，或腰痛拒按，寒战高热，口干口苦，呕恶，大便秘结，舌红苔黄腻，脉滑数。

治法：清热利湿通淋。

方药：八正散。

方中木通、车前子、萹蓄、瞿麦、滑石、灯芯草利湿通淋；大黄、山栀子、甘草梢清热泻火。现因关木通有肾毒性，可用通草代替。临证之时，可加凤尾草、珍珠草、玉米须等加强清热通淋作用。

若舌尖红苔薄黄，为心火移热于小肠，则以导赤散为主方。若大便秘结，腹胀明显者，可重用生大黄，并加枳实以通腑泄热；若小腹坠胀疼痛，为膀胱湿热阻滞，气机不畅所致，常在清热利湿基础上加入理气之品，如王不留行、荔枝核；若尿混浊者可酌加萆薢、薏苡仁，以分清泌浊；若热盛伤阴者去大黄，加玄参、生地、知母、白茅根以养阴清热。

2. 肝胆郁热。

主要证候：寒热往来，小便热涩疼痛，尿色黄赤或混浊，或夹有血块，小腹胀痛不适，伴口苦咽干，心烦欲呕，不思饮食，舌红，苔薄黄，脉弦数。

治法：清利肝胆湿热。

方药：龙胆泻肝汤。

方中龙胆草味苦性寒，清热利湿；辅以黄芩、栀子清热泻火，燥湿解毒；车前子、泽泻通利水道，导湿下行；生地、当归养血生阴，以防阴血之伤；柴胡疏肝解郁，引药归肝胆经；甘草调和诸药，复防苦寒伤胃之弊。关木通有肾毒性，故弃之不用。

小便灼热疼痛剧烈者加珍珠草、瞿麦以利水通淋；疼痛牵及胁部、后背者酌加郁金、川楝子、玄胡以理气止痛；呕恶明显者加竹茹、法半夏以降逆止呕。

3. 湿热中阻。

主要证候：寒战高热，午后明显，头痛身重，脘腹痞满，胸闷不舒，渴不欲饮，腰痛明显，小便混浊，尿时涩痛，或少腹拘急，舌红苔黄腻，脉滑数。

治法：清热化湿通淋。

方药：三仁汤。

方中杏仁、白蔻仁、薏苡仁相伍，具宣上、调中、渗下之功，使上、中、下三焦湿邪从小便而去，佐以半夏、厚朴燥湿行气，滑石、通草、竹叶清热利湿通淋。此方适用于湿重于热者，若热重于湿者，可选黄芩滑石汤加青蒿。

腹满便秘者加大黄、枳实以行气除满，泻热通便；腰痛明显有结石者合石韦散通淋化石；若热毒弥漫三焦，入营入血，寒战高热明显，用黄连解毒汤合五味消毒饮，以清

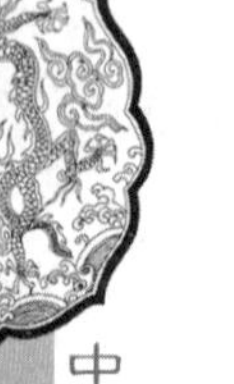

热、泻火、解毒。

4. 热盛伤络。

主要证候：寒战高热，腰腹引痛，尿频尿急，灼热刺痛，尿色鲜红或夹有瘀块，心烦失眠，舌红苔黄，脉数。

治法：清热通淋，凉血止血。

方药：小蓟饮子。

方中小蓟、生地黄、炒蒲黄、藕节凉血止血，通草、淡竹叶降心火、利小便，滑石利水通淋，当归引血归经，若热盛则去之。可配白茅根，既能清热利湿，又入血分凉血止血，还能生津而无伤阴之弊，鲜品效果尤胜，30 ~ 60 g。

若血多痛盛者，可配合田七粉、琥珀末冲服，以化瘀止痛，通淋止血；若尿中时夹砂石，小便艰涩，或排尿时突然中断，尿道窘迫疼痛明显，加入金钱草、海金沙、鸡内金等以排石消坚；若绞痛发作时，可配合枳壳、乌药等行气活血止痛之品，取气行则石行之意，有助于结石排出；若高热不退者加生石膏、知母、大黄以清泻实热；若心烦失眠者加黄连、莲子心以清心安神。

【临床思路】

1. 急性尿路感染，中医药治疗对控制症状，调整全身状况，改善机体状态，疗效明确，相对西药而言毒副作用较少。急性膀胱炎或急性单纯性肾盂肾炎可用纯中医治疗，但要注意补充足够的液体，中药最好能选用鲜品，每日服用 2 到 3 剂，效果才佳。对于急性重症复杂性肾盂肾炎，或有并发症则应配合西医西药治疗。

2. 急性尿路感染，是湿热毒邪蕴结于肾与膀胱所致，属于实热证居多，根据“急则治其标”原则，利尿通淋、清热利湿为其基本治法，但苦寒清热利湿之品，淡渗利水之剂，又易伤阴耗气，伤中败胃，故不可重用久用，中病即止，见效即收。必须长期应用时，可与淮山、茯苓、白术、鸡内金、谷麦芽等健脾和胃之品合用。

3. 治疗急性尿路感染，应在留取尿标本做细菌学检查后，再给予抗菌治疗。另外治疗务求根治，本病治疗后症状改善快，但症状消失，只说明病情好转，仍须继续治疗至尿检细菌培养阴性为止，切忌过早停药或忽视追踪观察，导致感染复发或迁延不愈转为慢性。

4. 治疗效果不佳者，要注意检查有无复杂因素，对复杂性 UTI，应注意去除发作诱因，如糖尿病病人控制好血糖；解决泌尿道畸形或梗阻的问题，如处女膜疝、输尿管狭窄、双输尿管、双肾盂、结石、肿瘤等。

【预后与转归】

淋证的预后，往往与其类型和病情轻重有关。一般淋证初起，多较易治愈，但少数热淋、血淋，湿热弥漫三焦，热毒入营入血，出现高热、神昏、谵语等重危证候。淋证日久不愈或反复发作，可以转为劳淋，每逢正气耗伤之时，则邪盛病作，迁延日久，可出现关格等变证。

单纯性 UTI，往往容易治愈；而复杂性 UTI，若未能及时解除复杂因素，易反复发作，日久可导致慢性肾功能衰竭。

【预防与调护】

1. 多饮水，勤排尿，是最实用和有效的预防和治疗方法。

2. 经常注意外阴的清洁卫生，男性包茎者应手术治疗。

3. 消除各种诱因如糖尿病、尿路畸形及梗阻等。

4. 积极寻找并治疗周围的炎症病灶，如男性的前列腺炎，女性的妇科炎症等。

5. 尽量避免使用尿路器械，如必须留置导尿管，必须严格执行有关规范。

6. 与性生活有关的 UTI，于性交后即排尿，并按常用量服 1 次抗生素预防。

7. 有膀胱—输尿管反流病人，要养成 2 次排尿的习惯，即每次排尿后数分钟，再排尿一次。

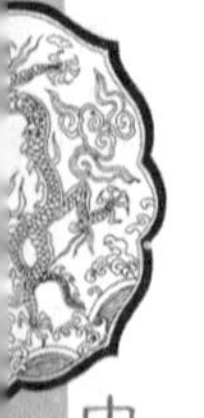

第十五章　传染病急症

第一节　流行性出血热

流行性出血热（epidemic hemorrhagic fever，EHF）是由汉坦病毒引起的、经鼠类传播的自然疫源性疾病。国际上将本病及相关疾病称为肾综合征出血热（HFRS），在日本和中国称为流行性出血热。我国是疫情较严重国家之一，近 60 年累计发病人数已逾百万，死亡数万余人。本病主要病变是全身小血管和毛细血管广泛性损害，临床上以发热、渗出、出血、低血压休克和肾脏损害等为特征。临床过程具有明显阶段性，一般不留后遗症。病死率已由过去 20% 以上降至 2.8% 左右。

本病属于中医“疫疹”范畴。

【病因病理】

一、西医病因病理

（一）病原学

本病病原为汉坦病毒，为有膜 DNA 病毒，呈圆形或卵圆形，外为双层膜，浆内由疏松颗粒状线状结构所组成，平均直径 80～120 nm。汉坦病毒对脂溶剂敏感，乙醚、氯仿、丙酮、苯、氟化碳、去氧胆酸盐等均可灭活。一般消毒剂及戊二醛也可使之灭活。在 pH 5.0 以下，温度 60 ℃ 1 h，紫外线照射 30 min 可使之灭活。

感染本病毒后 IgM 抗体在体内持续时间一般为半年，而 IgG 抗体可能长期存在，病后有持久的免疫力。病毒抗原决定簇存在着地区性差异，国内大多数病毒株具有共同抗原决定簇。本病毒至少可分为 24 个不同的血清型。

（二）流行病学

1. 流行分布。全世界已有 32 个国家报告本病发生和流行，主要分布在欧亚大陆，我国为疫情较严重的国家之一，20 世纪 30 年代初开始流行于黑龙江下游中俄边境，以后发病地区逐渐增多，向南向西蔓延，近年来几乎遍布全国各地。

2. 传染源。主要宿主动物是啮齿类动物，其他动物包括猫、猪、犬、兔和蝙蝠。我国以黑线姬鼠、褐家鼠为主要宿主动物和传染源，林区主要以大林姬鼠为主。

3. 传播途径。本病传播途径尚未完全阐明，可能非单一途径。

（1）动物源传播。人类与带毒的宿主动物（如鼠）排泄物接触，包括直接经破损皮肤伤口和黏膜，污染尘埃及饮食后经呼吸道和消化道传播，其中尤以鼠排泄物污染尘埃扬起形成气溶胶经呼吸道传播可能性大。本病以散发为主，提示可能还有其他途径。

（2）虫媒传播。早在20世纪40年代日本学者观察到寄生在黑线姬鼠身上的革螨属吸血习性虫媒。将其革螨制成悬液注射入人体可出现典型流行性出血热症状。近年又从革螨体内分离出本病毒，故认为革螨通过叮咬吸血引起鼠间传播，也是鼠与人之间传播本病的途径之一。有人尚提出恙螨也是本病的传播媒介。

（3）近年尚观察到本身经胎盘垂直传播方式，作为保持自然疫源地有一定意义。

4. 易感性和免疫力。普遍易感，隐性感染少见。发病以青壮年为主，儿童少见。病后2周血清抗体可达高峰，一般可获得稳固而持久的免疫。罕有第二次感染发病者。

5. 流行特征。

（1）季节性。国内流行季节发病高峰有双峰和单峰两类。多数地区为单峰型即秋冬季（10—12月），少数地区为双峰型即除秋峰外在春夏之间（4—6月）有小峰。野鼠型以秋季为多，家鼠型以春季为多。除季节性流行性出血热，一年四季均可散发。

（2）地区性。许多疫区沿河流分布，随河流走向有扩大的趋势。根据流行病学调查，疫源地分布特征有：①自然疫源性，其特征表现为地势低洼、潮湿、近水、多草、成片荒草地带。②散在性，发病以单发型为主，即使多发型，其疫源灶属一过性特点。小流行后无续发病例。③边缘性，多数在居住区边缘、野外的住房。④局限性，国内野鼠型主要分布在农村。家鼠型包括实验动物型，主要分布于城市。一些疫区野鼠型和家型混合流行，近年有家鼠型逐年增多，而野鼠型相对减少的趋势。

（三）发病机理

流行性出血热是一种严重的全身炎症反应性疾病，血管内皮受损导致的血管通透性增加和出血是该病最基本的病理生理变化，是该病发生发展过程与疾病表现的基础。

病毒侵入人体后，经一定潜伏期，形成病毒血症，出现发热、全身不适等中毒症状。病毒对脏器宿主细胞吸附和穿入有赖于病毒受体的介导。大多数免疫器官和某些脏器（如肾脏）的主质细胞血管内皮细胞、单核吞噬细胞均可能是主要靶器官和靶细胞，病毒侵入后引起机体全身微小血管广泛性受损，伴以组织水肿、变性、坏死。在疾病早期病毒作为始动因子导致免疫异常反应（Ⅰ型和Ⅲ型变态反应），表现为体液免疫反应亢进，补体下降，细胞免疫反应受到抑制，抗原抗体循环免疫复合物迅速形成。免疫复合物广泛沉积于小血管内膜和肾小球基底膜上，引起组织免疫病理损伤，进一步加重微小血管的损伤，通透性和脆性增加，导致大量血浆外渗，血液浓缩，血容量急剧减少，引起低血压、休克。免疫复合物沉积于肾小管引起肾循环障碍和肾组织缺氧，肾小球滤过率下降，最终导致肾功能减退甚至肾功能衰竭。

出血是本病的常见征象，其发生是多种因素造成的，如血管损伤，血小板数量与质量改变，凝血系统激活，DIC以及失凝性出血和继发性纤溶，均使临床出血加重。

流行性出血热的基本病变是全身小血管广泛损害，血管内皮细胞肿胀，管腔膨胀疏松，重者血管壁发生纤维蛋白样坏死。脏器静脉和毛细血管高度扩张和淤血，腔内血栓形成，尤以肾脏、脑垂体前叶、右心房内膜下、后腹膜、肾上腺皮质等是最常见的受损部位。肾脏肿大，病理变化显著，髓质呈显著充血和出血，肾小管上皮细胞变性坏死。

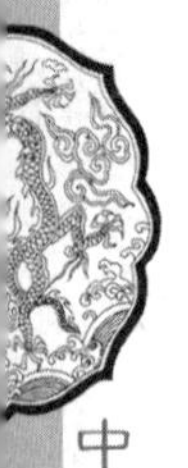

二、中医病因病机

（一）外邪内侵，迅速犯肺入肾

病邪初犯肌表，郁遏卫气出现头痛恶寒等卫表脉症，但卫分时间不长，外邪迅速入里，上侵于肺，流伏于下，毒害肾阴，郁久势张，毒邪外发，正邪相抗，形成胜负转化过程，表现为邪盛正实。

（二）热盛阴伤，营血内燔

此阶段毒热肆虐，正邪拮抗而面红目赤，口渴烦躁，舌质红，脉洪而数。继而毒邪燔化营血，表里俱热，热盛劫阴，血瘀气滞，热血相结，迫血妄行，故证见恶寒、“三红”、“三痛”以外，并见皮肤出血，甚至尿血、便血、呕血、咯血、衄血等。

（三）邪盛正伤，虚实错杂

病发至此阶段，毒热内炽或引动肝风，风火相煽，出现手足抽搐或热盛炼液成痰，痰火扰心，上蒙清窍，则神昏谵语。若热邪内陷，正不胜邪，则可见汗出肢冷脉伏等气阳两脱之险证。热毒伤肾，肾阴亏损，肾水枯竭，症见少尿、尿闭，口渴舌燥。此阶段变证丛生，可因素体营阴不足而使邪陷厥阴，或因肾气亏损而致气不化津，表现为各种症状。

病发至后期邪退正虚阶段，邪热渐衰，正气未复，肾气不固，水不蓄存，津不上承，膀胱失约，可见尿频量多，烦渴多饮，舌红苔白而干。此时证情较前为缓，但治疗上仍需精细辨处，否则仍有可能恶化逆转。

【临床表现】

本病潜伏期 7 ~ 46 d，一般为 2 周。有 10% ~ 20% 的病人有前驱症状，如上呼吸道卡他症状或胃肠功能失调等。典型临床过程可分为发热期、低血压期、少尿期、多尿期、恢复期等五期。现由于各种治疗的干预，典型过程已较少见，多数病人只有发热期和多尿期，其次是发热、少尿及多尿期三期。病期经过是否典型与病情轻重密切相关。重型及危重型绝大多数有五期典型表现。相反轻型或只有发热或多尿期。临床如出现多期重叠，如发热、休克、少尿三期重叠，预示着病情危重，预后差。

一、发热期

急性起病，多有畏寒、发热，体温在 1 ~ 2 d 达高峰，39 ~ 40 ℃，热型多为稽留或弛张热，热程一般为 3 ~ 6 d，同时伴头痛、腰痛、眼眶痛（“三痛”现象）和颜面、颈部、前胸皮肤充血潮红，面呈醉酒样（“三红”现象），全身不适，食欲不振，恶心呕吐。重者出现嗜睡、烦躁不安等神经系统症状。病后 2 ~ 3 d，皮肤可见出血点，主要分布在两侧腋下，上臂内侧皮肤呈条索状或抓痕状，束臂试验阳性。重者出现鼻衄、咯血或呕血。与此同时，渗出体征明显，颜面、眼睑浮肿，两眼球结合膜下水肿。有报道病人口腔软腭出血点伴血小板锐减，出现早且特异，临床可作为早期快速诊断参考指标。

二、低血压期

为低血容量性休克，多发生于病程 3 ~7 d，往往热退后休克随之出现，多为暖型。病人皮肤潮红，温暖出汗，口渴，烦躁不安，呕吐，尿量减少，脉搏细速。重者出现谵妄，精神错乱，抽搐或心力衰竭。此期并发症有 DIC，临床表现为休克顽固而不易逆转，并出现内脏出血，其次是呼吸窘迫综合征（RDS），表现为呼吸窘迫，血氧下降，肺部 X 线阴影形成。个别病人出现垂体休克，预后更差。本期一般持续 1 ~3 d，或出现在发热期，也可直接跳转到少尿期。

三、少尿期

病程第 5 ~8 d 在休克同时或休克逆转时开始少尿（每日尿量少于 400 mL）到尿闭（每日尿量少于 50 mL）、蛋白尿、红白细胞、管型增多，部分病人尿中出现膜状物，血中尿素氮升高，病人出现一系列高血容量综合征、尿毒症症状以及酸中毒、高血钾等症。

本期常见凶险并发症，表现为以下几点。

1. 出血。血管壁及组织损伤，凝血因子消耗性降低，引起 DIC 或高血容量分流性出血。临床表现为鼻衄、胃肠出血、皮下渗血、呼吸道出血、肾及肾周围囊出血、脑出血等。

2. 脑水肿。颅内压升高综合征和抽搐。

3. 心衰、肺水肿。血管外渗停止，组织间液回收增加，加上少尿或尿闭，出现高血容量综合征，病人表现心烦意乱，血压升高，脉压增大，颈静脉怒张，肺部听诊啰音出现以及咯血性痰。

4. 合并感染。如肺炎、败血症等而再次发热，预后不良。

四、多尿期

大多从 9 ~14 d 开始，每日尿量达 3 000 mL，进入多尿期，其他症状随之好转。此期持续时间 1 ~2 周，少数达数月至 1 年。此期主要并发症是水、电解质紊乱和继发性感染，个别并发出血。

五、恢复期

尿量恢复正常，夜尿逐渐消失，体力开始恢复，一般需 1 ~3 个月。

以上各期并非每一病例都有，重者可前 2 期或 3 期交叉重叠，轻者或非典型者可跳期，仅有发热期或多尿期。野鼠型临床表现较典型，病情经过较重，出现休克、出血、肾脏损害者较多见，病死率高。家鼠型临床表现多不典型，病情经过较轻，较少出现休克、出血、肾脏损害，病程较短，多数病人发热后直接进入多尿期或恢复期，病死率低。

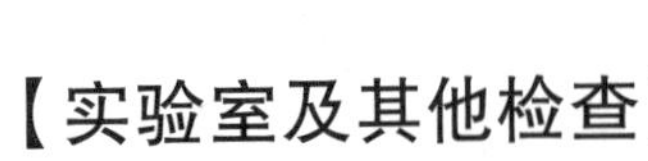

【实验室及其他检查】

1．常规检查。血尿常规检查不但有助于早期诊断，且对了解病情发展有重要意义。红细胞及血红蛋白随休克期体液外渗、血液浓缩而增高，至少尿期重吸收血容量增多、血液稀释而降低。白细胞和中性粒细胞发热期多数升高，个别呈类白血病样反应。异常淋巴细胞增多，检出率达60%～100%，对诊断有意义。发热后期一般为10%左右，亦有高达50%～80%。异常淋巴细胞越高，预后越差。血小板变形肿大、数量减少，也与病情发展、预后一致。尿蛋白是肾脏损害早期标志，随着病情发展，尿中出现各类管型及红白细胞。少尿期出现各种形状的膜状物和病毒包涵体，更能反映本病特征。

2．血清学检查。流行性出血热特异性IgM阳性是本病诊断可靠依据，或双份血清（发病4 d以内和间隔1周以上）特异性IgG抗体增高4倍以上，可以确诊为现症或近期感染。

3．肾、肝功能检查。病程第3～4 d病人血中尿素氮和肌酐即可升高，至少尿期末尿素氮达高峰。如24 d尿素氮上升超过4.6 mmol/L以上，肾功能严重受损。有45%～80%病人肝功能异常，以单项ALT升高最为常见，或伴血清胆红素升高，酷似病毒性肝炎。

4．病原学检查。利用逆转录PCR方法从病人外周血中检测到汉坦病毒RNA或从病人血液等标本中分离出汉坦病毒有助于确诊本病。但此检测方法步骤复杂，成本较高，临床诊断极少应用。

【诊断与鉴别诊断】

一、诊断要点

（一）西医诊断

1．流行病学资料。于本病流行季节、流行地区，或于病前2个月内有疫区逗留史，与鼠类等宿主动物或其排泄物的直接或间接接触史，或食用过鼠类污染的食物史。

2．主要临床特征。具备三大主症（发热、出血、肾损害）或五期经过者，诊断并不困难。若有热退后病重，或血压先低后高，或尿量先少后多，以及发热后出现不明原因的肾功能不全等表现者，均有助于本病诊断。对于非典型病例诊断有困难，需借助于实验室检查。

3．实验室检查。早期出现异型淋巴细胞≥7%与血小板减少。尿蛋白于短期内急剧增加，伴红、白细胞及管型等改变，若见膜状物及病毒包涵体多可明确临床诊断。病原学检测最常用的ELISA法查特异性抗体IgM阳性，或病毒基因PCR检测阳性。

临床依据流行病学资料，结合临床上有短期发热、充血和出血、肾脏损害以及5期临床经过，外周血象有异常淋巴细胞出现、血小板减少，热退尿蛋白骤增及见红白细胞及各种管型，血清学检查特异性IgM或抗原阳性即可确诊。

（二）中医辨病与辨证要点

1．辨病要点。本病多起病较急，突然畏寒高热，稽留不解，伴全身酸痛乏力，类似重感冒。但应注意其身痛以头痛、眼眶痛和腰痛为突出，称为“三痛”征，且初起时多见颜面、颈部与上胸部肌肤发红，称“三红”征，另可伴有食欲减退、恶心、呕吐、腹痛、腹泻或肌肤红色或暗红色斑疹等症。

2. 辨证要点。本病辨证以卫气营血辨证为纲，可概括性分为疫毒侵袭、湿郁血瘀与邪退正虚、气阴两亏两大阶段，结合不同阶段主证进行辨证。起病之初，恶寒发热、头身痛等表征明显者为邪郁卫分；继之壮热口渴、尿赤便秘者为热在气分；如心烦或昏谵，皮肤显斑，甚或便血、衄血，此为热入营血，如仍高热持续者为气营两燔；病程后期，或者病势急转，见口渴尿少、汗出肢厥者热伤气阴已虚；如见尿少尿闭、头昏头痛者已属热瘀阻闭；渐见衰竭萎靡、腰痛尿少或完全无尿、舌赤枯萎者，则已呈肾阴衰竭之危候。

二、鉴别诊断

对疑诊、非流行季节的散发病例及新疫区的初发病例仍需与下列疾病相鉴别。

1. 上呼吸道感染。常易与出血热早期相混，前者有明显的呼吸道症状，咽部充血，全身中毒症状较轻，病程短，尿检查正常。

2. 败血症。病人多有原发感染病灶可寻，血白细胞总数和中性粒细胞增高，血培养阳性。

3. 伤寒。起病缓慢，稽留热，相对缓脉，血白细胞偏低，嗜酸性粒细胞减少或消失，肥达氏反应阳性，血培养可获伤寒杆菌。

4. 血小板减少性紫癜。除皮肤有出血点紫斑外，多无其他伴发症，骨髓涂片可确诊。

5. 钩端螺旋体病。夏秋季高发，具有“寒热酸痛一身乏，眼红腿痛淋巴大”的临床表现特征，其中腓肠肌痛如刀割，白细胞于起病时即呈低中等度增多，血小板正常，青霉素治疗有特效，血清学检查可资鉴别。

6. 新疆出血热与登革热。前者多见于3—6月份，有进入牧场与蚊叮咬史，前额与颞部疼痛明显，黏膜出血为主，肾脏损害极轻，无多尿期，血清补体结合试验可以诊断。后者多见于海南与福建两地，呈“马鞍型”发热，眼肌、四肢与关节疼痛明显，70%以上病人淋巴结肿大，50%的病人脱发，皮疹分布四肢多于躯干，近半数呈麻疹样皮疹、猩红热样皮疹或荨麻疹样皮疹。白细胞减少，浆细胞增多，且呈空泡变性，病初即出现IgG抗体。

【治疗】

一、西医治疗

（一）治疗原则

本病尚缺乏特异性治疗。治疗强调计划性与预见性，要求做好“三早一就”即早发现、早诊断、早治疗以及就地治疗的原则，把好“休克、出血、肾衰”三关，从而降低病死率。根据本病自限性特点，早期应以抗病毒，减少抗原及减轻免疫反应为主；

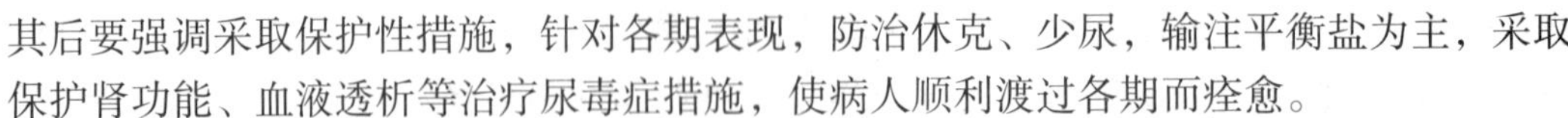

其后要强调采取保护性措施，针对各期表现，防治休克、少尿，输注平衡盐为主，采取保护肾功能、血液透析等治疗尿毒症措施，使病人顺利渡过各期而痊愈。

（二）治疗措施

1．发热期。卧床休息；给予高热量、易消化流质饮食，不能口服者静脉补充至每日 3 000 mL 液体，注意调整酸碱平衡，维持内环境稳定。高热时给予物理降温，不用解热剂，伴有呕吐或精神症状者可给予 1～3 d 氢化可的松，每日 100～200 mg 静滴，以减轻中毒症状，缩短病程并减轻以后各期病情。静滴利巴韦林（病毒唑）600 mg 每日 2～3 次至热退为止。临床应用疗效肯定，应尽早使用，可降低血管内和肾损害，降低病死率。可配合应用干扰素，具有广谱抗病毒和免疫调节作用，剂量为 100 万～300 万 U/d，疗程 3 d。必要时肌注或静滴出血热特异性免疫血清或球蛋白。预防 DIC 可酌情选用丹参注射液或 10% 右旋糖酐，中毒症状重或渗出明显者，应定期随访凝血时间，若出现高凝状态，可用小剂量肝素。

2．休克期。发热后期要密切注意血压动向。如有血压下降应及时预防和纠正，补充血容量，按早期、快速、适量原则进行。常用液体以平衡盐为主（复方醋酸钠注射液等），其溶液渗透压、离子含量及酸碱度与正常细胞外液相似，可起到稳定机体内环境的作用。给液量的原则是迅速恢复并维持血压在 90～98 mmHg 基本正常范围。晶体液比例以 3∶1 为宜，先给平衡盐后给低分子右旋糖酐。用量和速度随休克恢复情况而定，一般为 24 h 内 3 000～5 000 mL 左右。

对少数顽固性休克可采用新鲜血浆、白蛋白注射液以调整血浆胶体渗透压。对休克后期伴四肢厥冷者可同时推注 654－2 注射液，每次 20～40 mg，每 15～30 min 1 次，以改善微循环。纠正酸中毒可首选 5% 碳酸氢钠注射液，可根据 CO_2CP 分次补充或每次 60～100 mL，依病情每日给 1～4 次。

休克后期并发 DIC 和 ARDS 处理：DIC 确诊为高凝状态应给予肝素，每次 5 000 U 静滴，再按试管凝血时间（正常 8～30 min）酌情重复给药。ARDS 发生主要是改善低氧状态，采用呼吸末正压给氧，同时尽量控制输液量，注意心肺功能的保护。

3．少尿期。主要治疗原则是限制出入液量，控制氮质血症，防治并发症。

（1）严格限制入量，稳定内环境。输液量以“量出为入，宁少勿多”为原则。每日进量为前一日 24 h 排出量加 500 mL。当发生少尿或无尿时，液体要严格控制，24 h 内入液量不宜超过 1 000 mL，并以口服为主。

（2）降低高氮质血症，促进肾功能恢复。

利尿 首先要注意识别肾前性少尿或是肾性少尿，尽早防止少尿或无尿发生。静推速尿每次 20～200 mg，每日总量小于 800 mg 为宜。若血容量不足也可酌情使用 20% 甘露醇 150 mL 静脉滴注，可配合使用速尿，但肾损害严重及高血容量综合征时应慎用。

导泻 对利尿效果不好，可口服甘露醇粉 30 g 和 50% 硫酸镁 40 mL。亦可服用生大黄类煎液导泻。

透析疗法 有助于排除血中尿素氮和过多水分，纠正电解质和酸碱失衡，缓解尿毒症，为肾脏修复和再生争取时间。无腹腔出血和感染等情况可选用腹膜透析法；有条件的病人可采用血液透析，血液透析作用快、效果好，迅速改善尿毒症，并能很大程度上降低病死率。

其他 为减少蛋白分解，减轻氮质血症，肌内注射苯丙酸诺龙 30 mg，隔日 1 次。并注意补充维生素、钙、镁等电解质。

（3）防治并发症，提高救治率。

出血的防治 少尿期出血现象最为突出，因血管损伤及凝血因子消耗引起的出血，以输新鲜血液疗效最好。若因高血量引起的分流出血，应重在预防，及时处理高血容量的发生。止血剂可选用止血敏、安络血、维生素 K、立止血、凝血酶、云南白药等。消化道出血应加用 H2 受体拮抗剂或胃质子泵阻滞剂。

并发 DIC 高凝状态或纤溶 应做试管凝血时间试验，监视凝血状态。若诊断明确，采用肝素抗凝或静滴 6－氨基己酸，每次 4～6 g，6 h 1 次抗纤溶。

高血容量综合征合并心衰和肺水肿 严格控制液体摄入量，采用高效利尿剂利尿，并给予西地兰或毒毛旋花子苷静脉注射。上述处理效果不明显，必要时放血 200～400 mL，以缓解心肺负担。血压高于 150 mmHg 以上，需采用降压、导泻或透析疗法。

继发性感染 多为呼吸道和泌尿系统感染，要及早发现，及时处理，以防止第 2 次休克或加重肾衰。在抗生素选用上，要注意选择对肾脏无损害的，如青霉素类、大环内酯类抗生素为宜。

4．多尿期。多尿主要引起失水和电解质紊乱，如低血钾等。应补充足量的液体和钾盐，以口服为主，静脉为辅，过多静脉补液易使多尿期延长。

5．恢复期。病至多尿期即提示进入恢复期。此时重要脏器如心、肝、肾等病理损害尚未完全恢复。故适当补充营养，避免受凉，注意休息，其体力恢复时间随病情程度不同而异。一般 1～2 个月可恢复正常。但近年研究提示，肾功能完全恢复需半年以上，个别严重者需 1 年以上。

二、中医治疗

本病一般起病较急，以高热为主，此时属于毒热内盛阶段，病情进展可很快出现热入营血致迫血妄行，血证丛生，或热陷心营，致神志昏蒙，心悸气喘；也可因热邪太盛，灼伤肝肾之阴，而致尿少尿闭，动风抽搐，重者可出现阴竭阳脱之危候。

本病以热疫毒邪为主因，故治则为清热解毒，顾护津液。可在不同的阶段和证型配合凉血止血、滋肾利水等法，对危重症宜固本益气，补肾防脱。本病病急证险，病初切忌辛温助阳发汗，也不可固执一法而终，应中西结合多途径给药，以防变生险证。

（一）应急治疗

1．针刺。发热者可取曲池、合谷、手三里、足三里，采用泻法。

2．中成药口服。安宫牛黄丸 1 丸或紫雪丹 1 支一次口服。

3．中药注射剂常规静滴。清开灵注射液 40 mL 加入 5% 葡萄糖注射液 250 mL 中静脉滴注。或醒脑静注射液 40 mL 加入 5% 葡萄糖注射液 250 mL 中静脉滴注。

4．对血压低或表现为厥脱者，可应用参附注射液 10 mL 加入倍量生理盐水中静脉注射，继用 30 mL 加入 5% 葡萄糖注射液 250 mL 中静脉滴注。或配合生脉注射液 40 mL 加入 5% 葡萄糖注射液 250 mL 中静脉滴注。

5. 热入营血者，可用香丹注射液 30 mL 加入 5% 葡萄糖注射液 250 mL 中静脉滴注。

（二）辨证论治

1. 发热期。

（1）邪郁卫分。

主要证候：恶寒发热，头痛腰痛，目眶痛，无汗或微汗，口干，颜面潮红，两目微赤，轻微浮肿，舌苔薄白，舌边红，脉浮数。

治法：辛凉解表，清热解邪。

方药：银翘散。

方中银花、连翘清热解毒，辛凉透邪；薄荷、荆芥、豆豉辛散表邪，透热外出；桔梗、牛蒡子、甘草宣肺散结；竹叶、苇根甘凉清热，生津止渴。

衄血者去荆芥、豆豉加白茅根、侧柏炭、栀子炭；头痛重者加白芷；口干渴者加玄参。

（2）热在气分。

主要证候：壮热口渴，汗出气粗，面红目赤，小便赤短，大便秘结，舌红苔腻，脉洪大而数。

治法：辛凉清气，滋阴解毒。

方药：白虎汤。

方中石膏清泻肺胃而除烦热，知母清热养阴，甘草、粳米益胃护津，使大寒之剂无伤脾之虑。

大便秘结者加生大黄、芒硝以泻热通便；口渴引饮者加天花粉、玄参以养阴生津止渴。

（3）热入营血，气营两燔。

主要证候：壮热口渴，心烦不宁，皮肤显斑，甚者便血、衄血、神昏谵语或抽搐，舌质红绛，脉弦细数。

治法：清热解毒，清营凉血。

方药：清瘟败毒饮。

方中石膏、知母清阳明经之火热，犀角（用水牛角代）、地黄、玄参、丹皮、赤芍清营凉血解毒，黄芩、黄连、栀子、连翘清热泻火解毒，竹叶清心除烦，桔梗载药上行，甘草和胃。

神志昏迷者加石菖蒲、郁金以开窍醒神；肢体抽搐者加天麻、蜈蚣熄风止痉；便血、衄血者加侧柏叶、生地炭、地榆以止血养阴。

2. 低血压期。

（1）热厥。

主要证候：见于低血压早期。手足厥冷，脐腹灼热，恶热，口渴，烦躁不安，神情恍惚，口唇发绀，或呕恶、便秘，尿黄或汗出而热不退，舌绛苔黄黑而干，脉弦数或沉细而数。

治法：清气凉营，益气生津，扶正祛邪。

方药：生脉散合清营汤。

方中人参补肺益气而生津，麦冬养阴清肺而生津，五味子敛肺止汗而生津。犀角（用水牛角代）咸寒清解营分之热毒，玄参、生地、麦冬甘寒清热养阴，黄连、竹叶心、连翘、银花清心解毒，并透热于外而解，丹参清热凉血并活血，以防血与热结。

恶心呕吐者加法半夏、竹茹；烦躁不安者加石菖蒲、远志；大便秘结者加生大黄、枳实；口渴加玄参、天花粉。

（2）寒厥（内闭外脱）。

主要证候：畏寒肢厥，汗出气凉，蜷卧不渴，气微神疲，面色苍白，口唇发绀，舌质淡，苔黄，脉微欲绝。

治法：回阳救逆。

方药：生脉散合参附汤。

方中人参大补元气以固脱，且补肺益气而生津，麦门冬养阴清肺而生津，五味子敛肺止汗而生津，附子温肾壮阳，祛寒救逆，诸药合用，共奏回阳救逆之功。

息微汗出者可加山萸肉；脉微欲绝，大汗不止者可加龙骨、牡蛎；畏寒肢厥者可加肉桂、干姜。

3. 少尿期。

（1）热瘀阻闭。

主要证候：尿少尿闭，头昏头痛，全身酸软无力或嗜睡或谵妄，甚者神昏，唇舌干燥，舌赤枯萎，苔黄黑厚，脉沉细数。

治法：凉血化瘀，通下利尿。

方药：犀角地黄汤合猪苓汤。

方中犀角（以水牛角代）清热凉血解毒，生地黄养阴清热，凉血止血，芍药和营泄热，丹皮泻血中浮热，凉血散瘀。猪苓、茯苓、泽泻渗利小便，滑石清热通淋，阿胶滋阴清热。

全身无力明显者加玄参、太子参；神昏谵忘且大便秘结者加石菖蒲、生大黄；口舌干燥者加麦冬、石斛、天花粉。

（2）肾阴衰竭。

主要证候：极度衰竭，精神萎靡，腰酸痛，小便短少或完全无尿，心烦不眠。口干咽燥，舌赤枯萎，脉细数无力。

治法：补益气阴，滋肾利水。

方药：知柏地黄汤。

方中熟地黄滋肾补阴，配以知母养阴而清虚热，山萸肉固肾益阴，山药滋补脾阴，茯苓健脾渗湿，丹皮、泽泻清泻肝肾火热，更配黄柏清祛下焦湿热。

大便秘结者加生大黄、枳实；口干咽燥者加玄参、麦冬；尿少者加大腹皮、猪苓。

（3）湿热犯肺。

主要证候：尿少尿闭，全身浮肿，心悸气喘，痰涎壅盛，神志昏蒙，头痛如裹，舌淡苔白，脉滑濡。

治法：泻肺利水，化瘀导滞。

方药：葶苈大枣泻肺汤合调胃承气汤。

方中葶苈子开肺气，泄水逐痰，大枣安中护正，使泻肺而不伤胃气。大黄苦寒泻下以排湿热浊邪，芒硝润燥，软坚通便，炙甘草和中缓硝黄之峻。

上方宜加大腹皮、茯苓、泽泻以利水消肿；痰涎壅盛，神志昏蒙者加竹沥、天竺黄、石菖蒲、川萆薢；头痛甚者加白芷、细辛。

【临床思路】

1. 西医认为本病的发生是病毒进入人体后，产生病毒血症引起发病和中毒症状。同时侵入细胞，进行复制并释放新抗原，后者与特异性抗体结合，形成大量的免疫复合物，沉积于血管壁、肾等组织，在抗体的参与下，引起血管通透性增高及血浆外渗等改变，导致低血压休克、出血、肾功能衰竭等各种临床表现。

2. 本病的中医辨证可概括分为疫毒侵袭、湿郁血瘀与邪退正虚、气阴两亏两大阶段。而湿、热、瘀、毒可存在于疾病的全过程，病程有顺逆转变，变证险证，复杂多变的病变特征。

3. 中医治疗是以卫气营血辨证为纲，结合其主证，同时参考西医分型辨治，临床治疗可参考“清热毒、存津液、护胃气、保肾阴”的基本原则。

4. 本病用药应注意：透热宜凉不宜温，由于热毒郁伏，病初即须透热于外，银花、黄芩可投，桂枝、葛根忌用。泻毒宜早不宜迟，由于热毒积聚过深，热势不通，即可用药攻下，冀深伏热毒自大便而去，勿等少尿期出现才用泻药，否则，热毒进一步内陷，变证危象即发生。清泄宜凉不宜寒，热势退后，用药宜凉，虑其炉烟虽熄，灰中有火。但不宜寒，防其寒甚伤胃，受纳不能，正气无由来复。养阴药宜流通不宜呆滞，病变后期，阴液伤而应清养，避免厚腻之品，壅塞于内，损及脾胃。

【预后与转归】

本病依地区、流行年度、不同鼠种及不同基因型病毒而病情差异较大，加上诊断是否及时、治疗是否恰当，病死率差别甚大。近年来由于防治措施的加强，病死率已从25%左右降至2%～8%。总的趋势是老疫区和流行高峰时期病死率较低，而新疫区和散发病例的死亡率较高。死亡的主要原因是难治性休克，重度肾衰伴消化道大出血、ARDS、急性心衰肺水肿、继发感染或多器官功能衰竭等。80%以上病人病后恢复顺利，3～6个月可完全康复。少数重症病例恢复较慢，需半年至2～3年方可康复。

【预防与调护】

1. 进行流行病学调查，明确疫源地并做好预防工作。

2. 清理环境卫生，灭鼠螨，消灭啮齿类动物传染源和媒介昆虫，切断传播途径。

3. 加强个人与集体防护措施，野外作业或外出旅游时，最好穿紧口长袖衣裤或涂擦驱避剂。避开鼠洞地区、选择高处干燥地带休息或游玩。不要在田边地头或墙角、门口附近设地铺，最好用吊床睡觉。

4. 保护易感人群，可接种疫苗。目前有灭活疫苗、减毒活疫苗、基因工程疫苗三种。我国 90－1 批（液体灭活疫苗）和 90－2 批（冻干灭活疫苗）可使特异性抗体阳性率达 90% 左右。基因工程疫苗是用病毒 RNA 的 M 和 S 片段同杆状病毒和牛痘病毒重组，并在感染组织细胞内表达核蛋白（NP）和糖蛋白 G1、G2。其中 M 基因重组病毒免疫动物后产生中和抗体，对出血热病毒感染有明显保护作用。

5. 治疗期间，应严密观察病人的血压、尿量，以便于休克与肾衰的及时处理。对于意识障碍，尤其是昏迷病人，保持呼吸道通畅至关重要。必要时给予吸氧、吸痰，定时翻身拍背，防止坠积性肺炎。并应及时发现病人鼻衄等出血现象。恢复期应加强营养，补充高蛋白、高热量、高维生素饮食。宜服补肾中药 1 个月，或做补肾药膳进行调理。

第二节　伤　　寒

伤寒（typhoid fever）是由伤寒杆菌引起的急性肠道传染病。典型临床表现包括持续高热、腹部不适、肝脾肿大、白细胞降低，部分病人有玫瑰疹和相对缓脉。

自 1884 年分离到伤寒杆菌至今已有 100 多年的历史。世界各地均有流行，国内多为散发病例，部分地区有局部流行，夏季多见，好发于学龄儿童及青壮年，男女发病率无明显差别。

早在 2 000 多年前《内经》中即提出“伤寒”名称，但当时它是多种外感热性病的总称。现所称的“伤寒”属于中医温病学中“湿温”的范畴。

【病因病理】

一、西医病因病理

（一）病原学

伤寒杆菌属沙门菌属 D 组，革兰氏染色阴性，呈短杆状，长 1～3 μm，宽 0.4～0.9 μm，无荚膜、无芽孢、有鞭毛、能运动。需氧或兼性厌氧，可以普通培养基孵育，在加入胆汁后生长更佳，发酵葡萄糖产酸不产气。在自然环境中生活能力较强，在水中可存活 1～3 周，在粪便中存活 1～2 个月。耐低温，冰冻条件下可存活 1～2 个月。对阳光、热的抵抗力较低，在 56～60 ℃的温度中只能存活 10 min，对一般消毒剂较敏感。

伤寒杆菌具有菌体抗原（O）、鞭毛抗原（H）和表面抗原（Vi）。“O”抗原为类脂多糖，特异性不高。“H”抗原为蛋白质，具型特异性，伤寒杆菌与副伤寒杆菌甲、乙、丙各不相同。新分离到的伤寒杆菌及副伤寒丙有“Vi”抗原。三者均能刺激机体产生相应的抗体，测定病人血清中的“O”“H”抗体可协助临床诊断，测定“Vi”抗原可发现带菌者。应用噬菌体可将具有“Vi”抗原的伤寒杆菌分为 100 余型，噬菌体分型对流行病学调查及追究传染源有一定的帮助。伤寒不产生外毒素，菌体裂解时释放的内毒素是其致病的主要因素。

（二）流行病学

1. 传染源。分别为病人及慢性带菌者，病人从潜伏期开始可从粪便排菌，从病程

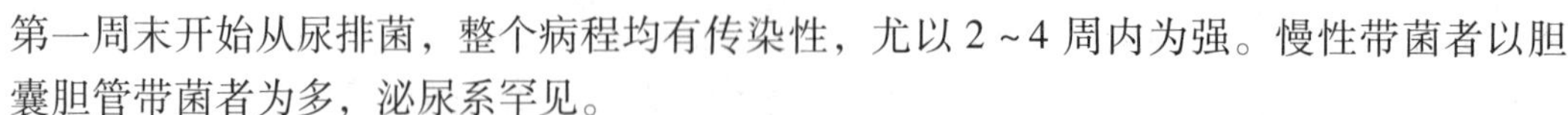

第一周末开始从尿排菌，整个病程均有传染性，尤以 2～4 周内为强。慢性带菌者以胆囊胆管带菌者为多，泌尿系罕见。

2. 传播途径。伤寒杆菌随病人或带菌者的粪、尿排出后，通过污水、食物、日常生活接触和苍蝇、蟑螂等媒介而传播。

3. 人群易感性。人对伤寒普通易感，病后可获得持久性免疫，再次患病者极少。

4. 流行特征。本病终年可见，但夏秋季最多，发病高峰在北方常较南方迟 1～2 个月才出现。近年各地发病率较低，流行高峰已较为平坦。发病以儿童及青壮年居多。

（三）发病机理

伤寒杆菌感染的后果与感染量、菌株毒力以及机体免疫状态等多种因素有关。伤寒杆菌随污染食物进入消化道后，在胃内逃避胃酸的作用后进入小肠，在小肠内，伤寒杆菌一方面刺激局部产生分泌性 IgA，以提高胃肠道内黏膜的屏障作用，阻止细菌黏附于小肠壁，使肠系膜淋巴结免受侵害；另一方面，与黏膜顶端细胞结合，引起小肠黏膜上皮纤毛轻微退行性变，邻近的细胞膜内陷而包围病原菌。细菌穿过黏膜上皮细胞到达肠壁固有层，迅速为肠壁淋巴组织、巨噬细胞吞噬，同时，在胞质内迅速繁殖，并随之进入血液，即原发性菌血症，一般在摄入病原菌后 24～72 h 即可发生。由于迅速被肝、脾、淋巴结、骨髓等网状内皮系统清除，原发性菌血症短暂，病人多无任何症状，处于潜伏期中。

伤寒杆菌被单核—吞噬细胞吞噬后，在巨噬细胞吞噬体内识别其环境以作为基因表达的信号，并形成巨型吞噬体，随淋巴—单核细胞散布至全身，细菌再次进入血液，引起继发性菌血症，同时出现相应的临床症状。全身播散的细菌侵入肝、胆、脾、肾、骨髓等器官组织，细菌在胆道系统内大量繁殖，不断随胆汁排泄至肠道，部分随粪便排出体外，部分则经肠黏膜再次侵入肠壁淋巴组织，引起局部 Arthus 反应，使原已致敏的肠壁组织发生肿胀、坏死和溃疡。随着机体迟发型免疫反应的形成和逐渐加强，使体内的细菌不断被杀灭。某些细胞因子如干扰素、肿瘤坏死因子（TNF）以及白细胞介素（IL）等均参与了发病过程。

伤寒的特征性病理变化是全身网状内皮系统单核细胞的浸润和高度增生，形成伤寒结节。病变以肠道最为显著，尤以回肠，特别是远端 10～12 cm 及邻近回盲瓣处受累较重。肠道病变过程包括增生、坏死、溃疡形成、溃疡愈合四个阶段，每个阶段约 1 周。肠道病变一般限于黏膜及黏膜下层，若病变累及血管可引起肠出血；若穿透肌层和浆膜层，便可导致肠穿孔，引起腹膜炎。穿孔常见于回盲远端 60 cm 内。溃疡愈合时，由于纤维化很少，恢复后不遗留疤痕和狭窄。

各种肠外组织可有类似的病变：肝脏、脾脏肿大，有明显的巨噬细胞浸润和增生，亦可形成伤寒结节和灶性坏死。玫瑰疹为皮肤表层毛细血管充血扩张所致，可见单核细胞浸润及伤寒杆菌。部分重症伤寒尚有心、肾中毒性变性。偶见脑膜、骨髓、肺、肾、中耳、关节、心内膜等迁徙性化脓病灶。由于全身网状内皮系统的增生、免疫复合物以及内毒素等作用，可导致再生障碍性贫血，血小板、白细胞减少及贫血。

二、中医病因病机

（一）内蕴脾湿，外感湿热

素体脾湿内蕴，或湿热内盛，湿温病邪由口鼻而入，首先在中焦脾胃蕴结后酿成病损。初起以湿邪阻遏卫气为主，故见湿热抑郁肌表之头痛恶寒、身重疼痛、身热不扬等卫分证。

（二）湿浊蕴蒸，中焦失运

湿病病邪犯表，同时内伤脾胃，中焦失运。湿浊停聚，阻遏气机而见胸闷脘痞，湿热蕴蒸，郁而不达，渐成湿热火毒，而表现为郁热内盛等气分证，常内挟湿舌苔黄厚腻而表现为阳明湿热证。

（三）化燥化火，入营动血

初起阶段，虽湿中蕴热，但多见湿重于热证。素体中阳偏旺者，则邪从热化而病变偏于阳明胃，素体中阳偏虚者，则邪从寒化而病变偏于太阴脾。病在太阴则湿重热轻，病在阳明则湿轻热重。病情发展至此阶段，则湿热化燥化火，进而深逼营血，血络受伤则出现斑疹及出血，肠络出血过多则阳气随血脱而外亡。热盛日久则耗损阴液，出现邪去正衰余邪未净之证。

【临床表现】

一、潜伏期

一般为 10 d 左右，其长短与感染菌量有关。食物性暴发可短至 48 h，水源性暴发可长达 30 d。

二、典型临床经过

典型的伤寒自然病程为期约 4 周，可分为四期。

1. 初期。多数病人起病隐匿、缓慢，以发热、头痛、腹部不适或腹痛为最常见的早期症状，伴全身不适、肌肉酸痛、恶心厌食、畏寒或轻度寒战。初起体温呈弛张热，以后随病程逐日递增，呈梯形上升，脉搏与体温平行。腹胀、便秘多见，少数有轻、中度腹泻。大多干咳，少数有鼻衄。至第一周末，肝脾可扪及。

2. 极期。极期是伤寒征象的高潮，相当于第 2 ~ 3 周，主要表现有以下几方面。

（1）高热：体温持续于 39 ~ 40 ℃，达 2 ~ 3 周，呈弛张热或稽留热，然后呈梯形下降，自然经过总热程约 1 个月。

（2）皮疹：部分病人于第 5 d 出现少数玫瑰疹，散布于前胸及上腹部，大小为 2 ~ 5 mm，色泽暗红，压之褪色，略高于皮面，2 ~ 4 d 消退，但可复发。

（3）相对缓脉：约 1/3 病人于病程 1 周后可出现。

（4）肝脾肿大：近半数有脾肿大，肝肿大更多见，质软、轻触痛，随病情好转而回缩。

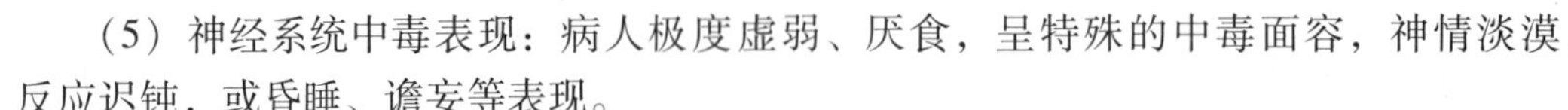

(5) 神经系统中毒表现：病人极度虚弱、厌食，呈特殊的中毒面容，神情淡漠，反应迟钝，或昏睡、谵妄等表现。

以上为伤寒的经典表现，常称为伤寒的五大特征。但近年来由于抗菌药物、退热药物及免疫抑制剂等的应用，伤寒的临床表现变异，诊断时需加注意。

3. 缓解期。病程第3周，病人更见虚弱，体温于数日内逐渐下降，病情开始改善。但需警惕并发症，尤其是肠出血和肠穿孔。

4. 恢复期。第4周后体温恢复正常，症状和体征也随之消失，但全身状况的恢复约需1个月。

三、临床类型

1. 轻型。以发热为主要表现，毒血症轻，病程较短，常与早期治疗和预防接种有关，近年来在散发病例中多见。

2. 重型。起病急，毒血症严重，病情凶险。常引起高热，伴感染性休克、中毒性脑病、中毒性心肌炎、中毒性肝炎、多发性脓肿、DIC等并发症，若不及时救治，预后不良。近年来在耐药菌株流行的地方多见。

3. 迁延型。常见于合并慢性肝炎、慢性血吸虫病等病人。初期表现与典型伤寒相似，但发热持续5周或更长时间，呈弛张热或间歇热，肝脾肿大较显著。

4. 逍遥型。毒血症症状轻，病人可坚持正常生活，部分病人以肠出血或肠穿孔为首发症状。

5. 儿童伤寒。临床表现有别于成年人，年龄越小症状越不典型。新生儿起病常不明显，表现为少哭、少吃或拒奶，四肢发凉，发热或体温不升，伴有黄疸或原有黄疸逐渐加深，有较明显中毒症状，如高度腹胀、肠鸣音消失、呼吸不规则、呻吟、紫绀、少尿及心音低钝等。白细胞常无明显下降。血培养阳性。其死亡多由毒血症而非肠穿孔或出血所致。婴幼儿伤寒起病急，中毒症状明显，常有发热、咳嗽、呕吐、腹痛、腹泻等症状，并发症以支气管肺炎多见。儿童伤寒一般病程较短，病情较轻，几乎均有发热，以稽留热和弛张热多见，肝脾肿大较突出，贫血多见，相对缓脉，玫瑰疹及白细胞低下者少见。50%以下患儿可并发心肌炎，其次为肝炎及神经系统并发症。

6. 妊娠伤寒。妊娠早期合并伤寒可引起流产，中期高热易致胎儿缺氧窒息，伤寒孕妇并发症比普通人伤寒明显增多，贫血严重，分娩时易合并出血。

7. 老年伤寒。发病率不高，仅占老年传染病的0.25%。其临床表现多不典型，热型不规则，病程易迁延，易致虚脱，支气管炎、心力衰竭或肠功能紊乱等并发症的发病率较高。由于常有其他伴随疾病存在，一般病情均较重。

四、复发和再燃

少数病人临床症状消失1~2周后出现，血培养再次转阳，称为复发。复发的症状较轻，病程也较短。复发系潜伏在胆囊、骨髓、肠系膜淋巴结或巨噬细胞内病原菌大量增殖，再次侵入血循环所致，常与疗程不足、机体抵抗力有关，偶可复发2~3次。再燃是指体温下降的过程再度升高，持续5~7 d后方正常，血培养为阳性，其原理与复发相似。

五、并发症

1. 肠出血。在广泛使用抗生素前发生率12% ~21%，用抗生素后大量肠出血已降至1% ~3%，但粪潜血试验阳性者仍可达 10% 以上。多见于病程第 2 ~ 42 d（平均16 d）。除血便外，病人常有血压或体温突然下降、脉搏加快、贫血等表现。

2. 肠穿孔。肠穿孔是最危重的并发症之一，发生率2% ~5%，病死率高。多发生于病程第2 ~3 周，好发于回肠末端距回盲瓣 50 cm 以内，单发性穿孔约占 80% 以上。出现腹膜炎的症状和体征，有时与肠出血一起发生。

3. 伤寒性肝炎。伤寒性肝炎是最常见的并发症之一。约半数以上病人有肝肿大，50% ~90% 有谷丙转氨酶异常，黄疸少见。肝功能异常程度与肝肿大程度无关，其演变与伤寒病程一致，预后良好。

4. 中毒性心肌炎。多见于极期，儿童多表现为心动过速，成人则有心音低钝、脉细数、奔马律等，偶见血压下降、心脏扩大、心力衰竭。34% ~80% 病人有低电压、心律失常、传导异常、ST 段及 T 波改变等心电图异常，超声心动图示左室功能减退。

5. 中毒性脑病。中毒性脑病较常见，多见于病程第 1 ~2 周，病人有表情淡漠、谵妄、定向障碍等，重者人格解体、昏迷，甚至呈木僵状态。大多随伤寒的痊愈而恢复正常。

6. 其他。伤寒杆菌随血流播散，可引起各种局限性感染，如急性胆囊炎、阑尾炎、原发性腹膜炎、脓肿、肺炎、骨髓炎、关节炎、心内膜炎、中耳炎、淋巴结炎等。因伤寒引起的变态反应可导致伤寒肾炎、溶血性贫血、溶血性尿毒综合征及血小板减少等。此外，在伤寒病程中还可并发脑炎、急性脊髓炎、外周神经炎、急性纯红细胞再障性贫血、咽喉炎、心包炎、乳腺炎、睾丸炎以及各种眼部损害，如角膜炎、结膜炎、视神经炎和眼底出血等。

【实验室及其他检查】

1. 一般检查。白细胞大多为（3 ~4）×10^9/L，伴中性粒细胞减少和嗜酸性粒细胞消失。极期嗜酸性粒细胞大于 0. 02，绝对数超过 4 ×10^9/L 者可基本排除伤寒，但合并血吸虫病者例外。嗜酸性粒细胞随病情好转而逐渐上升。高热时可有轻度蛋白尿，粪便检查常有潜血阳性。

2. 细菌学检查。

（1）血培养。是本病的确诊依据。病程早期即可出现阳性，第 7 ~10 d 阳性率可达90%，第 3 周降为 30% ~40%，第 4 周常为阴性。对怀疑变异的 L 型伤寒应行高渗培养。

（2）骨髓培养。阳性率较血培养高，对已用抗生素治疗，血培养阴性者尤为适用。

（3）大便培养。疾病各阶段均可从粪便中培养出细菌。第 3 ~4 周阳性率高达 80%左右，病后 6 周阳性率迅速下降，3% 的病人排菌可超过 1 年。

（4）尿培养。第 3 ~4 周阳性率较高，约 25% 为阳性。采样时应避免粪便污染。

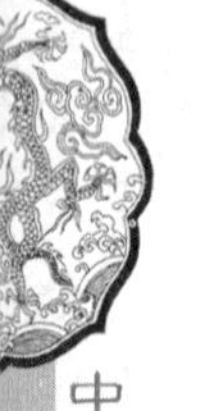

（5）玫瑰疹培养。刮取物或活检切片接种于培养基，亦可获阳性结果。

（6）伤寒杆菌DNA检测。采用套式聚合酶链反应（PCR）对血标本中伤寒杆菌鞭毛蛋白多变区特异核苷酸序列进行扩增，其敏感性和特异性均达100%，阳性率明显高于传统培养法，且不受预先抗菌治疗的影响，耗时仅10～12 h，这是一种特异、敏感及快速诊断伤寒的方法。

3．免疫学检查。

（1）肥达氏反应。是用已知抗原检测伤寒病人血清中相应抗体的较传统方法。一般于第1周末开始，“O”凝集素≥1∶80，“H”凝集素≥1∶160有诊断价值。第3～4周阳性率可达90%，其效价随病程演变而递增，第4～6周达高峰，恢复期效价达4倍以上，病愈后可持续数月之久。“O”凝集素是IgM型抗体，增高可提示沙门菌属感染，多见于感染急性期。而“H”凝集素为IgG型抗体，可鉴定沙门菌组别，预防接种后其效价明显上升，可持续数年之久，在其他疾病时可出现“回忆反应”。肥达氏反应特异性不强，在机体免疫功能紊乱时，如肝炎、肝硬化、风湿热、肺结核、肺癌、肝癌、结肠癌及发热、血吸虫感染时可出现假阳性反应；而发病早期大量使用抗生素，全身状况较差，机体免疫功能缺陷或儿童免疫功能不全时可出现假阴性。“Vi”抗体阳性说明体内有活菌存在，可作为慢性带菌者的流行病学调查。

（2）其他血清学方法。近年来国内外相继建立了对流免疫电泳、反向被动血凝试验、乳胶凝集试验、免疫荧光试验（IFA）、ELISA以及斑点酶免疫分析法等方法，检测伤寒杆菌的抗原及抗体，具有快速简便、敏感性高、特异性强等优点，可作为早期特异性诊断方法。

【诊断与鉴别诊断】

一、诊断要点

（一）西医诊断

1．临床诊断标准。在伤寒流行季节和地区有持续高热（40～41 ℃）为时1～2周以上，并出现特殊中毒面容、相对缓脉、肝脾肿大、玫瑰疹、周围血象白细胞总数低下、嗜酸性粒细胞消失，骨髓象中有伤寒细胞（印戒细胞），可临床诊断为伤寒。

2．确诊标准。疑似病例如有以下项目之一者即可确诊。

（1）从血、骨髓、尿、粪便、玫瑰疹刮取物中任一种标本分离到伤寒杆菌。

（2）血清特异性抗体阳性，肥达氏反应“O”抗体凝集效价≥1∶80，“H”抗体凝集效价≥1∶160，恢复期效价增高4倍以上者。

（二）中医辨病辨证要点

1．辨病要点。辨病首先要明确本病与《伤寒论》伤于外表寒邪所致之“伤寒”迥然不同，彼病常属于风寒之“伤风感冒及其并发症”，而自西医采用本病名之后，逐渐成为伤寒杆菌所致病症之统称。临床上出现发热持续不退，或时高时低，或虽经按外感时邪对症治疗病情无缓解，或伴有寒战、精神萎靡不振，发热时脉缓，或出现呕吐恶心，腹胀纳呆，或皮肤出现斑疹，极少数者可出现黄疸，或两胁下触及包块，此时如能排除疟疾、单纯的肝胆病变、其他温疫病证，应考虑本病。

2. 辨证要点。本病临床辨证应注意随病程之演变，病证的基本变化规律。多数病例起病急骤，病发早期即出现湿热郁遏卫气之证，表现为头痛寒战、身重身痛等症；若进一步湿热内盛，邪灼阳明则热势高盛，心烦口渴，汗出不解；内伤脾胃则恶心呕逆，脘痞溲赤。重则热入营血致昏谵斑疹，或气虚血脱表现为阳随血脱、阴阳离决，或在急性期过后遗留气阴两伤、余热未清之证。

二、鉴别诊断

1. 病毒感染。发热而无提示感染病灶的系统表现，热程可长达 10 ~ 14 d，白细胞总数不高。但肝脾一般不大，肥达氏反应和细菌培养阴性。病程有自限性。

2. 疟疾。发热，肝脾肿大，白细胞总数不高，好发于夏秋季。但多具特殊热型伴进行性贫血，血和骨髓涂片可查见疟原虫，抗疟治疗有效。

3. 粟粒性肺结核。病人长期发热，中毒症状明显，盗汗及呼吸道症状突出，脉搏增快，胸片见大小一致，均匀分布的粟粒样结节，痰涂片及培养见抗酸杆菌，PCR 检测结核杆菌阳性，抗结核治疗有效。

4. 革兰氏阴性杆菌败血症。发热，有中毒症状，白细胞总数不高，甚至有相对缓脉，但病人多为老人、小儿或免疫功能低下者，多有胆道、泌尿道或腹腔内原发病灶，易合并休克、DIC，中性粒细胞增高，血培养可获致病菌，且常与原发病灶中的菌种相同。

5. 何杰金氏病。发热，热型多样，肝脾肿大，白细胞不高，但无明显毒血症症状，肿大的淋巴结病理检查可资确诊。

6. 布鲁氏菌病。长期发热，肝脾肿大，粒细胞正常或低下，但流行病学资料表明，特殊热型，异常的多汗、关节痛，对本病诊断有重要价值。血、骨髓培养，血清凝集试验有诊断价值。

【治疗】

一、西医治疗

（一）治疗原则

应用有效抗生素，维持水、电解质和酸碱平衡，预防并发症。

（二）治疗措施

1. 一般治疗。

（1）病人入院后，即行消化道传染病隔离。并早期尽量补充热量及维生素等。第 2 周后注意少渣、不产生胀气及无刺激的饮食，少食多餐，以防止肠容积及张力过大诱发穿孔。成人每日供应足够的热量，补液量应在 2 500 ~ 3 000 mL，注意维持水、电解质和酸碱平衡。

（2）发热期应卧床休息，注意观察脉搏、体温、血压变化，高热者物理降温，须慎用退热药物，必要时选用对消化道刺激小、其他副作用少的退热药如柴胡针、百服宁等，以防虚脱及肠道并发症。便秘者禁用灌肠及泻药，腹胀者禁用新斯的明类药物。

（3）对症处理。伤寒病人病情严重程度与皮质激素水平呈负相关，使用皮质激素可明显降低病死率，故对伤寒病人特别是重症病人应补充皮质激素。对毒血症严重、合并中毒性心肌炎或持续高热者，可在足量、有效抗生素配合下，加用氢化可的松100～200 mg/d，静滴2～3 d；或口服强的松，每日用量依次为1 mg/kg、0.6 mg/kg、0.3 mg/kg，可缩短发热期。对重症伤寒病人，用地塞米松3 mg/kg，每日1次，应用1～2 d。

2．抗菌治疗。

（1）氟喹诺酮类。该类药物抗菌谱广，口服吸收快，血药浓度和组织内药物浓度高，尤其是胆汁中原药浓度更高，且能渗入巨噬细胞内消灭胞内病原菌，对伤寒杆菌具有强大的抗菌活性，退热时间优于氯霉素，与其他抗生素无交叉耐药，副作用轻微。已作为治疗各型伤寒以及慢性带菌者的首选药物。常用药物为：诺氟沙星0.2 g，每日4次，或环丙沙星0.75 g，每日2次，疗程10～14 d。或左旋氧氟沙星静滴，每次0.3～0.6 g，每日1～2次，疗程10 d。由于该类药物在个别病例可引起早产、畸胎及关节软骨损害，故一般不主张用于孕妇及儿童病人。

（2）第三代头孢菌素类。此类抗生素对伤寒杆菌具有强大的杀菌活性，部分药物在胆汁中的浓度极高，无明显副作用。适用于老年人和婴幼儿，妊娠伤寒、高度耐药的重症伤寒，其他药物不能耐受或有免疫缺陷者。常用药物有头孢哌酮钠2 g，每12 h 1次；头孢曲松钠2 g，每日1～2次，以及头孢噻肟钠等，疗程7～10 d。

（3）氨苄青西林。本品治疗伤寒疗效不如氯霉素，但胆汁内浓度高，副作用轻微，可用于敏感菌株所致妊娠、婴幼儿、白细胞总数过低及伴有肝肾损害的伤寒病人。亦可用于老年伤寒，严重肝肾功能障碍或免疫功能抑制者的伤寒以及胆道带菌者的治疗。剂量为成人每日80～100 mg/kg，婴幼儿每日100～150 mg/kg，肌注或静滴，至热退后改为口服，总疗程不应少于2周。

（4）氯霉素。从1948年用于伤寒的治疗以来，一直是公认的伤寒治疗首选药物。而由于近年来质粒介导的耐药菌株逐步增多，而胆汁中的药物浓度又较低，难以彻底消除胆囊内的伤寒杆菌，故慢性带菌状态的发生率及伤寒复发率反较过去未用氯霉素年份为高，故国内现仅将其作为非耐药株所致伤寒的治疗。剂量为0.5 g，每日3次，体温降至正常后剂量减半，总疗程不应少于2周。一般于用药后数小时，血液中的细菌便可清除，服药1～2 d后毒血症症状改善，治疗3～5 d后体温可降至正常。治疗期间应注意其毒副作用，每周复查血象2次，白细胞总数低于2.5×10^{9}/L时应停药。

3．并发症的治疗。

（1）肠出血。首先采用内科疗法。保持安静，可酌情给予镇静药，禁食或流质。给予促凝血药物，如静滴止血敏、口服凝血酶、肌注或静滴立止血等。对大出血病人应积极抗休克，补充血容量，可同时使用垂体后叶素。如出现下列情况应进行外科手术治疗：出血量大，经内科输血等处理仍不能控制者，或明显的失血性休克经内科处理不见好转者。

（2）肠穿孔。应争取行外科修补手术，同时应加强护理。禁食，积极予以全身支持疗法，注意营养和水电解质平衡等。取半坐位，及时给予足量抗生素，如氟喹诺酮类加甲硝唑，或头孢哌酮钠静滴，控制腹膜炎。

（3）中毒性心肌炎。可在足量有效抗菌治疗基础上，加用肾上腺皮质激素、维生素 B_1、ATP，并可采用 GIK 液等改善心肌营养。有心功能不全时，可谨慎应用小剂量洋地黄制剂。

（4）其他。如肺炎、心内膜炎、脑膜炎、骨髓炎或胆囊炎等应加强抗菌治疗，疗程 4 ~6 周。伤寒脑膜炎要保证足量抗生素透过血脑屏障。中毒性肝炎除护肝外，可加用糖皮质激素；体腔脓肿应作外科等处理。合并血吸虫者应加用吡喹酮驱虫治疗。

（5）溶血尿毒综合征。控制伤寒杆菌的原发感染，可用氨苄西林或阿莫西林；输血、补液；使用糖皮质激素如地塞米松、泼尼松等，使用后可迅速缓解病情，尤其是儿童病人；抗凝疗法，可用小剂量肝素每日 0.05 ~0.1 mg/kg，分次静注或静滴；必要时行腹膜或血液透析。

4. 慢性胆囊带菌者的治疗。应区别单纯胆囊炎或合并胆管炎，前者采用抗菌治疗，而后者除抗菌治疗外，多数应加外科手术或加利胆药等治疗方能奏效。

二、中医治疗

本病为湿热疫毒内侵所致，来势急，需遵循及时诊断、及时治疗的原则，用药上以祛邪为主，采取清热化湿解毒的治疗大法，对素体虚弱或病后很快出现虚损征象者，应兼顾正气，以防止并发症的发生。

（一）应急治疗

1. 退热。配合应用紫雪丹或新雪丹 1 支口服。

2. 中成药针剂常规应用。双黄连粉针 3 g，加入生理盐水 250 mL 中静脉滴注；或配合清开灵注射液 40 mL 加入 5% 葡萄糖注射液 250 mL 中静脉滴注。

3. 热盛神昏者，可配合应用安宫牛黄丸 1 丸口服，或配合醒脑静注射液 20 mL 加入 5% 葡萄糖注射液 250 mL 中静脉滴注。

4. 气虚血脱者，可配合丽参注射液 10 mL 加入 50% 葡萄糖注射液 20 mL 中静脉推注；或生脉注射液 40 mL 加入 5% 葡萄糖注射液 250 mL 中静脉滴注；或参麦注射液 30 mL加入 5% 葡萄糖注射液 250 mL 中静脉滴注。

（二）辨证论治

1. 湿遏卫气。

主要证候：头痛恶寒，身重酸困，身热不畅，午后热甚，口不渴，胸闷不饥，面色淡黄，苔白腻，脉濡缓。

治法：芳香辛散，宣化表里。

方药：藿朴夏苓汤。

方中藿香、豆豉芳香宣透，以祛表湿，杏仁宣肺利气，使湿从气化，厚朴、白蔻

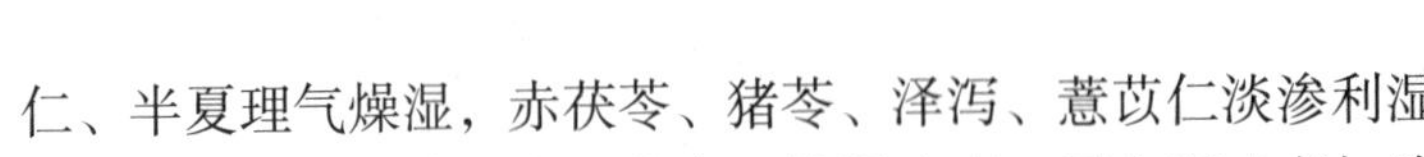

仁、半夏理气燥湿，赤茯苓、猪苓、泽泻、薏苡仁淡渗利湿。

头痛如裹者加藁本、苍术以燥湿止痛；恶心呕吐者加陈皮、竹茹以和胃降逆；寒热如疟，口黄厌油，身目发黄者宜加青蒿、黄芩以清解少阳湿热。

2. 胃肠湿热。

主要证候：壮热口渴，汗出不解，心烦脘痞，恶心呕逆，小便短赤，大便溏而不爽，舌苔黄腻，脉滑数。

治法：清利湿热，理气和中。

方药：王氏连朴饮。

方中黄连清热燥湿，厚朴下气消痞，半夏和胃降逆止呕，石菖蒲、栀子清热化浊，豆豉、杏仁宣化浊邪，白蔻仁、薏苡仁化浊祛湿。

胸闷脘痞者加郁金、苍术、佩兰等燥化湿邪；壮热口渴连续不解者加生石膏、滑石、竹叶以解肌退热，清利胃肠。

3. 热入营血。

主要证候：身热夜甚，心烦，时有谵语或神昏不语，斑疹隐隐，便血，舌绛少苔。

治法：清营泄热，凉血散血。

方药：清营汤。

方中犀角（用水牛角代）清营分之热毒，热甚伤阴，以生地、玄参、麦冬清热养阴，以黄连、竹叶心、连翘、银花清心解毒，并透热于外，丹参清热凉血活血，以防热与血结。

烦躁谵语者加石菖蒲、栀子清心安神；腑实热结者加生大黄、生石膏、芒硝清胃肠通热结。

4. 气虚血脱。

主要证候：腹部不适，大便出血量多，身热骤降，颜面苍白，汗出肢冷，脉细数。

治法：补气固脱止血。

方药：先服独参汤，继用生脉散。

方中人参补肺益气而生津、麦冬养阴清肺而生津，五味子敛肺止汗而生津。共奏益气敛汗，养阴生津之效。

人参与大枣水煎不拘时服，可益气固脱。汗出较多，烦躁，可加生龙骨、生牡蛎先煎；出血较多，可加沙参、五味子、山萸肉、阿胶、仙鹤草、地榆、乌梅养阴止血。

5. 气阴两伤，余热未清。

主要证候：面色苍白，形体消瘦，神疲懒言，或低温不退，脉细弱，舌质嫩红，苔黄而干或光剥无苔。

治法：益气生津，清解余热。

方药：竹叶石膏汤。

方中竹叶、石膏清热除烦，人参、甘草益气生津，麦冬、粳米补肺胃之阴，半夏降逆气止呕吐。

口干舌燥者可加石斛、生地、玉竹养胃生津；心烦眠差者可加酸枣仁、栀子以养心神清心热；夜间或下午低热，舌嫩红苔少者可加生地、知母、青蒿、鳖甲养阴退热。

【临床思路】

1. 本病治疗应用足量、足时的特异性抗菌药物即可治愈。部分中药在伤寒各病期对伤寒杆菌有较好的杀灭或抑制作用，使用轻下法，可及早排除毒素和减少并发症，并可缩短病程，故可随病情发展的不同阶段辨证施治。

2. 当出现肠出血时，应以西药治疗为主，辅以云南白药等以促进止血，效果欠佳时应及时手术。

3. 中医治疗早期宜以清热化湿解毒为主，中期即宜在清热化湿基础上，加入适量的凉血活血药，以防邪入营血，在病程第2、3周，即应时刻注意肠穿孔所致气随血脱之危证出现，用药以西药治疗辅以云南白药、大黄粉、白及粉、血余炭等适量冲服以促进止血，并配合汤剂治疗，效果欠佳时应及时手术。

4. 中医治疗宜在辨证治疗的基础上，加用清热解毒药以增强杀菌效果，如加用白花蛇舌草、地锦草、红藤、败酱草、马齿苋等。对于2周以后合并肠出血的病人，选用云南白药可起较好的辅助作用。

5. 对于病程中出现腹胀但不宜用泻药者，可采用针灸治疗。如针刺足三里、气海、关元。发热阶段，可针刺大椎、外关、合谷、少商，留针20~30 min。

【预后与转归】

本病预后与病人年龄、有无并发症、治疗早晚、治疗方法、过去曾否接受过预防注射及病原菌的型别等有关。应用氯霉素以来，病死率为1%~5%，老年人、婴幼儿、孕妇预后较差。骨髓巨噬细胞吞噬功能差者病情重，易迁延不愈。此现象与中医认为脾肾正气充足，邪气祛解较快，否则正虚邪恋之认识相一致。如并发肠穿孔、肠出血、心肌炎、肺炎、贫血等，则病死率较高，氯霉素治疗复发率在10%左右，而氟喹诺酮类治疗基本无复发。

【预防与调护】

1. 管理传染源。

（1）病人。隔离治疗至粪便培养2次阴性。接触者医学观察2周，如有发热，立即隔离。

（2）带菌者的检出。饮食行业人员血清“Vi”抗体≥1∶20即可拟诊，大小便或胆汁培养阳性即可诊断。

（3）带菌者的治疗。氨苄西林，每天口服6~8 g；或羟氨苄西林，每天口服4 g；或阿米卡星，每日肌内注射400~800 mg；或诺氟沙星，每天口服400 mg；或左旋氧氟沙星，每天口服100 mg。疗程均为4周。慢性胆囊炎、胆石症应做胆囊切除术。

2. 切断传播途径。做好饮水、食物、粪便的卫生管理及灭蝇。注意个人卫生，提倡饭前、便后洗手，不吃生冷、不洁饮食。

3. 提高人群免疫力。流行地区对易感人群普遍开展三联或五联预防接种。初种共3次，0.5 mL、1.0 mL、1.0 mL皮下注射，三联疫苗每次间隔1周，五联疫苗每次间隔

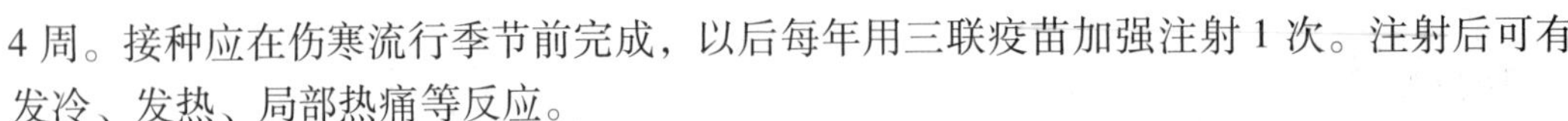
4 周。接种应在伤寒流行季节前完成，以后每年用三联疫苗加强注射 1 次。注射后可有发冷、发热、局部热痛等反应。

4. 发病期的护理。除合并肠出血与穿孔者应禁食外，其余应进食流质或易消化的清淡稀软食物。忌辛辣油腻及生冷之物。高热期间可从口服途径补充较多的水液，并配合药物进行物理降温。或以生石膏煎水少量频服以取解肌退热之效。注意腹部症状及大便性状，及时发现并发症。对神志变化应密切注意，如由淡漠转为烦躁或更深度抑制，可能为病情恶化，应及时处理。

第三节　霍　　乱

霍乱（cholera）是由霍乱弧菌引起的一种烈性肠道传染病，在《中华人民共和国传染病防治法》中列为甲类传染病。其临床特征为起病急骤，剧烈吐泻，排泄大量米泔水样肠内容物，导致严重的水电解质紊乱，低血容量休克，代谢性酸中毒和急性肾功能衰竭。

霍乱弧菌包括两个生物型，即古典生物型及爱尔托生物型，两者在形态和血清学方面几乎一样，感染表现及防治措施相同。印度恒河三角洲和印尼的苏拉威西岛是霍乱的地方性疫源地，霍乱常以这些地方性疫源地向东南亚传播并造成世界性流行。自 1817 年起曾先后七次发生全球性霍乱大流行。第五、六次大流行与古典生物型有关，第七次大流行始于 1961 年，由爱尔托生物型所致，至今尚在持续，它由东南亚传播到中东、非洲、欧洲。霍乱传入中国是在 1820 年前后，同时，这也是世界第一次霍乱大流行期间，此后至 1948 年的 100 多年中，国内大小流行近百次，死亡数量以百万计，1998 年的发病人数达 11 786 例。1992 年于印度及孟加拉等地流行的霍乱是新血清型所致，已定名为 O139 霍乱。国内于 1993 年首先在新疆发现此型，5 年多时间里国内报告 300 多例，仅占同期爱尔托病例的 0.5%，但近年此型发病例数呈上升趋势。

本病属中医“霍乱”病范围。

【病因病理】

一、西医病因病理

（一）病原学

霍乱弧菌长 1.5～2.0 μm、宽 0.3～0.6 μm，菌体弯曲呈弧形或逗点状，新鲜标本涂片镜检，排列如鱼群样，培养久则失去弧形而呈杆状。革兰氏染色阴性，无芽孢和荚膜。菌体一端有单鞭毛，运动活泼。培养需氧，耐碱不耐酸，在 pH 8.8～9.0 的碱性蛋白胨水或琼脂平板上生长良好。培养过夜后霍乱弧菌落大，半透明，带灰色，易与不透明的大肠杆菌和其他肠道菌鉴别。

霍乱弧菌有两个生物型：古典生物型与爱尔托生物型，其特点为能发酵蔗糖、甘露醇，而不发酵阿拉伯糖。分解糖类时产酸不产气。霍乱红试验呈阳性反应。两生物型的某些生物学性状略有不同。绝大多数爱尔托生物型弧菌的 V－P 反应、鸡红细胞凝集试验为阳性，古典生物型则为阴性。第Ⅳ组噬菌体仅能裂解所有古典生物型，第Ⅴ组则能裂解有致病性的爱尔托生物型。这些也是鉴别两生物型的根据。

霍乱弧菌对酸极为敏感，对温热干燥环境和一般消毒剂的抵抗力均低。干燥 2 h 或加热 55 ℃ 10 min，弧菌即可死亡，煮沸立即死亡。在 0.1% 含氯石灰中 10 min 致死。1% 漂白粉液内 10 min 致死。霍乱弧菌对多西环素、链霉素、四环素、复方新诺明、诺氟沙星等药物均敏感，对多黏菌素 B 和庆大霉素具有耐力。

霍乱弧菌在外界环境中能存活一定时间，在 pH 7.6 ~ 8.8 的浅井水中古典生物型平均存活 7.5 d，爱尔托生物型为 19.3 d。霍乱弧菌在牛奶、鲜肉及砧板和布上也能存活较长时间。

霍乱弧菌产生三种毒素：Ⅰ型毒素为内毒素，是制作菌苗引起抗菌免疫的主要成分。Ⅱ型毒素为外毒素，又称霍乱肠毒素，是导致机体水和电解质从肠腺大量分泌，形成霍乱腹泻症状的重要物质。Ⅲ型毒素在致病作用上意义不大。

（二）流行病学

1. 传染源。病人和带菌者（潜伏期、恢复期及健康带菌者）是霍乱的传染源，后者起的作用尤大。

2. 传播途径。本病主要借水源传播，因为水最易受到感染者排泄物的污染，且霍乱弧菌在水中存活的时间较长。被污染水又可使许多生冷食物受到污染。因此，病人的吐泻物和带菌者的粪便污染水源后，常易引起暴发性流行。食物传播的作用仅次于水。生活接触及苍蝇等对传播也起一定作用，但居次要地位。

3. 易感人群。人不分种族、年龄、性别，对本病普遍易感。在新感染区，成人比儿童容易感受本病，而在地方流行区，儿童的发病率高于成年人。病后可获得一定免疫力，但再感染的可能性也存在。

4. 流行特征。印度的恒河三角洲和印尼的苏拉威西岛分别是霍乱古典生物型和爱尔托生物型的地方性疫源地。在这些地方霍乱长期散发，也可在一定时期内形成流行高峰。新传入地区，多呈暴发流行。国内历次霍乱流行都是从国外传入，以沿海及边疆发病较多。在北纬以北地区，本病的季节性较明显，以 7—10 月为高峰季节，在赤道两侧地区则无严格季节性。

（三）发病机理

霍乱的发病机理比较明确。所有的临床症状、体征和代谢紊乱是大量水和电解质自肠道迅速丢失的结果。

霍乱弧菌黏附并定居于小肠中，在迅速繁殖的同时，产生大量肠毒素。肠毒素有 A、B 两个亚单位。A 为毒性部分，能激活腺苷酸环化酶。B 为结合部分，能与细胞膜表面神经节苷脂不可逆地结合在一起。在小肠黏膜上皮细胞的刷状缘存在的霍乱肠毒素受体，已证明其为神经节苷脂。肠毒素的亚单位 B 与受体结合后，亚单位 A 得以穿入细胞膜，激活腺苷酸环化酶，使细胞内环腺苷酸（cAMP）大量增加，促使细胞分泌功能增强，大量水与电解质分泌进入肠腔。当小肠分泌液体远超过结肠吸收能力时，则出现腹泻。由于腹泻丢失大量肠液，产生严重脱水与电解质紊乱，血液浓缩，微循环衰

竭。电解质丢失引起低钠、低钾、低钙与肌肉痉挛性疼痛。碳酸氢根的丧失，导致代谢性酸中毒。胆汁分泌减少，使吐泻物呈米泔水样。由于循环衰竭，肾血流量不足和低钾及毒素的影响，导致急性肾功能衰竭。

二、中医病因病机

（一）感染疫疠，浊邪内侵

夏秋之季，气候炎热，暑湿蒸腾，若调摄失宜，感受暑湿，或贪凉露宿，寒湿入侵，疫疠挟湿浊之邪，内遏中焦，损伤脾胃，扰乱气机，以致脾胃升降乖戾，清浊相干，乱于肠胃，遂成上吐下泻挥霍缭乱之征。

（二）饮食伤脾，正虚邪乘

饮食不节，过食生冷瓜果，暴饮暴食，均能损伤脾胃，耗伤正气，导致机体抵抗力降低。此时若饮食不节，疫疠之邪由口而入，则极易发病。

霍乱的病理改变有寒热之不同。若中阳素亏，脾不健运，或重感寒湿，或畏热贪凉，过食生冷瓜果，则病从寒化，而成为寒霍乱；如病人素体阳盛，或湿热内蕴，或长途烈日冒暑远行，复感时令暑热之邪，以及过食辛辣醇酒厚味等，湿热内生，则病从热化，而成为热霍乱。另有一种干霍乱，俗称“绞肠痧”，由于饮食先伤脾胃，加之疫疠之气过重，邪阻中焦，升降之气窒塞，上下不通，以致欲吐不得吐，欲泻不得泻，腹中绞痛，脘闷难忍，为霍乱的危重证候。霍乱不论寒热，均有剧烈的呕吐泄泻，极易伤津脱液，出现目眶下陷、皮肤松皱、指螺皱瘪等一系列阴津耗竭之象。此时由于大量津液丢失，筋脉失去濡养，而拘急挛缩，可引起小腿及腹部肌肉痉挛性疼痛。进一步发展，可阴损及阳，导致面白肢厥、大汗淋漓、脉微欲绝的亡阳脱证，进而阴竭阳亡、阴阳离决，而危及生命。

【临床表现】

一、症状与体征

1. 剧烈呕吐与腹泻。突起剧烈腹泻，继而呕吐。大便性质初为黄水便，尚有粪质，迅速变为米泔水样，无粪臭。少数出现血水便。呕吐呈喷射状，初为胃内容物，渐变为米泔水样。腹泻多不伴有腹痛和里急后重。

2. 不同程度脱水。轻者仅有口渴，皮肤干燥；重者声音嘶哑，眼球下陷，面颊深凹，手指皱瘪，皮肤弹性消失。

3. 腓肠肌和腹直肌痉挛性疼痛。俗称“转筋”“绞肠痧”。

4. 神志改变。烦躁不安，表情恐慌，或神志淡漠，表情呆滞。儿童可见昏迷。

5. 循环衰竭。脉搏微弱，血压下降，心音低弱，尿量减少，体表温度下降，成人肛温多在正常范围，儿童肛温升高。

6. 多数病人无发热，少数在恢复期可见低热，儿童可有高热。

二、并发症

1. 肾功能衰竭。因低血容量性休克引起，严重者出现尿毒症和死亡。

2. 肺水肿。因代谢性酸中毒致肺循环高压，加之补充过多不含碱盐水所致。

3. 低钾综合征。病人出现肌张力减退，腱反射消失，肠鸣减弱，儿童可见肠麻痹，心动过速，或见心律不齐。

4. 流产。霍乱发生在妊娠末 3 个月时，死胎的发生率约 50%，流产后胎盘滞留也很常见。

【实验室及其他检查】

1. 一般检查。

（1）血常规：白细胞升高，可过（25～60）$\times 10^9$/L，中性粒细胞及大单核细胞增多。红细胞压积与血浆比重升高。

（2）尿常规：可见蛋白、红细胞、管型。

2. 血液生化检查。

（1）血清电解质：血清钾、钠、氯化物降低。

（2）血清 pH 下降，碳酸氢盐降低，二氧化碳结合力降低。

（3）血尿素氮、非蛋白氮增高。

3. 血清学检查。霍乱弧菌凝集试验：6 周内未接受预防接种者，如凝集效价在病后第 2 周达 1∶100 以上，已接种者超过 1∶200；或初次检查虽低于 1∶100，但复查时逐渐升高者皆有诊断价值。

4. 病原学检查。

（1）常规检查。

粪便镜检 可见黏液和少许红、白细胞。取吐泻物直接涂片做革兰氏染色镜检，见革兰氏阴性弧菌排列成鱼群状，荧光抗体染色阳性。

悬滴检查 取新鲜吐泻物直接做悬滴检查，可发现活动极强、运动快速、呈穿梭样运动的弧菌，用暗视显微镜检查粪便，可见到弧菌的流星样运动。

（2）培养。

增菌培养 取标本接种于 pH 8.4 的碱性蛋白胨水 10 mL 中，37 ℃培养 6～8 h，再做涂片染色镜检及动力和制动实验，可提高正确诊断率。

分离培养 取标本或增菌培养的细菌接种于碱性琼脂平板，37 ℃培养 18 h 观察菌落特征，做动力和制动试验，玻片凝集试验或免疫荧光菌球试验。然后取可疑菌落做纯培养。

鉴别试验 古典生物型、爱尔托生物型和 O139 型三型鉴别见表 3－15－1。

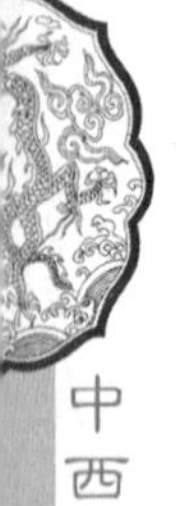

表 3-15-1 古典、爱尔托和 O139 型霍乱弧菌鉴别

鉴别试验	古典型	爱尔托型	O139 型
VI 组霍乱噬菌体裂解试验（106 颗粒单位）	+	-（+）	-
V 组霍乱噬菌体裂解试验	-	+	-
多黏菌素 B 敏感试验	+	-（+）	+
鸡血清凝集试验	-（+）	+（-）	+
V-P 试验	-	+（-）	+ -
绵羊红细胞溶血试验	-	+（-）	+
O/129 弧菌抑制试验（二氨基二异丙基蝶啶敏感试验）	+	+	-
O01 群血清凝集试验	+	+	-
O139 群血清凝集试验	-	-	+

（3）免疫学试验。

制动实验 取标本或增菌液于载玻片，加霍乱弧菌多价诊断血清（不含防腐剂），3 min内运动受抑制为阳性。以生理盐水加标本做对照。

免疫荧光抗体染色 取增菌液于玻片上，加抗霍乱弧菌荧光抗体，混匀置湿盒内，37 ℃孵育 4~6 h，在荧光显微镜下见荧光菌落。

分子生物学检查 可快速诊断本病。其中通过识别 PCR 产物中的霍乱弧菌毒素基因亚单位 CtxA 和毒素协同菌毛基因（TcpA）来区别霍乱菌株和非霍乱弧菌。然后根据 TcpA 基因的不同 DNA 序列来区别古典生物型和爱尔托生物型。4 h 内可获取结果。

【诊断与鉴别诊断】

一、诊断要点

（一）西医诊断

1. 诊断标准。具有下列之一者，可诊断为霍乱。

（1）有腹泻、呕吐症状，粪便培养霍乱弧菌阳性。

（2）霍乱流行期间，在疫区内，有典型霍乱症状，迅速出现严重脱水、循环衰竭和肌肉痉挛者。虽然粪便培养阴性，但无其他原因可查者。如有条件可做双份血清凝集实验，双份血清效价成 4 倍增长者可诊断。

（3）疫源检索中发现粪便培养阳性前 5 d 内有腹泻症状者，可诊断为轻型霍乱。

2. 疑似霍乱诊断，具有以下之一者。

（1）凡有典型临床症状的首发病例，在病原学检查尚未肯定前，应做疑似病人处理。

（2）流行期间有腹泻症状而无其他原因可查，且与霍乱病人有直接或间接接触史者。

凡疑似病例均应进行疫情报告，隔离及消毒处理。大便培养每日 1 次，连查 3 次阴性则可做否定诊断的更正报告。

3. 诊断后的分型。根据病情轻重，霍乱病人可分为以下五型。

（1）无症状型：受感染后无临床症状，但排菌，排菌期一般为 5 ~ 10 d，个别可迁延至数月或数年，成为慢性带菌者。

（2）轻型：微有不适，大便溏泻，每日数次，一般无呕吐和脱水表现，血压、脉搏均正常，血浆相对密度在 1.026 ~ 1.030 之间，尿量无明显减少。

（3）中型：吐泻次数较多，每日达 10 ~ 20 次。大便呈米泔水样，有一定程度的脱水。血压降低，收缩压为 70 ~ 90 mmHg，脉搏细速，血浆相对密度在 1.031 ~ 1.040 之间，24 h 尿量在 500 mL 以下。

（4）重型：具霍乱典型的临床表现，病程分为三期：吐泻期、失水虚脱期和反应恢复期。呕吐频繁，脱水严重，血压低，甚至不能测出，脉速弱常不能触及，血浆相对密度 >1.041，尿极少或无尿。

（5）暴发型：亦称干性霍乱，甚罕见。起病急骤，不待泻吐出现，即因循环衰竭而死亡。

（二）中医辨病与辨证要点

1. 辨病要点。本病发作，常无其他病史及诱因，在流行季节或特定环境条件下，出现剧烈的吐泻，大便质稀如米泔水样，呕吐重时如喷射状，次数频繁，但并无明显的腹痛，较快出现口干、尿少，肤皱颊陷，甚至表现为下肢与腹部痉挛痛，重者神志模糊，或烦躁不安，或脉微肢厥。

2. 辨证要点。本病的中医辨证要抓住两点，一是病机辨析，二是证型辨析。应注意本病病机为脾胃升降失司，清浊乱于肠胃，致成上吐下泻挥霍缭乱之势，极易失津亡阳而厥脱，故应明晰病机，为治疗提供着眼之处。证型之辨析宜分清寒湿抑或湿热类型，并应及时明辨于此两证型基础上，可能较快出现之亡阴与亡阳证，以便对证施治，防止病情骤变。

二、鉴别诊断

本病应与下列疾病相鉴别：

1. 不凝集弧菌性肠炎。临床症状与霍乱相似，大便无红、白细胞，弧菌生化反应同霍乱，但血清凝集反应阴性，粪便暗视野显微镜下动力试验阳性而制动试验阴性，大便培养为不凝集弧菌，一般不致严重腹泻和大流行。

2. 产肠毒素性大肠杆菌性肠炎。有与霍乱类似的腹泻呕吐，但常先吐后泻，无米泔水样便，伴有明显腹痛，不呈流行性，病源学检查无霍乱弧菌。

3. 细菌性食物中毒。有明显食物型暴发特点，常先吐后泻伴有腹痛，粪便为黄水样，有臭味，可以从食物及吐泻物中分离出相应的细菌。

4. 急性细菌性痢疾。腹泻伴有腹痛和里急后重，大便量少，为黏液脓血便，培养

可获得痢疾杆菌。

5. 胃肠型恶性疟疾、急性砷中毒等。因表现有剧烈吐泻、周围循环衰竭而酷似霍乱，但前者血中可检出疟原虫，粪便培养无霍乱弧菌；后者多有中毒史，粪便培养无致病菌。

【治疗】

一、西医治疗

（一）治疗原则

及时充足地补液，纠正失水、酸中毒与电解质紊乱是治疗霍乱的关键，并注意改善心肾功能，正确使用抗菌药物。

（二）治疗措施

1. 一般处理。严密隔离至症状消失 6 d 后或粪便弧菌检查 3 次阴性为止。卧床休息，流质饮食，吐泻严重者可暂停进食。

2. 补液疗法。

（1）静脉输液。遵循“先盐后糖，先快后慢，纠酸补钾”的方针，早期快速补充含碱及钾的电解质溶液。通常首先采用 2∶1 液（生理盐水 2 份与 1.4% 碳酸氢钠注射液或 1/6 g 分子乳酸钠注射液 1 份），待血压回升后改用 3∶2∶1 液（5% 葡萄糖 3 份，生理盐水 2 份，1.4% 碳酸氢钠注射液或 1/6 g 分子乳酸钠注射液 1 份）。酸中毒严重者可增加碱性液分量。24 h 补液量为：轻型 2 000 ~ 4 000 mL，中型 4 000 ~ 8 000 mL，重型 8 000 ~ 12 000 mL，中、重型病人最初 2 h 内应快速输入 2 000 ~ 4 000 mL，为此需采用多条输液管或加压装置。此后视情况，逐渐减慢输液速度。补液期间应密切观察颈静脉充盈和肺部情况，避免发生肺水肿。

（2）口服补液。凡轻、中度脱水，无休克者，或重型病人静脉补液血压纠正后均可采用口服补液。口服液的配方有多种，常用处方为葡萄糖 20 g、氯化钠 3.5 g、碳酸氢钠 2.5 g、氯化钾 1.5 g、水 1 000 mL。补液加温后口服或经鼻饲管注入，在第一个 6 h，成人口服液量为 700 mL/h，儿童 15 ~ 25 mL/kg，腹泻严重时入液量可适当增加。以后每 6 h 口服量按前一个 6 h 出液量的 1.5 倍计算，呕吐物量应计算在出液量中，呕吐并非口服补液的禁忌。

3. 抗菌疗法。抗生素的使用可减少液体损失和缩短病程，但不能替代补液措施。首选四环素，成人 0.5 g，每 6 h 口服 1 次，儿童每日每公斤体重 25 ~ 40 mg，分 4 次口服，连服 3 d。不能口服者可静脉给药，剂量与口服相同。多西环素 300 mg，1 次顿服。或首日 200 mg，次日 100 mg。诺氧沙星成人 0.2 g，每日 3 次口服，连服 3 d。国外对多重耐药者采用阿奇霉素、红霉素治疗，疗效可达 50% 以上，孕妇及 7 岁以下儿童也可应用。

4. 对症治疗。

（1）心功能不全者，则应暂停或减慢输液速度，用西地兰 0.4 mg 加入 5% 葡萄糖注射液中缓慢静脉注射。

（2）肌肉痉挛者，用10%葡萄糖酸钙10～20 mL稀释后静脉注射。

（3）急性肾功能衰竭者，若纠正脱水后仍不好转，可考虑血液透析。

（4）呕吐，可用阿托品0.5 mg或灭吐灵10 mg，肌内注射。

（5）其他。根据CO_2结合力情况，应用5%碳酸氢钠注射液酌情纠正酸中毒；低血钾者应据程度口服或静脉补钾；可应用黄连素，成人每次0.3 g，每天3次口服，具有抑制肠毒素和抗菌作用；氯丙嗪具有抗肠毒素作用，可抑制小肠上皮细胞的腺苷酸环化酶，减轻腹泻，可以1～2 mg/kg口服或肌注。

二、中医治疗

本病之中医治疗，应采取标本兼治的原则，祛邪同时固护津气，宜与西药结合使用，可口服中成药与汤剂并用。

（一）应急治疗

1. 寒霍乱者，可用淡盐米汤加生姜汁少许口服，参照口服补液量。并选用下列药中1～2种服用：藿香正气水，每次1～2支，日服2～3次。纯阳正气丸3 g，1次顿服。苏合香丸，每次3 g，日服2次。

2. 热霍乱者，可选用红灵丹0.2 g或玉枢丹1 g，日服1～2次。或配合应用双黄连粉针剂3 g加入5%葡萄糖氯化钠注射液静脉滴注。

3. 病情严重，出现亡阴或亡阳证者，可酌情选用参麦注射液40 mL加入5%葡萄糖氯化钠注射液500 mL中静脉滴注，或用生脉注射液40 mL加入5%葡萄糖氯化钠注射液中静脉滴注。或参附注射液60 mL加入5%葡萄糖氯化钠注射液中静脉滴注。

（二）辨证论治

1. 寒霍乱。

主要证候：暴起呕吐下利，初起时尚有稀粪，继则下利清稀，或如米泔水样，无臭味，胸膈痞闷，四肢清冷，舌苔白腻，脉濡弱。

治法：散寒燥湿，芳香化浊。

方药：藿香正气散。

方中藿香辛温散寒，芳香化湿，白术、茯苓、陈皮、半夏健脾除湿；厚朴、大腹皮理气消满，疏利气机；紫苏、白芷解表散寒。

如湿邪偏重，胸闷腹胀尿少，肢体倦怠，苔白腻者，可加苍术、萆薢；呕吐较剧者加砂仁、法半夏。

2. 热霍乱。

主要证候：吐泻骤作，泻下如米泔水样，口渴，心烦，脘闷，发热，小便短赤，腹痛转筋，舌苔黄腻，脉濡数。

治法：清热化湿，辟秽泄浊。

方药：蚕矢汤。

方中蚕砂、木瓜化浊和中，且除霍乱转筋，黄连清热燥湿，薏苡仁清热利湿，栀

子、黄芩助黄连清热燥湿，大豆卷利湿升清，制半夏、吴茱萸止呕降浊，通草导湿热下行。

呕吐较剧者加砂仁、白芍；口干尿少者加麦冬、生地、知母。

3. 亡阴证。

主要证候：吐泻频繁，口渴引饮，目眶凹陷，螺瘪，声嘶，尿少或闭，舌质干红，脉细数。

治法：养阴益气生津。

方药：生脉散。

方中人参补肺益气而生津、麦冬养阴清肺而生津，五味子敛肺止汗而生津。共奏益气敛汗，养阴生津之效。

泻频口干者可加白芍、乌梅、石斛；汗出较多者可加生龙骨、生牡蛎先煎。

4. 亡阳证。

主要证候：吐泻过剧，四肢厥冷，汗出身凉，呼吸微弱，语声低微，舌质淡，脉微欲绝，至数不清。

治法：回阳救逆。

方药：通脉四逆汤。

方中附子温元阳而救厥逆，干姜辛温通阳，人参固护元气，甘草助参附益气而调和。

上方可加山萸肉、五味子以固护元气，加生龙骨、生牡蛎以敛汗固脱。

附：干霍乱。

主要证候：卒然腹中绞痛，欲吐不得吐，欲泻不得泻，烦躁闷乱，脉沉伏。

治法：辟浊解秽，利气宣壅。

方药：玉枢丹。

方中山慈菇解毒化浊，五倍子涩肠止泻，千金子仁逐痰饮清胃肠之浊，红芽大戟化痰浊内聚，麝香活血散结止痛，朱砂解毒安神，雄黄燥湿解毒。

应急措施：

用三棱针在十宣、曲泽、委中急刺出血。

吴茱萸、青盐各 30 g，略研，炒热，布包，熨脐下。

【临床思路】

1. 霍乱是一种烈性传染病，传播迅速，临床上应予高度警惕。一旦怀疑本病，应及时隔离，进行排泄物消毒，取大便做霍乱弧菌培养，尽早做出确诊或否定诊断，防止本病暴发流行。如临床诊断为霍乱后，很快出现下列情况者则考虑病情较重，应加强处理：①中度以上脱水。②低血容量性休克，收缩压低于 90 mmHg。③代谢性酸中毒，$CPCO_2 < 15$ mmol/L。④急性肾功能衰竭，少尿或无尿，血尿素氮持续增高。⑤血清 $Na^+ < 120$ mmol/L，血清 $K^+ < 3.5$ mmol/L。

2. 霍乱的一系列病理改变均由剧烈吐泻导致的大量水电解质迅速丢失所引起。本病的预后也决定于能否及时纠正脱水、电解质紊乱和酸碱平衡失调。因此，及时足量地补充液体与电解质、纠正酸中毒是本病治疗的关键。多数病人经过有效的补液纠酸即能基本痊愈。抗生素的使用可作为本病的辅助措施。它能缩短腹泻时间，减少液体丢失及缩短排菌期。

3. 霍乱为感受疫疠之气所致，病情凶险，演变迅速，最易亡阴亡阳。其病位在脾、胃、大肠、小肠。病机为脾胃损伤，气机升降悖逆，清浊相干，乱于肠胃，虽有从寒化、热化之不同，其脱津亡阳则是共同趋势。治疗除辟秽泄浊，调理气机之外，尤应注意生津回阳。不论寒霍乱、热霍乱，都应结合补液疗法，以避免亡阴亡阳。此点至关重要。

【预后与转归】

本病既往病死率很高，曾达到50%或更高。近40年来，由于诊疗技术的提高，现已降到1%左右。老幼及孕妇病人预后较差。临床中型病情以下的病人经积极处理，可有效纠正或避免严重失水、酸中毒与电解质失衡，及其他并发症的出现。而重症病人或因延误诊断及治疗，或开始治疗后未能尽快纠正上述机体失调状态，从而出现重要脏器的衰竭，如心肾等功能的衰竭等，最终出现多脏器衰竭而死亡，故针对每一病理环节应有可靠的治疗措施以控制病情演变。

【预防与调护】

1. 管理传染源。除大力开展“三管”（管水、管粪、管饮食）的群众性卫生运动外，尚需采取如下措施：①健全疫情报告制度，及早发现病人。②加强卫生检疫。③发现病人及带菌者，按规定进行隔离治疗，直至症状消失，连续大便培养（隔日1次）3次阴性。④对接触者隔离5 d，同时进行医学观察与3次粪检。

2. 提高人群免疫力。对于渔民、船民、码头职工给予霍乱疫苗接种，或在疫区及邻近地区开展有计划的选择性接种，对减少急性病例，缩短流行过程，可起到一定的作用。当前预防接种的研究集中于口服疫苗方面，包括：B亚单位与灭活弧菌的联合菌苗（BS－WC）及口服减毒活菌苗、口服杂交菌苗（如将霍乱弧菌O抗原基因插入伤寒杆菌Ty21a株中的EX645及EX879等）等，这些菌苗均有较好的预防作用，尚在研究试验阶段。以TCP为免疫原的疫苗，也在动物试验中。

3. 听从WHO的告诫及指示。所有国家均应将O139引起的腹泻按《国际卫生条例》有关霍乱的规定进行报告和处理。

4. 发病期的护理。加强口服补液，病情许可及缓解情况下，及时进食流质或易消化的清淡稀软食物。忌辛辣油腻及生冷之物。注意腹部症状及大便性状，严密观察血压及小便量，及时发现并发症。其他应注意神志变化，皮肤的脱水征象等，发现病情恶化，应及时处理，以避免重要脏器的衰竭。

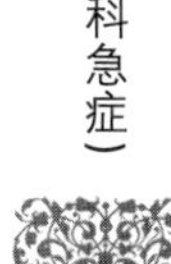

第四节　登　革　热

登革热（dengue fever）是由登革病毒（dengue virus，DENV）引起的急性传染病，是全球传播最广泛的蚊媒传染病之一。本病主要通过埃及伊蚊和白纹伊蚊传播，潜伏期一般为1～14 d，多数5～9 d。登革热临床表现复杂多样，临床病程可分为3期，即发热期、极期和恢复期。据病情严重程度可分为普通登革热和重症登革热两种类型。多数病人表现为普通登革热，仅少数病人发展为重症登革热。

中医学无登革热病名，但根据其临床表现，现多将本病归属中医“瘟疫”范畴。按其不同的发病季节和证候特征，分属于“暑热疫”“湿热疫”等。

【病因病理】

一、西医病因病理

（一）病原学

DENV属黄病毒科黄病毒属，据抗原性不同分为4个血清型（DENV－1，DENV－2，DENV－3和DENV－4），每种血清型DENV均可导致普通型登革热和重症登革热。DENV为球形颗粒，内部为由衣壳蛋白C和基因组RNA构成的核衣壳，外部为镶嵌有病毒结构蛋白prM和E的脂质双层膜，直径为45～55 nm。NS1蛋白是DENV编码的重要非结构蛋白，能够以细胞内、细胞膜和胞外分泌3种形式存在。DENV对热敏感。超声波、紫外线、0.05%甲醛溶液、乳酸、高锰酸钾、龙胆紫等均可灭活病毒。病毒在pH 7～9环境中最为稳定，在－70 ℃或冷冻干燥状态下可长期存活。

（二）流行病学

1. 传染源。登革热病人、隐性感染者、带病毒的非人灵长类动物是登革热的主要传染源。

2. 传播途径。主要经媒介伊蚊叮咬传播。在我国传播媒介主要为白纹伊蚊和埃及伊蚊。

3. 易感人群。人群普遍易感，感染后有部分人发病。病人对同型病毒产生持久的免疫，但对非同型病毒感染不能形成有效保护。再次感染不同型别DENV会引发抗体依赖，这是导致重症登革热的一个重要机制。

4. 流行特征。尚无证据表明我国存在登革热地方性流行区。境外输入病例常年可传入我国各地。在华北以南地区，夏秋季伊蚊密度较高的季节，可导致本地感染病例发生和暴发流行。近年来，我国登革热疫情有逐渐由东南沿海地区向全国各地蔓延的趋势。

（三）发病机理

DENV经蚊媒叮咬侵入人体后，在单核—吞噬细胞系统增殖随后进入血液循环，形成第一次病毒血症，然后再定位于网状内皮系统和淋巴组织中，在外周血单核细胞、组织中的巨噬细胞和肝脏的库普弗细胞内复制到一定程度，再次进入血液循环，引起第二次病毒血症。DENV与机体产生的特异性抗体结合形成免疫复合物，激活补体和凝血系统，导致血管通透性增加，血管扩张、充血，血浆蛋白及血液有形成分外渗，引起血液浓缩、出血和休克等病理生理改变。同时病毒可抑制骨髓中白细胞和血小板生成，导致白细胞及血小板减少。血小板减少及其功能障碍、凝血因子消耗可见牙龈出血及咯血等出血表现。所有 4 种血清型 DENV 均能引起重症登革热。DENV 二次感染所致的抗体依赖增强作用、细胞因子风暴及病毒毒力变异等宿主因素与病毒因素在重症登革热发病机制中发挥重要作用。重症登革热的病理生理改变主要是血管通透性增加和血浆外渗，并无明显的毛细血管内皮细胞损伤。血浆外渗是重症登革热的主要临床表现，在热退期，血浆大量进入腔隙中，血容量减少，血液浓缩，血细胞比容增加，血压下降，最终导致休克。然而重症登革热的发病机制迄今尚未完全阐明。

二、中医病因病机

（一）外感湿热，疫毒内侵

夏秋之际，气候炎热，湿热蒸腾，加之感受蚊媒邪毒，损伤脾胃阻遏气机，湿热疫毒交错，遂成壮热、呕吐及肢体困重诸症。热邪、湿邪是本病发病的最重要的诱因，感受蚊媒毒邪是疾病发生的前提。

（二）内伤脏气

发病后首发表现为肺卫受邪，发热恶寒症状突出，如病邪不解，则入气分或表现为卫气同病。湿热阻遏脾胃临床最为常见，该期也是疾病的转折点，如积极治疗，胃气得复，疾病趋于向愈，反之则入营动血。脾胃为后天之本，脾阳受损则不能充养肾阳；脾气亏虚，气血生化乏源则心血不足；脾失健运，气滞湿阻则影响肝气疏泄。肝为刚脏，体阴而用阳，肝失调达疏泄则见情志不舒，甚则肝风内动，生风动血。

【临床表现】

登革热是一种全身性疾病，临床表现复杂多样。典型病程分为发热期、极期和恢复期。多数病人表现为普通登革热，可仅有发热期和恢复期，仅少数病人发展为重症登革热。

1．发热期（多持续 3～7 d）。病人通常急性起病，首发症状为骤起高热，可伴恶寒，24 h 内体温可达 40 ℃。除发热外，病人可出现周身疼痛（头痛、眼眶痛、腹痛及全身肌肉、骨骼和关节疼痛）、乏力，恶心、呕吐以及纳差，腹泻等胃肠道症状。于病程第 3～6 d 在颜面、四肢出现充血性皮疹或点状出血疹，典型皮疹为四肢的针尖样出血点，或融合成片的红斑疹，其中可见有散在小片的正常皮肤，如红色海洋中的岛屿，简称“皮岛”。可出现不同程度的出血现象，如皮下或黏膜出血、注射部位出现瘀点瘀斑、牙龈出血、鼻衄及束臂试验阳性等。

2．极期（一般在病程第 3～8 d）。部分病人出现腹部剧痛、持续呕吐、球结膜水肿、胸腔积液和腹水等，症状严重者可引起休克，出现如低体温、心动过速、四肢湿冷、脉搏细弱、脉压缩小等表现。随着休克加重和持续，发生代谢性酸中毒、多器官功能障碍和弥散性血管内凝血等，实验室检查可表现为进行性白细胞减少以及血小板计数迅速降低、HCT 升高以及白蛋白下降等。少数病人无明显的血浆渗漏表现，但仍可出现严重出血（如皮下血肿、消化道出血、阴道出血、颅内出血、咯血、尿血等），重症

可出现胸闷、心律失常、气促、嗜睡、烦躁、谵妄、抽搐、昏迷、颈项强直，少尿或无尿，明显黄疸等严重脏器损害的表现。

3. 恢复期（极期后的2～3 d）。病人病情好转，胃肠道症状减轻，白细胞及血小板计数回升。部分病人可见针尖样出血点，可有皮肤瘙痒。

【实验室及其他检查】

1. 一般检查。

（1）血常规。白细胞和血小板计数减少，血小板计数下降幅度一般与病情严重程度成正比。HCT 升高提示血液浓缩。

（2）血生化检查。半数以上病人出现 ALT 和 AST 轻度到中度升高，且 AST 的升幅较 ALT 明显。部分病人 BNP、心肌酶谱及血肌酐升高。

（3）心电图。可见心动过速，窦房及房室传导阻滞及非特异性 ST 段抬高，T 波倒置等。

（4）影像学检查。腹部 B 超可见胆囊壁增厚、腹水及肝脾肿大等；超声心动图可发现心脏搏动减弱，严重者心脏扩大，左心室射血分数降低；CT 检查可发现胸腔或心包积液、脑水肿及颅内出血、腹水及肝脾肿大等。

2. 病原学及血清学检测。应在病程早期行 DENV 核酸、NS1 抗原及 IgM/IgG 抗体检测，有条件的可进行病毒分型和病毒分离。发病早期检出 IgM 提示急性感染。发病1～5 d 内血液中检测出 DENV 核酸及 NS1 抗原，或分离出 DENV 可确诊，发病 1 周内检出 IgG 提示二次感染。

【诊断与鉴别诊断】

一、诊断要点

（一）西医诊断

根据流行病学史、临床表现及实验室检查结果，可做出本病诊断。在流行病学史不详的情况下，根据临床表现、辅助检查和实验室检测结果做出诊断。

1. 疑似病例。符合登革热临床表现，有流行病学史（发病前 15 d 内到过登革热流行区，或居住地有登革热病例发生），或有白细胞和血小板减少者。

2. 临床诊断病例。符合登革热临床表现，有流行病学史，并有白细胞、血小板同时减少，单份血清登革病毒特异性 IgM 抗体阳性。

3. 确诊病例。疑似或临床诊断病例，急性期血清检测出 NS1 抗原或病毒核酸，或分离出登革病毒或恢复期血清特异性 IgG 抗体转为阳性或滴度较急性期呈 4 倍以上升高。

登革热病人有下列情况之一者可诊断为重症登革热：①严重出血包括皮下血肿、呕血、黑便、阴道流血、肉眼血尿、颅内出血等。②休克。③重要脏器功能障碍或衰竭：肝脏损伤（ALT 和/或 AST > 1 000 IU/L）、ARDS、急性心力衰竭、急性肾功能衰竭、脑病（脑炎、脑膜脑炎）等。

（二）中医辨病与辨证要点

1. 辨病要点。夏秋之际，病人出现壮热不退、周身疼痛困重及典型“皮岛”样皮疹均要考虑本病可能。

2. 辨证要点。本病的病机关键是疫毒内侵，外感湿热，湿热疫毒交错，或热毒炽盛迫血妄行，气津两伤致脏腑功能失调出现变证。部分病人可呈现皮肤瘙痒、烦躁、谵妄、抽搐、行为异常、颈项强直等肝风内动表现，如病情进展、失治误治，病邪直驱入里，损及心肾，则见肢端湿冷、面色㿠白、少尿或无尿、脉微细欲绝等心肾阳虚之危候。登革热发病涉及脏腑以脾胃为主，五脏相关，可按卫气营血辨证，尤应重视疾病传变及病情顺逆。

二、鉴别诊断

本病应注意与下列疾病相鉴别：①与发热伴出血疾病如基孔肯雅热、流行性出血热、发热伴血小板减少综合征等鉴别。②与发热伴皮疹疾病如麻疹、荨麻疹、猩红热、流脑、斑疹伤寒、恙虫病等鉴别。③有脑病表现者需与其他中枢神经系统感染相鉴别。④白细胞及血小板减低明显者，需与血液系统疾病鉴别。

【治疗】

一、西医治疗

目前尚无特效的抗病毒治疗药物，主要采取支持及对症治疗措施。治疗原则是早发现、早诊断、早防蚊隔离及早治疗。重症病例的早期识别和及时救治是降低病死率的关键。

1. 一般治疗。卧床休息，清淡饮食；防蚊隔离至退热及症状缓解；监测神志、生命体征、出入量、血小板及血细胞压积等。

2. 对症治疗。

（1）退热。以物理降温为主，高热病人不能耐受时可给予对乙酰氨基酚治疗。慎用阿司匹林、布洛芬和其他非甾体抗炎药物。

（2）补液。根据病人脱水程度给予补液治疗，以口服补液为主。对频繁呕吐、进食困难或血压低的病人，应及时静脉输液，可予等渗液如0.9%氯化钠溶液等静滴。

（3）镇静止痛。可予安定、颅痛定等对症处理。

3. 重症登革热的治疗。除一般治疗中提及的监测指标外，重症登革热病人还应进行电解质的动态监测。对出现严重血浆渗漏、休克、ARDS、严重出血或其他重要脏器功能障碍者应积极采取相应治疗。

（1）补液原则。重症登革热补液原则是维持良好的组织器官灌注。可给予平衡盐等晶体液，渗出严重者应及时补充白蛋白等胶体液。根据病人HCT、血小板、电解质情况随时调整补液的种类和入量，如尿量在0.5 mL/（kg·h）以上，应尽量减少静脉补液量。

（2）抗休克治疗。出现休克时应尽快进行液体复苏治疗，同时积极纠正酸碱失衡。

液体复苏治疗无法维持血压时，应使用血管活性药物；严重出血引起的休克，应及时输注红细胞或全血等。有条件的可进行血流动力学监测并指导治疗。

(3) 出血的治疗。出血部位明确者，如严重鼻衄给予局部止血。胃肠道出血者予以制酸止血。尽量避免插胃管、尿管等侵入性诊断及治疗；严重出血者，根据病情及时输注红细胞；严重出血伴血小板显著减少应输注血小板。

(4) 其他治疗。在循环支持治疗及出血治疗的同时，应当重视其他器官功能状态的监测及治疗；预防并及时治疗各种并发症。

二、中医治疗

中医药对于本病的疗效确切。对重症登革热的救治应中西医结合，在抗休克及纠正脏器功能衰竭过程中，配合中医益气回阳、养阴生津等治疗，有助于缓解病势，最短时间内稳定病情。

（一）应急治疗

1. 针刺大椎、曲池、十宣等。神志昏迷、谵妄、抽搐者以紫雪丹、安宫牛黄丸鼻饲。

2. 热毒宁注射液 20 mL 加入 5% 葡萄糖注射液 250 mL 中静滴，每日 1 ~2 次。

3. 生脉注射液 20 mL 加入 5% 葡萄糖注射液 250 mL 中静滴，每日 1 ~2 次。

（二）辨证论治

1. 卫气同病证。

主要证候：发热恶寒，或不恶寒，头痛，咽部不适，身骨疼痛，颜面潮红，四肢倦怠，口微渴，舌边尖红，苔白或薄黄，脉浮数或濡数。

治法：清热解毒，透表解肌。

方药：银翘散合柴葛解肌汤加减。

方中金银花、连翘既有辛凉透邪、清热之功，又具芳香辟秽解毒之效。竹叶清上焦热，芦根清热生津。葛根味辛性凉，能外透肌热，内清郁热。柴胡味辛性寒，既为“解肌要药”，又可助郁热外泄。羌活、白芷辛散发表，并止诸痛。黄芩、石膏清泄里热。

2. 湿热阻遏证。

主要证候：湿热俱重，发热，其热不扬，肢体沉重酸楚，纳呆，胸脘满闷，呃逆或呕吐，小便短赤。舌红，苔黄厚腻浊，脉濡数。

治法：清热化湿，辟秽化浊。

方药：甘露消毒丹加减。

方中滑石利水渗湿、清热解暑，茵陈善清利湿热，黄芩清热燥湿、泻火解毒。三药相合正合湿热并重之病机，共为君药。湿热留滞，易阻气机，故以石菖蒲、藿香、白豆蔻行气化湿，悦脾和中，令气畅湿行。

3. 热入血分证。

主要证候：低热或身热已退，头晕乏力，肌肤瘀斑，可见皮下出血点，便下脓血或并见其他出血证。舌红绛，苔少，脉细数。

治法：凉血解毒，化瘀止血。

方药：犀角地黄汤加减。

方中以苦咸寒之水牛角凉血、清心、解毒，甘苦寒之生地凉血、滋阴、生津。一助水牛角清热凉血止血，一恢复已失之阴血。赤芍、丹皮清热凉血、活血散瘀。可加用大青叶清热解毒、凉血消斑，山栀子、旱莲草及白茅根清热养阴。

如病情进展出现阳气暴脱及邪陷心包等厥脱表现者，可参考“休克”等相关章节的中医治疗部分。

【临床思路】

一般根据流行病学史、临床表现及实验室检查结果可做出登革热的诊断。在流行病学史不详的情况下，根据临床表现、辅助检查和实验室检测结果做出诊断。然而临床上不典型登革热病人亦不少见，在疾病初期首发症状可表现为发热伴恶寒，但部分病例临床表现特异性差，且变化大，可不发热或体温呈低热，这在老年病人或存在糖尿病、风湿免疫病及肿瘤等基础病病人尤为常见。在发病最初数天皮损未见典型“皮岛”样改变，故常易误诊为上呼吸道感染或急性胃肠炎。部分病人可并发急性心肌炎和急性心功能衰竭，从而误诊为病毒性心肌炎和心力衰竭，忽视了对引起心功能不全的原发病的诊断。少数病人以视力损害为主要表现，易误诊为急性角膜炎并上呼吸道感染。

要避免本病误诊漏诊，应做到以下几个方面。

1. 知晓患登革热时各系统的临床表现，尤其是不典型的系统损害表现如眼部损害及心肌损伤、肝肾功能不全等。

2. 详细问诊及查体，对发病经过尤其仔细询问。由于本病部分病例被误诊，轻型病人未及时就诊、隐性感染高，导致疫情发现较迟，传染源未能及时有效控制。应尽早根据发病季节（本病主要发生在夏秋季）及发病经过如病人是否去过疫区等，结合易感人群（居家待业和离退休人员发病居多）、临床表现建立疑似诊断。建立疑似病例报告制度可缩短发病至诊断时间间隔，使认识疫情的时间提前，进而有利于疫情的控制。由于现代交通工具的便利与人员的频繁流动，登革热可以远距离传播进而在非疫区引起流行。

3. 认真做好鉴别诊断。尤其要和上呼吸道感染、胃肠道炎症相鉴别。本病的临床症状体征与感染性疾病有重叠，导致临床医生对登革热诊断难以判断，同时血清学实验在登革热的早期常无阳性结果。故应清楚上呼吸道感染、胃肠炎等感染性疾病的典型表现，尽量用一元论的逻辑思维去解释病情及进行疾病诊断。

4. 尽早行相应确诊检查，如 IgG、IgM 抗体及 NS1 抗原等。

5. 对特殊高危人群尤其重点关注，如老年病人及居家待业者等。这些病人如同时合并风湿免疫系统疾病，临床症状更不典型，往往造成就诊时间延迟，进而导致重症病例发生。

登革热的治疗目前尚缺乏有效应对措施，中医药辨证论治本病具有明显的优势。本病临床证型以卫气同病、湿热阻遏及热入血分三种证型最为常见，湿、热、毒三种病理

因素在本病发病中起到关键作用，临床可按卫气营血辨证，尤应重视清热化湿之法的运用。中药汤剂可一日 2 剂或 4 ~ 6 h 服用 1 剂，也可辨证使用热毒宁注射液、生脉注射液或血必净注射液静滴。此外，登革热的临床表现是一个动态演变过程，各证候之间可以相互转化，如卫气同病失治误治可能直接入营动血而为气血两燔，进而演变为阳气暴脱，故应重视疾病发病过程中证型之间的相互转化，严密观察病情，及时处理防止出现厥脱等变证。

【预后与转归】

本病是一种自限性疾病，通常预后良好。影响预后的因素包括病人既往感染登革病毒史、年龄、基础疾病、并发症等。少数重症登革热病例可因重要脏器功能衰竭而死亡。

【预防与调护】

1. 控制传染源及传播途径。尽早发现登革热病人（尤其是发热 5 天内的病人），并对病人实行防蚊隔离措施。同时做好防蚊灭蚊工作，如杀灭成蚊，清除伊蚊的滋生地，做好个人防护，穿长袖衣裤，使用防蚊驱避剂等。

2. 一旦发现有登革热流行的可能，应及时排查，及时处理。

3. 发病期的护理。动态监测神志、血压、心率、尿量、HCT、血红蛋白、血小板计数、血氧饱和度等。防止输液过量。对于重症登革热病人慎用有创操作或肌内注射，以免发生出血风险。

第十六章　急性中毒

急性中毒（acute poisoning）及物理因素损害，传统中医的处理方法不少，但与现代急救技术相比，某些方面仍有较大差距。因为历史条件所限，本类疾病中的某些中毒在传统中医实践中毫无经验可言，现代中医在这方面取得了一定进步。目前我国中医院急诊系统在治疗这类疾病时，较多以西医处理手段为主；但根据既往临床实践，可以肯定的一点是，临床上对这类疾病的某些病种或某病的某一阶段采用适当的中西医结合手段治疗，能取得比单一的西医或中医处理都好的效果。

第一节　总　论

有毒物质进入人体在体内积累到一定量引起器官组织损害的病理状态称中毒。中毒可分为急性中毒和慢性中毒两大类。①急性中毒：指人体在短时间内接触毒物或超过中毒量的药物后，机体产生的一系列病理生理变化及其临床表现。急性中毒病情复杂、变化急骤，严重者会出现多器官功能的障碍或衰竭甚至危及病人生命。②慢性中毒：指长时间暴露在有毒物的环境中，毒物进入人体蓄积中毒而出现的临床表现，其发病缓慢、病程长，缺乏特异性诊断指标，容易误诊和漏诊。毒物进入人体后，根据其毒理学特点及对靶器官作用结果，可选择性地引起中枢、消化、循环、血液、泌尿、内分泌、生殖甚至酶系统等功能性或器质性损害，严重中毒可发生急性多器官功能衰竭而死亡。

根据中毒病因不同而归属中医“中药毒”“食毒”“食诸菜蕈菌中毒”“蛊毒”等范畴。

【病因病理】

一、西医病因病理

（一）发病因素

急性中毒途径以消化道为主，地点以家庭为主；静脉注射途径多在娱乐场所出现。急性中毒的毒种主要有药物、乙醇、一氧化碳、食物、农药、鼠药6大类。乙醇作为单项毒种在中毒物质中排第一位；药物中毒以治疗性用药为主，最常见的是苯二氮草类镇静催眠药；农药类中毒主要是有机磷农药和百草枯；一氧化碳中毒与冬季家用燃煤取暖以及目前家庭使用燃气、热水器或以液化石油为燃料的火锅有密切关系。

（二）发病机理

毒物进入人体后，产生毒性作用，导致机体功能障碍和/或器质性损害，进而诱发

疾病甚至死亡。中毒的严重程度与毒（药）物剂量或浓度有关，多呈剂量—效应关系。不同毒物的中毒机制不同，有些毒物通过多种机制产生毒性作用。

1. 干扰酶的活性。人体的新陈代谢主要依靠酶参与催化。大部分毒物是通过对酶系统的干扰而引起中毒。

（1）与酶活性中心的原子或功能基团（如巯基、羟基、羧基、氨基等）结合。如汞、砷等与酶的巯基结合，抑制含巯基酶的活性。

（2）破坏蛋白质部分的金属离子或活性中心。如氰化物中毒时，氧化型细胞色素化酶中的三价铁与氰离子结合，形成氰化高铁型细胞色素氧化酶，不能还原为二价铁，从而阻断了氧化磷酸化过程中的电子传递，使得生物氧化作用不能正常进行，人体细胞不能利用氧，造成中毒。

（3）竞争抑制作用。毒物结构与酶的底物结构相似，与酶的底物竞争而产生抑制作用。如有机磷、氨基甲酸酯类可直接与胆碱酯酶结合抑制此酶活性。

（4）作用于酶的激活剂。如磷酸葡萄糖变位酶是生成和分解肝糖原的酶，其作用需要 Mg^{2+} 做激活剂，而 F^- 能与 Mg^{2+} 形成复合物，故在氟中毒时，磷酸葡萄糖变位酶受阻。

（5）与辅酶作用。如铅中毒时发现体内烟酸的消耗量增加，在严重中毒时，血液内烟酸含量几乎为零，结果使辅酶Ⅰ和辅酶Ⅱ减少，从而抑制了吡啶核苷酸或烟酰胺单核苷酸连接的脱氢酶的作用。

（6）与酶的底物作用。如氟乙酰胺进入人体内产生氟乙酸，与草酰乙酸结合成氟柠檬酸（乌头酸酶的底物，乌头酸酶在三羧酸循环中催化柠檬酸转变为异柠檬酸），抑制乌头酸酶的活性，使三羧酸循环中断，从而影响氧化磷酸化过程，造成神经系统和心肌损害。

2. 破坏细胞膜的功能。

（1）对膜脂质的过氧化作用。四氯化碳中毒在体内产生自由基，使膜上多烯脂肪过氧化，从而导致脂质膜的完整性受损，溶酶体破裂，线粒体、内质网变性，细胞死亡。

（2）对膜蛋白的作用。锌、汞等都可与线粒体膜的蛋白产生反应，从而影响三羧酸循环和氧化磷酸化过程。

（3）使膜结构及通透性改变。河豚毒素可选择性阻断膜对钠离子的通透性，从而阻断神经传导，使神经麻痹。

3. 阻碍氧的交换、输送和利用。

（1）氧的交换障碍。刺激性气体引起肺水肿，使肺泡气体交换受阻。

（2）氧的运输障碍。一氧化碳与血红蛋白结合形成不易解离的碳氧血红蛋白，从而使血红蛋白丧失携氧功能。

（3）氧的利用障碍。氰化物中毒时氰离子与细胞色素氧化酶中的铁结合，从而使该酶丧失催化氧化还原反应的能力，使细胞利用氧障碍。

4. 影响新陈代谢功能。

（1）作用于核酸。烷化剂、氮芥等使脱氧核糖核酸发生烷化，形成交叉联结，影响脱氧核糖核酸功能。

（2）影响蛋白质合成。敌鼠钠盐中毒后，在体内竞争性抑制维生素 K 的活性，从而抑制凝血酶原的合成。

（3）作用于能量代谢过程。二硝基苯酚类是呼吸链与氧化磷酸化的解偶联剂，在有二硝基苯酚存在的情况下，呼吸链中产生的能量不能形成 ATP，但以热能的形式释放，影响能量代谢。

5. 改变递质释放或激素的分泌。如肉毒杆菌毒素，使运动神经末梢不能释放乙酰胆碱而致肌肉麻痹。

6. 损害免疫功能。

（1）使免疫功能下降，如抗肿瘤药物。

（2）引起异常免疫反应，如异氰酸脂类、苯酐类、多胺固化剂等可引起职业性哮喘。

（3）损害免疫器官，如氟中毒等可引起脾和胸腺的损害。

7. 光敏作用。

（1）光变态反应。某些物质进入机体后在日光照射下发生光化学变化，具有毒性作用，如灰黄霉素。

（2）光毒性反应。某些物质在日光照射下发生光化合反应，形成有毒物质，从而对机体产生毒害作用，如沥青。

8. 对组织的直接毒性作用。如强酸强碱中毒，其毒性作用主要是引起蛋白质变性，造成组织坏死，引起局部充血、水肿、坏死和溃疡。

9. 其他机制。包括非特异性机制和原因不明等。

二、中医病因病机

有关中毒的论述最早见于《金匮要略》。《金匮要略·禽兽鱼虫禁忌并治第二十四》介绍了“治食生肉中毒方”“治食自死六畜肉中毒方”等，继而《诸病源候论》《圣济总录》《景岳全书》《张氏医通》等医著皆详细地阐述了所收录中毒病症各自的病因、发病机理及证候分类，并记载了急救措施及有效方药。中毒是指毒物经人体食道、气道、血脉、皮肤侵入体内，致使气血失调，津液、水精施布机能受阻，甚则损伤脏器的急性病证。

误食不洁或有毒之品，或误服外用药、炮制不当的药物及过期霉变的药物，或长期过量服用，致毒物壅于胃腑，累及肠道，损及脾运，滋生湿浊，气机升降失常，气血逆乱，或痰浊蒙闭清窍，流窜经络而生诸证。误吸秽浊有毒之气，使毒物由鼻而入闭阻肺气，扰乱气机，迫及心神；或为毒蛇虫兽所伤，使毒物从皮毛而入，由浅入深而生诸证。毒物毒液由血道进入体内，致毒物直入血脉，燔于脏腑而迭生诸证。以上诸多因素均可导致毒邪内陷心包，闭阻清窍，动血动风，出现内闭外脱之危候，甚则出现阴阳离决之厥脱证。若救治不及时或治疗不当，常致病人死亡。

综合来看，中毒的病因是指外来毒邪，由口鼻、肌腠等途径侵犯人体引起中毒，病机上是属于外因致病，由于毒物对人体所产生的毒性作用而致人体脏腑气血运行失常，

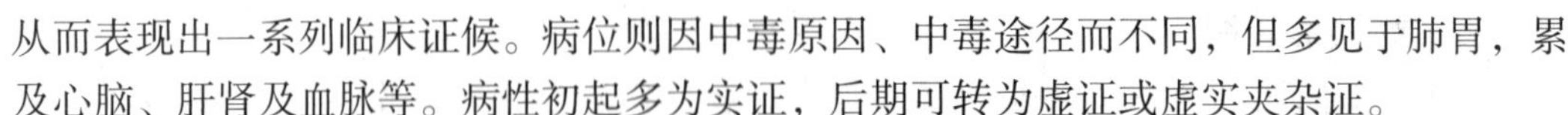

从而表现出一系列临床证候。病位则因中毒原因、中毒途径而不同，但多见于肺胃，累及心脑、肝肾及血脉等。病性初起多为实证，后期可转为虚证或虚实夹杂证。

【临床表现】

急性中毒常见症状与体征按毒物致病毒理所影响的系统器官侧重不同，总结归类如下。

一、神经系统

毒物能引起中毒性脑病和中毒性周围神经病，出现昏迷、谵妄、惊厥、瘫痪等。

1. 昏迷。见于麻醉药、催眠药、安定药等中毒；有机溶剂中毒；窒息性毒物中毒，如一氧化碳、硫化氢、氰化物等中毒；高铁血红蛋白生成性毒物中毒，如亚硝酸盐中毒；农药中毒，如有机磷杀虫药、拟除虫菊酯杀虫药等中毒；有毒动植物中毒，如毒蛇、河豚、毒蕈、苦杏仁等中毒。

2. 谵妄、精神失常。见于阿托品、乙醇、抗组胺药中毒。

3. 肌纤维颤动。见于有机磷杀虫药和氨基甲酸酯杀虫药中毒。

4. 惊厥。见于中枢兴奋药士的宁、氨茶碱、美解眠等中毒；窒息性毒物中毒；有机氯杀虫药、拟除虫菊酯类杀虫药中毒以及异烟肼中毒等。

5. 瘫痪。见于可溶性钡盐、棉籽（棉酚）等引起的低钾血症；三氧化二砷、铊、汽油、正己烷、有机磷杀虫剂等引起的周围神经病；箭毒、毒芹、蛇毒（眼镜蛇、银环蛇）、肉毒毒素、河豚毒素等引起的运动终板乙酰胆碱受体被抑制。

二、消化系统

1. 吐泻。几乎见于大多数口服毒物引起的中毒，特别是腐蚀性毒物如强酸、强碱、金属盐类如铅、砷、磷、锑等；使迷走神经兴奋的毒物如毒扁豆碱、毒蕈、有机磷杀虫剂。

2. 腹绞痛。见于铅盐中毒。

3. 呕血。见于胃黏膜腐蚀剂如铁盐、水杨酸盐的中毒。

4. 中毒性肝病。见于可引起中毒性肝损害的毒物中毒如金属砷、锑、铅、铁剂、重铬酸盐；氯代烃类如四氯化碳、氯仿等；苯的氨基硝基化合物如苯胺、硝基苯等；抗肿瘤药物；抗结核药物；杀虫剂；有毒植物如蓖麻子、苍耳、毒蕈、棉籽；抗生素中的四环素、红霉素、新生霉素、苯唑西林、羧苄西林、氨苄西林、二性霉素 B、磺胺；其他药物还有苯妥英钠、巴比妥类、氯丙嗪、甲巯咪唑、硫酸亚铁、鞣酸、保泰松等。

三、呼吸系统

1. 呼吸气味。有机溶剂挥发性强，而且有特殊气味，如酒味。氰化物有苦杏仁味；有机磷杀虫药、黄磷、铊等有蒜味；苯类和脂肪族羧酸酯类有特殊的香味。

2. 呼吸加快。引起酸中毒的毒物如水杨酸类、甲醇等可兴奋呼吸中枢，使呼吸加快。

3．呼吸减慢。见于催眠药和吗啡中毒；也见于中毒性脑水肿。呼吸中枢过度抑制可导致呼吸麻痹。

4．肺水肿。刺激性气体氨、氯等，杀鼠剂安妥、磷化锌等，及有机磷杀虫药、百草枯等中毒均可引起肺水肿。

四、循环系统

1．心律失常。洋地黄、夹竹桃、乌头、蟾蜍等可兴奋迷走神经。拟肾上腺素药、三环类抗抑郁药等可兴奋交感神经，以及氨茶碱等中毒，均可引起心律失常。

2．心脏骤停。可能由于：①毒物直接作用于心肌，见于洋地黄、奎尼丁、氨茶碱、吐根碱等中毒。②缺氧，见于窒息性毒物中毒。③低钾血症。见于可溶性钡盐、棉酚、排钾性利尿剂等中毒。

3．休克。①剧烈的吐泻导致血容量减少，见于砒霜（三氧化二砷）中毒。②严重的化学灼伤：由于血浆渗出而血容量减少，见于强酸、强碱等中毒。③毒物抑制血管舒缩中枢，引起周围血管扩张，有效血容量不足，见于砒霜、巴比妥类等中毒。④心肌损害，见于吐根碱、锑、砷等中毒。

五、泌尿系统

急性肾衰竭，出现少尿以至无尿，其发病机制为：

1．肾小管坏死。见于砷、汞、四氯化碳、头孢菌素类、氨基糖苷类抗生素、毒蕈、蛇毒、鱼胆等中毒。

2．肾缺血。产生休克的毒物可导致肾缺血。

3．肾小管堵塞。砷化氢中毒可引起血管内溶血，游离血红蛋白由尿排出时可堵塞肾小管；磺胺结晶也可堵塞肾小管。

六、血液系统

1．溶血性贫血。中毒后红细胞破坏增速，量多时发生贫血和黄疸。急性血管内溶血，如砷化氢中毒，严重者可发生血红蛋白尿和急性肾衰竭。中毒性溶血见于砷化氢、苯胺、硝基苯等中毒。

2．白细胞减少和再生障碍性贫血。见于氯霉素、抗肿瘤药、苯等中毒以及放射病。

3．血液凝固障碍。可由肝素、香豆素类、水杨酸类、蛇毒等引起。

4．出血。见于由阿司匹林、氯霉素、氢氯噻嗪、抗肿瘤药等引起的血小板量或质的异常。

七、皮肤黏膜

1．皮肤及口腔黏膜灼伤。见于强酸、强碱、甲醛、苯酚、甲酚皂溶液（来苏儿）等腐蚀性毒物灼伤。硝酸可使皮肤黏膜痂皮呈黄色，盐酸痂皮呈棕色，硫酸痂皮呈黑色。

2．发绀。引起氧合血红蛋白不足的毒物可产生发绀。麻醉药、有机溶剂抑制呼吸

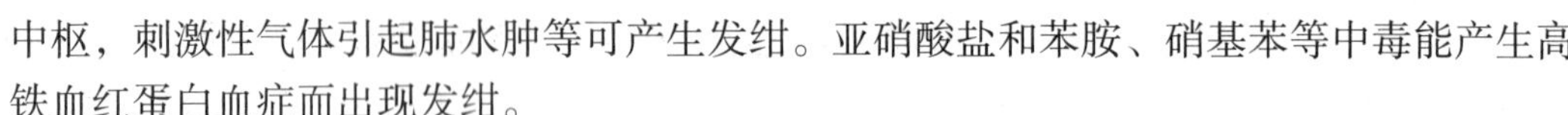

中枢，刺激性气体引起肺水肿等可产生发绀。亚硝酸盐和苯胺、硝基苯等中毒能产生高铁血红蛋白血症而出现发绀。

3. 黄疸。四氯化碳、毒蕈、鱼胆等中毒损害肝脏可致黄疸。

八、眼

1. 瞳孔扩大。见于阿托品和莨菪碱类中毒。

2. 瞳孔缩小。见于有机磷类杀虫药和氨基甲酸酯杀虫药中毒，吗啡中毒。

3. 视神经炎。见于甲醇中毒。

九、发热

发热见于抗胆碱能药（阿托品等）、二硝基酚、棉酚等中毒，以及金属烟热。

【实验室及其他检查】

一、目前可以检测的常见中毒毒物的种类

1. 醇类。乙醇（俗称酒精）、乙二醇（玻璃水主要成分）、甲醇（工业酒精中含量高）。

2. 合成药物。镇静催眠药（包括巴比妥类、苯二氮䓬类及三代安眠药唑吡坦、佐匹克隆等）、中枢神经兴奋药、麻醉药、抗精神病药物（如吩噻嗪类药物）、抗癫痫药、解热镇痛药、消炎镇痛药、降压药、降糖药、抗肿瘤药（如秋水仙碱等）、抗生素、其他（如西地那非等）。

3. 天然药物或毒物。有毒植物包括：乌头（含乌头碱类）、钩吻（含钩吻碱类）、颠茄草、曼陀罗（含莨菪碱类）、雷公藤（含雷公藤碱类）、苦杏仁（含氰苷类）、蓖麻子（含蓖麻毒素）等。有毒动物包括：河豚（河豚毒素）、蛇毒、斑蝥（含斑蝥素）等。菌类或藻类毒素包括：肉毒杆菌（含肉毒毒素）、毒蘑菇（主要含鹅膏毒肽或毒伞肽）、有毒藻类（主要含神经性贝类毒素、麻痹性贝类毒素、腹泻性贝类毒素、雪卡毒素等）。

4. 毒品或滥用药物。

（1）中枢神经抑制剂：阿片生物碱（海洛因、吗啡等）、哌替啶、美沙酮。

（2）中枢神经兴奋剂：安非他明类（冰毒、摇头丸等）、苯丙胺类兴奋剂、可卡因。

（3）致幻剂：大麻、氯胺酮。

5. 杀虫剂及除草剂。

（1）杀虫剂：有机磷杀虫剂、氨基甲酸酯类杀虫剂、拟除虫菊酯类杀虫剂、杀虫双（杀虫单）、杀虫脒。

（2）除草剂：百草枯、五氯酚钠、乙草胺、2，4-D 丁酯等。

6. 杀鼠剂。有机合成杀鼠剂、香豆素类杀鼠剂、茚满二酮类杀鼠剂、有机氟夹杀鼠剂、毒鼠强、无机磷化物杀鼠剂。

7. 气体毒物和挥发性毒物。气体毒物包括：一氧化碳、硫化氢、氰化物毒气、苯系物（苯、甲苯、二甲苯等）、含氯类化合物（三氯丙烷、二氯乙烯等）、苯胺类（硝基苯胺）、一氧化碳、氯气、磷化氢、沼气等。挥发性毒物包括：小分子醇类（甲醇、乙醇）、醛类（甲醛、水合氯醛）、醚类（乙醚）、卤代烃（四氯化碳、氯仿）和苯（苯胺、硝基苯、苯酚）的衍生物等。氰化物因能形成挥发性较大的氢氰酸而归入此类。

8. 金属毒物。如铅、汞、砷、铬、镉、铊等。

二、临床急性中毒毒物检测方法

1. 常用毒物实验室检测取样标本。人体的体液，如胃内容物、血液、尿液等；人体组织，如头发、皮肤等；病人所接触的可疑中毒物质，如水源、食物、药物等。

2. 便携式毒物检测。

（1）检气管。可以快速检测有毒性气体，辨别有毒气体种类。

（2）便携式气体测定仪。如德国研制的便携式有毒气体检测仪（GDA－FR），用于现场有毒有害气体检测。

（3）毒物测定箱。主要采用化学法进行常见毒物的测定。

（4）快速综合毒性检测仪。主要用于快速检测污染饮用水中的化学毒物和病原体。

（5）便携式酒精测试仪。检测酒精中毒。

（6）便携式醇类速测箱。检测甲醇、乙醇中毒。

（7）常见食物中毒快速检测箱。可检测有机磷农药、有毒性气体、亚硝酸盐、毒鼠强、敌鼠钠、安妥定、氰化物以及部分有毒动植物毒物等。

3. 实验室毒物检测方法。

（1）色谱。气相色谱、高效液相色谱和薄层色谱法。

（2）质谱。电感耦合等离子体质谱、气相色谱—质谱联用、液相色谱—质谱联用法。

（3）光谱。原子吸收光谱、原子荧光光谱、红外吸收光谱、紫外吸收光谱、核磁共振波谱及X射线光谱法。

（4）其他。快速广谱药物筛选系统（REMEDi HS 分析法）、化学法、胶体金法等。

【诊断与鉴别诊断】

一、诊断要点

（一）西医诊断

急性中毒的诊断主要根据毒物接触史、临床表现、实验室及辅助检查结果；目前临床上尚无法做到利用实验室毒物分析来快速明确诊断所有的毒物，因此急性中毒诊断时应考虑以下原则。

1. 毒物暴露。病人毒物接触史明确或有毒物进入机体的明确证据而无临床中毒的相关表现，病人可能处于急性中毒的潜伏期或接触剂量不足以引起中毒。

2. 临床诊断。毒物接触史明确伴有相应毒物中毒的临床表现，并排除有相似临床表现的其他疾病，即可做出急性中毒的临床诊断；有相关中毒的临床表现，且高度怀疑的毒物有特异性拮抗药物，使用后中毒症状明显缓解，并能解释其疾病演变规律者也可做出临床诊断。

3. 临床确诊。在临床诊断的基础上有确凿的毒检证据，即可靠的毒检方法在人体胃肠道或血液或尿液或其他体液或相关组织中检测到相关毒物或特异性的代谢成分，即便缺乏毒物接触史，仍然可以确诊。

4. 疑似诊断。具有某种毒物急性中毒的相关特征性临床表现，缺乏毒物接触史与毒检证据，其他疾病难以解释的临床表现，可作为疑似诊断。

5. 急性毒物接触反应。病人有明确毒物接触的环境或明确的毒物接触史，伴有相应的临床表现，常以心理精神症状为主，尤其群体性接触有毒气体者，在脱离环境后症状很快消失，实验室检测无器官功能损害证据时，应考虑急性毒物接触反应。

6. 急性中毒诊断的其他问题。

（1）隐匿式中毒：是指病人在完全不知情的情况下发生的中毒。

（2）不明毒物中毒：毒物接触史明确，但不能确定毒物；临床表现与某种物质明显相关；已知的疾病不能解释相关临床表现；以上条件均具备即可诊断不明毒物中毒或未知毒物中毒。

（3）急性中毒具有不可预测性和突发性，除少数有临床特征外，多数临床表现不具备特异性，缺乏特异性的临床诊断指标。以下情况要考虑急性中毒：①不明原因突然出现恶心、呕吐、头昏，随后出现惊厥、抽搐、呼吸困难、发绀、昏迷、休克，甚至呼吸、心搏骤停等一项或多项表现者。②不明原因的多部位出血。③难以解释的精神、意识改变，尤其精神、心理疾病病人，突然出现意识障碍。④在相同地域内的同一时段突现类似临床表现的多例病人。⑤不明原因的代谢性酸中毒。⑥发病突然，出现急性器官功能不全，用常见疾病难以解释。⑦原因不明的贫血、白细胞减少、血小板减少、周围神经麻痹。⑧原因不明的皮肤黏膜、呼出气体及其他排泄物（颜色、气味）出现特殊改变。

7. 急性中毒诊断注意事项。毒物检测分析是急性中毒的客观诊断方法，也可以帮助评估病情和判断预后。当诊断急性中毒或疑为急性中毒时，应常规留取残余物或可能含毒的标本，如剩余食物、呕吐物、胃内容物及洗胃液、血、尿、粪等。在合适的条件下保存，在需要时送往具备条件的实验室进行检测。急性中毒的诊断还应包括中毒途径、毒物通用名和中毒程度及并发症。同时，需注意急性中毒迟发性功能障碍，如百草枯中毒迟发性的肝、肾功能障碍，一些毒蕈中毒的迟发性肝、肾功能障碍等。

8. 急性中毒综合征与特殊中毒特征。

常见的急性中毒综合征临床表现有下列6类。

（1）胆碱样综合征。包括毒蕈碱样综合征和烟碱样综合征。毒蕈碱样综合征表现为心动过缓、流涎、流泪、多汗、瞳孔缩小、支气管分泌液过多、呕吐、腹泻、多尿，严重时可导致肺水肿。主要见于有机磷酸盐、毛果芸香碱和某些毒蘑菇中毒等。烟碱样综合征表现为心动过速、血压升高、肌束颤动、肌无力等。主要见于烟碱样杀虫剂中毒、烟碱中毒、黑寡妇蜘蛛中毒等。

（2）抗胆碱综合征。主要表现为：心动过速、体温升高、瞳孔散大、吞咽困难、皮肤干热、口渴、尿潴留、肠鸣音减弱甚至肠梗阻，严重时甚至出现谵妄、幻觉、呼吸衰竭等。主要见于颠茄、阿托品、曼陀罗、某些毒蘑菇、抗组胺类药物、三环类抗抑郁药等中毒。

（3）交感神经样中毒综合征。主要表现为：中枢神经系统兴奋，抽搐、血压升高、心动过速、体温升高、多汗、瞳孔散大；考虑与体内儿茶酚胺升高有关，主要见于氨茶碱、咖啡因、苯环己哌啶、安非他命、可卡因、苯丙醇胺、麦角酰二乙胺等中毒。

（4）麻醉样综合征。主要表现为：中枢神经系统抑制，呼吸抑制、血压下降，瞳孔缩小、心动过缓、肠蠕动减弱，体温降低，严重时可发生昏迷。主要见于可待因、海洛因、复方地芬诺酯（止泻宁）、丙氧酚中毒等。

（5）阿片综合征。主要表现同麻醉样综合征。主要见于阿片类，严重乙醇及镇静催眠药等中毒。

（6）戒断综合征。主要表现为：心动过速、血压升高、瞳孔扩大、多汗、中枢神经系统兴奋、定向障碍、抽搐、反射亢进、竖毛、哈欠、幻觉。主要见于停用以下药物：乙醇、镇静催眠药、阿片类、肌松剂（氯苯胺丁酸）、5－羟色胺再摄取抑制剂（SSRIs）以及三环类抗抑郁药物等。

常见的特殊中毒特征见表3－16－1。

表3－16－1　特殊中毒特征

特殊中毒表现	常见毒物
阵挛性惊厥、癫痫发作	农药：毒鼠强，有机氯杀虫剂，有机氟农药，拟除虫菊酯，二甲四氯，烟碱。医用药物：异烟肼、中枢兴奋剂、氨茶碱、阿托品和乙胺嘧啶。植物毒物：马钱子、白果、马桑和莽草子
呕吐物或洗胃液颜色异常	
紫红色	高锰酸钾
黄绿色	铜盐、镍盐
粉红色	钴盐
黄色	硝酸盐、苦味酸
亮红色	红汞、硝酸
咖啡色	硝酸、硫酸及草酸
棕褐色	盐酸
暗处发光	黄磷
无色或白色	碱类
尿色异常	
蓝色	亚甲蓝

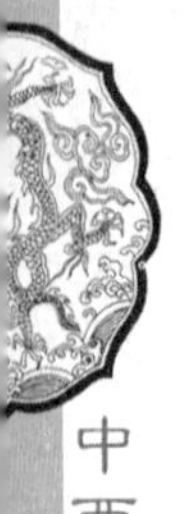

续上表

特殊中毒表现	常见毒物
棕褐—黑色	苯胺染料、萘、苯酚、亚硝酸盐
樱桃红—棕红色	安替匹林、锌可芬、可以引起血尿及溶血的毒物
橘黄色	氟乐灵
绿色	麝香草酚
黄色	引起黄疸的毒物、呋喃类
皮肤颜色异常	
化学性发绀	高铁血红蛋白血症、胺碘酮
樱红色	一氧化碳
黄染	米帕林（阿地平）、损肝毒物及溶血毒物引起的黄疸（磷、四氯化碳、蛇毒、毒蕈、苯的氨基或硝基衍生物、蚕豆病及氯丙嗪引起的黄疸）
红色	硼酸、双硫仑反应、万古霉素
紫癜	抗凝血灭鼠剂（敌鼠钠盐和溴敌隆）、氯吡格雷、糖皮质激素、肝素、华法林、水杨酸制剂
特殊气味	
水果味	乙醇、盐酸碳氢化合物、氯仿、丙酮、酮酸中毒
乙烯基	乙氯维诺
枯草味	光气
苦杏仁味	氰化物、苦杏仁苷
大蒜味	砷、二甲基亚砜、铊、硒酸、有机磷
臭鸡蛋味	硫化氢、硫醇
水杨酸甲酯味	甲基水杨酸盐
芳香味	苯类芳香烃、有机氟农药毒杀芬
鞋油味	硝基苯
樟脑丸咪	樟脑萘、二氯苯
皮肤黏膜出血	敌鼠钠盐杀鼠剂、肝素、水杨酸、华法林等

9．中毒病情分级与评估。1998 年欧洲中毒中心和临床毒理学家协会（European Association of Poisons Centres and Clinical Toxicologists，EAPCCT）联合国际化学安全计划和欧盟委员会（the International Programme on Chemical Safety and the European Commission）推荐了中毒严重度评分（poisoning severity score，PSS）。见表 3－16－2。

表 3－16－2　中毒严重度评分

器官与系统	无症状	轻度	中度	重度	死亡
评分	0	1	2	3	4
		轻度，一过性，自限性症状或体征	明显、持续性症状或体征；器官功能障碍	严重威胁生命的症状或体征；器官功能严重障碍	
消化系统		• 呕吐、腹泻、腹痛 • 激惹、口腔小溃疡、一度烧伤 • 内镜下可见红斑或水肿	• 明显或持续性的呕吐、腹泻、梗阻、腹痛 • 重要部位的一度烧伤或局限部位的二度或三度烧伤 • 吞咽困难、呃逆 • 内镜下可见黏膜溃疡	• 大出血、穿孔 • 大范围的二度或三度烧伤 • 严重的吞咽困难、呃逆 • 内镜下可见透壁性溃疡，伴周围黏膜病变	
呼吸系统		• 咳嗽，轻度支气管痉挛 • 胸部 X 线：轻度或无异常	• 持续性咳嗽，支气管痉挛 • 胸部 X 线片出现异常伴有中度症状	• 明显呼吸功能障碍，低氧需要持续供氧（如严重支气管痉挛、呼吸道阻塞、声门水肿、肺水肿、急性呼吸窘迫综合征、肺炎、气胸） • 胸部 X 线片出现异常并伴有严重度症状	
神经系统		• 头昏，头痛，眩晕，耳鸣 • 烦乱不安 • 轻度锥体束外系症状 • 轻度胆碱能或抗胆碱能症状 • 感觉异常 • 轻度的视觉和听力障碍	• 嗜睡，对疼痛反应正常 • 兴奋，幻觉，谵妄 • 中度锥体束外系症状 • 中度胆碱能或抗胆碱能症状 • 局部麻痹但不影响重要功能 • 明显视觉和听力障碍	• 意识丧失 • 呼吸抑制或功能障碍 • 极度兴奋 • 癫痫持续状态 • 瘫痪 • 失明、耳聋	

续上表

器官与系统	无症状	轻度	中度	重度	死亡
评分	0	1	2	3	4
心血管系统		• 偶发早搏 • 轻度或一过性血压过高或过低 • 窦性心动过缓心率 成人 50 ~ 60 次/分； 儿童 70 ~ 90 次/分； 婴儿 90 ~ 100 次/分 • 窦性心动过速心率： 成人 100 ~ 140 次/分	• 窦性心动过缓心率 成人 40 ~ 50 次/分； 儿童 60 ~ 80 次/分； 婴儿 80 ~ 90 次/分 • 窦性心动过速心率 成人 140 ~ 150 次/分 • 持续性早搏，房颤房扑，Ⅰ度、Ⅱ度房室传导阻滞，QRS 和 QT 间期延长，心肌缺血，明显高或低血压	• 窦性心动过缓心率 成人 <40 次/分； 儿童 <60 次/分； 婴儿 <80 次/分 • 心动过速心率 成人 >180 次/分 • 致命性室性心律失常，Ⅲ度房室传导阻滞，心肌梗死，急性心功不全，休克，高血压危象	
代谢系统		• 轻度酸碱平衡紊乱碳酸氢根 15 ~ 20 mmol/L或30 ~ 40 mmol/L，pH 7.25 ~ 7.32 或7.50 ~ 7.59 • 轻度水电解紊乱钾 3.0 ~ 3.4 mmol/L 或 5.2 ~ 5.9 mmol/L • 轻度低血糖成人 50 ~ 70 mg/dL 或 2.8 ~ 3.9 mmol/L • 一过性高热	• 酸碱平衡紊乱明显碳酸氢根 10 ~ 14 mmol/L 或 >40 mmol/L，pH 7.15 ~ 7.2 或 7.60 ~ 7.69 • 水电解紊乱明显钾 2.5 ~ 2.9 mmol/L 或 6.0 ~ 6.9 mmol/L • 低血糖明显成人 30 ~ 50 mg/dL 或 1.7 ~ 2.8 mmol/L • 持续性高热	• 严重酸碱平衡紊乱碳酸氢根 < 10 mmol/L，pH < 7.15 或 >7.70 • 严重水电解紊乱钾 < 2.5 ~ 2.9 mmol/L 或 >7 mmol/L • 严重低血糖成人 < 30 mg/dL 或 < 1.7 mmol/L • 致命性高热或低热	
肝脏		• 轻度血清酶升高 • AST、ALT 2 ~ 5 倍正常值	• 中度血清酶升高（AST、ALT 5 ~ 50 倍正常值），无其他生化异常（如血氨，凝血异常）或严重肝功能障碍的临床证据	• 重度血清酶升高（AST、ALT >50 倍正常值），其他生化异常（如血氨，凝血异常）或肝衰竭的临床证据	

续上表

器官与系统	无症状	轻度	中度	重度	死亡
评分	0	1	2	3	4
肾脏		• 轻度蛋白尿/血尿	• 大量的蛋白尿/血尿 • 肾功能障碍少尿多尿血清肌酐 200 ~ 500 μmol/L	• 肾衰竭 无尿 血清肌酐 > 500 μmol/L	
血液系统		• 轻度溶血 • 轻度高铁血红蛋白血症(10% ~30%)	• 溶血 • 明显高铁血红蛋白血症(30% ~50%) • 凝血异常，但无活动性出血 • 中度贫血，白细胞减少，血小板减少症	• 重度贫血 • 重度高铁血红蛋白血症（>50%） • 凝血异常并伴活动性出血 • 重度贫血，白细胞减少，血小板减少症	

中毒严重程度评分标准分五级。无症状（0 分）：没有中毒的症状体征；轻度（1 分）：一过性、自限性症状或体征；中度（2 分）：明显、持续性症状或体征，出现器官功能障碍；重度（3 分）：严重的威胁生命的症状或体征，出现器官功能严重障碍；死亡（4 分）：死亡。

在目前已知的所有急性中毒种类中，除非已有明确的针对该种中毒的严重程度分级标准，其余急性中毒均推荐参考 PSS，实行急性中毒病情分级并动态评估。

（二）中医辨病与辨证要点

本病有毒物接触史和相应的中毒症状，早期多见肺胃症状，极易累及心、肝、肾和血脉。晚期多见脏器受损，脏腑气血功能紊乱所致暴喘、心悸、抽搐、昏迷、脱证、尿少、尿闭等危急证候，甚至阴阳离决的危候。本病因中毒物质不同而有不同的表现，如谵语、呼吸急促或微弱，甚则呼吸麻痹；或可闻及特殊气味，如嗅大蒜味等；面色潮红，口唇青紫或樱桃色，或见瘀斑、瘀点；瞳仁散大或缩小，或大小不等；神情淡漠或烦躁不安，虚里。脉象可见虚脉或实脉，或数或迟等。

二、鉴别诊断

毒物接触史对中毒的诊断非常重要，如毒物接触史不确定，则需做仔细的鉴别诊断。

1. 昏迷。应与脑血管意外所致的昏迷、中枢神经系统感染所致的昏迷、低血糖所致的昏迷等鉴别。

2. 抽搐。应与癫痫发作相鉴别。

3. 肺水肿。应与心源性肺水肿相鉴别。

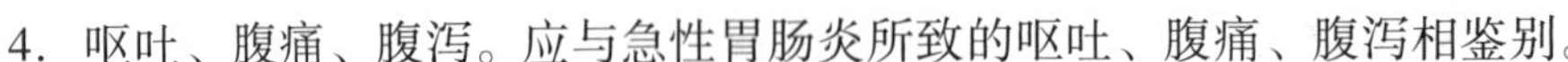

4. 呕吐、腹痛、腹泻。应与急性胃肠炎所致的呕吐、腹痛、腹泻相鉴别。

5. 急性肾功能衰竭。应与脱水、失血、感染、休克等所致者相鉴别。

6. 紫绀。应与慢性肺心病所致者相鉴别。

7. 软瘫。应与周期性麻痹、肾小管酸中毒等低钾性麻痹相鉴别。

【治疗】

一、西医治疗

（一）治疗总则

1. 迅速脱离中毒环境并清除未被吸收的毒物。
2. 迅速判断病人的生命体征，及时处理威胁生命的情况。
3. 促进已吸收入血的毒物的清除。
4. 解毒药物应用。
5. 对症治疗与并发症处理。
6. 器官功能支持与重症管理。

（二）院前急救

1. 防护措施。参与现场救援的人员必须采取符合要求的个体防护措施，确保自身安全。医护人员应按照现场分区和警示标识，在冷区救治病人（危害源周围核心区域为热区，用红色警示线隔离；红色警示线外设立温区，用黄色警示线隔离；黄色警示线外设立冷区，用绿色警示线隔离）。

2. 脱离染毒环境。切断毒源，使中毒病人迅速脱离染毒环境是到达中毒现场的首要救护措施。如现场中毒为有毒气体，应迅速将病人移离中毒现场至上风向的空气新鲜场所。

3. 群体中毒救治。群体中毒救治，尤其是在医疗资源不足的群体中毒事件现场，应对事件中的毒物接触人员进行现场检伤。现场检伤时一般将中毒病人分为四类，分别用红、黄、绿、黑四种颜色表示。红色：必须紧急处理的危重症病人，优先处置；黄色：可延迟处理的重症病人，次优先处置；绿色：轻症病人或可能受到伤害的人群，现场可不处置；黑色：濒死或死亡病人，暂不处置。

4. 现场急救。脱离染毒环境后，迅速判断病人的生命体征，对于心搏停止病人，立即进行现场心肺复苏术；对于存在呼吸道梗阻的病人，立即清理呼吸道，开放气道，必要时建立人工气道通气。有衣服被污染者应立即脱去已污染的衣服，用清水洗净皮肤，对于可能经皮肤吸收中毒或引起化学性烧伤的毒物更要充分冲洗，并可考虑选择适当中和剂中和处理。若毒物遇水能发生反应，应先用干布抹去沾染的毒物后再用清水冲洗，冲洗过程尽量避免热水以免增加毒物的吸收。对于眼部的毒物，要优先彻底冲洗，首次应用温水冲洗至少 10 ~ 15 min，必要时反复冲洗；在冲洗过程中要求病人做眨眼动作，有助于充分去除有毒物质。消化道途径中毒如无禁忌证，现场可考虑催吐。

尽快明确接触毒物的名称、理化性质和状态、接触时间、吸收量和方式。现场救治有条件时，应根据中毒的类型，尽早给予相应的特效解毒剂。积极的对症支持治疗，保持呼吸、循环的稳定，必要时气管插管以减少误吸风险。

5. 病人转运。经过必要的现场处理后，将病人转运至相应医院。转运过程中，医护人员必须密切观察病人病情变化，随时给予相应治疗。转入医院后，应做好病人交接。

（三）院内救治

1. 毒物未被人体吸收时的清除方法。根据毒物进入途径不同，采用相应的清除方法。

如皮肤直接接触中毒，主要清除身体所接触的毒物，若病人现场未行相应毒物清除措施或清除效果不满意，院内应进行毒物清除，具体方法同现场急救。

2. 毒物经口消化道未被人体吸收时的清除方法。

（1）催吐。对于清醒的口服毒物中毒病人，催吐仍可考虑作为清除毒物方法之一，尤其是小儿中毒病人，但对大多数中毒病人来说，目前不建议使用催吐。催吐前需注意严格把握禁忌证，包括：①昏迷（有吸入气管的危险）。②惊厥（有加重病情的危险）。③食入腐蚀性毒物（有消化道穿孔、出血的危险）。④休克、严重心脏病、肺水肿、主动脉瘤。⑤最近有上消化道出血或食管胃底静脉曲张病史。⑥孕妇。

（2）洗胃。洗胃为清除经消化道摄入毒物中毒的方法之一，在我国广泛使用。但洗胃可导致较多并发症（包括吸入性肺炎、心律失常、胃肠道穿孔等）。近十余年来，国外循证医学表明，经口服急性中毒病人，多数未从洗胃中获益，相反增加其发生并发症的风险，尤其是毒（药）物毒性弱、中毒程度轻的急性中毒病人，因此对于这类病人不主张洗胃。然而在我国洗胃是清除胃内毒物的常用方式，相关研究结果显示洗胃能降低急性（尤其是重度）中毒病人的病死率，同时也建议对此结果做进一步循证医学研究。因此，我们建议洗胃的原则为愈早愈好，一般建议在服毒后 1 h 内洗胃，但对某些毒物或有胃排空障碍的中毒病人也可延长至 4 ~6 h；对无特效解毒治疗的急性重度中毒，如病人就诊时即已超过 6 h，酌情仍可考虑洗胃；对于农药中毒，例如有机磷、百草枯等要尽快洗胃；而对于药物过量，洗胃则要趋向于保守。

洗胃的适应证包括经口服中毒，尤其是中、重度中毒，且无洗胃禁忌证。

洗胃的禁忌证有：口服强酸、强碱及其他腐蚀剂者；食道与胃出血、穿孔者，如食道静脉曲张、近期做过胃肠外科手术等。

洗胃的并发症包括：①吸入性肺炎。较为常见的并发症，主要是洗胃时呕吐误吸所致。②急性胃扩张。洗胃管孔被食物残渣堵塞，造成活瓣作用，使洗胃液体只进不出，进多出少，进液量明显大于出液量，导致急性胃扩张；洗胃过程中未及时添加洗胃液，使空气吸入胃内，造成急性胃扩张。③胃穿孔。多见于误食强酸、强碱等腐蚀性毒物而洗胃者；病人患有活动性消化道溃疡、近期有上消化道出血、肝硬化并发食道静脉曲张等洗胃禁忌证者；洗胃管堵塞出入量不平衡，短时间内急性胃扩张，胃壁过度膨胀，造成破裂；医务人员操作不慎，大量气体被吸入胃内致胃破裂。④上消化道出血。插管创伤；病人剧烈呕吐造成食道黏膜撕裂；当胃内容物基本吸、排尽后，极易因洗胃机的抽吸造成胃黏膜破损和脱落而引起胃出血；烦躁、不合作的病人，强行插管引起食道、胃

黏膜出血。⑤窒息。洗胃时因病人呕吐误吸，导致窒息；严重有机磷农药中毒的病人可因毒物对咽喉部的刺激造成喉头水肿，易导致呼吸道梗阻；洗胃管误入气道，引起窒息。⑥急性水中毒。洗胃时，进多出少，导致胃内水贮存，压力增高，洗胃液进入肠内吸收，超过肾脏排泄能力，血液稀释，渗透压下降，从而引起水中毒；洗胃导致失钠，水分过多进入体内，发生水中毒；洗胃时间过长，增加了水的吸收量。⑦呼吸心搏骤停。洗胃时可因疼痛、呕吐误吸、缺氧等各种不良因素诱发心律失常及呼吸心搏骤停；多见于老年人或有基础疾病的病人。⑧虚脱及寒冷反应。洗胃过程中病人恐惧、躁动不安、恶心、呕吐，机械性刺激迷走神经，张力亢进，心动过缓加之保温不好，洗胃液过冷等因素造成。⑨中毒加剧。洗胃液选用不当，如敌百虫中毒者，选用碱性洗胃液，使敌百虫转化为毒性更强的敌敌畏。洗胃液灌入过多，造成急性胃扩张，增加胃内压力，促进毒物吸收。洗胃液过热，易烫伤食道、胃黏膜或使血管扩张，促进毒物吸收。

洗胃前以及洗胃的注意事项：①充分评估洗胃获益与风险。②征得病人或其家属同意，病方能理解并予以配合。③若病人昏迷，失去喉反射（即气道保护功能）需在洗胃前先经口或经鼻放置气管插管以保护呼吸道，避免或减少洗胃液吸入。④洗胃全程对病人实行生命体征监护，如病人感觉腹痛、吸引出血性灌洗液或出现休克、呼吸困难等现象，应立即停止洗胃。⑤洗胃前应检查生命体征，如有缺氧或呼吸道分泌物过多，应先吸取痰液，保持呼吸道通畅，再行胃管洗胃术。⑥在插入洗胃管过程中如遇病人剧烈呛咳、呼吸困难、面色发绀，应立即拔出洗胃管，休息片刻后再插入洗胃管，避免误入气管。⑦洗胃液的温度一般为 35 ℃左右，温度过高可使血管扩张，加速血液循环，而促使毒物吸收。⑧洗胃液总量视毒物酌情应用；每次灌入量一般为 300 ~ 500 mL，并视病人体质量予以调整。⑨注重每次灌入量与吸出量的基本平衡，灌入量过多可引起急性胃扩张，使胃内压上升，增加毒物吸收，甚至可能导致胃穿孔等严重的并发症。

结束洗胃应满足下述条件之一：①洗胃的胃液已转为清亮。②病人的生命体征出现明显异常变化。

（3）吸附剂。活性炭是一种安全有效、能够减少毒物从胃肠道吸收入血的清除剂，肠梗阻是活性炭治疗的禁忌证，建议当病人在短时间吞服了有潜在毒性、过量的药物或毒物后，立即口服活性炭（成人 50 g，儿 童 1 g/kg）。国外文献报道，服毒小于 1 h 给予活性炭治疗有意义。对于腐蚀性毒物及部分重金属，可口服鸡蛋清保护胃黏膜，减少或延缓毒物吸收。

（4）导泻。导泻也为目前常用清除毒物的方法之一。不推荐单独使用导泻药物清除急性中毒病人的肠道。常用导泻药有甘露醇、山梨醇、硫酸镁、复方聚乙二 醇电解质散等。

导泻的适应证有：口服中毒病人；在洗胃和/或灌入吸附剂后使用导泻药物。

导泻的禁忌证有：小肠梗阻或穿孔；近期做过肠道手术；低血容量性低血压；腐蚀性物质中毒。

（5）全肠灌洗（whole bowel irrigation，WBI）。全肠灌洗是一种相对较新的胃肠道毒物清除方法；尤其用于口服重金属中毒、缓释药物、肠溶药物中毒以及消化道藏毒品者。经口或胃管快速注入大量聚乙二醇溶液，从而产生液性粪便。可多次注入直至大便流出物变清为止。聚乙二醇不被吸收也不会造成病人水和电解质的紊乱。研究报道显示全肠灌洗可通过促使大便快速排出而减少毒物在体内的吸收。

（6）灌肠。经导泻或全肠灌洗仍无排便，可予灌肠。视病人病情及是否排便，可予多次灌肠。

3. 毒物吸收入血液后促进毒物排泄的主要方法。

（1）强化利尿。通过扩充血容量、增加尿量，以达到促进毒物排泄目的，主要用于以原型从肾脏排出的毒物中毒。对心、肺、肾功能不全者慎用。方法为：快速大量补液，根据血浆电解质和渗透压情况选用不同液体；补液同时给予速尿 20～80 mg 静脉注射。

（2）改变尿液酸碱度。2004 年 AACT 和 EAPCCT 发布碱化尿液指南，强调尿液 pH 的改变在中毒治疗中的作用。①碱化尿液。弱酸性化合物，如水杨酸、苯巴比妥等中毒时，用碳酸氢钠静脉滴注，尿 pH 达 8.0 能加速毒物排出。②酸化尿液。弱碱性毒物如苯丙胺、士的宁、苯环己哌啶等中毒时，尿液 pH < 5.0 能加速毒物排出，可应用维生素 C 4～8 g/d 静脉输注；急性肾衰竭病人不宜应用强化利尿法。③碱化尿液和高尿流量（约 600 mL/h）的治疗方案可考虑治疗某些重度中毒。④低血钾症是最常见的并发症，但可以通过补钾来校正。偶尔会发生碱中毒手足搐搦症，但低钙血症是罕见的。

（3）血液净化。是指把病人血液引出体外并通过一种净化装置，清除某些致病物或毒物，以达到治疗目的的一种医疗技术，常用方法有血液透析、血液滤过、血液灌流、血浆置换；我国以血液灌流为最常用，有条件、有适应证时应尽早进行。

适应证：①毒（药）物或其代谢产物能被血液透析、血液滤过、血液灌流、血浆置换排出体外者。②中毒剂量大，毒（药）物毒性强。③摄入未知成分和数量的药物或毒物，病情迅速进展，危及生命。④中毒后合并内环境紊乱或急性肾功能障碍或多个器官功能不全或衰竭。⑤毒物进入体内有延迟效应，较长时间滞留体内引起损伤。

相对禁忌证有：①严重心功能不全者。②严重贫血或出血者。③高血压病人收缩压 > 220 mmHg。④血管活性药难以纠正的严重休克。

4. 高压氧疗法。将病人置于高压氧环境中（高压氧舱内）吸氧来治疗疾病的方法，是一氧化碳中毒是高压氧疗法的特殊疗法。原理为通过提高血氧含量及张力，增加血氧含量，使组织内氧含量和储氧量相应增加，增加血氧弥散及组织内氧的有效弥散距离，有效改善机体缺氧状态。适应证为各种原因所致全身或局部缺血缺氧性疾病及其相关病损，如 CO 中毒是高压氧疗法的绝对适应证。禁忌证有未经控制内出血（尤其颅内出血）、严重休克、气胸、严重肺气肿、精神失常等。

5. 常见特殊解毒药物。

（1）阿托品。节后抗胆碱药，能阻断节后胆碱能神经支配的乙酰胆碱受体，对抗各种拟胆碱药导致的毒蕈碱样作用。适用于拟胆碱药中毒，如毛果芸香碱、毒扁豆碱、新斯的明等中毒；有机磷农药和神经性毒气中毒；含毒蕈碱的毒蕈中毒等。

（2）盐酸戊乙奎醚（长托宁）。对胆碱能受体亚型具有高度选择性，抗胆碱作用强而全面，持续作用时间长，是近年国内应用于治疗有机磷农药中毒解毒药之一。

（3）胆碱酯酶复能剂。适用于有机磷农药、神经性毒气中毒。常用药物为碘解磷定和氯解磷定。

（4）纳洛酮。可竞争性结合阿片受体，用于阿片类药物中毒。

（5）硫代硫酸钠（次亚硫酸钠）。主要用于氰化物中毒。

（6）亚硝酸异戊酯和亚硝酸钠（亚硝酸盐—硫代硫酸钠法）。为氧化剂，可将血红蛋白中的二价铁氧化成三价铁，形成高铁血红蛋白而解救氰化物中毒。

（7）亚甲蓝（美兰）。为氧化还原剂，用于亚硝酸盐、苯胺、硝基苯等中毒引起的高铁血红蛋白血症。

（8）乙酰胺（解氟灵）。为氟乙酰胺（有机氟农药）及氟乙酸钠中毒的解毒剂。

（9）氟马西尼。用于苯二氮䓬类药物中毒。

（10）乙醇。用于甲醇或乙二醇中毒，直接作用于毒物代谢过程，抑制甲醇分解生成毒性更强的甲醛和甲酸。

（11）奥曲肽。可用于磺脲类药物过量或中毒。

（12）抗蛇毒血清及蛇药。包括抗眼镜蛇毒血清、精制抗蝮蛇毒血清、精制抗银环蛇毒血清、精制抗五步蛇毒血清及各种蛇药等，用于毒蛇咬伤，有解毒、止痛、消肿功效。

（13）鱼精蛋白。与肝素结合形成稳定的无活性的复合物。用于肝素使用过量治疗。

（14）乙酰半胱氨酸。可用于对乙酰氨基酚中毒。

（15）吡哆辛（维生素 B_6）。可用于异烟肼、肼及其衍生物中毒。

6. 对症、支持治疗。

急性中毒由于毒物本身或并发症可直接危及生命，需积极抢救。而目前绝大多数毒物急性中毒无特效解毒剂或拮抗剂治疗，所以尽早对症支持治疗与处理并发症就显得非常重要，其目的是保护重要器官，使其恢复功能，维护机体内环境稳定。

二、中医治疗

（一）应急治疗

1. 涌吐剂。瓜蒂散、三圣散、救急稀涎散、参芦饮等，常用药如常山、瓜蒂、白矾、胆矾、猪牙皂、粗盐等。

常用探吐法有：

（1）涌吐剂探吐法。上述中药涌吐剂煎服以催吐。

（2）涌吐剂配合机械探吐法。①盐汤探吐法：每碗开水放粗食盐 2 汤匙，连服数碗，然后用干净鸡毛、鹅毛，或手指、筷子、压舌板刺激咽后壁或舌根，引起呕吐，反复数次。②白矾 6 g，以水两碗煮取一碗半，去渣顿服，然后以前法探吐。③催吐解毒汤：甘草、玄参各 60 g，地榆 15 g，瓜蒂 7 个，水煎服，然后以前法探吐。

2. 洗胃剂。可用盐水或绿豆汤洗胃。或应用中药复方洗胃解毒剂，组成：大黄 30 g，银花、车前草、甘草各 60 g，水煎成 500 mL（可加防腐剂保存），具有清热解毒、利尿导泻之功。

3. 导泻剂。可采用以大黄、玄明粉、厚朴、枳实、番泻叶、千金子等配伍的单复方制剂，如：厚朴 10 g、大黄 6 g，以水 100 mL 煎取 60 mL 顿服；或用玄明粉 15～30 g 冲服；番泻叶 15 g 泡水服。

4. 利水剂。一般可采用车前子、白茅根各 30 g，水煎服。其他常用药如滑石、灯芯草、猪苓、泽泻等。复方如六一散、五苓散等均有较好的清热解毒利水效果。

5. 通用解毒剂。玉枢丹 1 锭（每锭 1.5 g），顿服；复方汤剂如生绿豆 200 g、甘草 100 g，水煎服；或绿豆甘草解毒汤：绿豆 120 g，生甘草、丹参、连翘、石斛、白茅根各 30 g，大黄 15～30 g，水煎服，日夜各 1 剂，必要时每 4～6 h 1 剂。绿豆和甘草是最常用的中药通用解毒药物，其他尚有黑豆、土茯苓、青黛、山慈菇等，临床可供参考。

6. 解毒药。半夏、南星中毒用生姜；砒霜中毒用防风；绿豆解巴豆毒；天仙子、洋金花中毒用毛果芸香碱；苦杏仁中毒用杏树皮煎水服；附子中毒用萝卜汁、黄连、半夏、水牛角；菌类中毒用甘草、香油煎服；食蟹中毒用紫苏煎服；食鱼类中毒用橘皮汁、冬瓜汁、橄榄汁；食肉类中毒用白扁豆、甘草水煎服或玉枢丹研服；饮酒中毒用葛花。

7. 针灸。

（1）头晕头痛：太阳、风池、百会，中等刺激，留针 10～20 min。

（2）呕吐：内关、足三里、中脘、天枢，中等刺激，留针 10～20 min。

（3）胃痛：中脘、足三里、内关、梁门，强刺激，留针 15～30 min。

（4）腹痛腹泻：足三里、三阴交、关元、天枢、气海，强刺激，留针 15～30 min。

（5）肌颤：大椎、合谷透劳宫、曲池、足三里，强刺激或电针，不留针。

（6）尿少尿闭：关元、中极、三阴交，轻刺激，不留针。

（7）神昏惊厥：人中、十宣、合谷、膻中、涌泉，强刺激，不留针。

（8）高热：大椎、曲池、合谷、足三里，甚者加十宣，中等刺激，不留针。

8. 中成药。清开灵注射液、醒脑静注射液、参附注射液、生脉注射液、丽参注射液、玉枢丹（紫金锭）、安宫牛黄丸等。

（二）辨证论治

1. 毒邪在胃。

主要证候：毒物由口食入时间在 6 h 以内，胃脘疼痛不适、欲吐不出。

治法：催吐排毒。

方药：三圣散。

方中瓜蒂涌吐痰涎宿食，藜芦涌吐风痰，防风祛风胜湿止痛。

2. 毒伤胃肠。

主要证候：毒物由胃入肠或毒物灼伤胃肠、胃脘剧烈灼痛，或呕吐、呕出暗红色胃内容物、腹痛腹泻、头身痛。

治法：中和泻下排毒。

方药：绿豆饮。

方中绿豆清热解毒利水，黄连清热燥湿、泻火解毒，葛根生津止渴、升发清阳、鼓舞脾胃清阳之气上升，甘草调和诸药。

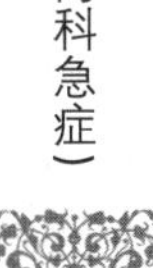

3．毒入血脉。

主要证候：口干、头晕乏力、四肢麻木，或气促、狂躁，或神昏、抽搐，或尿闭。

治法：清气凉营（血），泻火解毒。

方药：清瘟败毒饮。

方中犀角（用水牛角代）清心肝解热毒、直入血分而凉血，生地黄、知母、玄参清热凉血、养阴生津，生石膏、黄连、栀子、黄芩、丹皮、赤芍清热凉血，连翘、竹叶、桔梗轻宣透邪，甘草调和诸药。

4．毒邪内闭。

主要证候：触染毒秽后，吐泻交作，剧呕或脘腹胀闷欲死，却呕吐不能，甚则狂躁、神昏。

治法：辟秽解毒，利窍宣壅。

方药：玉枢丹。

方中山慈菇清热解毒，麝香行气止痛，红芽大戟、千金子霜逐痰，五倍子涩肠止泻，雄黄化痰辟秽解毒、缓下降逆，朱砂重镇安神。

【临床思路】

目前现代中医学者对这类疾病的看法，认为临证时应善于中西互补，以抢救成功率以及抢救成功后的远期疗效为目标；不能盲目为中而中，而应认真深入临床，刻苦钻研总结中西医在治疗某病的优势在哪里。当代条件下，对于中毒这一中医非强项病种，中医院急诊临床又根本不可能回避，临证时研究的重点不该放在怎样纯中医，而是应该着重考虑怎样优化组合中西治疗措施，尤其是怎样在一个具体的疾病病程中做到有的放矢，在某个阶段、环节能真正突出发挥西医治疗所不具备的中医优势，这才是发扬中医特色。

【预后与转归】

预后与中毒的性质、程度相关。轻度中毒经及时治疗后可完全恢复，一般预后良好。重症病人尤其是昏迷时间过长者，多预后不良，不易完全恢复，少数病人可留有持久性症状。

【预防与调护】

1．避免毒物接触。勿食腐败变质食物；饮酒有节，避免过量；严格管理好农药；加强煤气管理，煤炉烤火时不要紧闭门窗；用药遵医嘱，不滥用药物。

2．综合护理救治。卧床休息，冬季保暖，夏季通风；进食流质或清淡易消化之品，不能吞咽者，予鼻饲；注意口腔护理，勤翻身，预防褥疮和肺炎发生，保持呼吸道通畅，防止窒息，保持二便通畅；故意服毒者，应专人守护。

第二节　细菌性食物中毒

凡因进食被细菌及其毒素污染的食物而引起的急性感染性中毒性疾病，称之为细菌性食物中毒（bacterial food poisoning），多夏秋季发病，其罹患病人均与食物有明确关系。引起细菌性食物中毒的常见病原菌有沙门氏菌属、葡萄球菌、副溶血性弧菌（嗜盐菌）、变形杆菌、肉毒杆菌等。细菌性食物中毒的共同特点为：具有季节性，以夏秋季为多；均有污染源，即被细菌及其毒素所污染的食物；潜伏期及病程短，多为2～24 h内发病，病程多在1周以内；数人同时发病，症状相同，多呈暴发型。其临床表现多以急性胃肠炎为主，兼有神经系统症状，少数则以神经系统症状为主，伴有胃肠炎或其他有关症状。

本类疾病归属中医学“霍乱”“泄泻”等范畴。临床较为常见的细菌性食物中毒有以下几种。

沙门氏菌属食物中毒

沙门氏菌属食物中毒是细菌性食物中毒的常见类型，致病菌以肠炎、鼠伤寒及猪霍乱沙门氏菌为多，可引起胃肠炎、伤寒、败血症及肠外灶性感染等多种症候群。每因带菌食物加热不够或处理不当引起，是一种急性传染病。本类细菌一般在22～30 ℃时繁殖较为迅速，故发病季节多在夏秋季。

【病因病理】

一、发病因素

沙门氏菌属为肠道杆菌科的埃希菌族，普遍存在于自然界。温度7～45 ℃均可生长，而以35～37 ℃最为适宜，最佳pH为6.5～7.5，高渗的盐分或糖分可抑制其生长，在水中可存活120 d，在土壤中可存活280 d，在干的脱脂奶粉、蛋制品及其他动物性食品中常可存活长时间，耐低温，在冰冻家禽中可存活12个月以上。沙门氏菌属不耐热，在60 ℃环境下15 min即可将其杀死。

二、致病途径

沙门氏菌引起的食物中毒，多由于对带菌食物加热不足，处理不当而引起。

1. 猪、牛对沙门氏菌的传染甚为敏感，在患沙门氏菌属感染恢复后，其内脏仍有大量沙门氏菌。在加工此种猪肉及内脏时，常因加热不够或切块太大，食品中心部位尚有活细菌，食后可致中毒。

2. 患病的牛、羊乳汁中含有此种病菌，如饮入加热不充分的带菌乳汁，即可中毒。

3. 某些家禽如鸭的生殖器中因常有沙门氏菌存在，其蛋中可含有此种细菌，若生食或加热时间不足，即可发生食物中毒。

4. 熟食接触切过生肉的砧板、菜刀或用受污染的容器贮存，容易导致再次染菌。

5. 夏、秋季节，存放时间较长的卤制食品，细菌大量繁殖，凉吃此类食品易中毒。

三、发病机理

因致病的沙门氏菌属菌型、数量和机体反应性的不同，感染后转归不一，进入肠道的沙门氏菌在远端空肠、回肠及大肠侵入肠黏膜，引起局部微绒毛变性，黏膜固有层充血水肿，点状出血等急性炎症反应，并可形成溃疡。毒力强的菌株可侵入肠系膜淋巴结，甚至经淋巴管和血流波及全身，产生短暂的、间断的败血症，引起脾肿大以及肝、肾等内脏混浊肿胀，点状出血及灶性坏死等。有的并引起迁徙性化脓性病灶。内毒素由肠壁吸收进入血液循环后作用于体温调节中枢及血管运动神经，可引起体温升高及血管运动神经麻痹等全身中毒症状。

【临床表现】

该病潜伏期视菌种、感染剂量及临床类型而不同，一般为12～36 h，而败血症型及类伤寒型潜伏期较长，可长达1～2周。沙门氏菌病的临床表现多种多样，按其主要临床表现可分为五型。

1. 急性胃肠炎型。恶心呕吐、腹痛、腹泻为主。腹泻一日数次或数十次，初为粥样便，继呈黄绿色水样便，常有未消化食物，偶夹脓血或黏液，一般无明显里急后重感，伴恶寒、发热、头痛、乏力等全身中毒症状，少数病人因呕吐腹泻严重可引起脱水甚至酸中毒，并可出现抽搐、昏迷等。病程较短，一般2～4 d，病情较轻，预后良好。

2. 类霍乱型。呕吐剧烈，腹泻严重；大便呈米泔水样，重者因吐泻而迅速引起重度失水、尿少、脉搏微弱、电解质紊乱、休克；并可有全身中毒症状，如寒战、高热、周围循环衰竭、抽搐、惊厥及昏迷，病程一般4～10 d，病情危重，发展迅速，重者预后较差。

3. 类伤寒型。症状类似伤寒，稽留型高热，相对缓脉，伴全身乏力、头痛、四肢酸痛、腹痛、腹泻，症状较轻，病程较长，一般10～14 d。

4. 类感冒型。恶寒发热，全身不适或疼痛，伴鼻塞、咽痛等上呼吸道症状。

5. 败血症型。恶寒、寒战明显；不规则高热伴恶心呕吐、腹痛、腹泻等胃肠道症状，或有肝脾肿大，或合并肺炎、脑膜炎、心内膜炎等。起病急，病程1～3周或持续更长。

【实验室及其他检查】

1. 血象。白细胞总数大多正常，但有灶性感染时可明显升高，达（20～30）$\times 10^9$/L。

2. 残留食物和呕吐物、粪便、血液等的细菌学检查。胃肠炎型病人早期的呕吐物、大便、血、肛拭子培养阳性率较高，而病后3～4周阳性率仅10%～15%，血培养仅偶尔阳性。败血症型病人粪便培养常阴性。病原菌还可从骨髓、脓液或其他体液（如胸水、脑脊液、关节积液等）中检测得到。

3. 血清凝集试验。发病1周后，近期内无免疫接种史病人的血清沙门氏菌抗原凝集效价增高，大于1：160为可疑，1：200以上阳性，或双份血清效价4倍以上升高者亦有诊断意义。

葡萄球菌食物中毒

葡萄球菌食物中毒是由于进食被葡萄球菌（主要是金黄色葡萄球菌）肠毒素污染的食物引起的中毒性疾病。其临床表现特征为起病急骤、胃肠道症状严重、呕吐剧烈伴失水及虚脱。本病以夏秋季为多，无传染性，各年龄组均可罹患，愈后不产生明显的免疫力。

【病因病理】

一、发病因素

病原菌仅限于血浆凝固酶阳性的金黄色葡萄球菌，中毒症状系由其肠毒素所致，与细菌本身无关。只有部分血浆凝固酶阳性的菌株能产生肠毒素。肠毒素是一种可溶性蛋白质，耐热性极强，虽经加热煮沸 30 分钟，仍能保持其毒力而致病，且肠毒素不受胰蛋白酶的影响。

二、致病途径

病原菌广泛存在于人体的皮肤、鼻腔、鼻咽部、指甲等部位，可经多种途径污染食物，引起葡萄球菌食物中毒的食品主要为淀粉类（如剩饭、粥、米面等）、牛乳及乳制品、鱼、肉、蛋类等。被污染的食物在 20 ~ 22 ℃环境下放置 5 h 以上，则病菌大量繁殖并产生肠毒素。当进食被大量葡萄球菌（主要是金黄色葡萄球菌）肠毒素污染的食物后即可发病。

三、发病机理

葡萄球菌肠毒素可作用于肠壁，产生强烈刺激作用，并可通过传入神经，作用于呕吐中枢。

【临床表现】

起病急，多在进食后 2 ~ 4 h 后发病。临床表现为消化系统症状：恶心呕吐、腹痛、腹泻，但呕吐较剧烈，腹泻较轻。呕吐物可呈胆汁样，或夹血丝及黏液；腹泻一般每日 3 ~ 4 次，多为水样便或黏液便。吐泻剧烈者，可致脱水，肌肉痉挛，甚至休克。

【实验室及其他检查】

从可疑食物和呕吐物中镜检或分离培养出同一型的葡萄球菌，每克食物含菌达数亿；或用荧光抗体法快速检测金黄色葡萄球菌；血浆凝固酶试验阳性，肠毒素动物试验阳性。

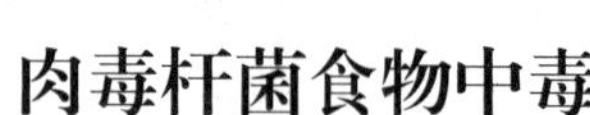

肉毒杆菌食物中毒

肉毒杆菌食物中毒又称肉毒中毒、肉毒梭状芽孢杆菌食物中毒，是由于进食含有肉毒杆菌外毒素的食物而引起的中毒性疾病。多发生于3至5月份，婴儿肉毒中毒发病年龄均小于6个月。临床表现以神经症状为主，胃肠道症状不明显。

【病因病理】

一、发病因素

肉毒杆菌是厌氧的革兰氏阳性梭状芽孢杆菌，其芽孢耐热力极强，在沸水中可生存5～22 h。

二、致病途径

肉毒杆菌平时滋生于土壤内，还存在于家畜如牛、羊、猪等的粪便中，也可以附着于水果、蔬菜和谷物上；易被肉毒杆菌污染的食物如臭豆腐、面酱、豆酱、豆豉等发酵食品及鱼肉类罐头、火腿、腊肉、腐败的熟肉、蔬菜等；人摄食后即发生中毒。

三、发病机理

肉毒杆菌外毒素是一种嗜神经毒素，毒力强大。按照抗原性不同，可分A、B、C、D、E、F、G七型。引起人类中毒者主要为A、B、E等三型，偶可由F型所致，各型毒理作用相似。口服致死量约为0.000 1 mg，胃酸及消化酶不能使其破坏。肉毒杆菌毒素经消化道吸收后，经淋巴和血液循环到达运动神经突触和胆碱能神经末梢，通过干扰和阻断神经末梢释放乙酰胆碱，造成神经肌肉麻痹症状。

婴儿发病原理与上述不同，是由于摄入肉毒杆菌梭状芽孢或繁殖体，虽不含肉毒杆菌外毒素，但可在婴儿肠道内大量繁殖并产生外毒素，吸收后出现中毒，为婴儿猝死的原因之一。

【临床表现】

潜伏期一般为6～36 h，长者可达8～10 d。潜伏期越短，病情越凶险。起病突然者，有典型的神经肌肉麻痹症状：眼肌瘫痪，吞咽、发音、呼吸困难等。初起表现为头晕乏力、视力模糊、眼球震颤等，继而出现复视、眼睑下垂、张目困难、瞳孔扩大；重者可有颅神经麻痹征象，进而出现吞咽咀嚼、言语及呼吸困难等，并可有抬头困难，共济失调，深浅反射消失，但肢体完全瘫痪者少见。病程中病人神志清楚，感觉正常，体温亦多正常。

轻症病人于4～10 d后逐渐恢复健康，吞咽、言语、呼吸困难先行缓解，随后其他肌肉瘫痪也相继恢复，但眼肌瘫痪和视力恢复较慢。

重症病人可于发病后3～10 d内因呼吸衰竭、心力衰竭或继发肺炎而死亡。

婴儿肉毒中毒首先出现的症状常为便秘，继之迅速出现颅神经麻痹，病情进展极快，有的可致猝死。

【实验室及其他检查】

1. 对可疑食物、呕吐物和粪便做细菌学检查，可分离出肉毒杆菌。
2. 从可疑食物、呕吐物、粪便和病人血清可析出肉毒毒素。

副溶血性弧菌（嗜盐菌）食物中毒

副溶血性弧菌食物中毒是最常见的一种食物中毒。多因进食染菌腌制物所致，病原体为嗜盐细菌。起病急骤，以腹痛、呕吐、腹泻及水样便为主要临床表现。本病在夏秋两季多发。

【病因病理】

一、发病因素

副溶血性弧菌是革兰氏阴性的多形杆菌。在一般培养基中均能生长，含氯化物3% ~3.5%的培养基、温度37 ℃及pH 7.4 ~8.0 时生长最为适宜。在无盐的培养基上不能生长。对酸敏感，对低温的抵抗力较强，在56 ℃环境下5 min即死亡，对高浓度氯化钠的耐力甚强，含盐浓度低于0.5%或高于8%时则停止繁殖。已知副溶血性弧菌有12种O抗原及59种K抗原，根据其发酵糖类的情况可分为5个类型。各型对人和动物均有较强的毒力，其毒力及致病力较沙门氏菌强，发病率亦较高。

二、致病途径

进食副溶血性弧菌污染的食物。

三、发病机理

本病的发病机理尚不清楚。吞服大量活菌即可发病，个别可呈败血症表现。根据其胃肠道的病理改变，病变部黏膜下组织高度水肿，并侵及肌层和浆膜、肠系膜，推断是由病菌的肠毒素所致。其溶血素还是一种特异性心脏毒，可引起心房纤维性颤动、期前收缩或心肌损害。

【临床表现】

本病潜伏期自1 h至3 ~4 d不等，多数为10 h左右，起病较急骤，常有腹痛、腹泻、呕吐、失水、畏寒及发热，腹痛多较严重，呈阵发性绞痛，部位在上腹部、脐周或回盲部。腹泻每日数次至20余次不等，大便性状多样，多为黄水样或黄糊便。有2% ~16%呈典型的血水或洗肉水样便，部分病人的粪便可为脓血样或黏液血样，但很少有里急后重。重度失水者可伴声哑和肌痉挛，个别病人出现休克、昏迷而危及生命。发热多

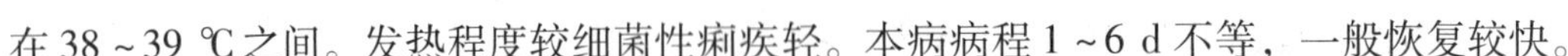
在 38 ~ 39 ℃之间。发热程度较细菌性痢疾轻。本病病程 1 ~ 6 d 不等，一般恢复较快。

【实验室及其他检查】

1. 血白细胞计数。多在 10×10^9 个/L 以上，中性粒细胞偏高。

2. 可疑食物、粪便检查。镜检可见白细胞或脓细胞，常伴有红细胞，部分病例可见巨噬细胞。粪便培养可检出副溶血性弧菌。绝大多数迅速转阴，仅少数持续阳性 2 ~ 4 d。

3. 病原菌的血清凝集试验。凝集效价于中毒后 1 ~ 2 d 可升至 1：80 以上，一般发病第 3 ~ 4 d 最高。

变形杆菌食物中毒

变形杆菌食物中毒是由于进食变形杆菌污染的食物所引起的疾病，可呈胃肠炎或过敏反应表现。

【病因病理】

一、发病因素

变形杆菌为革兰氏阴性杆菌。根据生化反应的不同可分为普通变形杆菌、奇异变形杆菌、莫根变形杆菌和雷极变形杆菌等四群。

二、致病途径

变形杆菌为条件致病菌，广泛存在于水、土壤、人及动物的粪便中，平时不致病，当条件适宜时在食品中能产生肠毒素，以鱼蟹的染菌率为最高，可引起胃肠炎或过敏反应。大量变形杆菌在人体内的生长繁殖，也是造成此类食物中毒的主要因素。

三、发病机理

奇异、普通、莫根等三种变形杆菌都可分解蛋白质，使葡萄糖发酵，产酸、产气，引起胃肠炎；莫根变形杆菌还可在食品中产生肠毒素，并使食物中蛋白质组成部分之一的组胺酸脱羧形成组胺，从而引起一系列胃肠过敏症状。

【临床表现】

主要是有急性胃肠炎症状或过敏表现。临床上可分胃肠型与过敏型两种。

1. 胃肠型。潜伏期为 3 ~ 20 h。主要表现为恶心、呕吐、腹痛、腹泻、头晕、头痛、发热等。腹泻每日数次至 20 次，多为水样便，有恶臭，少数带黏液，无脓血便。严重者脱水、休克。

2. 过敏型。潜伏期为 0.5 ~ 2 h。表现为皮肤潮红、头痛、醉酒貌、荨麻疹等。部分病人可兼有上述两型的症状。病程短，多在 24 h 内恢复。

【实验室及其他检查】

1. 粪便培养可检得变形杆菌。

2. 血清凝集抗体效价升高。

【诊断与鉴别诊断】

一、诊断要点

进食被污染食物，同食者集体发病，潜伏期短而起病急骤，结合呕吐物、粪便、血培养分离出的致病菌，可进行相应诊断。

二、鉴别诊断

1. 细菌性痢疾。由志贺菌引起的常见急性肠道传染病，以结肠黏膜化脓性溃疡性炎症为主要病变，以发热、腹泻、腹痛、里急后重、黏液脓血便为主要临床表现，可伴发热及全身毒血症症状。

2. 霍乱。由霍乱弧菌所致的烈性肠道传染病，临床表现轻重不一，初为黄色水样便，很快转为米泔样便，少数呈洗肉水样便，粪便细菌学检查可找到霍乱弧菌。典型病例病情严重，有剧烈吐泻、脱水、微循环衰竭、代谢性酸中毒和急性肾功能衰竭等。治疗不及时常易死亡，属甲类传染病。

【治疗】

一、西医治疗

（一）治疗原则

对症及支持治疗，必要时抗感染。

（二）治疗措施

1. 一般处理。卧床休息，注意保暖，呕吐、腹泻严重者禁食，静脉予以营养支持治疗。病情好转后给予流质饮食、半流质饮食，逐渐过渡到正常饮食。忌油腻、难于消化及刺激性的食物。

2. 支持和对症治疗。

（1）因频繁、剧烈的腹泻、呕吐造成失水和电解质紊乱，应酌情给予止吐、止泻、补液、纠正水和电解质及酸碱平衡失调。

（2）注意防治休克、心力衰竭、呼吸衰竭，一旦发生上述征象，可参考相关章节进行处理。

3. 抗菌药物。轻者一般无须用抗生素，重者应早期选用有效抗生素，以喹诺酮类效果较好。

4. 肉毒杆菌食物中毒的特殊治疗。

（1）抗毒素治疗。肉毒抗毒血清对本病有特效，必须尽早使用，在起病后 24 h 内或瘫痪发生前给药效果最好。肌内注射或静脉注射每次 5 万～10 万 U，必要时 6 h 后重复注射。抗毒素使用前必须做皮肤过敏试验，阳性或可疑阳性者，需用脱敏方法给药。

（2）迅速排除毒物：进食后 4 h 之内发病者，尽早催吐，可用 1∶5 000 高锰酸钾溶液，或大量微温开水洗胃，再以硫酸镁导泻（每次 15～30 g，加水 200 mL 口服），1∶4 000 高锰酸钾液高位结肠灌洗。

5. 变形杆菌食物中毒的特殊治疗。胃肠型预后多为自限性，治疗同前。过敏型，可给予抗组胺药物治疗，如扑尔敏、非那根等，病情严重者可应用糖皮质激素。

二、中医治疗

本病主要与外邪或饮食有关。初起时常表现为实证。其起病急，病情发展较快，在某些病者极虚、毒邪极盛的情况下，治疗不及时可脾气大伤、邪毒入血、损心害脑，迅速出现神昏谵语，或颈项强直、四肢抽搐，或心动紊乱、烦闷欲死等危候，故需及早发现、及时治疗，遵循“急则治其标，缓则治其本”的原则。急性期寒湿型当以散寒祛湿，湿热型当以清热利湿，食滞型当以消食化滞等法为急。缓解期，病初愈后治疗应以健脾和胃为其根本。

（一）应急治疗

1. 藿香正气丸 1 瓶，口服，1 日 3 次；或保济丸 1～2 粒，口服，1 日 3 次。

2. 针灸：取天枢、中脘、足三里、合谷、上巨虚为主穴，用泻法，腹痛甚者加中脘、足三里、公孙、内庭，腹泻甚者加内庭、阴陵泉，呕吐甚者加中脘、内关、足三里、公孙，高热者加曲池、大椎。耳针取小肠、胃、直肠下段、神门、脾、肾，每次取 3～5 穴，强刺激，留针 20～30 min，每日 1～2 次。

（二）辨证论治

1. 湿热壅遏。

主要证候：腹痛，泄泻或挟脓血，气味臭秽，肛门灼热，恶心呕吐，脘闷食少，烦热口渴，尿短赤，舌苔黄腻，脉滑数或濡数。

治法：清热利湿、和胃降逆。

方药：葛根芩连汤。

方中葛根升发脾胃清阳之气而止下利；黄芩、黄连清热燥湿，厚肠止泻；甘草甘缓和中，调和诸药。

2. 寒湿内停。

主要证候：腹痛拘急，泻下清稀，甚至如水或挟黏液，恶心呕吐，脘闷纳呆，头重身困，小便清长，舌苔白腻，脉濡缓；或伴恶寒发热，头身疼痛，四肢酸楚，舌苔薄白，脉浮。

治法：散寒燥湿、和胃化浊。

方药：藿香正气散。

方中藿香辟秽和中，升清降浊；紫苏、白芷芳化湿浊；半夏、陈皮燥湿和胃，降逆止呕；白术、茯苓健脾运湿，和中止泻；厚朴、大腹皮行气化湿，畅中除满；桔梗宣肺利膈，甘草调和诸药。

3. 外感邪毒、内伤食滞。

主要证候：腹痛腹泻，泻后痛减，粪臭如败卵，恶心呕吐，脘腹胀满，纳少，舌苔垢浊或厚腻，脉滑。

治法：消食化滞、清热祛湿、和胃醒脾。

方药：保和丸。

方中山楂消一切饮食积滞；神曲消食健脾，善化酒食陈腐之积；莱菔子下气消食，长于消谷面之积；半夏、陈皮行气化滞，和胃止呕；茯苓渗湿健脾，和中止泻；连翘清热散结。

4. 毒入血脉、气血两燔。

主要证候：证见寒战伴有高热阵作，或见高热稽留不退，体温持续在 40 ℃左右，面赤气粗，躁扰不安。肌肤或有斑疹隐现，或神昏谵语，或颈项强直、四肢抽搐，或心动紊乱、烦闷欲死。舌质红绛或瘀紫干焦，脉数有力。

治法：清气凉营（血）、泻火解毒。

方药：清瘟败毒饮。

方中犀角（用水牛角代）清心肝解热毒、直入血分而凉血，生地黄、知母、玄参清热凉血、养阴生津，生石膏、黄连、栀子、黄芩、丹皮、赤芍清热凉血，连翘、竹叶、桔梗轻宣透邪，甘草调和诸药。

【临床思路】

本病依据进食被污染食物，同食者集体发病史，并结合实验室检查可诊断，在治疗方面，因为发病初期的吐、泻常可排泄毒物，故不必强行制止。若过于剧烈而频繁，有过度丧失水和电解质之虞，可酌情用药止吐止泻。对轻症病人一般无须用抗生素，病重者应早期选用有效抗生素。

【预防与调护】

加强卫生宣传：动物性食品应煮熟煮透再吃，隔餐的剩菜食前应充分加热，防止生熟食物操作时交叉污染，禁止食用发酵或腐败的食物，等等。

本病宜静养，呕吐、腹泻严重者予禁食，饮食以清淡而富有营养为原则，忌油腻、难于消化及刺激性食物，宜少食多餐。

第三节　亚硝酸盐中毒

亚硝酸盐中毒（nitrite poisoning）指由于误服或过量摄入硝酸盐或亚硝酸盐，或者误食了含有硝酸盐或亚硝酸盐的食物所引起的化学中毒性高铁血红蛋白血症（变性血红蛋白血症），临床上突出表现为皮肤、黏膜发绀呈青紫色及其他缺氧症状。常因食用变质蔬菜所引起，又称为“肠源性青紫症”。

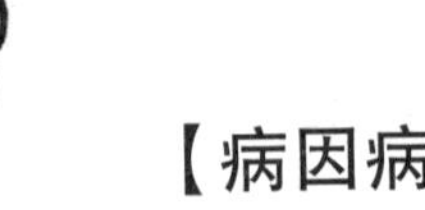

【病因病理】

一、发病因素

1. 误将工业原料亚硝酸钠等作为食盐用于烹调菜肴。

2. 食用含有较多硝酸盐或亚硝酸盐的蔬菜，尤其是烹熟后久置而陈腐变质的大叶青菜等。

3. 饮用含有硝酸盐或亚硝酸盐的苦井水、果汁（硝酸盐在肠道经还原菌作用也生成大量亚硝酸盐而引起中毒）。

4. 某些病人由于体质衰弱、肠功能紊乱、胃酸减少等原因，肠内硝酸盐还原菌大量繁殖，此时一旦进食较多含硝酸盐类的蔬菜，无论蔬菜新鲜与否，在这些细菌的作用下，因硝酸盐大量被还原为亚硝酸盐，也可导致中毒。

5. 此外营养不良、贫血、寄生虫感染等因素也可导致中毒。

二、发病机理

亚硝酸盐为氧化剂，进入人体后吸收入血，与血红蛋白发生作用后，使正常的二价铁氧化成三价铁，形成高铁血红蛋白，因而失去携氧能力，造成各组织的缺氧。此外，亚硝酸钠还对中枢神经系统（尤其是血管舒缩中枢及呼吸中枢）及周围血管有麻痹作用。亚硝酸盐的毒性很大，成人摄入量达 0.2～0.5 g 即可引起中毒，1～3 g 可致死，小儿摄入 0.1 g 即引起急性中毒，甚至死亡。

【临床表现】

一、症状

本病一般发病较急骤，多在食入后 0.5～3 h 发病，潜伏期长者可达 20 h。

1. 轻度至中度中毒。以缺氧造成的神经系统症状为主，伴有胃肠道症状与呼吸循环症状。见头晕、头痛、耳鸣、无力、手足麻木及恶心、呕吐、腹胀、腹痛、腹泻、胸部紧迫感、呼吸困难、心悸等。有时出现低热、食欲减退、心律失常、肺水肿。

2. 严重中毒。前症继续加重，可见昏迷、抽搐、痉挛、烦躁不安、呼吸困难，甚至窒息、呼吸循环衰竭。

二、体征

以发绀为最显著特征，表现为皮肤黏膜呈青紫色，尤以口唇及指甲为主，不能用心、肺疾病解释。反应迟钝、嗜睡或烦躁、心律失常、血压下降等。

【实验室及其他检查】

高铁血红蛋白测定：血液定性分析证实血中有高铁血红蛋白存在，定量测定血中高铁血红蛋白含量显著高于正常。

定性检测常用以下三种方法：①取血 5 mL，在空气中用力震荡 15 min，在有高铁血红蛋白的情况下，血液不变色（仍保持巧克力褐色）；正常者则因血红蛋白与氧结合而变为猩红色。②取 5 mL 血，滴入 1% 氰化钾或氰化钠溶液内，在含有高铁血红蛋白的情况下，血液立即变为鲜红色。③分光镜检查：高铁血红蛋白光带的波长介于 618 ~ 632 μm之间，加入 1% 氰化钾则光带立即消失。

定量测定需注意的是：正常人血中没有或仅可检测出极微量的高铁血红蛋白，亚硝酸盐中毒病人的静脉血因缺氧一般均呈紫黑色。

【诊断与鉴别诊断】

一、诊断要点

详细询问病史，有毒物接触史（将亚硝酸钠作为食盐用于烹调菜肴史，或有饱食青菜类蔬菜或吃过短期腌制的菜类或烂的青菜、野菜，或饮用大量井水史等），结合临床表现、相关实验室检查，尤其是不能用基础疾病或者缺氧解释的皮肤黏膜发绀可疑性较大。

二、鉴别诊断

1. 苯的氨基硝基化合物中毒：有该类化合物的接触史，除高铁血红蛋白血症外，可伴有溶血性贫血、中毒性肝炎的临床表现。

2. 硫化血红蛋白血症：为硫化氢中毒所致，也可伴发高铁血红蛋白血症。硫化血红蛋白血症的血液呈褐色，用美蓝（亚甲蓝）治疗无效。硫化血红蛋白测定可助鉴别。

3. 先天性高铁血红蛋白血症：系高铁血红蛋白还原酶系统缺乏引起，出生后即有发绀，全身症状轻微，一般不需治疗。

4. 当毒物摄入史不明确时：需排除心、肺疾病所致发绀。还需排除某些药物引起的发绀，能引起高铁血红蛋白血症的药物有醋酰苯胺、非那西汀、亚硝酸盐类、磺胺噻唑等。

【治疗】

一、西医治疗

（一）治疗原则

催吐，洗胃，导泻，使用高铁血红蛋白还原剂，对症治疗。

（二）治疗措施

1. 清除毒物。发现中毒后立即催吐、洗胃，愈早愈好。洗胃后由胃管注入活性炭悬液吸附，然后将活性炭悬液抽吸干净，再由胃管注入硫酸镁 20 ~ 30 g（加水 200 mL 稀释）导泻。

2. 使用特效解毒剂。1%美蓝溶液60～100 mg（每千克体重1～2 mg），加入25%葡萄糖注射液20～40 mL中，于10～15 min内缓慢静脉注射。如1～2 h内未见好转或有反复，可于2 h后重复一次全量或半量。治疗中同时给予葡萄糖注射液和维生素C静脉滴注可增强疗效。轻症病人仅使用葡萄糖注射液和维生素C静脉滴注即可恢复。

3. 对症治疗。吸氧，休克时给予抗休克治疗；呼吸衰竭者给予吸氧及呼吸兴奋剂，必要时应用机械通气，惊厥者给予镇静剂如安定、水合氯醛、苯巴比妥等。

4. 其他。经美蓝、维生素C治疗后发绀仍明显者，可输新鲜血或行换血疗法。

二、中医治疗

（一）应急治疗

1. 食醋200 mL口服。
2. 生姜汁50 mL口服。
3. 麻油100 mL口服。

（二）辨证论治

1. 毒邪未尽、扰乱清窍。

主要证候：神清，反应迟钝，或烦躁不安，剧烈头痛如有锥刺，痛位固定。舌青白或青紫，苔腻，脉弦涩。

治法：活血通窍。

方药：通窍活血汤。

方中桃仁、红花、当归、川芎、赤芍活血化瘀，牛膝祛瘀血，通血脉，柴胡升达清阳，桔梗载药上行，配合枳壳一升一降，使气行则血行，生地凉血清热，甘草调和诸药。

2. 毒邪未尽、扰乱神明。

主要证候：神志淡漠，面白肢冷，头晕，汗出，或有烦躁不安，时醒时寐。舌青或白，苔腻，脉弦涩。

治法：补益气血、养心安神。

方药：养心汤。

方中黄芪、人参补脾益气；当归补血养心；茯苓养心安神；远志、柏子仁、酸枣仁、五味子补心安神；半夏和胃、资气血生化之源；肉桂鼓舞气血生长；川芎调肝和血，使诸药补而不滞；甘草调和诸药。

【临床思路】

本病依据食用变质蔬菜或误食工业用盐史及皮肤黏膜呈青紫色诊断，本病治疗关键是熟练掌握运用美蓝。对本病所存在的后遗症和美蓝引起的副作用在临床上较多见，中医药对此有较好的疗效，尤其是按活血化瘀法立方，疗效较好。

第四节　急性酒精中毒

酒精又名乙醇（ethanol），是一种烃类羟基衍生物，无色、易挥发和易燃液体，能与大多数有机溶剂混溶，更易溶于水和体液，具有醇香味。急性酒精中毒（acute alcohol poisoning）俗称醉酒，是由于一次饮入过量含酒精的饮料后所引起以神经精神症状为主的疾病。

本病归属中医学“酒毒”范畴。

【病因病理】

一、西医病因病理

（一）发病因素

酒是发酵微生物对制作原料中糖类发酵而成，主要成分为乙醇。常见酒类饮料中的酒精含量：啤酒3%～5%，果酒16%～65%，白酒40%～65%。日常酒精中毒常多因一次饮入过量的酒类饮料所致，误服或误用也可引起急性酒精中毒。急性酒精中毒可与其他食物中毒同时发生。

（二）发病机理

饮入的酒精25%由胃吸收，75%由小肠吸收，经胃和小肠在0.5～3 h内完全吸收，酒精吸收速度受酒类饮料类型、酒精浓度、饮用速度和胃排空状态影响。含20%酒精的酒类吸收最快，进食能延迟酒精吸收。空腹饮酒5 min后血中即有酒精，30～60 min即达吸收高峰。酒精进入人体后迅速分布到体内所有含水的组织和体液中，包括脑和肺泡中，90%～98%在肝脏代谢分解，其余由肾、肺和皮肤排出体外，饮入的酒精约3%由尿液排出，8 h后尿液中即无酒精。酒精的代谢是限速反应，酒精清除率为2.2 mmol/(kg·h)［100 mg/(kg·h)］，成人每小时可清除酒精7 g（100%酒精9 mL）。血中酒精浓度下降速度约0.43 mmol/h［20 mg/(kg·h)］。

酒精具有脂溶性，进入体内迅速作用于神经细胞膜，抑制大脑皮质功能。血酒精浓度升高时，作用于小脑，引起共济失调。血酒精浓度达2 000～3 000 mg/L时作用于网状结构，出现昏睡或昏迷，血酒精浓度达3 000～4 000 mg/L时抑制延髓中枢，引起呼吸、循环衰竭或死亡。小剂量酒精表现兴奋作用，可能与酒精抑制GABA作用有关。另外血酒精浓度过高时，影响依赖NAD的代谢反应，如糖原异生作用障碍出现严重低血糖、血乳酸增高和酮体蓄积，发生代谢性酸中毒。大量高浓度酒精损伤胃肠黏膜或造成应激性溃疡从而引起上消化道出血。酒精中毒还可造成肝损伤。

二、中医病因病机

巢元方认为：“酒者，其气剽悍而有大毒，入胃则酒胀气逆，上逆于胸，内熏于肝胆，故令肝浮胆横，而狂悖变怒，失于常理，故云恶酒也。”在国家标准《中医临床诊

疗术语》中将一次饮酒过量，出现神明失主、烦躁、欲呕、酣睡、昏厥等为主要表现的厥病称为酒厥。饮酒过度，酒气蕴滞于胃，胃失和降，出现呕恶；酒气散流诸脉，上攻犯脑，神明失主，出现烦躁、意乱、昏迷。长期饮酒则伤脾胃，升降失职，湿阻中焦，出现纳差、乏力、消瘦等症，严重者损及肝肾，肾伤则精髓不足充脑，病人记忆力减退，技巧不能，甚则痴呆。

【临床表现】

因人而异，中毒症状出现的迟早也各不相同，与病人饮酒量、耐受性和血酒精浓度有关。酒精中毒者呼出气有浓厚酒精味。临床上分为以下三期。

一、兴奋期

血酒精浓度达到11 mmol/L，感到头痛、欣快感，健谈，情绪不稳定，易激怒。

二、共济失调期

血酒精浓度达到33 mmol/L，出现言语不清、视力模糊、复视、眼球震颤、行动笨拙、步态不稳和共济失调等症。

三、昏迷期

血酒精浓度达到54 mmol/L，表现为昏睡、瞳孔散大、体温降低、心率增快、血压降低、呼吸慢并有鼾音，严重者可因呼吸或循环衰竭致死。

【实验室及其他检查】

1. 血酒精浓度测定。病人呼吸、呕吐物有较强烈的酒味，血液中可测出酒精（乙醇），由于酒精耐受现象，血酒精浓度与中毒程度无很好相关性。
2. 血液生化检查。急性中毒可出现低血糖、低血钾、低血镁和低血钙。
3. 动脉血气分析。急性中毒者表现出不同程度代谢性酸中毒。
4. 心电图。可出现心律失常和心肌损害心电图改变。
5. 头颅CT。有头部外伤或有局部神经病学体征时，进行CT检查可排除硬膜下血肿、脑血管意外等疾病。

【诊断与鉴别诊断】

一、诊断要点

根据饮酒史、呼出气味、不同程度神志障碍和血酒精浓度测定做出诊断。

二、鉴别诊断

急性酒精中毒应与伴有意识障碍或昏迷的其他疾病鉴别，如镇静催眠药或阿片类药物中毒、低血糖、肝性脑病、中枢神经系统感染、脑血管意外等。

【治疗】

一、西医治疗

（一）治疗原则

促进体内乙醇排泄与分解，对症及支持治疗。

（二）治疗措施

1．轻症病人的处理。

一般不需要特殊处理，静卧，保温，给予浓茶或咖啡，促使其醒酒即可。共济失调者，严格限制活动，需专人陪护，以免发生外伤。慎用镇静剂，忌用麻醉剂，但对于烦躁不安、过度兴奋者，必要时可用氯丙嗪 12.5～25 mg 肌内注射，或水合氯醛 4～8 mL 保留灌肠。

2．重症病人的处理。

（1）由于乙醇吸收速度快，不建议对乙醇中毒的病人常规行催吐或洗胃治疗。

（2）促进乙醇的氧化。用50%葡萄糖注射液 100 mL 加入胰岛素 10～20 U，静脉滴注，维生素 B_6、B_1 及烟酸各 100 mg 肌内注射，根据病情可隔 6～8 h 后重复使用。

（3）催醒。纳洛酮是阿片类受体拮抗剂，能使血中乙醇浓度明显下降，逆转急性乙醇中毒对中枢的抑制作用，可作为非特异性的催醒药。此外，纳洛酮还能减少氧自由基介导的脂质过氧化反应和肝脏 NAD 氧化代谢作用。用法：纳洛酮 0.4～1.2 mg 肌注或静脉注射，静注后通常 2 min 内起效，必要时 1 h 后重复给药 0.4～0.8 mg。

（4）维持呼吸功能。保证气道通畅、供氧，必要时予呼吸兴奋剂、行气管内插管或机械通气辅助呼吸。

（5）血液透析。血酒精浓度大于 108 mmol/L，伴酸中毒或同时服用甲醇或其他可疑药物时，应用血液透析迅速将血中乙醇浓度降低。

（6）对症支持治疗。有失水时及时补液，补液量视病情而定。颅内压增高、脑水肿者可予脱水剂，如 50%葡萄糖注射液，20%甘露醇或 25%山梨醇 250 mL。血压降低呈休克状态者，给予升压药，参照有关章节治疗。

二、中医治疗

（一）应急治疗（适用于一切酒精中毒病人）

1．中成药：实证用玉枢丹 1 锭顿服，每日 1 次；虚证用牛黄清心丸 1 丸，化水胃管入，或安脑丸每次 1 丸，1 日 3 次。

2．葛根注射液 400 mg 加入 5%葡萄糖注射液 500 mL 中静脉滴注。

3．醒脑静注射液 20 mL 加入 5%葡萄糖注射液 500 mL 中静脉滴注。

4．参附或参麦注射液 40～60 mL 加入 5%葡萄糖注射液 500 mL 中静脉滴注。

（二）辨证论治

酒精中毒与中医学“酒疸”“酒毒”“酒厥”等证有相似之处，可按以下证型辨证

论治，治疗的同时，可配合前述单方验方。

1. 实证。

主要证候：恶心呕吐，呼出气有酒精味，腹痛腹泻，甚则呕血，便血，昏睡，神昏谵语，狂躁，舌红苔黄腻，脉弦数。

治法：和中解毒。

方药：甘草泻心汤。

方中半夏降逆止呕，黄芩、黄连泄热，干姜温中，人参、大枣益气，与半夏配合则有升有降，以复脾胃升降之常，炙甘草调和诸药。

毒盛者加绿豆、鸡蛋清；纳呆不适者加麦冬、砂仁；便秘者加酒军、郁李仁；腹泻者加炮姜。

2. 虚证。

主要证候：面色苍白，口流清涎，四肢厥冷，语声低微，或口中喃喃自语，甚则昏迷，遗尿，舌青紫，脉微细弱。

治法：回阳救逆。

方药：四逆汤。

方中附子大辛大热，祛寒救逆；干姜温中散寒，助阳通脉；炙甘草调和诸药。

【临床思路】

急性酒精中毒的诊断根据病人的饮酒史、呼出气味一般不难判断，在抢救治疗过程中注意防止病人呕吐出现窒息或误吸，在某些特殊的情况下，该病可与脑血管意外、镇静催眠药中毒等疾病同时存在，此需详细体检、询问病史以及行 CT 等相关检查鉴别之。

【预后与转归】

急性酒精中毒如经治疗能生存超过 24 h 多能恢复。若有心、肺、肝、肾病变者，昏迷长达 10 h 以上，或血中酒精浓度 >87 mmol/L 者，预后较差。长期嗜酒可导致中毒性脑、周围神经、肝、心肌等病变以及营养不良，预后与病的类型和程度有关。早期发现、早期治疗可以好转。不及时戒酒，难以恢复。

【预防与调护】

1. 开展反对酗酒的宣传教育。
2. 早期发现嗜酒者，早期戒酒，及早进行相关并发症的治疗及康复治疗。

第五节　镇静催眠类药物中毒

镇静催眠类药物包括强镇静药（抗精神病药）、催眠药（巴比妥类）、弱镇静药（苯二氮䓬类）三大类药物。一次使用大剂量此类药物后可引起昏迷、呼吸抑制、休克甚至危及生命等情况，称为急性镇静催眠药中毒（acute sedative-hypnotics poisoning）。

长期用药者突然停药或减量可引起戒断综合征（withdrawal syndrome）。

本病大致与中医学的“昏迷”“厥脱”“痉证”相似。

【病因病理】

一、发病因素

自杀或误服过大剂量的镇静催眠类药物。常用的镇静催眠类药物一般可分为以下几类。

1. 巴比妥类。20 世纪初期巴比妥类为主要镇静催眠药，近 25 年来逐渐被苯二氮䓬类替代。目前主要用作静脉麻醉药、抗惊厥药和脑复苏治疗。其中毒发生率逐渐降低。根据药物作用时间分为：

（1）长效类：如巴比妥、苯巴比妥（鲁米那）、甲苯巴比妥和扑痫酮，作用时间为 10 ~ 12 h。

（2）中效类：如戊巴比妥、异戊巴比妥（阿米妥），作用时间为 6 ~ 8 h。

（3）短效类：如司可巴比妥（速可眠）、硫喷妥钠（戊硫巴比妥钠），作用时间为 2 ~ 3 h。

2. 苯二氮䓬类。1960 年开始用于临床，常用的有 20 余种，此类药物呼吸抑制作用小，不影响肝药酶活性，大剂量也不起麻醉作用，长期应用耐受性和成瘾作用轻，广泛用于焦虑、抑郁、失眠、肌肉骨骼疼痛、惊厥、酒精戒断或作为麻醉时的辅助药，根据清除半衰期分为：

（1）长效类：如氯氮卓、地西泮、氟西泮，半衰期 >30 h。

（2）中效类：如阿普唑仑、奥沙西泮、氟硝西泮、艾司唑仑，半衰期为 6 ~ 30 h。

（3）短效类：如三唑仑、咪达唑仑、溴替唑仑，半衰期 <6 h。

3. 非巴比妥非苯二氮䓬类。20 世纪五六十年代的主要镇静催眠药，当时认为是一类安全、无成瘾性药物。后来发现其药理作用并不优于巴比妥类和苯二氮䓬类，且药物动力学不易预测，过量或中毒后毒性反应大，后逐渐被苯二氮䓬类取代。常用的有水合氯醛、甲喹酮、格鲁米特、甲丙氨酯，都是中效至短效药物。

4. 吩噻嗪类（抗精神病药）。又称强安定药或神经阻断剂。这类药物排泄时间较长，半衰期多为 10 ~ 20 h，药效作用可持续几天。按侧链结构不同，可分为三类：

（1）脂肪族：如氯丙嗪。

（2）哌啶类：如硫利达嗪（甲硫达嗪）。

（3）哌嗪类：如奋乃静（羟哌氯丙嗪）、氟奋乃静（氟非拉嗪）、三氟拉嗪（甲哌氟丙嗪）等。

目前，苯二氮䓬类应用最广泛，在催眠、抗焦虑方面几乎取代了绝大部分其他镇静催眠药。巴比妥类与非巴比妥非苯二氮䓬类药物现在则主要用于某些疾病伴有中枢神经功能障碍，以躁动性表现为主者，做对症治疗用。吩噻嗪类多用于精神病的治疗领域，部分也用于抗惊厥、降温及人工冬眠等。

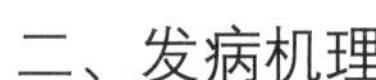

二、发病机理

1. 药代动力学。镇静催眠药均具有脂溶性，其吸收、分布、蛋白结合、代谢、排出以及起效时间和作用时间，都与药物的脂溶性有关。脂溶性强的药物易通过血脑屏障，作用于中枢神经系统，起效快，作用时间短。多数镇静催眠药及其代谢产物可通过胎盘屏障，也可由乳汁排泄。

2. 中毒机制。

（1）苯二氮䓬类：其对中枢神经抑制作用与增强 γ－氨基丁酸（GABA）能神经的功能有关。GABA 是中枢神经系统中的一种抑制性神经递质，在神经突触后膜表面有由苯二氮䓬受体、GABA 受体、氯离子通道组成的大分子复合物。苯二氮䓬类与苯二氮䓬受体结合后，可加强 GABA 与 GABA 受体结合的亲和力，导致氯离子通道通透性增加，促进氯离子内流和细胞膜超极化，引起 GABA 介导的抑制作用。

（2）巴比妥类：对 GABA 能神经有与苯二氮䓬类大致相似的作用，但由于两者在中枢神经系统的分布有所不同，其作用又各有特点。苯二氮䓬类主要选择性作用于边缘系统，影响情绪和记忆力。巴比妥类的分布较广泛，但主要作用于网状结构上行激活系统而引起意识障碍。巴比妥类对中枢神经系统的抑制有剂量—效应关系，随着剂量的增加，由镇静、催眠到麻醉，以至延脑中枢麻痹。短效类中毒剂量为 3 ~6 g，长效类中毒剂量为 6 ~10 g，摄入 10 倍以上催眠剂量时可抑制呼吸致死。

（3）非巴比妥非苯二氮䓬类：中毒的机理与巴比妥类相似。代表药物是水合氯醛，其极量为成人每次 2 g，每日总量 6 g，中毒量每次 4 ~5 g，致死量为 10 g。

（4）吩噻嗪类：这类药物的药理作用复杂而多样化，涉及皮质及皮质下中枢，其主要作用于整个脑干网状结构，经抑制神经突触的多巴胺受体而发挥作用。网状结构的上行系统与维持大脑皮质的兴奋和醒觉状态有关，下行系统与运动和行为有关，故治疗量可减轻焦虑紧张、幻觉妄想和病理性思维等精神症状，大剂量同样可导致延髓的呼吸和血管运动中枢麻痹。这类药物的代表药物是氯丙嗪，它的治疗剂量安全范围很大，每日量可小至 20 ~30 mg，大至 1 ~2 g，一般用量为 12.5 ~100 mg/次，在精神病治疗中每日可用 400 ~600 mg；致死量不甚清楚，曾有报道致死量为 50 mg/kg。但也有精神病病人一次服用 30 g 而未死亡者。一般认为当剂量达 2 ~4 g 时，常有严重毒性反应。对肝的毒性大。

总而言之，上述镇静催眠药物均为脂溶性，易通过血脑屏障，作用于中枢神经系统；其吸收、分布、蛋白结合、代谢、排出以及起效时间和作用时间，都与药物的脂溶性强弱有关。

【临床表现】

一、急性中毒

1. 巴比妥类中毒。中毒症状与剂量正相关。

（1）轻度中毒：嗜睡、情绪不稳定、注意力不集中、记忆力减退、言语含混不清、共济失调、眼球震颤。

(2) 重度中毒：中枢神经系统抑制进行性加重，由嗜睡到深昏迷，由呼吸浅而慢到呼吸停止，由低血压到休克；体温下降常见；肌张力松弛，腱反射消失；胃肠蠕动减慢。长期昏迷病人可并发肺炎、肺水肿、脑水肿、肾衰竭而威胁生命。

2. 苯二氮䓬类中毒。本类药较为安全，但一次给药量过大（治疗量的10倍）或反复给药致蓄积作用，均可能发生中毒。特点是：中枢神经系统受抑制，但无锥体外系和植物神经系统症状；如未合并其他镇静催眠药物中毒，重度中毒不多见，很少出现长时间深度昏迷等严重症状，呼吸、循环多无明显抑制；如果出现，应考虑同时服用了其他镇静催眠药或酒等。重者临床表现为昏睡、昏迷、尿闭、腱反射消失，可发生休克。存活者后期可有粒细胞减少症。

3. 非巴比妥非苯二氮䓬类中毒。这类镇静催眠药的各代表药中毒特点各有不同，难以整体说明，分别介绍如下。

(1) 水合氯醛：其毒性除了主要对中枢神经系统有抑制作用外，还对心、肝、肾有较大损害。轻、中度中毒临床表现有头晕、昏睡、谵妄、肌肉松弛、腱反射消失、瞳孔扩大；重症者抽搐、昏迷、发绀、血压下降，甚至呼吸、循环衰竭。

(2) 甲喹酮（安眠酮）：有锥体束征如肌张力增强、腱反射亢进、肌阵挛等；呼吸抑制较严重；有出血趋势，血小板可减少，凝血酶原时间延长。

(3) 格鲁米特（导眠能）：该药有肠肝循环，而且半衰期较长，故意识障碍有周期性波动；能直接作用于血管运动中枢，心血管抑制多较重；有抗胆碱能神经作用，表现为瞳孔散大、口干、便秘、尿潴留。

(4) 甲丙氨酯（眠尔通）：毒性较低，安全范围较大，致死量在20 g以上，除自杀外，较少误服中毒。大量口服中毒者，除昏睡等外，常有面色潮红、瞳孔散大、血压下降等表现。需注意的一点是，在重度中毒病人的抢救中，中毒症状明显好转后仍可死亡，这是因为本药水溶性低，吸收慢。

4. 吩噻嗪类中毒。该类药物以氯丙嗪应用最广泛，中毒也最多。特点是除了嗜睡、昏迷外，锥体外系反应明显，表现为震颤麻痹综合征、静坐不能、急性肌张力障碍反应，例如肌张力增强、震颤、牙关紧闭、吞咽困难等。还有拮抗α肾上腺素能神经的作用，可见体温下降、低血压、休克、心律失常甚至心脏骤停。抗胆碱症状可见瞳孔散大、口干、尿潴留、心动过速、肠蠕动减少等。抢救后存活者常出现肝损害或黄疸。

二、慢性中毒

长期滥用大量催眠药的病人可发生慢性中毒，除有轻度中毒症状外，常伴有精神症状，主要表现为以下三方面。

1. 意识障碍和轻躁狂状态：出现一时性躁动不安或意识蒙眬状态。言语兴奋、欣快、易疲劳，伴有震颤、咬字不清、步态不稳等。

2. 智能障碍：记忆力、计算力、理解力均有明显下降，工作学习能力减退。

3. 人格变化：病人丧失进取心，对家庭和社会失去责任感。

【实验室及其他检查】

1. 药物浓度测定。血液、尿液、胃液中药物的定性及定量测定对诊断有参考意义，血清苯二氮䓬类浓度测定对诊断帮助不大，因活性代谢物半衰期及个人药物排出速度不同。血、尿或分泌物中药物浓度与病情严重程度及预后无关。

2. 动脉血气分析、血氧饱和度监测。可以了解呼吸抑制程度。

3. 血液生化检查。血糖、尿素氮、肌酐、电解质等。

【诊断与鉴别诊断】

一、诊断要点

根据服药史、症状、体征和血药浓度测定进行诊断。

1. 急性中毒：有服用大量镇静催眠药史，出现意识障碍和呼吸抑制及血压下降。胃液、血液、尿液中检出镇静催眠药。

2. 慢性中毒：长期滥用大量催眠药，出现轻度共济失调和精神症状。

3. 戒断综合征：有长期滥用催眠药史，突然停药或急速减量，出现焦虑、失眠、谵妄和癫痫发作等症。

二、鉴别诊断

此类药物中毒的诊断主要依靠排除性诊断方法，对服药史不确定的病人须排除其他引起昏迷的疾病。

1. 脑血管意外。多有局部定位体征，如偏瘫、脑膜刺激征。头颅 CT 检查有助确定诊断。

2. 癫痫。以往有发作史，脑电图检查有助诊断。

3. 糖尿病酮症酸中毒昏迷、高渗性非酮症糖尿病昏迷。血糖、尿糖、血酮、血清电解质测定有助诊断。

4. 尿毒症昏迷。先有烦躁不安、谵妄，最后转入昏迷。血尿素氮升高，血二氧化碳结合力降低，代谢性酸中毒。

5. 癔症性昏迷。临床并不少见，根据伴随症状、体征、毒物接触史，以及向病人家属详细地询问病人发病前的精神、情绪状态，必要时毒物分析可助最终诊断。

【治疗】

一、西医治疗

（一）治疗原则

清除毒物，密切监护，有特效解毒剂的应及时应用，维持多个受抑制器官的基本生理功能，直到机体通过多途径将药物全部代谢和排出体外。

（二）治疗措施

1. 清除毒物。

（1）彻底洗胃：这类药物中毒多能使胃排空延迟，故服毒时间超过 4 h 或更长，也应给予洗胃。一般首选 1∶5 000 高锰酸钾溶液，也可以用生理盐水或温开水灌洗，每次入液 300 ~ 500 mL，反复冲洗，直至洗出液完全澄清。

本类药物中毒者因中枢抑制，催吐效果不好，临床基本不用。

（2）吸附、导泻：洗胃后由胃管注入活性炭悬液，对吸附各种镇静催眠药均有效；同时可注入 50% 硫酸钠溶液 40 ~ 60 mL 导泻。需注意，由于硫酸镁可被少量吸收而加重中枢神经抑制，故不宜用于本病的导泻。

（3）补液、强力利尿、碱化尿液：一般选用呋塞米和碳酸氢钠液，可促进毒物自肾排出，但对于非经肾脏排泄的药物则难达目的。此法对巴比妥类中毒效果好，对吩噻嗪类中毒无效。

（4）血液净化治疗：血液净化技术是清除已进入血循环内毒物的最好方法，应当机立断地进行。对本类药物中毒而言，有下列指征之一即可实施：①摄入药量已达致死量，且估计已被吸收。②中毒症状严重，中枢抑制症状逐渐加深。③伴有严重水、电解质和酸碱平衡紊乱。④心、肾功能衰竭。常用血液净化技术主要有三种：血液灌流（吸附型人工肾）、血液透析和腹膜透析，其中血液灌流效果最好，宜首选。

由于各种药物进入血循环后，有些可能与白蛋白结合或迅速与组织结合而影响清除率，因而清除效果不尽相同。临床实践表明：血液灌流对所有苯巴比妥类中毒均有较好效果；对绝大部分的非巴比妥非苯二氮革类有效；除安定外，对苯二氮革类效果差；对酚噻嗪类效果亦差，对氯丙嗪无效。副作用是容易因为正常血液成分的滤出损失而出现低血压、血小板减少、白细胞降低、低血糖等症状，故透析过程中需认真检测并及时补充处理。

（5）氟马西尼：是苯二氮革类受体拮抗剂，能通过竞争抑制苯二氮革受体而阻断苯二氮革等类药物的中枢神经系统作用。使用剂量及方法：每次 0.2 mg，缓慢静脉注射，需要时重复注射，总量可达 2 mg。主要用于鉴别是否苯二氮革类中毒。

2. 维持重要脏器功能。

（1）保持气道通畅：必要时给予机械通气，以保证吸入足够的氧和二氧化碳的排出。

（2）维持呼吸中枢兴奋：对于有深度昏迷或有呼吸抑制表现者，可适量使用中枢兴奋剂。首选贝美格（美解眠），兼有促进意识恢复作用，以 50 mg 稀释于 5% 葡萄糖注射液 10 mL，静脉注射，每 5 ~ 10 min 1 次；或采用 200 ~ 300 mg 稀释于 5% ~ 10% 葡萄糖注射液 500 mL，缓慢静脉滴注。亦可用洛贝林（山梗菜碱）、尼可刹米等。

必须有充分认识的是，中枢兴奋剂并非直接解毒剂，对严重呼吸抑制无效，也不能缩短昏迷时间，企图使病人清醒而过量应用反而会增加氧耗，或导致另一种药物中毒，发生惊厥和加重中枢性呼吸和循环衰竭。因此，抢救危重病人时仅可适量使用，使用中若出现恶心、呕吐、肌肉震颤等症状，应立即停止注射；对严重呼吸抑制者，使用机械通气更为可靠。

(3) 维持血压：急性中毒出现低血压多由于血管扩张所致，应输液补充血容量，如无效，可考虑给予适量多巴胺［10～20 μg/（kg · min）作为参考剂量］。吩噻嗪类药物中毒时用重酒石酸间羟胺（阿拉明）、去甲肾上腺素等 α 受体兴奋剂；至于 β 受体兴奋剂如异丙肾上腺素应慎重，否则可加重低血压（因其作用于血管平滑肌 β_2 受体，血管总外周阻力降低，有血管扩张作用）。

(4) 支持对症治疗：维持水、电解质平衡，纠正心律失常、酸中毒，防治感染、肺水肿、脑水肿、肾衰等。吩噻嗪类中毒出现锥体外系兴奋症状，如震颤麻痹综合征，可选用苯海索（安坦）、东莨菪碱等；肌肉痉挛及张力障碍，可用苯海拉明 25～50 mg 口服或肌注 20～40 mg。

二、中医治疗

毒邪初入胃肠时，中药催吐泻下等排毒，若毒邪入胃肠已久，当及时应用大量通用解毒中药并分型辨证治疗。神昏较重时，可醒脑开窍；症情危重，有阴阳离决之势时，急以回阳救阴固脱，中成药注射液可应急使用。

（一）应急治疗

1. 导泻。可用大黄 50 g、甘草 50 g，煎水 3 000 mL 灌肠反复洗胃，可促进毒物由肠道排出。

2. 解毒利尿、排毒。可灌服或鼻饲绿豆甘草解毒汤，组成：绿豆 120 g，生甘草 30 g，丹参、连翘、石斛各 30 g，大黄 15～30 g，水煎服，每 6 h 1 剂。

3. 昏迷、呼吸抑制者，可予醒脑静注射液 20 mL，加 50% 葡萄糖注射液 40 mL，静脉注射，或加入到 500 mL 补液中静脉滴注，每日 1～2 次。抑制较重时以安宫牛黄丸 1 粒稀释溶解后鼻饲，每日 1～2 次。

4. 出现血压下降、心率减慢者，可立即用丽参注射液、参附注射液、参麦注射液、生脉注射液等静脉注射。

（二）辨证论治

1. 阳虚欲脱。

主要证候：面色苍白，四肢厥冷，大汗出，血压逐渐下降，脉微细欲绝。

治法：温阳固脱。

方药：参附汤。

方中人参大补元气，附子温肾壮阳、祛寒救逆，两药共用以达回阳救逆固脱之功。

2. 气阴两虚欲脱。

主要证候：两颊渐红，自汗盗汗，血压渐降，呼吸渐慢而表浅，舌红无苔，脉细数无力。

治法：益气养阴、敛阴止汗。

方药：生脉散。

方中人参益气生津，麦冬养阴清热，五味子敛汗生津，一补一润一敛，共奏益气养阴、敛阴止汗之效。

【临床思路】

本类药物中毒的抢救均以西医处理为主。除苯二氮䓬类中毒以外，此类药物中毒都无特效解毒剂，而且某些药物吸收后，半衰期长，排泄慢，给治疗带来一定难度，因此处理的关键在于尽早、彻底清除毒物，维持基本的呼吸、循环功能；对适宜血液灌流疗法的要及时应用。

【预防与调护】

镇静药、催眠药的处方、使用、保管应严加管理，特别是对于情绪不稳定和精神不正常的人。

第六节　阿片类药物中毒

阿片类药物常见的有阿片（opium）、吗啡（Morphine）、可待因（Codeine）、罂粟碱（Papaverine）、哌替啶（Pethidine）、芬太尼（Fentanyl）、二氢埃托啡（Dihydroetorphine）、美沙酮（Methadone）、罗通定（Rotundine）、海洛因（Heroin）等，此类药物具有镇静、镇痛、止咳、止泻、解痉、麻醉等作用，临床应用较广，但长期使用会产生依赖，一次性过量使用或频繁应用可引起阿片类药物中毒（opium poisoning）。

【病因病理】

一、发病因素

阿片类药物中毒由口服、吸食、静脉注射过量引起。

二、发病机理

1. 吗啡。人工合成白色盐酸盐结晶，无臭，易溶于水。对中枢神经系统的毒性表现为既兴奋又抑制的双重作用，但以抑制为主。吗啡首先抑制大脑皮层的高级中枢，以后涉及延脑，对延脑呼吸中枢有强大的选择性抑制作用。大剂量吗啡抑制延脑血管运动中枢和释放组胺，使周围血管扩张而导致低血压和心动过缓。吗啡还使脊髓的兴奋性增强，提高胃肠道平滑肌及其括约肌张力，减慢胃肠蠕动产生便秘，对支气管、胆管及输尿管的平滑肌也有类似作用。兴奋动眼神经核产生针尖样瞳孔。本类药主要由肾排泄，可以透过胎盘进入胎儿体内。

2. 哌替啶。别名度冷丁，是人工合成阿片类镇痛剂，仅是吗啡 1/10～1/8 的效力，但成瘾性很强。与阿片受体结合后产生镇静、镇痛、抑制呼吸、欣快不安的中枢作用。同时作用乙酰胆碱 M 受体，出现阿托品样活性作用：咽干、口渴、瞳孔扩大、心动过速。由于抑制心肌收缩力致心排血量与外周阻力及血压均下降。因哌替啶产生甲哌替啶活性代谢产物，兴奋神经肌肉而导致惊厥。

3. 海洛因。别名二醋吗啡、二乙酰吗啡，是罂粟类植物碱半合成的阿片类毒品，

由于非法滥用，危害极大，称其“硬性毒品之王”“王牌毒品之精品”，是吗啡经乙酰氯和醋酐处理的2个羟基乙酰化的半合成衍生物。镇痛作用是吗啡的4～8倍，其毒性与成瘾性是吗啡的5～10倍。乙酰化结构的海洛因，迅速通过血脑屏障，进入中枢神经系统，首先分解成单乙酰吗啡后再代谢为吗啡，使吗啡在血液中的浓度增高且持续时间延长4～5 h。海洛因的中毒机制同吗啡。其中毒死因：①90%死于短期戒断后首次复吸。②初染过量吸毒者。其中毒量为每次50～100 mg，致死量为每次750～1 200 mg。

【临床表现】

一、急性中毒

轻度急性中毒病人有头晕、头痛、恶心、呕吐、兴奋或抑郁，或有幻觉、失去时间和空间感觉，还可伴便秘、尿潴留及血糖增高等症。

重度急性中毒病人有昏迷、针尖样瞳孔、高度呼吸抑制三大特征。可先出现短暂兴奋症状，如呕吐、烦躁不安、谵妄、面色潮红、心动过速；但很快进入抑制期，面色苍白、发绀、感觉迟钝、肌肉无力、呼吸缓慢、昏睡、瞳孔明显缩小；进而昏迷，脊髓反射增强，常有惊厥、牙关紧闭、角弓反张，呼吸先变浅、慢，继之出现叹息样呼吸或潮式呼吸、肺水肿、发绀、四肢冷、体温下降、各种反射消失，锥体束征阳性；最后呼吸衰竭死亡。急性重度中毒者从发病到死亡不超过12 h。

哌替啶的急性中毒主要是呼吸抑制和低血压，且不同于吗啡的是瞳孔不缩小，反而扩大。因中枢刺激而激动、谵妄、肌肉震颤、抽搐、惊厥、心动过速、心律失常。

二、慢性中毒

慢性中毒（吗啡瘾、阿片瘾）表现为眩晕、恶心、呕吐、消瘦、食欲不振、便秘、排尿困难、衰老、性欲减退。

【实验室及其他检查】

收集现场残留毒物，留取呕吐物、胃内容物和尿液做化学定性检查，有助于诊断。毒物检测：

1. 血、尿阿片类毒物成分，定性试验呈阳性。

2. 血、尿阿片类毒物血药浓度定量检出：治疗量血药浓度为0.01～0.07 mg/L；中毒量血药浓度为0.1～1.0 mg/L；致死量血药浓度大于4.0 mg/L。

【诊断与鉴别诊断】

一、诊断要点

通常根据用药及吸毒史、临床表现、实验室检查及解毒药试验诊断。

二、鉴别诊断

（1）有机磷农药中毒：有机磷农药接触史，呼气有大蒜样臭味，胆碱酯酶活性降低。

（2）脑血管意外：多有高血压、动脉硬化病史，神经系统体征，头颅 CT 检查可助诊断。

（3）呼吸频率鉴别：若中毒后昏迷且呼吸浅而快则应想到重症海洛因戒断综合征。静注吗啡 5 ~ 10 mg 后，可迅速缓解病情；若静注纳洛酮则加重病情。当呼吸由快变慢则应迅速检测血、尿毒物成分以便鉴别。

【治疗】

一、西医治疗

（一）治疗原则

清除毒物，使用解毒药物，对症支持疗法，必要时透析。

（二）治疗措施

1. 清除毒物，减少吸收。口服中毒者应立即彻底洗胃，口服时间超过 6 h 以上的也应洗胃，因此类药物可使幽门痉挛，导致药物长时间残留在胃内。然后灌入硫酸钠 30 g，导泻。禁用阿扑吗啡催吐。如发现皮下注射过量吗啡，应迅速用止血带扎紧注射部位上方，局部冷敷以延缓吸收，结扎带应间歇放松。

2. 吸氧。阿片类药物中毒时，呼吸的维持主要是颈动脉体化学感受器对血内 CO_2 浓度刺激而兴奋。若吸入高浓度纯氧，使血中 CO_2 浓度迅速下降，反而会导致自主呼吸停止，故宜吸入含 5% CO_2 的氧。若通过一般治疗，呼吸仍无显著改善，宜早做气管插管或切开进行机械通气。

3. 应用特效解毒剂。临床上常用的有两种吗啡拮抗剂。

（1）纳洛酮：是阿片受体专一结合的竞争性拮抗剂，亲和力远较吗啡强，用药后能迅速逆转阿片碱的中毒症状。用法：0.4 ~ 0.8 mg 肌内注射或静脉注射，重症病人视病情可隔 10 ~ 20 min 重复注射，直至症状改善。可与烯丙吗啡交替使用以增强疗效。

（2）烯丙吗啡：因化学结构与吗啡相似，故可竞争性拮抗吗啡的药理作用，应用后，一般在 1 ~ 2 min 内显示效果。用法：首剂 5 ~ 10 mg，肌内注射或静脉注射，必要时 20 min 重复一次，但总剂量不应超过 40 mg。轻症者可隔 3 h 再重复注射 10 mg，一次注射药效可维持 2 ~ 3 h。

4. 保持气道通畅，严密监护呼吸情况。阿片类药物中毒的最大致死原因是高度呼吸抑制，故临床上必须严密监护，及时处理，防治呼吸衰竭。有报警功能的血氧饱和度检测仪可以采用，对危重病人，应多巡视观察。

5. 必要时应用呼吸兴奋剂。发现呼吸进行性变浅变慢，血氧饱和度持续下降时，可应用洛贝林、尼可刹米、二甲弗林（回苏灵）等呼吸兴奋剂，一般多主张几种呼吸中枢兴奋剂联合或交替应用，可减少各自的副作用与耐受性，比单用的效果好。此外，忌用士的宁和印防己毒素，因它们与吗啡对脊髓的兴奋具有协同作用而易导致惊厥。还需注意的一点是：本病昏迷后并发肺感染的情况极其多见，用药前必须保证气道本身的

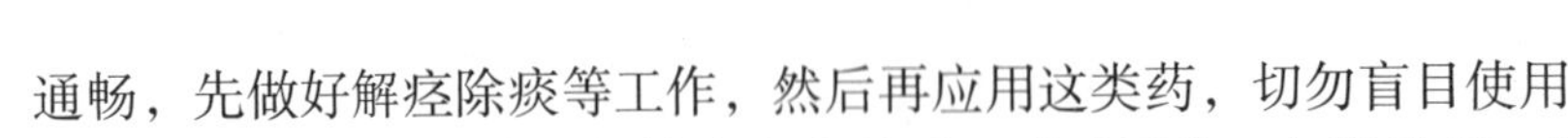

通畅，先做好解痉除痰等工作，然后再应用这类药，切勿盲目使用。

6. 对症支持治疗。保持水和电解质、酸碱平衡，加强护理，防止气道阻塞。

二、中医治疗

阿片类药物中毒尚未见特效解毒中药，以西医为主进行抢救。如毒邪初入胃肠，可采用中药催吐、泻下、利水、宣壅解毒等法除邪。如抢救中，见中毒病人神昏、呼吸气微（呼吸衰竭合并肺感染），以痰热闭窍为主要病机者，可选用安宫牛黄丸、至宝丹等，具有清热涤痰、醒脑开窍之功，与同期的西医处理有协同作用；若病人血压下降、四肢厥冷，呈休克表现时，可选用参附针、丽参针静脉注射，独参汤胃管内注入。

【临床思路】

吸毒日益成为阿片类药物中毒主要病因，故对疑似诊断者，必须询问病人是否有吸毒史，对不明原因昏迷的病人应仔细检查身上皮肤是否存在注射的针孔。对患有慢性疾病的病人，如肝病、肺气肿、支气管哮喘、贫血、甲状腺或肾上腺皮质功能减退等，即使应用常规剂量的阿片类药物亦较易中毒；与巴比妥类及其他催眠药物同用时，或与酒精饮料同时服用，有协同作用，易引起中毒。该病最大致死原因就是高度呼吸抑制，所以抢救的重点应放在防止呼吸抑制进一步加重上；临床上必须严密观察呼吸频率和幅度，一有异常，及时处理。

第七节　急性一氧化碳中毒

一氧化碳（carbon monoxide，CO），俗称煤气，为无色、无味、无刺激的气体，不溶于水。凡含碳物质燃烧不完全，均可产生一氧化碳。在生产和生活中，如不慎吸入过量一氧化碳可发生急性一氧化碳中毒（acute carbon monoxide poisoning）。早在宋朝宋慈的《洗冤集录》中就有记载："中煤炭毒，土炕漏火气而臭秽，人受熏蒸，不觉而死。"

【病因病理】

一、西医病因病理

（一）发病因素

1. 生活性中毒。常因在冬季密闭的住室中使用煤炉或天然气炉、炭炉、煤气热水器等时，通风不良或排烟不畅所致。

2. 职业性中毒。在产生一氧化碳的工作环境中长期工作，通风设备不良，以致中毒。常见的中毒场合有冶金工业的炼钢、炼铁、炼焦等过程；机械工业的铸造、锻造等过程；煤气发生站，热电站，用CO作为原料合成氨、甲醛、甲醇、丙酮等化工原料的化工厂。

3. 意外中毒。天然瓦斯爆炸或煤气泄漏、失火时吸入大量含CO的烟雾常可引起大批人员中毒；汽车、农用发动机排出的废气中CO含量4%～7%，在汽车内开空调睡觉也可发生 CO 中毒。

（二）发病机理

一氧化碳吸入后经肺毛细血管膜迅速弥散，与血液中红细胞的血红蛋白结合，形成碳氧血红蛋白（COHb）。CO 与血红蛋白亲和力为氧的 230～260 倍，COHb 不能携带氧且不易解离，是氧合血红蛋白解离速度的 1/3 600。CO 中毒时，脑内小血管迅速麻痹、扩张，脑内三磷腺苷在无氧情况下迅速耗尽，钠泵运转失常，钠离子蓄积于细胞内而诱发脑细胞水肿。缺氧使血管内皮细胞发生肿胀而造成脑循环障碍。缺氧时，脑内酸性代谢产物蓄积，使血管通透性增加而产生脑细胞间质水肿。脑血液循环障碍可致脑血栓形成、脑皮质和基底节局灶性的缺血性坏死及广泛脱髓鞘病变，致使部分病人发生迟发性脑病。

一氧化碳中毒的程度取决于血液中碳氧血红蛋白的含量，含量越高，机体缺氧就越严重，中毒程度也就越重。

二、中医病因病机

本病主要病机为煤气伤正，病位主要在脑、心及其经络，涉及肺、脾、胃、肝、肾等脏腑。煤气乃秽浊之毒气，若侵入人体则致气血失和，气机逆乱，清阳不升，浊阴不降，脑络痹阻，清窍失养，出现神昏发热，甚至抽搐。重症可发展为阴阳气血相失，阴阳离决。

【临床表现】

急性 CO 中毒的临床表现主要是组织缺氧和直接细胞毒作用引起。

一、急性中毒

根据临床症状的严重程度和血液中碳氧血红蛋白含量，急性一氧化碳中毒可分为轻、中、重度三种临床类型。

1. 轻度中毒。表现为头痛、头昏、目眩、耳鸣、心悸、恶心呕吐、全身乏力等。体检无异常体征，血液碳氧血红蛋白含量为 10%～20%。脱离现场，吸入新鲜空气或氧疗后即可好转。

2. 中度中毒。上述症状加重并出现面色潮红，口唇呈樱桃红色，出汗多，心率快，初起血压升高然后下降，躁动不安、步态不稳、震颤、意识模糊，渐至昏迷状态。血液碳氧血红蛋白含量为 20%～30%。病人脱离现场，经积极抢救，一般数小时后可清醒，无明显并发症和后遗症。

3. 重度中毒。病人出现深昏迷，反射消失，二便失禁，四肢厥冷，抽搐，呼吸困难，血压下降，可因呼吸衰竭、肺水肿、脑水肿而危及生命，血液碳氧血红蛋白含量在 30%～50% 或更高。长时间昏迷及缺氧严重者常有心肌损害、心律失常，水、电解质紊乱等并发症。

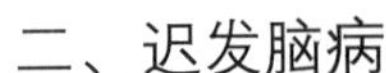

二、迟发脑病

重度 CO 中毒病人意识恢复后，经过 2～60 d 的“假愈期”，可出现下列临床表现之一。

1. 精神意识障碍。呈现痴呆木僵、谵妄状态或去大脑皮层状态。

2. 锥体外系神经障碍。由于基底神经节和苍白球损害出现震颤麻痹综合征（表情淡漠、四肢肌张力增强、静止性震颤、前冲步态）。

3. 锥体系神经损害。如偏瘫、病理反射阳性或小便失禁等。

4. 大脑皮质局灶性功能障碍。如失语、失明、不能站立及继发性癫痫。

5. 脑神经及周围神经损害。如视神经萎缩、听神经损害及周围神经病变等。

【实验室及其他检查】

1. 血液 COHb 测定。血液 COHb 浓度测定是诊断 CO 中毒的特异性指标，且能反映 CO 暴露时间长短，也可判断 CO 中毒严重程度，需早期取血测定。

2. 脑电图检查。常出现弥漫性低波幅慢波，其表现常晚于临床症状，且与病情严重程度不一定呈平行关系。

3. 头颅 CT。CO 中毒昏迷病人应进行头部 CT 检查，以排除脑梗死、脑出血或脑水肿等。

【临床表现】

一、诊断要点

根据 CO 暴露史、临床表现和血液 COHb 浓度测定常能诊断。CO 中毒的严重性不仅与血液中 COHb 浓度相关，且与空气中 CO 浓度及暴露时间密切相关。

二、鉴别诊断

1. 脑血管意外。多见于高龄，或有高血压动脉硬化病史，可有神经系统体征。头颅 CT 检查有助诊断。

2. 急性安眠药中毒。有服安眠药史、血液 COHb 阴性。

3. 糖尿病酮中毒昏迷。多有糖尿病史、血糖增高、血酮、尿酮阳性、代谢性酸中毒。

【治疗】

一、西医治疗

（一）治疗原则

迅速脱离中毒现场，保持呼吸道通畅，积极纠正脑缺氧，预防迟发脑病。

（二）治疗措施

1. 撤离中毒环境。发现中毒病人立即撤离中毒现场，转移到空气清新环境，停止

CO 继续吸入。

2. 昏迷病人护理。昏迷病人，要松开衣领，保持呼吸道通畅；注意保暖；观察意识状态和监测生命体征。

3. 氧疗。氧疗能加速血液 COHb 解离，是治疗 CO 中毒最有效的方法。吸入气中氧分压与血液 COHb 半衰期成反比。吸入室内空气时，血液 COHb 半衰期 4 ~ 5 h，吸入 40% 氧浓度时为 2 h，吸入 100% 氧浓度时为 40 ~ 60 min；在 2.5 ~ 3 个绝对大气压的高压氧治疗下，半衰期为 20 ~ 30 min。

（1）面罩吸氧：神志清醒病人应用密闭重复呼吸面罩吸入纯氧，氧流量 10 L/min，通常持续吸氧 2 d 才能使血液 COHb 浓度降至 15% 以下。症状缓解和血液 COHb 浓度低于 5% 时，可停止吸氧。

（2）高压氧治疗：在正常条件下，人肺中氧分压为 100 mmHg，而在 3 个绝对大气压下吸入纯氧，肺泡氧分压可高达 2 000 mmHg，使血中物理溶解的氧增高 20 倍，并加速 COHb 的解离，高压氧除能有效地供氧外，也具有明显的脑血管收缩作用，利于预防和治疗脑水肿。适用于中、重度 CO 中毒或出现神经精神、心血管症状和血液 COHb 浓度≥25% 者；老年人或妊娠 CO 中毒首选高压氧治疗。一般高压氧治疗每次 1 ~ 2 h，每日 1 次，至脑电图恢复正常时为止。禁忌证：未经控制内出血（尤其颅内出血）、严重休克、气胸、严重肺气肿、精神失常等。

4. 机械通气。对昏迷、窒息或呼吸停止者应行气管内插管，进行机械通气。严重者可行血浆置换。

5. 脑水肿治疗。严重 CO 中毒后，24 ~ 48 h 脑水肿达高峰，应积极采取以下措施，降低颅内压和恢复脑功能。

（1）脱水治疗：20% 甘露醇 250 mL 静脉滴注，6 ~ 8 h 1 次，症状缓解后减量；呋塞米 20 ~ 40 mg 加入葡萄糖注射液 20 ~ 40 mL 中静脉注射，8 ~ 12 h 1 次。

（2）糖皮质激素治疗：地塞米松 10 ~ 20 mg/d，疗程 3 ~ 5 d。

（3）促进脑细胞功能恢复：常用药物有三磷酸腺苷、辅酶 A、大剂量维生素 C 等。

二、中医治疗

（一）应急治疗

1. 针刺人中、涌泉、合谷、百会等穴位，采用强刺激，有回苏醒神之效。

2. 参附针 10 ~ 20 mL 加入 5% 葡萄糖注射液 30 ~ 40 mL 中静脉注射，1 ~ 2 次后，以 40 ~ 80 mL加入 10% 葡萄糖注射液 250 mL 中静脉滴注。

3. 醒脑静 20 mL 加入 5% 葡萄糖注射液 250 mL 中静脉滴注，每日 1 次。

（二）辨证论治

1. 脱证。

主要证候：神识模糊，鼻鼾息微，面色苍白，目合口开，手撒肢冷，汗多不止，二便自遗，肢体瘫软，脉沉细或微。

治法：回阳固脱。

方药：参附汤。

方中人参大补元气、附子温肾壮阳，祛寒救逆，两药共用以达回阳救逆固脱之功。

2. 闭证。

（1）阳闭。

主要证候：不省人事，伴躁扰不宁，牙关紧闭，喉有鼾声，息粗痰涌，面赤身热。舌干苔黄腻，脉弦数。

治法：清热化痰开窍。

方药：羚角钩藤汤。

方中羚羊角（以山羊角代）、钩藤、桑叶、菊花清热熄风，生地、白芍、甘草滋阴增液，柔肝舒筋，贝母、竹茹清热化痰，茯神宁心安神。

（2）阴闭。

主要证候：昏迷或嗜睡，静卧不烦，痰涎壅盛，面白唇暗。舌苔白腻，脉沉滑。

治法：涤痰醒神开窍。

方药：涤痰汤。

方中南星、半夏、橘红燥湿化痰，枳实破气化痰，茯苓健脾渗湿，竹茹化痰除烦，人参补气安神，石菖蒲开窍宁神，甘草调和诸药。

【临床思路】

本病在治疗上应争分夺秒、尽快进行氧疗，有条件者使用高压氧治疗，可配合使用安宫牛黄丸及独参汤、生脉散或参附汤等中医治疗，可起到协同治疗作用。该病要注意防治迟发脑病的发生，中医药疗法在此期多以活血化瘀法为主，结合病人的其他证候特点进行辨证论治，并配合针灸。

【预后与转归】

轻度 CO 中毒者，撤离中毒环境后数分钟至数小时症状缓解；中度中毒者，积极治疗后可无后遗症；严重中毒者，及时应用高压氧治疗能降低死亡率及迟发性脑病发生率。

【预防与调护】

加强预防 CO 中毒的宣传教育工作。居室内火炉要安装烟囱，热水器安装要合格。烟囱结构要严密，保持通畅，室外应通风良好。厂矿应认真执行安全操作规程。煤气炉和管道要经常检修以防漏气。有 CO 的车间和场所要加强通风。加强矿井下空气中 CO 浓度的监测和报警。井下放炮后，必须经过充分通风换气，排出炮烟后才能进入作业面。进入高浓度 CO 的环境内执行紧急任务时，要戴好特制的 CO 防毒面具，系好安全带。

第八节 急性有机磷中毒

有机磷农药中毒（organophosphorus pesticides poisoning）是指由于生产、运输或使用不当，或防护不周，而发生的急、慢性中毒，也可因误服、自服或污染食物的摄入而引起的急性中毒。

有机磷农药是我国目前广泛应用的农用杀虫剂，属有机磷酸酯或硫代磷酸酯类化合物。目前有 100 多种，其杀虫力强，但对人畜毒性也较强。按其毒性程度，可分为剧毒、高毒、中毒、低毒四类。①剧毒类：LD50（半数致死量）< 10 mg/kg，如甲拌磷（3911）、对硫磷（1605）、内吸磷（1059）。②高毒类：LD50 为 10 ~ 100 mg/kg，如甲基对硫磷（甲基 1605）、敌敌畏（DDVP）等。③中毒类：LD50 为 100 ~ 1 000 mg/kg，如乐果、乙硫磷、敌百虫等。④低毒类：LD50 > 1 000 ~ 5 000 mg/kg，如马拉硫磷（4049）、氯硫磷等。有机磷杀虫药大都呈油状或结晶状，色泽由淡黄至棕色，稍有挥发性，且具有蒜味，一般难溶于水，不易溶于多种有机溶剂，在碱性条件下易分解破坏，但敌百虫性质特殊，遇碱变为毒性更大的敌敌畏。

【病因病理】

一、西医病因病理

（一）发病因素

有机磷杀虫药中毒可经过消化道、呼吸道、皮肤黏膜三种途径侵入人体体内而引起急性中毒。临床上常见的是误服、自服或在制造、包装、贮运、使用杀虫药过程中不注意防护所致。

（二）发病机理

有机磷杀虫药主要经过胃肠道、呼吸道、皮肤黏膜吸收。吸收后迅速分布至全身各脏器，其中以肝内浓度最高，其次为肾、肺、脾等，肌肉和脑最少。有机磷杀虫药主要在肝内代谢进行生物转化，一般氧化后毒性反而增强。吸收后 6 ~ 12 h 血中浓度达高峰，有机磷农药与乙酰胆碱酯酶结合形成磷酰化胆碱酯酶，使胆碱酯酶丧失分解乙酰胆碱的能力，从而使乙酰胆碱积蓄引起胆碱能神经功能亢进的一系列中毒症状和体征，根据其作用部位可出现 M 样作用—毒蕈碱样症状（副交感神经）、N 样作用—烟碱样症状（交感神经及运动神经）及中枢神经系统症状。

二、中医病因病机

本病因有机磷杀虫药经肌肤或口鼻气道进入人体所致。有机磷杀虫药侵入体内则逆乱气机。另一方面津液不行，停而为湿、聚而为痰；一方面肝气郁结、肝阳上亢、阳亢化风、肝风内动，肝阳痰浊或上扰脑神而痹阻脑络，或中阻脾胃使脾胃不和，甚则蒙蔽清窍致神明失守，元神失控，因而发病。若肌肤直接接触有机磷杀虫药，湿热毒邪郁于肌肤则气血不和，致生斑疹疱疡；若直接伤于眼睛，则致眼睛红肿。

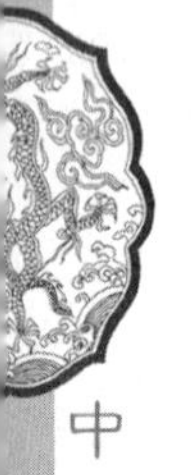

【临床表现】

一、急性中毒

急性中毒发病时间和症状与毒物种类、剂量、侵入途径和机体状态（如空腹或进餐）密切相关。经皮肤吸收中毒，一般在接触2～6 h后发病，口服中毒在10 min至2 h内出现症状。一旦中毒症状出现后，病情迅速发展。

1. 毒蕈碱样症状（M样作用）。主要为支配腺体和平滑肌的副交感神经兴奋所致的症状表现：

（1）因腺体分泌增加，见多汗、流涎、支气管分泌物增加、咳嗽、咯痰、鼻孔有白色泡沫状分泌物。严重可出现肺水肿、咯出粉红色泡沫痰、呼吸困难、发绀等，双肺满布湿啰音，若有气管平滑肌痉挛，双肺还可闻及哮喘音。

（2）因胃肠平滑肌痉挛，见腹痛、恶心、呕吐；括约肌松弛表现为大小便失禁。

（3）因虹膜括约肌受影响，见瞳孔缩小、视力模糊、对光反应迟钝甚至消失等。

2. 烟碱样症状（N样作用）。主要为支配骨骼（横纹）肌的运动神经末梢和部分交感神经节前纤维兴奋所致的临床表现：乙酰胆碱在横纹肌神经肌肉接头处过多积蓄和刺激，令运动神经过度兴奋，可引起肌肉震颤、痉挛，常从小肌群开始，逐渐发展到全身肌肉，病人常感觉胸部发紧，压迫感，动作不协调，甚至出现全身肌肉抽搐；严重者随后表现为抑制，或见肌无力、肌麻痹（包括呼吸肌麻痹，故可死于呼吸肌麻痹）。

3. 中枢神经症状。中枢神经的突触也有胆碱能作用，有机磷中毒时，脑内的突触因乙酰胆碱积聚刺激而使传导加快，引起中枢神经功能障碍。

（1）初期表现为过度兴奋，可见头痛、头晕失眠、烦躁不安、发热。

（2）后期则出现抑制症状，如嗜睡、乏力、精神恍惚、惊厥、昏迷等。严重者可发生脑水肿，出现癫痫样抽搐，瞳孔不等大等圆。病人最终可死于呼吸中枢麻痹。

二、迟发性多发性神经病

急性中毒个别病人在重度中毒症状消失后2～3周可发生迟发性神经损害，出现感觉、运动型多发性神经节病变表现，主要累及肢体末端，且可发生下肢瘫痪、四肢肌肉萎缩等。目前认为这种病变不是由胆碱酯酶受抑制引起的，可能是由于有机磷杀虫药抑制神经靶酯酶（NTE）并使其老化所致。神经—肌电图检查提示神经源性损害。

三、中间综合征

少数病例在急性中毒症状缓解后和迟发性神经病变发生前，约在急性中毒后24～96 h突然发生，称“中间综合征”。

四、局部损害

敌敌畏、敌百虫、对硫磷、内吸磷接触皮肤后可引起过敏性皮炎，并可出现水泡和剥脱性皮炎。有机磷杀虫药滴入眼部可引起结膜充血和瞳孔缩小。

【实验室及其他检查】

1. 全血胆碱酯酶活力测定。全血胆碱酯酶活力测定是诊断有机磷杀虫药中毒的特异性实验指标，对判断中毒程度、疗效和预后极为重要。胆碱酯酶活力正常可排除有机磷杀虫药中毒。

2. 阿托品试验。试验方法是用1～2 mg阿托品肌内注射或静脉注射，如果是有机磷中毒，则10 min后可见心率减慢，毒蕈碱样症状减轻。10 min后如出现口干、皮肤干燥、颜面潮红、瞳孔散大、心率加快、口鼻咽喉干燥等阿托品过量的表现，则提示可能不是有机磷中毒。

3. 毒物检测。病人血、尿、粪便或胃内容物中可检测到有机磷杀虫药或其特异性代谢产物成分。在体内，对硫磷和甲基对硫磷氧化分解为对硝基酚，敌百虫代谢为三氯乙醇。尿中测出对硝基酚或三氯乙醇有助于诊断上述毒物中毒。有机磷农药的血药浓度动态监测有助于对病情评估及治疗。

【诊断与鉴别诊断】

一、诊断要点

有机磷杀虫药接触史；有机磷杀虫药相关中毒症状与体征，特别是出现呼出气有大蒜味、瞳孔缩小、多汗、双肺闻及湿啰音、腺体分泌增多、肌纤维颤动和意识障碍等中毒表现；胆碱酯酶活力不同程度降低；血、尿、胃内容物有机磷杀虫药及其代谢产物检测。

急性中毒程度分级：

轻度中毒：以毒蕈碱样症状为主，胆碱酯酶活力50%～70%。

中度中毒：毒蕈碱样症状加重，出现烟碱样症状，胆碱酯酶活力30%～50%。

重度中毒：除毒蕈碱样、烟碱样症状外，合并抽搐、昏迷，呼吸肌麻痹和脑水肿，胆碱酯酶活力30%以下。

二、鉴别诊断

1. 食物中毒。发病前有不洁饮食史，以急性胃肠炎表现为主。无肌震颤、瞳孔缩小、肺水肿等症状。

2. 阿片类中毒。阿片类中毒病人可见瞳孔缩小、呼吸抑制、肺水肿等临床表现，应与有机磷杀虫药中毒仔细鉴别，鉴别诊断主要通过病史、病人呼出气味、全血胆碱酯酶活力测定。

【治疗】

一、西医治疗

（一）治疗原则

清除毒物，使用解毒药物，对症支持。

（二）治疗措施

1. 清除毒物，防止毒物继续吸收。

（1）初步处理。皮肤黏膜接触中毒者应及时搬离有毒环境，去除被毒物污染的衣物，然后用肥皂水或2%碳酸氢钠溶液洗去皮肤毛发上的毒物。清洗必须彻底，敌百虫中毒忌用碱性溶液，因其在碱性环境中可变成毒性更强的敌敌畏；还要注意清洗时切勿用热水，以免皮肤血管扩张而促进毒物的吸收。眼睛如受污染，应迅速用生理盐水或2%碳酸氢钠溶液冲洗，然后滴1%阿托品1～2滴。

（2）洗胃及导泻。对口服中毒者，立即进行彻底有效的洗胃，这是抢救成功的关键环节。即使病人中毒已达24 h仍应进行洗胃，并且要反复清洗，务求达到彻底。因为有机磷进入消化道后，由于保护性反应，加上阿托品的作用，胃排空时间延长，同时在胃黏膜皱襞的毒物是不容易被排空的，如不能及时反复彻底地洗胃，则毒物将继续不断地被吸收而加重中毒症状。

洗胃液总量可为5 000～10 000 mL，甚至更多，以洗胃液澄清透明为度，洗胃液种类不必过分强求，除敌百虫外均可用2%碳酸氢钠溶液，因为多数有机磷酸酯类均易在碱性环境中分解失效，但硫代磷酸酯类（如对硫磷、马拉硫磷等）中毒禁用高锰酸钾洗胃（因可氧化为毒性更强的对氧磷）。而二嗪磷和八甲磷在酸性环境中易分解失效，故可先用1%醋酸洗胃。但在临床经常是很难准确及时知道毒物的种类，而目前有些农药为复合品，所以还是以清水或生理盐水洗胃最合适，来源也最方便。洗胃后应注入活性炭及硫酸镁或硫酸钠30～50 mL以导泻，促进肠道内的毒物排泄。洗胃后不应马上拔除胃管，这样既可以方便观察，在必要时还可再行洗胃，或是灌入食物及药物。

2. 应用特效解毒剂。

（1）阿托品：是抢救有机磷杀虫药中毒的关键药物。阿托品能阻断乙酰胆碱对副交感神经和中枢神经系统的M受体作用，缓解M样症状、兴奋呼吸中枢，对N样症状、恢复胆碱酯酶活性及呼吸肌麻痹无效。

应用阿托品应注意以下几点：

第一，关键在于早期、足量、反复给药，快速达到阿托品化。维持阿托品化24～48 h，切忌减量过快或停药过早，防止出现“反跳”。在达到阿托品化的同时，要注意避免过量引起阿托品中毒。

第二，阿托品化指标：①瞳孔较前扩大（4 mm左右），不再缩小。②皮肤干爽，无汗。③颜面潮红（晚期昏迷病人可不潮红）。④肺部啰音减少或消失。⑤心率较用阿托品前下降。

第三，在用药过程中由于阿托品作用时间短，所以要反复给药，到阿托品化后才开始减少剂量及延长间歇时间。但维持阿托品化的原则是剂量先大后小，间歇时间先短后长，用药要早，撤药要缓慢。

第四，静脉给药以推注为主，这样既可快速达到阿托品化，又可便于观察病情。

第五，静注后1～4 min开始发挥作用，8 min达到作用高峰，故在反复给药过程中间歇时间不应少于10 min。

第六，阿托品化后不能骤然停药，应逐渐减量，再延长给药时间，以维持阿托品化。需密切观察，以防用量不足或过量中毒。

第七，阿托品化应维持48～72 h，如为乐果中毒则病程长，维持给药要在7 d以上。

在阿托品的使用过程中，既要避免用量的不足，又要防止阿托品中毒。如在用药过程中，病人出现兴奋、烦躁、幻觉、阵发性强直性抽搐、皮肤干红且摸之烫手、高热、心率明显增快或心律失常、腹胀、尿潴留等，说明阿托品中毒，应立即停药，静脉补液促进其排泄，必要时给予毛果芸香碱（皮鲁卡品），注意要忌用毒扁豆碱和新斯的明，两药有抑制胆碱酯酶作用。

阿托品中毒时，毛果芸香碱的用法是：5～10 mg，皮下注射，每6～8 h 1次，至中毒症状消失；重度者10～20 mg，皮下注射，每15～30 min 1次。

阿托品中毒与有机磷杀虫药中毒鉴别见表3－16－3。

表3－16－3　阿托品中毒与有机磷杀虫药中毒鉴别

鉴别项目	阿托品中毒	有机磷杀虫药中毒
昏迷	有	有
神经系统其他症状	有兴奋的精神症状如谵妄、躁动、幻觉、幻视、双手抓空、抽搐（特点：面部肌肉抽搐，四肢肌痉挛，僵硬，强直性惊厥）	无兴奋的精神症状，有精神淡漠，或有肌肉抽搐（特点：腓肠肌、上臂肌震颤、蜷曲样痉挛性抽搐）
皮肤	潮红、干燥	不潮红（苍白）、湿冷
瞳孔	极度扩大	多缩小，直至濒死时方扩大
体温	高热，有时可达40 ℃以上	一般无发热

（2）胆碱酯酶复能剂：胆碱酯酶复能剂主要通过化学竞争作用，夺取磷酰化胆碱酯酶中的磷酸基团，使被有机磷抑制的胆碱酯酶重新恢复活性。对轻症中毒的病例，可以不用本类药物，只用阿托品即可，因为轻度中毒病例的临床表现主要是毒蕈碱样症状。中度中毒及重度中毒病例则应在使用阿托品同时使用胆碱酯酶复能剂，而此时阿托品的用量可以减少。但需注意，复能剂对中毒时间较长、被磷酰化的胆碱酯酶已经“老化”的病例无复活作用。

这类药物对解除烟碱样毒性作用和促使中枢苏醒的作用比较显著，但对解除毒蕈碱样作用及防止有机磷对呼吸中枢的抑制作用则较差。

常见用胆碱酯酶复能剂　氯解磷定（PAM－Cl）：具有解除烟碱样作用，促进中枢苏醒，与阿托品同用有协同作用，应酌减剂量，但对中毒3 d后的患者或乐果、马拉硫磷中毒者作用效果较差，对内吸磷、敌敌畏、敌百虫中毒超过48～72 h者也无效。本药副作用小，可以肌注、静注及静滴，使用较碘解磷定方便。用法参照表3－16－4。每日总用量不超过5 g。

碘解磷定（PAM－I）：本品是氯解磷定的碘代化合物，对解除烟碱样症状疗效显著。对抢救有机磷农药中毒大部分有效，但对乐果、敌敌畏、敌百虫、马拉硫磷中毒等效果不理想。对内吸磷、对硫磷、乙硫磷、硫持普、对氧磷、甲基内吸磷等急性中毒效果较好。

本药水溶性低，不能肌内注射，因含碘，个别病例可引起变态反应。0.4 g 碘解磷定相当于 0.25 g 氯解磷定。用法参照表 3－16－4。每日总用量不超过 8 g。

双复磷（DMO_4）：本药的优点较多，其作用强于碘解磷定，而且对使用 PAM－I 效果不好的敌敌畏、乐果中毒等有效，作用维持时间也较长，对各种有机磷毒剂作用均较显著；易通过丘脑屏障，使中枢神经系统症状得以迅速控制而且持久；兼有阿托品样作用，对毒蕈碱样症状也有效；本品水溶性高，可供皮下、肌内注射和静脉注射。用法：2.5～5 mg/kg，或 125～500 mg/次，皮下、肌内注射或静脉注射，可于 1～2 h 重复给药，视病情需要，可给予 3～4 次。

使用胆碱酯酶复能剂的注意事项 ①复能剂应在急性有机磷中毒早期足量使用，因其对已经老化的胆碱酯酶复能作用很差，所以一般应在中毒后 24 h 内用足量，用药应维持 72 h 左右。②复能剂剂量太大会抑制胆碱酯酶的活性，所以，以氯解磷定计，一般 1 d 内不超过 8 g 为宜。大量快速静脉注射可抑制呼吸中枢引起呼吸衰竭而死亡，一般以静滴为宜。③复能剂遇碱不稳定，易水解成剧毒的氰化物，故忌与碱性药物配伍。④复能剂对肾功能有一定损害，肾功能严重损害者应慎用。⑤复能剂与阿托品合用时，疗效增强，两者应注意酌减剂量，以免中毒。据文献报道：给氯解磷定 0.25 g 时应减少阿托品 1 mg。

有机磷杀虫药中毒特效解毒剂的应用参考见表 3－16－4。

表 3－16－4 有机磷杀虫药中毒特效解毒剂的应用参考表

项目	轻度中毒	中度中毒	重度中毒
症状	头晕、恶心、多汗、流涎	肌肉震颤	昏迷、肺水肿
胆碱酯酶活性	降至正常的 70% 左右	降至正常值 50% 左右	降至正常值 30% 左右
治疗原则	阿托品（或加用碘解磷定或氯解磷定）	阿托品与碘解磷定（或氯解磷定）合用	阿托品与碘解磷定（或氯解磷定）合用
阿托品的用法	首剂 1～2 mg 皮下注射或口服，以后每 1～2 h 皮下注射 1～2 mg 直至阿托品化后，每 4～6 h 给 0.5～1 mg 皮下注射或口服	首剂 2～4 mg 静脉注射后，每 15～30 min 静脉注 1～2 mg 直至阿托品化后，改为每 4～6 h 给 1～2 mg 皮下注射或口服	首剂的 8～16 mg 应立即静脉注射，以后每 10～20 min 给予 1～2 mg 静脉注射，直至阿托品化后，改为 4～6 h 以 1～2 mg 皮下注射或口服
碘解磷定的用法	不能肌内注射。首剂 0.5 g 静脉注射，以后每小时 0.5 g 静脉滴注，共用 2 h 左右	首剂 1 g 静脉注射，以后每小时静脉滴注 0.5 g 共用 4～6 h 或更长	首剂 1.5 g 静脉注射，以后每小时静脉滴注 0.5 g，共用 6 h 或更长时间

续上表

项目	轻度中毒	中度中毒	重度中毒
氯解磷定的用法	副作用较少，可肌内注射及静脉注射，一般首剂0.5 g肌内注射，必要时每2～4 h重复1次	首剂0.75～1.0 g肌内注射，以后每2～4 h肌内注射0.5 g或继以每小时静脉滴注0.25 g	首剂1.0～1.5 g静脉注射或肌内注射，30 min后无好转可再注射0.75 g，以后每2～4 h肌内注射0.5 g或静脉滴注0.25～0.5 g

表3－16－4所列的几种特效解毒剂剂量，仅供参考，在抢救有机磷杀虫药中毒的过程中，病人个体差异很大，中毒程度有深有浅，并发症或有或无，中毒前的身体情况各不相同等都对药效有影响。

3. 血液透析疗法。当胆碱酯酶复能剂无效或胆碱酯酶已老化时，可采用血液透析疗法（参见急性中毒总论）。其适应证为：①昏迷已超过一天或更长的病人。②使用大量阿托品而无法改善中毒症状的危重病人。

4. 对症与支持治疗。有机磷杀虫药中毒主要的死因是肺水肿、呼吸肌麻痹、呼吸衰竭，休克、急性脑水肿、中毒性心肌炎等亦是重要死因。因此，对症治疗应以维持正常心肺功能为重点，保持呼吸道通畅，吸氧及必要时应用机械辅助通气。积极防治并发症，维持水和电解质平衡等。

二、中医治疗

（一）应急治疗

1. 针灸疗法。根据不同的病情、症状选用穴位。头晕者，风池、安眠；头痛者，太阳、风池、安眠；恶心呕吐者，足三里、内关、止吐、胃俞；上腹痛者，中脘、足三里；腹泻者，天枢、气海、止泻；肌颤者，大椎、曲池、足三里；尿潴留者，中极、曲骨、足三里；神志不清者，八风、八邪、风池、百会、人中、太冲、内关。

2. 绿豆30 g、甘草30 g，水煎服，连服3～5 d。

3. 六一散。甘草120 g煎汁，冲服滑石粉15 g，10 min后再冲服滑石粉6 g，再过15 min又冲服6 g，连服5～6次。

4. 洗胃解毒剂。大黄30 g、银花60 g、车前草60 g、甘草60 g，水煎成500 mL，加防腐剂存放，用时可稀释至5 000 mL，反复多次洗胃，有清热解毒、利尿导泻之功。

（二）辨证论治

1. 毒邪犯肝、肝风痰浊。

主要证候：头昏头痛，恶心呕吐，多汗流涎，胸闷纳呆，筋惕肉瞤，甚至神昏、抽搐，舌苔黄腻，脉滑缓。

治法：熄风涤痰，镇惊解毒。

方药：涤痰汤。

方中南星、半夏、橘红燥湿化痰，枳实破气化痰，茯苓健脾渗湿，竹茹化痰除烦，人参补气安神，石菖蒲开窍宁神，甘草调和诸药。

2. 毒热炽盛、肌肤失养。

主要证候：皮肤潮红、水肿、斑块、疱疹，甚至糜烂，舌红苔薄黄，脉濡。

治法：清热凉血解毒。

方药：犀角地黄汤。

方中犀角（以水牛角代）直入血分而凉血，生地黄凉血和营，芍药养血敛阴，助生地凉血和营，牡丹皮清热凉血，活血散瘀。

【临床思路】

本病诊断不难，治疗上亦有特效解毒剂，但在临床抢救过程中死亡仍时有发生，主要原因是洗胃不彻底，解毒药剂量不足或使用不当。治疗关键是早期、足量、反复给药、快速达到阿托品化，并维持阿托品化48～72 h，切忌减量过快或停药过早，防止出现症状“反跳”。同时要注意避免过量引致阿托品中毒。

【预防与调护】

1. 广泛宣传安全使用有机磷杀虫药的知识，了解有机磷杀虫药对人体的毒害作用，健全有机磷杀虫药的保管制度。喷洒农药时，严禁饮食和吸烟，饭前必须用肥皂水洗手。喷洒过有机磷农药的水果、蔬菜、谷物等在一个月内不得食用。

2. 病人应卧床休息，严密观察病情变化，进食流质和营养丰富而有利于消化的食品，饮食清淡，少吃多餐，不能进食者，予鼻饲；注意口腔护理，勤翻身，预防褥疮和肺炎发生，保持呼吸道通畅，防止窒息，故意服毒者，应专人守护。

第九节　灭鼠药中毒

灭鼠药中毒（rodenticide poisoning）是国内，尤其是农村、城乡接合部的一种常见中毒。灭鼠剂成分不同，毒理机制不同，毒性相差很大，救治方法也不同。按灭鼠药的毒理作用分类：①抗凝血类灭鼠药：灭鼠灵、克灭鼠、敌鼠钠盐、氯敌鼠、溴敌隆、溴鼠隆；②兴奋中枢神经系统类灭鼠药：毒鼠强、氟乙酰胺、氟乙酸钠；③其他类灭鼠药：增加毛细血管通透性药物安妥；抑制烟酰胺代谢药杀鼠优；有机磷酸酯类毒鼠磷；无机磷类杀鼠剂磷化锌；维生素 B_6 拮抗剂鼠立死。

国家明文禁止生产、销售和使用的急性剧毒杀鼠药有氟乙酰胺、氟乙酸钠、甘氟、毒鼠强、毒鼠硅等。注意，在部分地区的违禁剧毒急性鼠药是多种剧毒混合，有的是同名同剂型，但成分不同，有的甚至是毒鼠强、氰化物、氟乙酰胺 3 种毒物混合在一起，使中毒者出现混合毒物中毒表现。

敌鼠与敌鼠钠盐中毒

敌鼠又名双苯杀鼠酮，化学名称为2－二苯－乙酰－1.3－茚满二酮。常用的是其钠盐，称为敌鼠钠盐，又名双苯杀鼠酮钠盐，为淡黄色粉末，是一种抗凝血杀鼠剂。

【病因病理】

一、发病因素

敌鼠钠盐多因自杀、误服本品或误服被本品污染的食物或肉类，导致中毒，也可因生产中吸入其粉尘而中毒。

二、发病机理

该种杀鼠剂的化学结构与维生素K相似，有竞争性抑制维生素K的作用，因而敌鼠在肝中可与酶蛋白结合，干扰了凝血酶原及凝血因子的合成，导致凝血功能减退，出血时间延长。此外，敌鼠可损伤毛细血管壁，使其渗透性增高，血液易渗出。

【临床表现】

一、症状

1. 本品中毒的潜伏期较长，发病缓慢，一般于口服后3～4 d发病，平均10 d才出现中毒症状。
2. 消化道症状：恶心、呕吐、腹痛、食欲不振等。
3. 多处出血：鼻及牙龈出血、血尿、咯血、黑便、皮下出血（紫癜）。
4. 重度中毒者，消化道症状严重，除上述出血方式外，还可有脑、肺、阴道的多次出血。

二、体征

全身多处皮肤出现多形性紫癜，此种紫癜为斑丘疹，融合成片状，四肢伸侧多见，臀部及关节部亦有出现，可呈对称性分布。颜色由浅红色至深紫蓝色，压之不褪色，周围常呈凹陷性水肿。

【实验室及其他检查】

1. 胃内容物检出本毒物。
2. 血红细胞及血红蛋白减少。
3. 凝血机制异常：出血时间、凝血时间、凝血酶原时间延长。
4. 大便潜血试验阳性。

磷化锌中毒

磷化锌是一种灰黑色粉末，有光泽。为赤磷和锌粉烧制而成的化合物，亦可用黄磷和锌粉制得，有强烈的电石气臭味，遇酸或受水作用产生毒性较大的磷化氢气体。同类药物还有磷化铝，亦做灭鼠剂使用。

【病因病理】

一、发病因素

磷化锌中毒主要由自服或误服所致，亦有生产中接触毒物频繁，不注意防护而致吸入过量中毒。

二、发病机理

磷化锌在胃酸作用下生成剧毒的磷化氢和氯化锌，前者能抑制细胞色素氧化酶，影响细胞内代谢过程，造成细胞内窒息，主要作用于中枢神经系统、呼吸系统、循环系统、肝、肾，并以中枢神经系统的损害最为严重。

另一产物氯化锌有一定腐蚀性，可刺激胃黏膜，引起急性炎性充血，甚至溃疡和出血等。磷化锌对人的致死量为每千克体重 30 ~ 50 mg。

【临床表现】

一、症状

吸入磷化氢气体中毒者，其呼吸系统与神经系统的症状发生较快。经口中毒者，消化系统的症状发生早，且较突出。经口中毒的潜伏期一般为 15 min ~ 2 h。

（1）消化系统：恶心、呕吐，呕吐物有时混有灰黑色的泡沫或粉末，并可闻到有特殊电石气臭味，食欲差、上腹有烧灼感。少数病人有腹泻、胃肠道出血。

（2）神经系统：不论是吸入或口服中毒，中枢神经系统障碍为主要表现。有头痛、头晕、乏力、失眠、烦躁、复视、共济失调，严重者出现意识障碍、昏迷、抽搐。

（3）呼吸系统：鼻咽部发干、充血、咳嗽、气短、发绀，严重者出现肺水肿。

（4）心血管系统：心跳缓慢、血压降低及休克。

二、体征

肺部听诊可闻及干湿啰音，心音不整或缓慢。

【实验室及其他检查】

血磷增高，血钙降低；肝功能损害；心电图检查可见心肌缺血，心律失常。

氟乙酰胺中毒

氟乙酰胺（氟素儿、敌蚜胺）是一种高效、剧毒的有机氟杀鼠药和杀虫剂。本品为无味无臭的白色结晶，易溶于水，残效期长，用于灭鼠，也用于防治棉花、果树及森林害虫。作为杀鼠药应用的同类药物还有氟乙酸钠，与氟乙酰胺中毒机理基本相同。

【病因病理】

一、发病因素

本品主要经口服引起中毒，或由于误食因氟乙酰胺中毒而致死的禽畜引起中毒，少数也可因食用受本杀虫剂污染的水果而引起中毒。

二、发病机理

氟乙酰胺经口吸收后进入体内，脱氨形成氟乙酸，先后与 ATP、辅酶 A 和草酰乙酸起反应，生成氟代柠檬酸、氟枸橼酸，使糖的三羧酸循环代谢障碍或中断，阻断代谢的生物合成作用，即所谓致死性合成。主要作用于神经、心血管系统，口服中毒者还有胃肠道反应。该药的口服 LD50 为 2 ~ 10 mg/kg，致死原因多为呼吸抑制或严重心律失常。

【临床表现】

一、症状

口服中毒者一般在口服 0.2 ~2 h 后出现中毒症状，也有长达 15 h 者。主要中毒表现为以中枢神经系统障碍和心血管系统障碍为主的两大症候群（前者称神经型，后者称心脏型），根据中毒的程度可分步描述为：

（1）轻度中毒：头晕、头痛、微热、视力模糊或黄视、疲倦乏力、四肢麻木、肌肉轻微抽动；上腹灼热感、腹痛、恶心、呕吐及心动过速等。

（2）中度中毒：除神经系统症状有所加剧外，呼吸、循环系统症状亦较明显，出现烦躁不安、中等度发热、四肢抽搐；以及呼吸道分泌物增多、气促或发绀、心律失常、血压下降等。

（3）重度中毒：神经系统症状进一步加剧，出现神志不清、昏迷、抽搐，高热可达 39 ℃；心律失常严重，出现频发房性或室性早搏、房室传导阻滞甚至心室颤动；最终因呼吸、循环衰竭死亡。

二、体征

病人可出现紫绀，听诊可闻及干湿啰音，心音严重不整，心率加快。

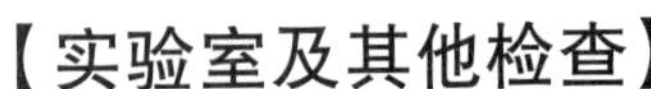

【实验室及其他检查】

1. 血液中柠檬酸含量增高［正常参考值为全血 130.3 μmol/L（2.5 mg/L）］。
2. 血氟浓度增高（正常参考值为全血 2～5 mg/L）。
3. 心电图：可见各种心律失常。
4. 白细胞计数可增多。

毒鼠强中毒

毒鼠强，又名没鼠命、四二四、三步倒，化学名为四亚甲基二砜四胺，是有机氮化合物。本品为白色粉末，无臭无味，化学性质稳定。本品属剧毒杀鼠剂。

【病因病理】

一、发病因素

本品主要经口服引起中毒，或由于误食毒鼠强中毒而致死的禽畜而引起中毒，少数也可因食用受本杀虫剂污染的水果而引起中毒。

二、发病机理

本品经胃肠道、呼吸道吸收，入血后很快在体内较均匀分布。在体内代谢慢，以原形从尿排出。本品毒性大，为中枢神经系统刺激剂，具有强烈的脑干刺激作用，表现为癫痫样阵发性抽搐，其机制可能为拮抗 γ－氨基丁酸（GABA），而 GABA 是中枢神经系统的抑制物质，对中枢神经具有强而广泛的抑制作用。

【临床表现】

潜伏期 10～30 min，轻者可达 10 h 以上。表现以神经系统损害突出，累及全身各系统、脏器。神经系统症状多为可逆性，除死亡外，一般预后良好，病情与体内毒鼠强量有密切关系。

1. 轻度中毒。恶心、呕吐、腹痛等消化道症状为主，伴有头晕、出冷汗等。

2. 中度中毒。除消化道症状外，均出现程度不等的抽搐，持续 1～2 min 自行停止，间隔数分钟后再次发作。部分病人发热，可有精神症状，表现为兴奋、躁动等。

3. 重度中毒。表现为强直性惊厥，持续 1～2 min，阵发性发作；全身肌张力极度增高，屏气明显，口吐白沫，小便失禁，伴发绀，瞳孔扩大，癫痫样发作或角弓反张样抽搐，伴昏迷。部分重症病人在症状缓解数天后再发癫痫样症状，少数出现狂躁型精神症状，称临床反跳现象，可能与毒物代谢缓慢、肠肝循环而引起的假愈期有关。

安妥中毒

安妥，又称为 a - 萘基硫脲。纯品为白色结晶，工业品为灰色或灰褐色无臭粉末，有苦味，不溶于水，能溶于脂肪及碱性溶液。常制成 1% ~5% 毒饵诱杀鼠类，用作杀鼠特效药之一。杀鼠作用较慢，致死时间 1 ~2 d。

【病因病理】

一、发病因素

安妥的毒性因动物的种类而异，对鼠类毒性最大，对人类毒性较低。临床多见误食本品拌混的大量毒饵而致中毒，成人内服致死量为 4 ~10 g，也有误服 0.5 g 致肺水肿而死亡的报道。小儿及对此药敏感者，更易引起中毒。

二、发病机理

安妥经口服在胃肠道碱性环境中大量溶解，吸收后，对黏膜有刺激作用，吸收后主要损害肺毛细血管，引起肺水肿、胸膜炎、胸膜渗液，甚至肺部出血。肝、肾细胞也可发生变性、坏死。本品在肠道的碱性液中，可大量溶解，并增强毒性。故在摄入数小时后出现毒性反应，导致脏器代谢功能紊乱等症状。

【临床表现】

一、症状

服后口腔内有灼热感，不久有恶心、呕吐、口渴、口臭，胃部有灼热及胀感等。随后由于呼吸系统损害，出现肺水肿、胸膜炎，故表现为刺激性咳嗽、呼吸困难、紫绀、咳出粉红色泡沫痰，重者惊厥、抽搐、昏迷。可伴有肝、肾功能损害如黄疸、肝大、血尿、蛋白尿等。

二、体征

紫绀、眼球震颤，双肺有湿啰音等；若有胸膜渗液，可有呼吸音减低，叩诊实音或浊音。

【实验室及其他检查】

可见血清 ALT 和 AST、BUN 升高，血糖升高。

【诊断与鉴别诊断】

一、诊断要点

灭鼠剂中毒根据灭鼠剂接触史，结合临床出现恶心呕吐、头晕头痛，肢体阵发性抽搐，或出现全身性阵发性强直性惊厥等中毒表现，一般可做出诊断。如对可疑样品做毒物检测分析更可确诊。

二、鉴别诊断

1. 原发性癫痫。灭鼠剂中毒最易误诊为癫痫，但抗癫痫药物对原发性癫痫治疗效果好，对灭鼠剂治疗效果欠佳。

2. 脑炎。灭鼠剂以癫痫和精神症状为主，且持续时间很长，意识障碍轻，一般无神经系统阳性体征，脑电图表现为慢波背景，但主要以痫样放电为特点。脑炎是逐渐出现意识阻碍，且进行性加重，可有神经系统体征，如反射不对称、脑膜刺激征等，脑电图表现为节律变慢、弥漫性慢波，同时伴少量癫痫样放电。脑脊液检查和毒物分析对鉴别意义较大。

3. 精神病。一般以精神症状为主，无脑电图异常及抽搐等。

【治疗】

一、西医治疗

（一）治疗原则

减少毒物继续吸收，增加毒物排泄，使用解毒剂，对症处理。

（二）治疗措施

1. 清除毒物。使吸入中毒者迅速脱离中毒环境，移至空气新鲜处。口服中毒者尽早催吐、洗胃、导泻。服毒超过 6 h 就诊者，仍应洗胃，洗胃后注入活性炭吸附毒物；并用硫酸钠 20～30 g 导泻。

2. 解毒剂的应用。

（1）乙酰胺（解氟灵）：对氟乙酰胺中毒具有解毒作用，其作用机制是：乙酰胺的化学结构与氟乙酰胺相似，此药进入机体后水解为乙酸，与氟乙酸起竞争作用，限制或减少氟柠檬酸的生成，从而起到解毒作用。使用时应同时应用钙剂，用法：0.2 g/（kg · d），分2～4 次肌内注射其50% 水溶液，首次剂量为全日量的1/2，每隔 6～12 h 注射 1 次；紧急时可先肌内注射 2.5 g，每 6 h 肌内注射 1 次，重症者每 4 h 肌内注射 1 次，随着病情改善而延长。轻度中毒疗程为 5～7 d，中度中毒疗程为 7～10 d。

（2）二巯基丙磺酸钠：对治疗毒鼠强中毒有效，其作用原理未明，可能有肌肉神经阻断作用，能较快恢复自主呼吸。一般肌内注射 2～3 支（每支 0.125 g）即可见效，持续 3～7 d。一般儿童用量为 5 mg/kg 肌内注射，2～3 次/天。

（3）维生素K：敌鼠中毒一般选用维生素K_1治疗，此药较其他维生素K制剂作用迅速，维持时间长，副作用少。用法：轻症病例每次10～20 mg，肌内注射，每日2～4次，连续用药3～5 d；重症病例每日用量可达120 mg，加入葡萄糖注射液中静脉滴注，出血倾向终止，凝血酶原时间和出、凝血时间恢复正常后方可停药。为增强疗效，可配合维生素K_4口服，每次4 mg，每日2～3次。

3．对症、支持治疗。

（1）烦躁不安或有抽搐者，可用地西泮（安定）、苯巴比妥钠、水合氯醛等镇静药物。也可使用10%葡萄糖酸钙注射液静脉注射，但心力衰竭者不用。

（2）恶心、呕吐明显或呼吸道分泌物增多者，可用阿托品0.5～1 mg，皮下注射，也可用吗丁啉等。

（3）吸氧，补液，补充维生素B族、维生素C、辅酶Q_{10}等，以保护脑和心脏，防治心律失常。

注意：磷化锌中毒时禁食脂类食物如牛奶、鸡蛋、脂肪、肉类及油，以免促进磷的溶解而增加吸收。禁用氯解磷定、碘解磷定等肟类胆碱酯酶复能剂，以免增加毒性。

二、中医治疗

病初起，毒邪初入胃肠，治疗重点在于运用催吐、泻下、利水等中医方药迅速排毒解毒；邪毒已侵入内脏，出现心、脑、肝、肺受损，多脏腑气机逆乱的诸种危重病象时，当中西医结合抢救，中医按照心脑、肝经、肺系各处受害偏重不同，配合同期西医处理随证之侧重用药，常法之外，不忘解毒；神昏不能服药者，胃管内注入。

（一）应急治疗

1．中成药以安宫牛黄丸、至宝丹、紫雪丹1粒服用。

2．清开灵注射液40 mL加入5%葡萄糖注射液500 mL中静脉滴注，每日1次。

3．醒脑静注射液20 mL加入50%葡萄糖注射液40 mL中静脉注射，或加入500 mL液体中静脉滴注，每日1～2次。

4．参附针10～20 mL加入5%葡萄糖注射液30～40 mL，静注1～2次后，以40～80 mL加入10%葡萄糖注射液250 mL中静脉滴注。

（二）辨证论治

1．毒邪犯胃，气机逆乱。

主要证候：恶心，呕吐，腹痛，腹胀，头晕，头痛，不寐，疲乏，胸翳，咳嗽，舌淡，苔白腻，脉滑。

治法：泄热解毒，和胃降逆。

方药：绿豆饮。

方中绿豆清热解毒利水，黄连清热燥湿、泻火解毒，葛根生津止渴、升发清阳、鼓舞脾胃清阳之气上升，甘草调和诸药。

2．毒邪亢盛，血热妄行。

主要证候：皮下出现红色或紫红色青黑色斑点，压之不褪色，或伴有鼻衄、齿衄、

便血、尿血，或有身热口渴便秘，舌红苔黄，脉弦数。

治法：清热解毒，凉血止血。

方药：犀角地黄汤。

方中犀角（用水牛角代）直入血分而凉血，生地黄凉血和营，芍药养血敛阴，助生地凉血和营，牡丹皮清热凉血，活血散瘀。

3. 毒入血脉，扰动肝风。

主要证候：角弓反张，躁扰不宁，牙关紧闭，尖叫，甚则昏迷，神志狂乱。舌红苔黄、脉弦数。

治法：涤痰解毒、开窍熄风。

方药：羚角钩藤汤。

方中羚羊角（以山羊角代）、钩藤、桑叶、菊花清热熄风，生地、白芍、甘草滋阴增液、柔肝舒筋，贝母、竹茹清热化痰，茯神木宁心安神。

4. 毒扰神明，痰浊闭窍。

主要证候：不省人事，躁动不宁，或反复惊厥，喉有鼾声，息粗痰涌，正常舌脉或舌苔黄腻，脉弦滑。

治法：豁痰开窍。

方药：涤痰汤。

方中南星、半夏、橘红燥湿化痰，枳实破气化痰，茯苓健脾渗湿，竹茹化痰除烦，人参补气安神，石菖蒲开窍宁神，甘草调和诸药。

5. 阳气欲脱，饮凌心肺。

主要证候：喘促不宁，烦躁欲死，张口抬肩，不能平卧，大汗淋漓，面色青灰，唇甲紫暗，四肢厥冷。舌淡胖而紫，脉沉细欲绝。

治法：回阳救逆，益气固脱。

方药：四逆汤。

方中附子大辛大热，祛寒救逆，干姜温中散寒，助阳通脉，炙甘草调和诸药。

【临床思路】

在本病的抢救处理中要尽早完全地清除毒物，尽早足量地使用相应特效解毒剂，中医一般据病情的不同进展阶段进行配合治疗。可运用本章总论所述的催吐泻下诸法，并联合现代洗胃设备用中药洗胃等手段清排毒物，同时大剂量应用通用解毒方药。

【预后与转归】

部分毒鼠强中毒和氟乙酰胺中毒病人恢复期有智力下降者恢复速度较慢，有的恢复能力不完全。昏迷后呈去皮层状态者预后较差，最后遗留严重智力低下、脑瘫等。有的出现反复癫痫样大发作，与过早停用抗癫痫药有关。

【预防与调护】

对灭鼠剂使用要严格管理，防治人畜误食。配药或施药时，要用工具搅拌，严禁用手接触，不用手擦脸和眼睛；接触灭鼠剂后，彻底洗手、换衣。投过药的地段要树立标志；凡因药物中毒死亡的鼠、畜、禽等，必须深埋，严禁食用；产妇中毒，立即停止哺乳，经严格定量检测乳汁中无毒鼠成分后1周开始哺乳。

第十节　毒蛇咬伤

毒蛇咬伤（snake bite）是指人体被有毒的蛇咬伤后，蛇毒由伤口进入人体内而引起的一种急性全身中毒性疾病。我国已发现毒蛇约50种，其中剧毒、危害大的蛇约有10种，包括眼镜蛇科（眼镜蛇、眼镜王蛇、金环蛇、银环蛇）、蝰蛇类的蝰蛇亚科（蝰蛇）、蝮蛇亚科（蝮蛇、五步蛇、竹叶青、烙铁头）和海蛇科（海蛇）。蛇生活的适宜温度为18～35℃，故毒蛇咬伤在我国南方和沿海地区较常见，尤以两广地区最严重。

本病中医亦名“毒蛇咬伤”。

【病因病理】

一、西医病因病理

毒蛇口腔内有毒腺，有排毒管与毒牙的基部牙鞘相连。毒腺所分泌的毒液称为蛇毒。毒液多为淡黄色或乳白色半透明黏稠状液体，成分达100多种。蛇毒可对机体神经系统、血液系统、肌肉组织、循环系统、泌尿系统、内分泌系统、消化系统等产生损害作用。根据蛇毒毒性临床表现的不同，一般分为三种类型。

（一）神经毒素

金环蛇、银环蛇及海蛇的毒素以神经毒素为主。神经毒素主要为β神经毒素（β-NT）和α神经毒素（α-NT），分别作用于运动神经末梢（突触前）和运动终板（突触后）的乙酰胆碱受体。β-NT抑制乙酰胆碱释放，α-NT竞争乙酰胆碱受体，均可阻滞神经的正常传导而致神经肌肉弛缓性麻痹，大多神经毒类蛇毒含有突触前和突触后神经毒素，毒液可麻痹感觉神经末梢引起肢体麻木，阻断运动神经与横纹肌之间的神经传导，引起横纹肌弛缓性麻痹。

（二）血液毒素

竹叶青、蝰蛇的毒素以血液毒素为主。血液毒素种类繁多，分别作用于血液系统的各个部分。蛇毒蛋白酶直接或间接作用于血管壁，破坏血管壁的有关结构，而且诱导缓激肽、组胺、5-羟色胺等的释放，直接损害毛细血管内皮细胞，抑制血小板聚集而导致出血。蛇毒溶血因子可直接作用于血细胞膜，使其渗透性和脆性增加。磷脂酶A可使血液中的卵磷脂水解而成为溶血卵磷脂，产生溶血作用。蛇毒促凝因子可促使血液凝血和微循环血栓形成，继而引起DIC；类凝血酶具有类似凝血酶的活性，既可促进纤维蛋白单体生成，又可激活纤溶系统，在蛇毒纤溶酶的共同作用下引起去纤维蛋白血症，亦称类DIC反应，这种出凝血功能障碍统称为蛇毒诱发消耗性凝血病（snake venom-induced consumptive coagulopathy）。

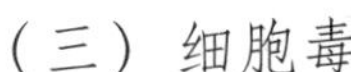

（三）细胞毒

蛇毒中的透明质酸酶可使伤口局部组织透明质酸解聚、细胞间质溶解和组织通透性增大，除产生局部肿胀、疼痛等症状外，还促使蛇毒素更易于经淋巴管和毛细血管吸收进入血循环而出现全身中毒症状。蛋白水解酶可损害血管和组织，同时释放组胺、5-羟色胺、肾上腺素等多种血管活性物质；心脏毒素（或称为膜毒素、肌肉毒素、眼镜蛇胺等）可引起细胞破坏、组织坏死，轻者可引起局部肿胀、皮肤软组织坏死，重者出现大片坏死，可深达肌肉筋膜和骨膜，导致患肢残废，还可直接引起心肌损害，甚至心肌细胞变性坏死。

二、中医病因病机

中医认为，蛇毒系风、火二毒，风者善行而数变，火者生风动血，耗伤阴津。风毒偏盛，每多火化；火毒炽盛，极易生风。风火相煽，则毒邪鸱张，内客营血或内陷厥阴。毒蛇咬伤后，风邪入侵，经络阻塞，则麻木微痛；风邪内动，则吞咽不利，视物模糊；风入厥阴，则牙关紧闭，呼吸微弱，甚至死亡。火邪入侵，气血壅滞，迫血妄行，则患部肿胀、出血；热盛肉腐，则肌肉溃烂；热入营血，则高热神昏，甚至死亡。

【临床表现】

一、神经毒损伤

1. 局部表现。局部症状不明显，仅有微痒和轻微麻木，疼痛较轻或感觉缺失，出血少，齿痕少渗透液。

2. 全身表现。一般在咬伤后1～3 h出现，表现为视物模糊、四肢无力、头晕、胸闷、呼吸困难、晕厥、眼睑下垂、流涎、声音嘶哑、牙关紧闭、语言及吞咽困难、惊厥、昏迷等，重者迅速出现呼吸衰竭和循环衰竭。神经毒引起的骨骼肌迟缓性麻痹，以头颈部为先，扩展至胸部，最后到膈肌，好转时以反方向恢复。

二、血液毒损伤

1. 局部表现。局部明显肿胀，伤口剧痛，伴有水疱、出血和局部组织坏死，可见牙痕斑。肿胀迅速向肢体近端蔓延，并引起局部淋巴管炎或淋巴结炎，局部淋巴结肿痛，伤口不易愈合。

2. 全身表现。多在咬伤后2～3 h出现，可有头晕、恶心、呕吐、胸闷、气促、心悸、口干、出汗、发热等症状，重者可有皮肤、巩膜及内脏广泛出血，溶血，贫血，血红蛋白尿，心肌损害，心律失常，甚至发生急性心功能、肝功能衰竭，急性肾损伤、休克，DIC等。

三、肌肉毒损伤

海蛇咬伤除了上述神经毒的表现之外，可引起横纹肌溶解症和肌红蛋白尿症，称之为肌肉毒损伤。病人出现肌肉大量坏死，引起高钾血症、肌红蛋白尿、急性肾损伤。幸存者肌力恢复较慢。

四、混合毒损伤

眼镜蛇、眼镜王蛇、蝮蛇等咬伤常可同时出现神经毒、血液毒的临床表现。临床特点为发病急，局部与全身症状均较明显。

【实验室及其他检查】

1. 血、尿常规。血常规示白细胞增高，中性粒细胞升高，核左移；出血过多或溶血时红细胞减少，血红蛋白下降；出现 VICC 可伴血小板减少。急性血管内溶血时有血红蛋白尿；肌肉损害时出现肌红蛋白尿；肾功能不全时少尿，尿有蛋白和管型，相对密度下降。

2. 出凝血功能。凝血纤溶系统检查可见出凝血时间、凝血酶原时间、部分凝血活酶时间、纤维蛋白原、D－二聚体、抗凝血酶Ⅲ和 3P 试验等异常，有助血液毒素中毒诊断。

3. 其他血液检查。血液生化和胆红素、转氨酶、肌酶、血尿素氮、血肌酐等检查有利于发现肝、肾、心脏等器官功能损害情况。血气分析有利于评价呼吸功能和酸碱度。血乳酸可判断外周组织代谢情况。降钙素原、超敏 C 反应蛋白等有利于判断是否合并感染。

4. 其他辅助检查。心电图检查有利于判断心脏受累情况，有助于发现心律失常、ST－T 改变、房室传导阻滞、高钾血症、心肌缺血或梗死等。胸片可发现肺部受损情况，尤其肺水肿、肺出血和胸腔积液等。CT 和 MRI 对判断颅内出血或脑梗死颇有用，也可判断其他部位有无出血等改变。超声有助于探查心包积液、心功能障碍、胸腹腔积液或其他潜在病变等。四肢肌肉和胸大肌等可出现肌电进行性衰减，肌电图有助于神经肌肉麻痹诊断。

【诊断与鉴别诊断】

1. 是否为蛇咬伤。首先必须排除非蛇咬伤的可能性。其他动物例如蜈蚣、蜂类、蚂蚁、蝎子等也可致伤，但其致伤局部均无典型的蛇伤牙痕且留有各自的特点。蜈蚣咬伤后局部有横行排列的两个点状牙痕，黄蜂或蝎子蜇伤后局部为单个散在的伤痕。

2. 是否为毒蛇咬伤。主要根据特殊的牙痕、局部伤情及全身表现来鉴别。

（1）牙印形状：毒蛇咬伤的牙印有 1～4 个，一般 2 个，牙痕较深而粗大，并且有一定的间距，呈“八”字形或倒“八”字形排列；无毒蛇咬伤的牙痕比较浅而细小，个数较多，间距较密，呈锯齿状或弧形两排排列。

（2）局部伤情：毒蛇咬伤所致的伤口多有麻木或剧痛感，并逐渐加重，伤肢迅速肿胀，伤口出血少许或出血不止，部分伤口出现水/血疱和瘀斑、溃疡和坏死；但金环蛇和银环蛇咬伤后无明显的伤口局部症状。无毒蛇咬伤所致的伤口无麻木感、肿胀、出血和坏死等，仅表现为外伤样的少许疼痛，数分钟后疼痛逐渐减轻或彻底消失。

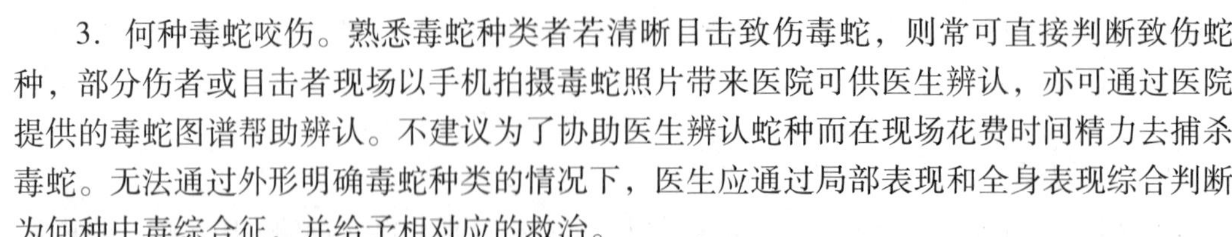

3. 何种毒蛇咬伤。熟悉毒蛇种类者若清晰目击致伤毒蛇，则常可直接判断致伤蛇种，部分伤者或目击者现场以手机拍摄毒蛇照片带来医院可供医生辨认，亦可通过医院提供的毒蛇图谱帮助辨认。不建议为了协助医生辨认蛇种而在现场花费时间精力去捕杀毒蛇。无法通过外形明确毒蛇种类的情况下，医生应通过局部表现和全身表现综合判断为何种中毒综合征，并给予相对应的救治。

现场不应浪费时间去进行确认和辨别，尤其夜间在野外，更不可等待观察伤情变化，应一律按照毒蛇咬伤立即送往医院。

4. 严重程度判断。

蛇伤严重程度判断有多种方法，各种评估方法各有优劣，比较常见的有以下两种方法。

（1）临床严重度简易评估表法：此法简便易记、实用性强，适用于急诊医师，但内容相对粗略。见表 3－16－5。

表 3－16－5　蛇伤临床严重度简易评估表

严重程度	临床表现
无中毒	仅有牙痕（“干咬”）
轻度	仅有局部表现，如疼痛、瘀血、非进行性肿胀
中度	肿胀进行性发展、有全身症状或体征，和/或实验室结果异常
重度	神经功能异常表现、呼吸窘迫、和/或血流动力学不稳定/休克等

（2）蛇咬伤严重程度量表（Snake Bite Severity Scale，SSS）：这种评分方法分类项目多、内容详细、客观性好，为多数国家广泛采纳，但可记忆性欠佳。

【治疗】

一、西医治疗

（一）治疗原则

迅速辨明是否为毒蛇咬伤，分类处理；对毒蛇咬伤应立即清除局部毒液，阻止毒素的继续吸收，拮抗或中和已吸收的毒素；根据蛇毒种类尽快使用相应的抗蛇毒血清；防治各种并发症。

（二）治疗措施

1. 现场急救。

原则是迅速清除和破坏局部毒液，减缓毒液吸收，尽快送至医院。要尽量实施无伤害处理，避免无效的耗时性措施。不要等待症状发作以确定是否中毒，而应立即送医院或呼叫“120”。主要急救措施包括以下几方面。

（1）脱离。立即远离被蛇咬的地方，如蛇咬住不放，可用棍棒或其他工具促使其离开；在水中被蛇（如海蛇）咬伤应立即将受伤者移送到岸边或船上，以防淹溺。

（2）认蛇。尽量记住蛇的基本特征，如蛇形、蛇头、蛇体和颜色，有条件者拍摄致伤蛇照片，避免裸手去捕捉或拾捡蛇，以免二次被咬。不要尝试去杀死蛇。

（3）解压。去除受伤部位的各种限制物品，如戒指、手镯、脚链、手表、较紧的衣袖、裤管、鞋袜等，以免因后续的肿胀导致无法取出，加重局部伤害。

（4）镇定。尽量保持冷静，避免慌张、激动。

（5）制动。尽量全身完全制动，尤其受伤肢体，可用夹板固定伤肢以保持制动，伤口保持在心脏水平以下。可使用门板等担架替代物将伤者送至可转运的地方，并尽快送医疗机构。

（6）包扎。绷带加压固定是唯一推荐用于神经毒类毒蛇咬伤的急救方法，该方法不会引起局部肿胀，但操作略复杂。其余类型毒蛇咬伤局部可用加压垫法，其操作简单、有效。不推荐应用止血带、普通绷带、绳索、布条等进行的传统绑扎方法，其未获有效证明，反而可能造成损伤加重。

（7）禁忌。避免应用其他未经证实或不安全的急救措施，包括冰敷、局部切开、针刺、烧灼、拔罐、吮吸和盲目外敷内服草药。

（8）呼救。呼叫“120”，尽快将伤者送至医院。

（9）止痛。如有条件，可给予对乙酰氨基酚或阿片类口服止痛。严禁饮酒止痛。

（10）复苏。急救人员到达现场急救时，原则上应在健侧肢体建立静脉通道，并留取血标本备检，根据情况给予生命体征监测，必要时给予液体复苏。如病人出现恶心、呕吐现象，应将其置于侧卧位，并密切观察气道和呼吸，随时准备复苏，如呼吸心跳停止，应立即进行心肺复苏。

2. 院内治疗。

（1）抗蛇毒血清的使用。抗蛇毒血清是治疗蛇咬伤中毒唯一切实有效的抗蛇毒药，是否使用抗蛇毒血清是蛇咬伤治疗最重要的决策。抗蛇毒血清的使用主要遵守以下三项基本原则：早期用药、同种专一、异种联合。被毒蛇咬伤后越早使用抗蛇毒血清，疗效越好，恢复越快，预后越佳。同种毒素类型的蛇咬伤，选择高特异性的同种抗蛇毒血清，可取得显而易见的效果，如金环蛇或银环蛇、眼镜蛇、蝮蛇、五步蛇咬伤可分别使用抗银环蛇毒血清、抗眼镜蛇毒血清、抗蝮蛇毒血清、抗五步蛇毒血清。对无特异性抗蛇毒血清的毒蛇咬伤，应联合使用同类或相似毒性的抗蛇毒血清。如竹叶青蛇咬伤可用抗五步蛇毒血清，必要时加用抗蝮蛇毒血清；蝰蛇、烙铁头蛇咬伤可使用抗五步蛇毒血清及抗蝮蛇毒血清；眼镜王蛇咬伤使用抗银环蛇毒血清，必要时加用抗眼镜蛇毒血清；海蛇咬伤可使用抗眼镜蛇毒血清，必要时加用抗银环蛇毒血清。

使用指征 抗蛇毒血清使用越早越有利，但只要中毒症状持续存在，均应使用抗蛇毒血清，几天或几周仍可考虑使用。抗蛇毒血清使用的主要指征是明确或疑似蛇咬伤，伴有至少1项及以上全身或局部中毒表现者：①全身中毒表现：如出凝血障碍，除咬伤部位之外的全身其他部位自发性出血、出血时间延长、纤维蛋白原降低，国际标准化比率（INR）>1.2，凝血酶原时间超过正常高限4～5 s以上，血小板 $<10\times10^9/L$；神经系统中毒表现，如上睑下垂、外眼肌麻痹、瞳孔散大、肌无力或瘫痪、肌束震颤等；心血管表现，如低血压、休克、心律失常、异常心电图；急性肾损伤或肾衰竭表现，如少尿或无尿、BUN/Cr升高、黑尿或褐尿、其他血管内溶血证据、横纹肌溶解（肌痛或高

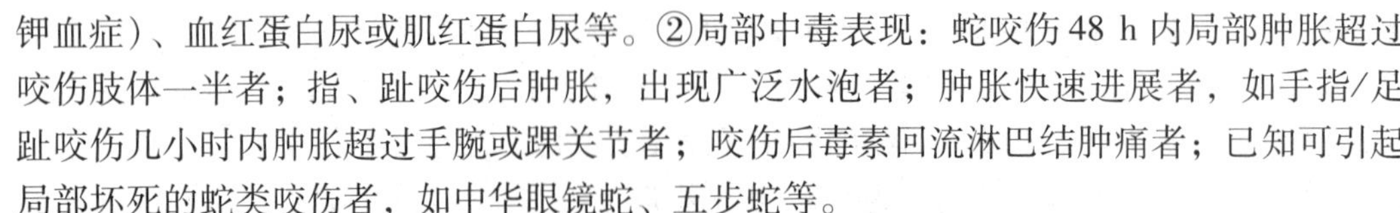

钾血症）、血红蛋白尿或肌红蛋白尿等。②局部中毒表现：蛇咬伤 48 h 内局部肿胀超过咬伤肢体一半者；指、趾咬伤后肿胀，出现广泛水泡者；肿胀快速进展者，如手指/足趾咬伤几小时内肿胀超过手腕或踝关节者；咬伤后毒素回流淋巴结肿痛者；已知可引起局部坏死的蛇类咬伤者，如中华眼镜蛇、五步蛇等。

禁忌证 抗蛇毒血清对蛇咬伤中毒者无绝对禁忌证。抗蛇毒血清皮试不能预测过敏反应，但现行制度仍应在皮试阴性情况下使用。对皮试阳性者，考虑缓慢滴注或脱敏用药。对有血清病、严重过敏或过敏性休克史者，应根据中毒严重程度，权衡使用利弊，谨慎决定是否用药。确需用药者，酌情减量，缓慢滴入，密切监测用药反应，并做好抢救准备。

用量 抗蛇毒血清的用量国内外无统一标准，主要根据病情和临床经验做出决定。我国的抗蛇毒血清属单价抗蛇毒血清，初始剂量给予 2～4 支是合理的，根据中毒严重程度决定增量与否。一次性超大剂量使用可能增加过敏或血清病风险，不应盲目超大剂量用药。通常凝血障碍者使用充分中和剂量的抗蛇毒血清后，凝血功能障碍恢复的中位时间是 6 h。因此，建议每 6～8 h 监测临床和实验室指标 1 次，根据检查结果可考虑每次追加剂量 2 支，至少 2～3 次。如初始给药出血停止后 1～2 h 再发出血或神经或心血管中毒表现加重，应立即追加抗蛇毒血清。毒蛇咬伤成人和儿童释放的毒素量是相同的，但儿童体表面积、体质量更小，被毒蛇咬伤后中毒程度较成人更为严重。因此，儿童被毒蛇咬伤后抗蛇毒血清的用量应与成人一致。同理，体质量小的伤者其中毒程度可能较体质量大者更严重。妊娠并非抗蛇毒血清的禁忌证，抗蛇毒血清是被毒蛇咬伤的母体生存的唯一有效药物。

使用途径 静脉用药是使用抗蛇毒血清的有效途径。在健侧肢体开通静脉通道更有利于抗蛇毒血清迅速进入血液循环。静脉推注时，应缓慢注入（速度≤2 mL/min）；静脉滴注者，将抗蛇毒血清加入 100～250 mL 生理盐水中，1 h 内滴完，滴速应先慢后快（初始 10 min 予 25～50 mL/h，余量 250 mL/h 滴入），用药开始 1 h 内应密切监测不良反应。如病人来院时已做现场局部加压固定或结扎，应在滴入抗蛇毒血清数分钟后再解除固定或结扎（如结扎局部肢/指有疑似坏死表现，应立即解除）。原则上抗蛇毒血清不做肌内注射，因其吸收极慢且不稳定，只有在无法静脉用药或偏远落后地区，才考虑肌内注射。

使用后监测 抗蛇毒血清是异种血清，易发生过敏或不良反应，因此在使用过程中、使用后均应密切观察，主要做好临床表现观察和实验室结果监测。前者主要观察生命体征、伤口肿胀范围、出血情况（每 15～30 min）、出入量，过敏或血清病表现（如皮疹、畏寒、发热、肌痛、关节痛等）；后者主要监测血常规如白细胞、血红蛋白、血小板、电解质、肝肾功能、心肌酶或肌酶、凝血功能。根据观察情况决定复查时间。

抗蛇毒血清反应 抗蛇毒血清反应的发生率约 2.7%。抗蛇毒血清皮试是临床常规操作，但它预测潜在高敏反应的敏感性和特异性低，且抗蛇毒血清使用前应用激素预处理未能降低早期过敏反应的发生率。使用血清前必须常规做好复苏准备，充分的容量补充可减轻低血压反应。血清反应可分为三类：①过敏反应。开始用药后数分钟至几个小时内出现，瘙痒最多见，可有荨麻疹、干咳、发热、恶心、呕吐、腹痛、心动过速等，少数可出现严重致命性反应，如低血压或过敏性休克、支气管痉挛和喉头水肿等。②过敏原反应。多因血清受污染所致，常于治疗开始后 1 ~ 2 h 出现，表现为寒战、发热、血管扩张、血压下降，儿童可诱发热性惊厥。③血清病反应。于用药后 1 至数周（平均 7 d）出现，表现为发热、恶心、呕吐、腹泻、瘙痒、再发荨麻疹等，可有乏力、关节痛、关节周围肿胀、淋巴结肿痛、肌痛、多发性神经炎、蛋白尿，罕有脑病。发生血清反应时的临床处理：立即停止使用抗蛇毒血清；保持气道通畅，给予氧疗，必要时气管插管；给予抗组胺药，如苯海拉明 25 ~ 50 mg 静脉注射；西咪替丁 300 mg 静脉注射；合并气喘者可给予 β - 受体激动剂，如雾化吸入沙丁胺醇 0.15 mg/kg（≤10 mg/kg），必要时 20 ~ 30 min 重复。非致命性反应者，可给肾上腺素 0.3 ~ 0.5 mg 皮下注射。严重或致命性反应者，给予 1∶10 000 的肾上腺素溶液 3 ~ 5 mL（30 ~ 50 μg）缓慢静脉注射，同时可给予苯海拉明和/或糖皮质激素静脉注射等，必要时液体复苏、气管插管及机械通气。

（2）伤口处理。伤口处理应在使用抗蛇毒血清后及早进行。清创的主要目的是发现和清除可能残留的断牙、局部坏死组织、污染创面或感染灶。少数蛇咬伤伤口肿胀明显，有发展为筋膜室综合征的风险，需及时切开减压。伤口不要做预防性切开，因切开增加出血和损伤神经、血管、肌腱以及诱发感染的风险，如凝血功能障碍未纠正，导致出血不易控制。有条件时可采取负压器吸引伤口，或者采用胰蛋白酶或 1/1 000 高锰酸钾溶液伤口内冲洗，以破坏或排出伤口局部蛇毒。坏死皮肤、组织的清理或植皮应在出凝血功能基本恢复，病情稳定后再实施。如确定肢体或指/趾坏疽，可考虑截去坏疽的部分。蛇毒中毒可出现筋膜室综合征样改变，但蛇伤病人的筋膜室综合征的诊断不能凭“软指征”（如室筋膜变硬、明显损伤处以外部位疼痛和被动牵拉疼痛等）确定，组织测压（筋膜间室压力 >30 ~ 40 mmHg 或舒张压与筋膜间室压差 <30 ~ 40 mmHg）是诊断和排除蛇毒诱导性筋膜室综合征（snake venom-induced compartment syndrome，SVCS）的重要手段，同时应结合临床是否伴有神经功能障碍和/或血管受压及血流受影响进行综合诊断，以免误诊和不必要的切开。不提倡预防性筋膜切开，因其不能改变预后。对明确诊断 SVCS 病人，使用抗蛇毒血清可降低组织压和肌坏死，有可能减少或避免筋膜切开术的需求。

（3）蛇毒入眼处理。蛇毒入眼主要是喷毒眼镜蛇（黑颈眼镜蛇）的蛇毒喷入眼睛，现场立即用大量清水、生理盐水或乳酸林格液冲洗，局部无须用油类或软膏等药物。到医院后仍需彻底冲洗，局部可用 0.5% 肾上腺素滴剂或 4% 利多卡因滴眼液止痛；检查排除角膜是否擦伤，可用氯霉素、四环素或环丙沙星等抗生素滴眼液预防眼内炎或角膜混浊，原则上不要使用抗蛇毒血清和激素。

（4）消肿止痛。消肿止痛是蛇咬伤救治的重要措施之一。非甾体类抗炎药（NASIDs）易促进或加重出血，阿片类药物止痛较 NASIDs 更安全。适当抬高肿胀疼痛的肢体，约相当于胸骨角水平或略高，有利于促进血液和淋巴回流及肿胀部位组织间隙的液体吸收，减轻疼痛和局部压力，促进肿胀消退和疼痛缓解。如局部张力性大水泡或血泡有破裂风险者，应针吸疱液减压，不宜剪切或撕去疱膜，如为脓性疱液，应针吸送培养。

（5）预防破伤风。毒蛇口腔及毒牙可能带有破伤风梭菌，毒蛇和无毒蛇咬伤均应常规使用破伤风抗毒素（TAT）或马破伤风免疫球蛋白，但破伤风抗毒素皮试应避开抗蛇毒血清使用过程，至少在抗蛇毒血清使用1 h后再开始皮试和用药，以避免过敏或不良反应重叠。

（6）抗感染治疗。蛇咬伤不需常规预防性抗感染，对有局部组织坏死、伤口脓性分泌物或脓肿形成者，应给予抗感染治疗。

（7）新斯的明。在充分抗蛇毒血清的基础上，对神经毒性蛇伤病人，出现肌无力时可考虑给予新斯的明1.5~2.0 mg肌内注射（儿童0.025~0.080 mg/kg），如注射后5~30 min神经症状明显改善（眼睑下垂消失或呼吸能力提高等），30 min后考虑重复新斯的明0.5 mg静脉注射或皮下注射，阿托品0.6 mg/8h，直至病情完全好转。其间密切监测气道，必要时气管插管。新斯的明有增加分泌物的不良反应，遇到病人气管分泌物增多时，应减量或停用，使用莨菪类药可减轻其不良反应。

（8）糖皮质激素。国内研究显示，早期使用可减轻蛇毒引起的炎症反应、溶血反应和过敏反应，降低毛细血管的通透性，减轻局部肿胀和出血。

（9）防治并发症。出现呼吸衰竭、休克、心肌损害、心力衰竭、DIC、急性肾衰竭、继发感染等并发症时，应及时处理；特别是呼吸衰竭，其发病急、死亡率高，应及时建立人工气道和给予机械通气。早期使用山莨菪碱（654-2）和激素可能有助于防治蛇毒引起的MODS。

二、中医治疗

（一）应急治疗

1. 中成药。广州蛇药流浸膏，每次10 mL，首次20 mL，每2 h口服一次；季德胜蛇药片，首次量20片，先将药片捣碎，用温开水100 mL调匀内服，以后每隔6 h服一次，每次10片。

2. 安宫牛黄丸1丸，每日1~2次，口服或鼻饲。用于高热神昏者。

3. 清开灵注射液40 mL加入5%葡萄糖注射液中静脉滴注。用于证属邪热壅盛者。

4. 醒脑静注射液20 mL加入5%葡萄糖注射液中静脉滴注。用于证属痰热壅盛或邪热闭窍者。

5. 参麦注射液60 mL加入5%葡萄糖注射液中静脉滴注。用于邪热耗伤气阴或气阴欲竭者。

6. 参附注射液20 mL加入50%葡萄糖注射液20 mL中静脉注射。用于出现厥脱病人的抢救。

（二）辨证论治

1. 风毒。

主要证候：局部伤口无红、肿、痛，可伴有皮肤麻木感；全身症状有头晕、眼花、乏力、嗜睡、气急、眼睑下垂、张口不利、咽痛、腹痛、呕吐、全身肌肉疼痛等，严重者出现呼吸困难、视物模糊、语言不清、流涎、牙关紧闭、吞咽困难、四肢麻痹或抽搐、神志模糊甚至昏迷等症；舌质红，苔薄白，脉弦数。

治法：活血通络，祛风解毒。

方药：五虎追风散加小陷胸汤加减。

蝉蜕、僵蚕、防风、天麻、蜈蚣、白芷、当归、制何首乌、法半夏、瓜蒌、黄连、地丁、半边莲、重楼等。

若早期应加车前草、泽泻等利尿排毒；若大便不畅者加大黄、厚朴通便泄毒；若咬伤在下肢加川牛膝，咬伤在上肢者加桑枝加强祛风通络，并做引经用；若视物模糊、瞳孔散大者加白芷、蝉蜕；若动风抽搐者加全蝎搜风镇惊；若昏迷者加安宫牛黄丸以加强清热解毒，清心开窍；痰多者加竹沥、鱼腥草清热祛痰。

2. 火毒。

（1）火热滞留肌肤。

主要证候：伤肢红赤、肿胀、疼痛，并出现水泡、血疱、瘀斑，伤口出血不止，甚至溃烂、坏死。常伴有畏冷发热、头痛头晕等。舌质红，苔黄，脉滑数。

治法：清热解毒、清营凉血止血。

方药：清热解毒汤。

半边莲、蒲公英、鬼针草、黄芩、栀子、鲜茅根、生大黄（后下）。

（2）经脉气血阻滞。

主要证候：患肢硬肿不退，疼痛剧烈；或出现患肢组织坏死，局部皮肤黑紫不温，甚至化脓生蛆。舌质暗红，苔黄，脉弦涩。

治法：清热解毒、理气活血化瘀。

方药：桃红四物汤加减。

桃仁、红花、当归、川芎、生地、赤芍、丹参、蒲公英、半边莲。

（3）血热妄行。

主要证候：伤口出血不止，患肢见血疱、全身皮肤瘀斑，口、鼻、眼、二阴等七窍出血。舌质绛而少苔，脉弦数或细数，后期舌质淡，脉细弱。

治法：凉血止血，解毒益阴。

方药：加味犀角（以水牛角代）地黄汤。

水牛角粉（冲服）、生地、赤芍、丹皮、旱莲草、白茅根、半边莲、绿豆衣。

有高热者或神昏者用安宫牛黄丸或至宝丹服用。

3. 风火毒。

主要证候：局部肿胀较重，一般多有伤口剧痛，或有水疱、血疱、瘀斑或伤处溃烂；全身症状有头晕、头痛、眼花、恶寒发热、胸闷心悸、恶心呕吐、大便秘结、小便短赤或无尿，严重者烦躁抽搐，甚至神志昏愦；舌质红，舌苔白黄相间，后期苔黄，脉弦数。

（1）偏于风毒者，宜清热解毒，活血化瘀，行气止痛，镇惊熄风，芳香开窍。

方药：羚羊钩藤汤、牵正散加减。半边莲、黄芩、蒲公英、虎杖、赤芍、甘草、全蝎、蜈蚣、蝉衣、僵蚕、白芷、木香、川芎、石菖蒲。

必要时加服安宫牛黄丸、紫雪丹、羚羊角粉。

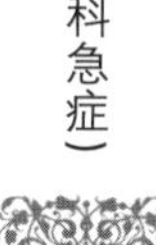

（2）偏于火毒者，宜清热解毒，凉血止血。

方药：犀角（水牛角）地黄汤、黄连解毒汤加减。水牛角粉（冲服）、生地、赤芍、丹皮、半边莲、绿豆衣、蒲公英、黄连、黄芩、栀子、鲜茅根、生大黄（后下）。

4. 蛇毒内陷。

主要证候：毒蛇咬伤后，出现高热、躁狂不安、惊厥抽搐或神昏谵语。局部伤口由红肿突然变成紫暗或紫黑，肿势反而稍减，舌质红绛，脉细数。

治法：清营凉血解毒。

方药：清营汤加减。药用水牛角、生地黄、玄参、竹叶、银花、连翘、麦冬、半枝莲、重楼、地丁等。

【临床思路】

1. 现场无法判断是否为蛇咬伤或是否为毒蛇咬伤时，一律按照毒蛇咬伤的处理原则进行急救。

2. 现场急救的首要原则是尽量减少病人的活动，并尽快送往有救治条件的医院；不要在现场和医院外盲目进行吮吸或切开伤口、针刺、挤血、绑扎、冰敷或外敷草药等浪费时间的措施。

3. 抗蛇毒血清是西医治疗毒蛇咬伤的特效药，其使用越早越好；中医对于毒蛇咬伤有丰富经验，中西医结合治疗效果更好。

4. 约有30%的毒蛇咬伤为“干咬”，即毒蛇实际并未注入毒液，病人出现的全身症状与紧张焦虑、过度通气等有关，但切忌在院外等待观察以判断是否为“干咬”，以避免延误救治时机。

【预后与转归】

神经毒蛇伤病人因局部症状不明显，咬伤后不易引起重视，一旦出现全身中毒症状则病情进展迅速和危重，呼吸衰竭是主要死因，病程较短，危险期在1~2 d内，幸存者常无后遗症。血液毒伤者的局部症状显著，病程较长，一般开始救治较为及时，脏器出血、循环衰竭是主要死因，幸存者常留有局部及相关系统的后遗症。肌肉毒蛇伤者的肾损伤和肌力恢复较慢。混合毒伤者同时出现神经毒和血液毒的特点，发病急、病情重、恢复慢，常遗留后遗症。

【预防与调护】

1. 搞好环境卫生，清除杂草、乱石，消灭毒蛇的隐蔽场所。

2. 教育群众掌握毒蛇咬伤的基本知识，尤其是从事农业、林业、渔业以及养蛇工作者。

3. 进入草丛前，应先用棍棒驱赶毒蛇；进入山区、树林、草丛地时必须穿长袖上衣、长裤和鞋袜，禁止赤脚进入，必要时戴好草帽。

4. 禁止用手伸入鼠洞和树洞。

5. 遭遇毒蛇时，应远道绕过，不要惊慌失措，也可采用左右拐弯的走动方式来躲避蛇的追赶。

第十七章　环境因素急症

第一节　中　　暑

中暑（heat stroke）是在高温、高湿环境中以体温调节中枢功能障碍和水、电解质丢失过多为特征的疾病，根据发病机制和临床表现的不同，通常将中暑分为热痉挛（heat cramp）、热衰竭（heat exhaustion）和热（日）射病（heat stroke 或 sun stroke），这三种情况可分别出现、互相重叠。热衰竭与热（日）射病病情尤其危重，须紧急处理，否则可能危及生命。

中医学亦称本病为“中暑”。

【病因病理】

一、西医病因病理

（一）发病因素

1. 环境温度过高。室温高、通风不良环境下人体获取过多热量。

2. 产热增加。从事重体力劳动、发热、甲状腺功能亢进和应用某些药物（如苯丙胺）。

3. 散热障碍。湿度较大、过度肥胖、穿透气不良的衣服、心血管功能障碍、脱水、中枢神经病变，以及长时间服用酚噻嗪类药物、抗胆碱能药物等都可导致散热障碍。

4. 汗腺功能障碍。见于系统硬化症、先天性汗腺缺乏症、广泛皮肤烧伤后瘢痕形成、痱子等。

由上可见，高温环境加上机体散热不足是致病的根本原因。临床上最多见的是在大气温度高（大于32 ℃）、湿度大（大于60%）环境中，由于长时间工作或强体力劳动，又无充分防暑降温措施时发生的中暑。

（二）发病机理

中暑损伤主要是体温过高（大于42 ℃）对细胞的直接损伤作用，发生酶变性、线粒体功能障碍、细胞膜稳定性丧失和有氧代谢途径中断，引起广泛性器官功能障碍。高热能快速导致大脑和脊髓的细胞死亡、脑水肿和局部出血、颅内压增高，甚至昏迷；小脑浦肯野细胞对高热反应极为敏感，常发生构语障碍、共济失调和辨距不良；高热使心排血量增加，负荷加重，引起心肌缺血、坏死，促发心律失常；消化系统、血液系统、肾、水、电解质代谢等均有不同程度受损，可引起溃疡出血、DIC、严重失水、失钠、

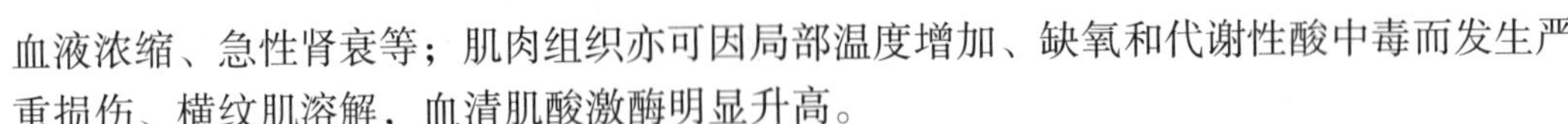

血液浓缩、急性肾衰等；肌肉组织亦可因局部温度增加、缺氧和代谢性酸中毒而发生严重损伤、横纹肌溶解，血清肌酸激酶明显升高。

中暑时体温升高的程度及持续时间与病死率直接相关。影响预后的因素主要与神经系统、肝、肾和肌肉损伤程度及血乳酸浓度有关。出现 DIC 者预后恶劣。

二、中医病因病机

在酷暑炎热之夏季暴晒或劳作，感受暑热或暑湿秽浊之气，暑热性炎烈，湿浊性黏滞，侵袭人体后耗气伤阴甚速，乃发病之外因；内因一般责之正气内虚，如年老体弱、元气素虚，或形体肥胖、痰湿之体，或产后气血不足，劳倦内伤，等等。外因须通过内因才能发病。《医门法律·热暑湿三气门》说："体中多湿之人，最易中暑，两相感召故也，外暑蒸动内湿，二气交通，因而中暑。"本病病位初发时在脾胃，病情进展后则主要累及心、肝；若暑入心营，痰热闭窍则猝然昏倒，不省人事；若暑热扰肝，肝风内动则神昏谵语，角弓反张，四肢抽搐。病机特点是暑热多属火病，中暑多属虚证，体虚多湿之人易中暑。

【临床表现】

一、先兆中暑

大量出汗、口渴、头昏、胸闷、心悸、神疲乏力。体温正常或略升高，一般不超过 37.5 ℃。此类情况，一般应及时撤离高温环境，稍作休息，症状即可消失。

二、轻度中暑

除有先兆中暑并有下列其中一种症状者：①体温在 38.5 ℃以上。②面色潮红，皮肤灼热，胸闷。③有呼吸及循环障碍的早期症状，如面色苍白、皮肤湿冷、恶心、呕吐、血压下降、脉搏细数等。

三、热痉挛

以骨骼肌痛性痉挛为特点。一般见于高温环境下进行剧烈运动，大量出汗后，表现为阵发性的肌肉痉挛，较多发生于四肢、腹部和背、胸部肌肉，主要累及骨骼肌，常在活动停止后发生，每次发作时间为 1 ~ 3 min 或更长时间后缓解。无明显体温升高。症状的出现可能与严重体钠缺失（大量出汗和饮用低张液体）和过度通气有关。可为热射病的早期表现。

四、热衰竭

以水和电解质平衡紊乱、循环衰竭为特点。常发生于老年人、儿童、孕（产）妇和慢性疾病病人，在严重热应激情况下，由于体液和体钠丢失过多、补充不足所致。表现为面色苍白、疲乏无力、头痛、眩晕、恶心、呕吐等。可有明显脱水征：心动过速、低血压、直立性晕厥、呼吸增快、肌痉挛、多汗。体温可轻度升高，无明显中枢神经系统损害表现。根据病情轻重不同，检查可见血细胞比容增高、高钠血症、轻度氮质血症和肝功能异常。

五、热（日）射病

热（日）射病是中暑几种类型中最严重的一型，是一种致命性急诊，以高热（T>40 ℃）、神志障碍为特点。热射病多是在阳光直接照射的高温下劳作所致。

【实验室及其他检查】

1. 血白细胞总数增高，可高达（15~20）$\times 10^9$/L，中性粒细胞增高伴核左移。
2. 尿蛋白阳性，红细胞管型。
3. 血清电解质紊乱，出现低钠、低氯及低钾血症。
4. 血清天门冬氨酸氨基转移酶（AST）和丙氨酸氨基转移酶（ALT）、乳酸脱氢酶（LDH）和肌酸激酶（CK）可轻至中度增高，血尿素氮升高，尿肌酸含量可增高。
5. 必要时应行紧急动脉血气分析、头颅CT、脑脊液检查以助鉴别诊断、指导治疗。

【诊断与鉴别诊断】

一、诊断要点

病人曾在高温、高湿、通风不良的室内环境，或夏季炎热气候下的户外、热辐射强度大等环境下作业或长途行走。根据病史和体征一般诊断不难。

二、鉴别诊断

1. 脑血管意外。有昏迷、偏瘫等神经系统定位体征，严重者可出现中枢性高热。病史及临床表现可资鉴别，头颅CT检查可助诊断。
2. 中枢神经感染。有化脓性脑膜炎、结核性脑膜炎、流行性乙型脑炎及真菌性脑膜炎等，都有昏迷、抽搐和一定程度发热；通过病史、临床表现、血分析，尤其是脑脊液涂片或培养检查可资鉴别。
3. 中毒性菌痢。夏秋之交进食不洁饮食史，突发高热、抽搐、昏迷，并出现休克和中枢性呼吸衰竭，大便镜检有白细胞、脓细胞、红细胞和巨噬细胞，大便培养发现痢疾杆菌。
4. 脑型疟疾。恶性疟疾重度感染反复发作后，出现昏迷、谵妄、剧烈头痛、呕吐、烦躁、高热、抽搐，亦有脑膜刺激征，但周围血液或骨髓涂片检查可找到疟原虫。

还需与甲状腺危象、伤寒及抗胆碱能药物中毒相鉴别。

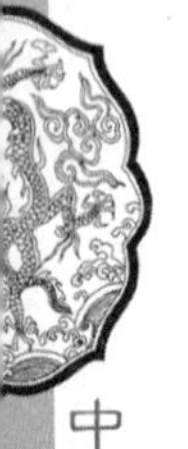

【治疗】

一、西医治疗

（一）治疗原则

物理降温和化学药物降温、输液对症治疗。

（二）治疗措施

1. 初步处理。立即将病人撤出高温环境，搬至阴凉通风处或空调房间，或在桶、盆内装入大量冰块置于地面，电风扇吹风，保持室内温度在22～25 ℃之间。

2. 先兆中暑、轻症中暑及轻度热痉挛病人的处理。这类病人随后应解松衣服，静卧，用湿冷毛巾敷头部或四肢，饮用含盐清凉饮料；症状较重的热痉挛病人仍须配合一定的降温措施；血压偏低、有轻微虚脱表现者给予5%葡萄糖氯化钠注射液1 000～2 000 mL，静脉滴注；有呼吸循环衰竭倾向者可加用呼吸循环中枢兴奋剂。

3. 热痉挛重症、热衰竭、热（日）射病病人的处理。应立即采用有效降温措施，降温的速度决定着病人的预后。体温超过41 ℃者通常应在1 h内使直肠温度降至37.8～38.9 ℃。临床常用两种降温方法。

（1）物理降温方法：可视病情与当时的就诊条件，灵活搭配使用。

第一，冰水、酒精擦浴法：用冰水或酒精擦病人全身。

第二，置冰法：在病人头部及颈部两侧、腋下和腹股沟等部位放置冰袋。

第三，冷水泡浴法：将病人全身（除头部外）浸泡在冰水中传导散热降温，水浴温度保持在10～15 ℃，每次泡15 min左右。

第四，蒸发散热降温法：用15 ℃冷水反复擦拭皮肤，同时打开电风扇、空调，此法尤其适用于有循环虚脱的病人。这样可以避免前述三种降温方法刺激太强而导致进一步的循环衰竭。

第五，体内降温法：在高热（体温超过41 ℃）伴休克的紧急情况下，可用4 ℃的5%葡萄糖氯化钠溶液1 000 mL从股动脉快速注射，于15 min内注完，可使血压上升及体温较快下降；本法还可用于前述四种体外降温方法无效的情况，例如：采用冰盐水进行胃或直肠灌洗，也可用20 ℃或9 ℃的无菌生理盐水进行腹膜透析或血液透析，或将自体血液体外冷却后回输体内降温。

采取物理降温措施时需注意：在降温过程中应密切观察体温、血压、脉搏，当肛温降至32 ℃以下时应暂停降温，待体温回升后再决定是否继续进行降温。

（2）化学降温方法：主要是加速机体散热和抑制产热，多于热射病时与物理降温同时进行。常用药物为氯丙嗪（冬眠灵），其作用机理为降低器官的代谢和耗氧，抑制体温调节中枢，扩张血管，加速散热，并使肌肉松弛。用法为氯丙嗪25～50 mg加入500 mL溶液中静脉滴注1～2 h。滴注过程中应密切监测血压，如收缩压下降至90 mmHg时应减慢滴速或停用。有高热、昏迷、抽搐者，可用氯丙嗪25 mg、非那根25 mg、哌替啶50 mg加入25%葡萄糖溶液20 mL，静脉注射；仅有高热、昏迷而无抽搐者，可用氯丙嗪 25 mg、非那根 25 mg，加入 25% 葡萄糖注射液 20 mL，静脉注射。

4. 并发症处理。

（1）昏迷：保持呼吸道通畅。脑水肿和颅内压增高者常规静脉输注甘露醇 1 ~2 g/kg，30 ~60 min 输毕。有癫痫发作者，可静脉输注地西泮。

（2）多器官功能衰竭：应予对症支持治疗。可予静脉输注甘露醇以保护肾脏灌注；一旦发生急性肾衰竭时，可行血液透析或腹膜透析治疗；应用 H_2 - 受体拮抗剂或质子泵抑制剂预防上消化道出血。

（3）低血压：应静脉输注生理盐水或乳酸林格氏液恢复血容量，提高血压。必要时可使用血管活性药物。

（4）心律失常、心力衰竭和代谢性酸中毒应予对症治疗。心力衰竭合并肾衰竭有高钾血症时，应避免使用洋地黄。

（5）弥散性血管内凝血（DIC）：见相关章节有关内容。

5. 对症、支持、监护。所有热痉挛、热衰竭、热射病病人均应吸氧，适当输液，及时补充丢失的水分与电解质；行动脉血气分析，并连续监测体温、尿量以及凝血功能指标，包括凝血酶原时间（PT）、激活的部分凝血活酶时间（APTT）、血小板计数和血浆纤维蛋白原含量。

经过积极治疗，病人体温恢复正常后，轻或中度肝、肾衰竭病例可以完全恢复；神经功能通常也很快恢复，但有些病人也可遗留有轻度神经功能紊乱。严重肌肉损伤者，中度肌无力可持续数月。

二、中医治疗

发现中暑，无论何型何证，首先应当迅速撤离现场。随后，对昏仆者当立即开其窍，通其闭，俟神志苏醒后，再随证治之。病情稍稳定后，治疗重在清除暑热的同时，又要时刻不忘护阴，迅速补充被损耗的阴液，使精化为气，阴守阳留，使阴阳重新趋于平衡。另外还应注意的是，暑邪常挟湿浊，交阻于中，如果只治暑，不治湿，则暑湿互结，湿郁生热，缠绵难解。因此，治理兼挟之邪，也成为治疗中不可偏废的要点。

（一）应急治疗

1. 针刺。用泻法针刺合谷、曲池、大椎，并在十宣穴点刺放血。

2. 刮痧治疗。取陶瓷汤匙，用其光滑边缘蘸盐水在颈项两旁、脊椎两侧或在胸廓肋间隙、肘关节曲侧、腘窝等处，自上而下，先轻后重刮动，以皮肤出现潮红或紫红为度。

3. 中成药。轻症服用十滴水 2 ~4 mL 或藿香正气水 4 ~6 mL，亦可用凉开水调少许食盐饮用。重症服用羚羊角粉胶囊；安宫牛黄丸鼻饲或溶化后点舌；若抽搐伴神昏、高热兼用紫雪丹；若昏蒙伴高热、谵妄兼用至宝丹。

4. 醒脑静注射液 20 mL 加入 5% 葡萄糖注射液 250 mL 中，静脉滴注，每日 1 次。

5. 生脉注射液 40 ~60 mL 加入 5% 葡萄糖注射液 500 mL 中，静脉滴注，每日 1 次。

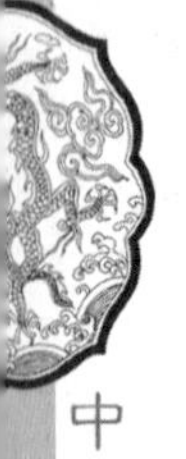

（二）辨证论治

1. 中暑阳证。

主要证候：高热，汗出，烦躁，口渴欲饮，饮后安适，脉洪大或沉数，舌质红少津，或见恶寒。多见于轻症中暑和其他几型中暑早期以发热、烦躁为主要表现者。

治法：清泄暑热，益气生津。

方药：白虎汤。

方中石膏清热、止渴除烦，知母清热生津，甘草、粳米和中益胃。

2. 中暑阴证。

主要证候：身凉肢厥，冷汗自出，面色苍白，渴欲饮水，饮入则吐，甚则昏迷，脉微细欲绝或沉迟。多见于有虚脱表现的轻症中暑和热衰竭。

治法：益气生津，敛阴止汗。

方药：生脉散。

方中人参益气生津，麦冬养阴清热，五味子敛汗生津，一补一润一敛，共奏益气养阴、敛阴止汗之效。

3. 暑热动风。

主要证候：暑热内扰心营，热极生风而抽搐、痉挛。多见于热痉挛。

治法：清热熄风，增液舒筋。

方药：羚角钩藤汤。

方中羚羊角（以山羊角代）、钩藤、桑叶、菊花清热熄风，生地、白芍、甘草滋阴增液，柔肝舒筋，贝母、竹茹清热化痰，茯神宁心安神。

4. 暑入心营。

主要证候：高热烦躁，汗出胸闷，猝然闷倒神昏，不省人事，脉象洪数，舌质红绛。多见于热（日）射病的严重中枢神经损害阶段。

治法：凉营泄暑，清心开窍。

方药：清营汤。

方中犀角（以水牛角代）清热凉血，生地滋阴凉血，玄参滋阴降火，麦冬清热养阴生津，银花、连翘清热透邪，竹叶、丹参、黄连清心热。

【临床思路】

本病的诊断，结合病史、临床症状一般不难。但在炎热的季节，对于突然昏仆的病人，或路人发现昏迷已久的病人，要谨慎诊断，需排除脑血管意外、心脏骤停等意外情况。此外老年人的中暑表现可能不典型，临证时应予以重视。中暑导致严重的多系统损害时，西医的治疗方法在迅速补充电解质，纠正酸碱平衡，防治脑水肿、癫痫样抽搐发作等方面疗效肯定，此阶段加上中医药疗法如安宫牛黄丸、羚羊角粉胶囊、醒脑静注射液等，可协同提高临床疗效。

【预后与转归】

体温升高的程度及持续时间与病死率直接相关。影响预后的因素主要与年龄、神经系统、肝、肾和肌肉损伤程度及血乳酸浓度有关。昏迷超过 6 ~ 8 小时或出现弥散性血管内凝血者预后不良。

【预防与调护】

1. 暑热季节要加强防暑卫生宣传教育。改善年老体弱者、慢性病病人及产褥期妇女的居住环境。一旦出现中暑先兆应及时治疗。

2. 有慢性心血管、肝肾疾病和年老体弱者不应从事高温作业。暑热季节要改善劳动及工作条件。在高温环境中停留 2 ~ 3 h，应饮用含钾、镁、钙盐的防暑饮料。

3. 炎热天气应穿宽松透气的浅色服装，避免紧身绝缘服装，适当补充防暑饮料。

4. 中暑恢复后数周内，应避免室外剧烈活动和在烈日下暴晒。

第二节　淹　溺

人淹没于水或其他液体中，液体或泥垢杂物充塞呼吸道及肺泡或反射性引起喉痉挛而发生窒息性缺氧的临床死亡状态（呼吸和/或心搏停止）称为淹溺（drowning）。救出后暂时性窒息，尚有大动脉搏动者称为近乎淹溺（near drowning）。近乎淹溺后数分钟到数日死亡为继发淹溺（secondary drowning），常因淹溺并发症所致。淹没后综合征指淹没一段时间恢复后因肺泡毛细血管内皮损伤和渗漏引起肺部炎症反应、肺泡表面活性物质减少或灭活出现的呼吸窘迫，是 ARDS 的一种类型。

【病因病理】

一、发病因素

淹溺多发生于不会游泳或在游泳时发生意外者，或不慎落水者，或投河自杀者，意外事故多为沉船和洪水灾害。

二、发病机理

发生淹溺后，人首先是本能地屏气，引起潜水反射（呼吸暂停、心动过缓和外周血管剧烈收缩），以保证心脏和大脑血液供应；继而出现高碳酸血症和低氧血症，刺激呼吸中枢进入非自发性吸气期，此期分两种情况：①湿性淹溺：喉部肌肉松弛，吸入大量水，充塞呼吸道和肺泡发生窒息。如水液大量进入呼吸道数秒钟即可引起神志丧失、呼吸停止和心室颤动。湿性淹溺极为多见，占淹溺者的 80% ~90%。②干性淹溺：喉痉挛导致窒息，呼吸道和肺泡很少或无水吸入，此类型占淹溺者的 10% ~20%。

因溺水环境不同而吸入的水不同，临床预后、处理上亦有不同，常分两种类型：

1. 淡水淹溺。淡水是低渗液体，进入人体后迅速吸收到血循环，使血容量增加。淡水吸入最重要的临床意义是肺损伤，使肺泡表面活性物质灭活、肺顺应性下降、肺泡塌陷萎缩、肺容积急剧减少、通气/血流比例失调。即使迅速复苏，肺损伤过程也会继续进展，出现广泛肺水肿或微小肺不张。

2. 海水淹溺。海水为高渗液体，含 3.5% 的氯化钠，是血浆的 3 倍以上。因此吸入的海水较淡水在肺泡内停留时间长，不仅不能被吸收到血液循环，反而血液中的大量水分自血管内反渗至肺泡腔，导致肺水肿、肺内分流，气体交换减少，出现低氧血症及高钠、高氯、高钾等血液浓缩改变。此外，海水对肺泡上皮及肺毛细血管内皮细胞有化学损伤作用，能促使肺水肿发生。

淹溺吸入淡水或海水后，尽管血容量、血电解质浓度等变化不同，但都引起肺顺应性降低、肺水肿、肺内分流、严重低氧血症和混合性酸中毒。严重缺氧者，可促使神经源性肺水肿发生。大多数溺水者死亡原因是严重心律失常。冰水淹没迅速致死原因常为寒冷刺激迷走神经兴奋，引起心动过缓或心搏停止和神志丧失，加重淹溺。

溺入粪池或污水池中时，基本病理变化同海水淹溺，除上述病理生理变化外，还有腐败生物和化学物的刺激与中毒等反应。

病理解剖：溺水者双肺含水量多、重量增加，并伴有不同程度的出血、水肿、肺泡壁破裂。约 70% 溺死者呼吸道有误吸的呕吐物、泥沙和水生植物。继发淹溺死亡者有肺泡上皮细胞脱落、出血、透明膜形成、急性炎性渗出。尚可见急性肾小管坏死性病变。

【临床表现】

淹溺病人常出现神志丧失、呼吸停止及大动脉搏动消失，处于临床死亡状态。近乎淹溺病人临床表现个体差异较大，与淹溺时间长短、吸入液体量及性质、重要器官损害范围和程度有关。

一、症状

淹溺时间短者，意识尚清，可有头痛或视觉障碍、剧烈咳嗽、胸痛、呼吸困难、咳粉红色泡沫样痰等症。海水淹溺者口渴感明显，最初数小时可有寒战、发热。淹溺时间长者，神志昏迷，甚至死亡。

二、体征

一般均有皮肤发绀，颜面青紫、肿胀，球结膜充血，口鼻充满泡沫或泥污。近乎淹溺者常可出现精神状态改变，如烦躁不安、抽搐、昏睡、昏迷和肌张力增加；呼吸表浅、急促或停止，双肺可有弥漫性干湿啰音。四肢冰凉，脉搏常触不到，心音微弱或消失，呼吸停止。有时胃内充满积水以致急性胃扩张，腹部膨隆。有时可发现头、颈部损伤。

【实验室及其他检查】

1. 血尿常规分析。常有白细胞轻度增高。淡水淹溺者血钾升高，血和尿中出现游离血红蛋白。海水淹溺者出现短暂性血液浓缩，轻度高钠血症或高氯血症。幸存者，10 ~ 30 min 后恢复正常血容量和电解质水平。无论淡水淹溺者或海水淹溺者，罕见致命性电解质紊乱。但严重溶血或急性肾功能衰竭时可有严重高钾血症，还可出现弥散性血管内凝血的实验室监测指标异常。

2. 心电图检查。常见表现有窦性心动过速、非特异性 ST－T 改变，数小时内恢复正常，也可出现室性心律失常、完全性房室传导阻滞。

3. 动脉血气分析。约 75% 病例有严重混合性酸中毒；几乎所有病人都有不同程度的低氧血症。

4. 胸部 X 线检查。常显示斑片状浸润，或出现典型肺水肿征象。住院 12～24 h 吸收好转或发展恶化。约有 20% 病例胸片无异常发现。疑有颈椎损伤时，应进行颈椎 X 线检查。

【诊断与鉴别诊断】

一、诊断要点

溺水史加临床表现。

二、鉴别诊断

淹溺多有明确现场证据或现场证人，一般无须鉴别诊断。

【治疗】

一、西医治疗

（一）治疗原则

保持呼吸道通畅，供氧，复温，心肺复苏，积极处理并发症。

（二）治疗措施

1. 现场急救。

（1）尽快将溺水者从水中救出。

（2）呼吸、心跳停止者立即予心肺复苏术（参见心脏骤停章节有关内容）。

2. 院内处理。

（1）供氧。吸入高浓度氧或高压氧治疗，根据病情采用机械通气。对溺水者应监测动脉血气。清醒病人可使用面罩或鼻罩持续气道正压吸氧。严重或进行性呼吸窘迫、缺乏气道保护、合并头胸部损伤的病人应行气管内插管。$PaCO_2$超过 50 mmHg 行气管内插管和机械通气。经高流量吸氧后血氧饱和度低于 90% 或 PaO_2低于 60 mmHg 者须行气道正压通气。

（2）复温。溺水者体温过低，根据情况可采用体外或体内复温措施，使中心体温至少达到 30～35 ℃。

（3）脑复苏。有颅内压升高或昏迷者，应用呼吸机增加通气，使 $PaCO_2$ 保持在 25～30 mmHg。同时，静脉输注甘露醇降低颅内压，缓解脑水肿。

（4）抗生素治疗。用于污水淹溺、有感染体征或脓毒症的淹溺者。

(5) 处理并发症。对合并惊厥、低血压、心律失常、肺水肿、急性呼吸窘迫综合征、应激性溃疡伴出血、电解质和酸碱平衡失常者进行相应处理（具体可参考有关章节）。

二、中医治疗

迅速将溺水者救出。发生厥脱者立刻用针灸或药物回苏醒神、固脱救逆。随后祛寒、复温、调理。

（一）应急治疗

1. 针灸回苏。用拇指按压或针刺强刺激人中、内关、涌泉、关元等穴位，艾条悬灸百会、关元等穴位。

2. 药物防脱固脱。灌服独参汤或参附汤以回阳救逆；生脉注射液或参附注射液 10～20 mL 静脉注射，或加入 50% 葡萄糖注射液 20 mL 中稀释后静脉注射，无效者隔 10～20 min 再重复使用，具有强心抗休克及改善微循环等作用。

3. 复温、调理。恢复呼吸心跳后，可煎服生姜红糖水以祛寒暖胃，同时按摩溺水者四肢和躯干，促进肢体血循环，恢复体温。

（二）辨证论治

参见心脏骤停章节有关内容。

【临床思路】

抢救淹溺病人的关键环节就是及时行有效的心肺复苏术，对一些既往无慢性器质性心脏疾患的青壮年，复苏术须坚持较长时间，入院后的抢救必须坚持不懈地进行。对心肺复苏成功后的淹溺病人，抢救首先就是防治肺水肿，其次是防治脑水肿。必须注意的是，不推荐任何形式的控水或倒水急救操作。

【预后与转归】

80%～90% 近乎淹溺者经院内治疗后存活而无后遗症。最初 1 h 治疗神志恢复者预后好。心肺复苏后即刻出现自主呼吸者有利于神志恢复。由水中救出后到恢复自主呼吸时间越短，预后越好。约 20% 淹溺病人恢复后遗留不同程度脑功能障碍、中枢性四肢瘫痪、锥体外系综合征、外周神经或肌肉损伤。近 20 年来，由于医疗行政管理部门对院前急救人员进行了广泛的培训，淹溺存活率明显升高。

【预防与调护】

1. 对从事水上或水中活动者应严格进行健康检查。
2. 经常进行游泳和水上自救互救知识技能训练，才能明显降低淹溺发生率。
3. 避免在浅水区潜泳、跳水。划船游玩时应穿救生衣。
4. 水上运动前不要饮酒，酒精能损害判断能力和自我保护能力。
5. 有慢性或潜在疾病者，不宜从事水中活动或工作。

第三节　电　　击

电击（electrical injury），又称触电，指一定量电流或电能（静电）通过人体引起组织损伤或器官功能障碍或猝死。电击包括低压电（≤380 V）电击、高压电（>1 000 V）电击和超高压电（或雷击，电压10 000万V、电流30万A）电击三种类型。夏季，天气潮热多雨及人体大量出汗，电击事件增多。

【病因病理】

一、发病因素

电击的原因大致可分以下四种。

1. 生活中直接接触漏电电器或工作中违反用电操作规程触电。

2. 高温高湿场所，本来不漏电的电器绝缘性能降低发生漏电；身体受潮或出汗后电阻降低，本来不会触电的情况在此时因电流容易通过而发生触电。

3. 旷野树下躲避雷雨，在雷击的超高压电场中，电流或静电电荷经空气或其他介质后电击人体。

4. 意外事故如风暴、地震、火灾等使电线断裂，带电的电线落在人体上。

二、发病机理

低压和高压电流都可使细胞膜内外的离子平衡发生变化，并产生电泳、电渗等反应，从而可导致器官的生物电节律周期发生障碍。电流接触中枢神经系统可引起神经传导阻断，如累及脑干，呼吸、心跳迅速停止。交流电15～150 Hz的低频危害性较高频为大，尤其是低频每秒钟为50～60 Hz时，易引起心室颤动。电流尚具有使肌细胞膜除极作用，引起肌肉强烈收缩。交流电有使肌肉持续抽搐作用，能“牵引住”接触者，使其脱离不开电流，故交流电危害性较直流电大。

电损伤对人体的危害与接触电压高低、电流类型（直流电或交流电）、电流强弱、频率高低、触电时间、触电部位皮肤电阻、电流体内途径和所在环境的气象条件关系密切。除电损伤外，电流能量还可转化为热量，使局部组织温度升高，引起灼伤。高电压可使局部组织温度高达2 000～4 000 ℃。闪电为一种直流电，电压为300万～20 000万V，电流强度在2 000～3 000 A。闪电一瞬间的温度极高，可迅速使组织炭化。人体肌肉、脂肪和肌腱等深部软组织的电阻较皮肤和骨骼为小，极易被电热灼伤，常伴有小血管闭塞，引起组织缺血，肌肉和肌腱受电灼伤后，局部水肿还可压迫血管，导致远端组织缺血、坏死。

对电击死亡者做尸体解剖，发现中枢神经系统和全身器官组织均有缺氧引起的充血、水肿、出血和坏死。

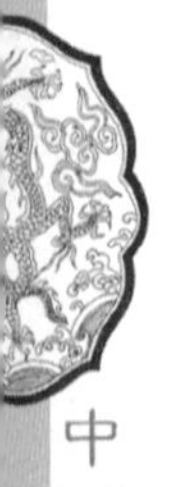

【临床表现】

一、症状

1. 全身症状。轻度电击伤者出现头晕、心悸、四肢无力或痛性肌肉收缩、惊慌呆滞、面色苍白等。

中度电击伤者可有呼吸浅促、心动过速、心律不齐或短暂的昏迷。

重度电击伤者如高压电击，特别是雷击时，常发生神志丧失、心跳呼吸骤停。部分病例有心肌和传导系统损害，心电图出现心房颤动、心肌梗死和非特异性 ST 段降低。

受电击的坏死肌肉组织与肾脏直接损伤可产生大量肌球蛋白尿，溶血后血红蛋白尿损伤肾小管，以及脱水和血容量不足等多种原因可共同促使病人发生急性肾功能衰竭。组织损伤区或体表烧伤处丢失大量液体时可出现低血容量性休克。

2. 局部症状。高压电击时在电击处至少有两处皮肤损伤，触电部位释放电能最大，局部皮肤组织损伤最严重。高压电击时，电流入口处烧伤严重，烧伤部位组织炭化或坏死成洞，烧伤处常继发细菌感染。如有衣服点燃可出现与触电部位无关的大面积烧伤。另外，在高压电流损伤时，因肌肉组织损伤、水肿和坏死，使肌肉筋膜下组织压力增加，出现神经血管受压体征，脉搏减弱，感觉及痛觉消失等，称腔隙综合征（compartment syndrome），常需行筋膜切开减压术。由于触电后大肌群强直性收缩，可发生脊椎压缩性骨折或肩关节脱位。

二、体征

心脏听诊可有心音微弱、心律失常、呼吸微弱甚至心音、呼吸音消失。触电处局部有灼伤、组织坏死，周围皮肤焦黄有水疱。高压电击伤者伤口大而深，受损组织可焦化或炭化。

三、并发症和后遗症

电击后 24 ~ 48 h 常出现严重室性心律失常、神经源性肺水肿、胃肠道出血、弥散性血管内凝血。大约半数电击者有单侧或双侧鼓膜受损破裂而致耳聋，或发生视力障碍等。孕妇被电击后常发生死胎和流产。电击后数天到数月还可出现神经系统病变（上升性或横断性脊髓炎、多发性神经病）等。

【实验室及其他检查】

1. 尿分析。可出现肌红蛋白尿及血尿。
2. 心电图。可见心律失常，严重者可有心室颤动。

【诊断与鉴别诊断】

一、诊断要点

有接触电流或被雷电、高压电电弧击中史。

二、鉴别诊断

触电多有明确的病因和现场证据，一般无须鉴别诊断。

【治疗】

一、西医治疗

（一）治疗原则

迅速脱离电源，心脏骤停者立刻行心肺复苏术，防治并发症，对症支持治疗。

（二）治疗措施

1. 脱离电源。要分秒必争，迅速使触电者脱离电源：一是切断电源，二是现场用绝缘物如干燥的竹竿、木器、皮革及绳子等挑开电线或电器。切忌用手去拉触电者。

2. 现场心肺复苏。脱离电源后立刻对触电者的神志、生命体征进行检查，应连续进行48 h心电监测，以便及时发现并处理迟发性心律失常。出现心律失常者应使用适当的抗心律失常药物。如呼吸、心搏已停止，应立刻施行心肺复苏术。医学界许多心肺复苏抢救成功的经验证明：触电、溺水、缢死等非心脏因素所致的意外性心脏骤停病人，复苏术有时须坚持较长时间方能奏效，尤其是一些既往健康的青壮年，抢救必须坚持不懈地进行，不能轻易放弃，有时要持续数小时之久，直至病人清醒或出现尸僵、尸斑为止。具体事项参照本书第八章第一节心脏骤停相关内容进行治疗。

3. 急性肾功能衰竭的防治。应用乳酸林格氏液恢复循环容量，维持尿量在50～75 mL/h之间。出现肉眼肌球蛋白尿的，尿量应维持在100～150 mL/h之间。静脉输注碳酸氢钠碱化尿液，应用甘露醇预防急性肾损伤。具体措施可参考第十四章第一节急性肾损伤有关内容。

4. 外科问题的处理。电击伤的全身治疗基本与一般烧伤治疗相同。电击伤的创面要清创包扎、常规注射破伤风抗毒素，选用有效抗生素防治继发感染，特别要注意厌氧菌感染的防治。对于广泛组织烧伤、肢体坏死和骨折者，应请外科医师会诊，进行相应处置。皮肤组织坏死者应进行清创术，对腔隙综合征病人，如果腔隙压力超过30～40 mmHg，应进行筋膜切开减压术。对于肢体电击伤后深部组织损伤情况不明者，可应用动脉血管造影或放射性核素^{133}氙洗脱术或^{99m}锝焦磷酸盐肌扫描术检查，以指导治疗。

5. 支持治疗及其他对症处理。营养支持，保持水、电解质、酸碱平衡，防治休克，保护脑组织等。

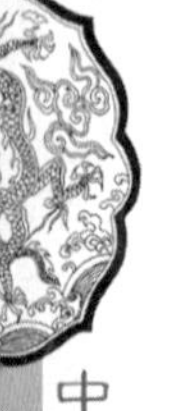

二、中医治疗

本病以西医处理为主，复苏时可配合针刺人中、十宣、素髎、涌泉等穴位，有助于复苏后呼吸、心律的稳定；出现危险性心律失常、血压下降，西药抢救纠正效果不佳的，可加用中成药静脉制剂如参附注射液、丽参注射液等。复苏后的处理应辨证施治，可参照本书心脏骤停与心肺复苏章节中医治疗的内容进行。

【临床思路】

在电击伤抢救中的最重要一环就是心肺复苏，医学界许多成功经验证明：触电的意外性心脏骤停病人，尤其是一些既往健康无慢性器质性心脏疾患的青壮年，复苏术有时须坚持较长时间方能奏效，入院后的抢救必须坚持不懈地进行。中药人参被认为具有大补元气、救逆固脱之功效。在本病的抢救过程中应用人参及其制剂如参麦注射液、丽参注射液、参附注射液等，对于提高电击伤抢救中的心脑复苏成功率和抗心衰、抗休克、纠正心律失常均有特殊意义。

【预防与调护】

普及安全用电常识的宣传教育；定期检修工业、家用电器设备以及各种医疗仪器，使其符合安全要求；高大建筑物要安装避雷针；雷雨时要避入室内关好门窗，不要在孤立的树下避雨，野外遇雷雨时可蹲伏在沟壕内。

第十八章　急诊常用诊疗技术

第一节　气管插管术

气管插管术是通过口腔或鼻腔经咽喉部将特制的气管导管插入病人气管内的一项技术。在喉镜明视下或盲探、纤维支气管镜辅助下进行。

一、适应证

1. 机械通气。需要接受机械通气的病人，首先应建立人工气道，提供与呼吸机连接的通道。

2. 上呼吸道梗阻。口鼻咽及喉部软组织损伤、异物或分泌物潴留引起的上呼吸道梗阻。

3. 气道保护性机制受损。病人昏迷、麻醉时气道保护机制受损，易发生误吸及分泌物潴留，影响通气和氧合，导致肺部感染。有必要建立人工气道，防止误吸和分泌物潴留。

4. 气道分泌物潴留。咳嗽反射受损时，使分泌物在大气道潴留，易导致肺部感染及呼吸道梗阻，应及时建立人工气道清除气道分泌物。

二、相对禁忌证

1. 经口气管插管无绝对禁忌证，但病人存在以下情况时，可能导致插管困难或有引起上呼吸道黏膜和脊髓严重损伤的可能，应谨慎操作或选择其他人工气道建立的方法：①口腔颌面部外伤。②上呼吸道烧伤。③喉及气管损伤。④颈椎损伤。⑤凝血功能障碍。⑥各种原因导致的张口障碍。

2. 经鼻气管插管的禁忌证或相对禁忌证：①紧急抢救，特别是院前急救。②严重的鼻或颌面骨折。③凝血功能障碍。④鼻或鼻咽部梗阻。如鼻中隔偏曲、息肉、囊肿、脓肿、水肿、异物、血肿等，鼻咽部肿瘤。⑤颅底骨折。

三、器械准备

球囊面罩、喉镜、合适的气管导管、导管芯、牙垫、注射器、衔接器、喷雾器、呼吸机、吸引装置、氧气、呼气末 CO_2 监测设备、气管切开包等。

四、操作方法

1. 经口腔明视插管法。

(1) 准备适当的喉镜：喉镜根据镜片的形状分为直喉镜和弯喉镜。使用方法上两者有所不同。直喉镜是插入会厌下，向上挑，即可暴露声门。弯喉镜是插入会厌和舌根之间，向前上方挑，会厌间接被牵拉起来，从而暴露声门。

(2) 选择合适型号的气管导管：根据病人的年龄、性别及身高选择合适型号的气管导管备用。检查导管气囊是否漏气：可将气囊浸入生理盐水中，向气囊中注入气体后检查是否漏气，然后将气体完全抽出。气管导管远端 1/3 表面可给予润滑，如使用导丝，则把导丝插入导管中，利用导丝将导管塑形。导丝不能超出导管口，以免损伤组织。

(3) 头颈部取适当位置：病人多取仰卧位，头后仰，颈部处于过伸位，使口腔、喉、声门和气管处于一条直线上，便于暴露声门。

(4) 预充氧、人工通气及生命体征监测：在准备插管的同时，应同时给予球囊面罩人工辅助通气，利用面罩给病人预先吸入足够的氧气，避免缺氧和二氧化碳潴留。当血氧饱和度达到90%以上（最好在95%以上）再开始插管。如插管不顺利，或血氧饱和度低于90%，特别是低于85%时，应立即停止插管，重新通过球囊面罩给氧并进行人工通气，直到血氧饱和度恢复后，再重新尝试插管。整个操作过程中均应该密切监测病人的心率、血压、心电图和血氧饱和度。

(5) 喉镜暴露声门：操作者站在病人头端，右手启开病人口腔，左手握喉镜，从病人口腔右侧插入，将舌头推向左侧。喉镜应处于口腔正中，此时可见到悬雍垂（为暴露声门的第一标志）。同时观察口咽部。如有分泌物，则需充分抽吸，以免影响插管的视野。慢慢推进喉镜达舌根，稍上提喉镜，看到会厌的游离边缘（为暴露声门的第二标志），喉镜插入会厌与舌根之间或插入会厌下方，向前上方挑，就可将会厌挑起，看到杓状软骨间隙（为暴露声门的第三标志），再用力上挑，则可看到声带。

(6) 插入气管导管和调节导管深度：暴露声门后，右手将导管插入声门。在气管导管插入声门后，一边送导管，一边将导丝拔除。避免插入过深，一般情况下，经口气管插管的男性病人插入深度为距离门齿 22 ~ 24 cm，而女性为 20 ~ 22 cm。置入牙垫后方拔出喉镜，给气囊充气约 10 mL，确认导管位置正确后固定导管和牙垫于面颊部及下颌部。

(7) 确认导管插入气管，主要通过以下手段：① 5 点听诊法：用听诊器听诊胃泡区是否有气过水声，听诊两肺底、两肺尖呼吸音是否对称。②插管后观察监护仪上血氧饱和度数值及血氧曲线，如确实在气道内则人工通气后血氧值将上升，血氧曲线呈正常波形。③在病人呼气相见到有白雾弥漫于导管内表面，随吸气白雾消失也可帮助确认导管在气道内。④监测病人呼气末 CO_2 浓度，如插入气管，则可见呼吸机上呼气时呈现 CO_2 的方波，以及测得的呼气末 CO_2 浓度值。此方法为目前推荐判断导管位于气管内的金标准。

(8) 拍摄 X 线胸片，进一步调整导管位置：气管导管远端应在隆突上 3 ~ 4 cm。根据 X 线胸片，调整导管深度。同时观察病人肺部情况及有无气胸等并发症。

2. 经鼻气管插管法。

经鼻气管插管比经口气管插管易于耐受，便于固定和口腔护理，导管可保留时间较长。但经鼻气管插管对鼻腔创伤较大，易出血。采用的导管内径偏小，而且导管弯度较大，使吸痰管插入困难，导管也易堵塞。

（1）准备用具：喉镜、插管钳、气管导管、固定胶布、滴鼻用1%麻黄碱溶液。

（2）检查病人鼻孔通畅程度。用1%麻黄碱溶液或丁卡因滴鼻以收缩鼻黏膜血管。

（3）适当深度的静脉麻醉。充分吸氧、病人情况允许时可考虑使用肌肉松弛剂。

（4）轻轻地经一侧鼻孔插入导管，手法应先顺鼻孔进入1 cm后将导管与面部垂直缓慢送入，过鼻后孔时会有一个突破感（阻力消失），再向前送管4～5 cm，此时应用喉镜窥喉，明视下看到声门，用插管钳协助将气管导管送入气管，确认深度合适后气囊充气、固定气管导管。

（5）若插管条件差，如张口度小的病人，可经鼻盲探插管。步骤：2%利多卡因溶液2 mL行环甲膜穿刺注入气管内进行表面麻醉，防止病人在导管插入后剧烈呛咳。轻轻地经一侧鼻孔插入导管，手法应先顺鼻孔进入1 cm后将导管与面部垂直缓慢送入，过鼻后孔时会有一个突破感（阻力消失），导管应缓慢进入，到咽后壁的时候适当旋转导管，使其斜面和咽后壁一致，以减少损伤。插入到17～20 cm的时候，根据呼吸音来调整导管的方向，耳听导管口的气流音（病人呼吸气流）。气流音清楚时缓慢向前送导管，气流音不清楚时让病人抬头、仰头或头向一侧倾斜，直至气流音清楚再送管，将导管送入气管内。如果表麻充分，当导管进入气管内时，病人不出现任何反应。成人导管进入气道的合适深度为导管尖端距鼻孔约28 cm。确认导管深度后气囊充气、固定导管。

五、注意事项

1. 根据解剖标志循序推进喉镜片以显露声门，并防止推进过深或太浅。

2. 对咽喉反射存在的病人，适当用1%丁卡因或2%利多卡因喷洒喉头做表面麻醉，防止因插管困难或受机械刺激发生喉痉挛，或者呼吸心搏骤停。

3. 按病人的年龄、性别、身材大小，选择不同型号的导管。气管导管长度一般为28～32 cm，内径有4.0 mm、4.5 mm、5.0 mm、5.5 mm、6.0 mm、6.5 mm、7.0 mm、7.5 mm、8.0 mm、8.5 mm等规格，内径越小，阻力越大；内径越大，阻力越小，但插管时较难通过鼻腔和声门，创伤性较大。一般成年男性用内径为8.0～8.5 mm的导管，经口腔插入22～24 cm，经鼻腔插入25 cm；女性用内径为7.0～8.0 mm的导管，经口腔插入22～24 cm，经鼻腔插入25 cm。

4. 喉镜和导管在口腔内和咽喉部应动作轻柔，切忌粗暴地以喉镜镜片或导管在口咽喉部反复进出，否则极易造成局部黏膜损伤出血，引起插管失败甚至窒息。

5. 应将喉镜着力点放在镜片的顶端，并采用上提喉镜的手法，切忌以上门齿作为支点，造成门齿损落。遇有颈短、声门过高、肥胖困难气道病人，可借助BURP手法（向后、向上、向右按压甲状软骨），肩垫薄枕或导管沿会厌的后下盲探插入。

6. 导管插入声门时必须轻柔，避免使用暴力。

7. 若首次插管失败，则应立即退出导管和喉镜，改以球囊面罩通气以保证病人的通气和氧合，同时应立即呼叫支援人员，并准备备用方案。待病人血氧饱和度维持于

90% 以上约 2 min 后，可再次尝试插管。不建议由同一人采用同样的方式反复尝试插管 3 次以上。

8. 完成插管后，要核对导管插入的深度，判断有无误插入食管的可能性或确认导管是否在气管内。确认导管插入气管后，应用 5 点听诊法检查导管位置是否正确，听诊两肺呼吸音是否正常，防止误入一侧支气管。

9. 为防止套管漏气，导管气囊内须注入气体，一般为 8 ~ 10 mL，内压不超过 20 ~ 30 mmHg 为宜。

10. 置管时间应根据导管类型和病人情况决定，若考虑置管时间较长，则应在准备充分的情况下，行气管切开术。

第二节　胸膜腔闭式引流术

胸膜腔闭式引流术是经胸壁皮肤小切口将引流管置于胸膜腔内，通过引流装置排出腔内气体或液体的一种治疗方法，也是胸外、急诊和 ICU 常用的治疗方法之一。

一、适应证

1. 气胸。中等量以上的气胸。用穿刺排气法无法控制的张力性气胸；经反复胸穿抽气后气胸量无减少或有所增加的自发性气胸。

2. 血胸。自行难于吸收或难于用穿刺法消除的血胸。

3. 脓胸。脓胸量较多、脓液黏稠或并有脓气胸，用胸腔穿刺抽脓不能彻底引流者；小儿脓胸不便于反复胸腔穿刺抽脓者；均宜行胸膜腔闭式引流术。

4. 胸部手术。开胸手术后均做闭式引流。

5. 乳糜胸。胸穿抽吸后仍有大量乳糜液并产生压迫症状，病人情况差，用闭式引流作为过渡性治疗以改善全身情况。

二、禁忌证

无绝对禁忌证，但对患有出血性疾病，或正在进行抗凝、溶栓治疗或凝血功能异常的病人及体质虚弱、病情危重，难于耐受操作者应慎用。

三、器械准备

1. 一般物品。胸腔闭式引流手术包、手套、治疗盘（碘酒、酒精、棉签、局部麻醉药）、外用生理盐水。

2. 胸腔引流瓶或引流管。临床上常用的胸腔引流管有两种，均为一次性使用。①直胸管：为硅胶置管，头端开 2 ~ 3 个侧孔，带有刻度及 X 线标记线。②带穿刺针胸管：胸管带侧孔、刻度及 X 线标记线，并附有金属针芯，与胸管套合后尖端较易刺入胸腔，进入胸腔后退出针芯、固定胸管即可。③对于有凝血功能异常或恶病质病人引流漏出液，可用深静脉置管置入胸腔以替代胸管，间断抽吸或接负压装置持续引流，操作简单安全且效果良好，可保留 1 周左右。但由于管径较细，管腔容易堵塞，需定时冲洗。

四、操作方法

1. 体位。依病人情况取坐位或平卧位，取半坐位时病人坐于凳上，上肢抬高抱头或置于前胸，头转向健侧，术侧略抬高，暴露侧胸及前胸部。取平卧位时，病人双上肢靠胸壁平放，必要时背部略垫高，暴露前胸部。

2. 定位。气胸患侧取锁骨中线第 2 肋间隙，血胸或胸腔积液取患侧腋中线第 6 ~ 9 肋间隙或根据叩诊及超声检查，决定液体最低引流位置。

3. 消毒麻醉。局部消毒后，戴无菌手套，铺无菌孔巾，在确定插管或穿刺的肋间用1% ~2% 普鲁卡因或2% 利多卡因局部浸润性麻醉。进针时边抽吸边注麻药，当抽出气体或液体后记下胸壁厚度。

（1）直胸管置入：本法多用于病情较危重或小儿脓腔者。麻醉后，切开皮肤约 3 cm，用血管钳逐层分开胸壁组织，贴近胸膜时，将导管前端用血管钳夹住，稍稍用力经切口推入胸腔 3 ~ 4 cm 深度。然后缝合切口皮肤，将管后端与水封瓶连接。待引流满意后，用缝线固定胸管。胸管周围用无菌凡士林纱布包绕，再加上无菌纱布包扎。

（2）套管针置管法：局部麻醉后，于选定引流部位做 1 ~ 2 cm 皮肤切口，左手拇指及食指固定好切口周围组织，右手握住带有闭孔器的套管针，食指固定在距针尖 4 ~ 6 cm 处，以防刺入过深。穿刺时套管针应紧贴肋骨上缘，用恒定而持续的力量来回转动使之逐渐刺入，当套管针尖端进入胸腔时有突然落空感。随后退出闭孔器，将末端被血管钳夹闭的引流管自套管针的侧孔插入，送入胸腔。术者一手固定引流管，另一手退出套管。当套管尖端露出皮肤时，用第二把血管钳靠近皮肤处夹住引流管前端，松开夹在管末端的第一把血管钳，以便套管完全退出。调整好引流管深度，缝合皮肤切口，末端连接于水封瓶。此种引流术插入的引流管较小，适用于排除胸腔内气体或引流较稀薄的液体。

（3）深静脉导管置入法：与深静脉穿刺置管法（Seldinger 法）相同。局麻后将穿刺套管针刺入胸腔，置入导丝，再沿导丝将深静脉导管送入胸腔，之后拔出导丝，缝合固定导管。

五、术后监测

1. 监测引流量、引流液性质。术后因胸膜创面和遭受刺激，可有少量血性渗液，一般 24 h 300 ~ 600 mL。如有大量鲜血，每小时超过 100 mL，或数小时内达到 1 000 mL，应考虑胸腔内活动性出血。若 24 h 引流量少于 100 mL，体格检查及影像学检查证实胸腔积液已基本排尽，肺已复张，即可拔管。

2. 若胸管不断排出气泡，应每日观察漏气程度。咳嗽时漏气为轻度，深呼气时漏气为中度，平静呼气时漏气为重度。

3. 观察及检查皮下及纵隔气肿，胸管周围出血，水封瓶漏气及呼吸时水封瓶内负压变化。正常为 $-15 \sim -7$ cmH_2O。

4. 每 1 h 检查胸管 1 次，防止受压、阻塞、脱管和磨损。

5. 根据引流装置的设计要求，定时更换水封瓶内液体。

6. 密切观察病人的呼吸、循环改善情况，通过体格检查、X 线胸片、胸部 CT 及胸部 B 超等了解积液积气情况及肺膨胀情况。

7. 气胸病人引流 1 ~ 2 周后胸管内仍有气体外逸，特别是加用负压吸引后仍无好转，则应考虑有较大的肺大泡破裂或者支气管胸膜瘘，应积极进行专科处理，可在胸腔镜下进行修补或剖胸手术。

8. 脓胸病人一般引流 2 周后，肺已逐渐复张，胸腔内粘连形成，脓腔缩小，则可考虑剪短胸管改为开放引流，并逐渐退管换药使胸壁窦道愈合。

六、注意事项

1. 术后病人取半卧位，以利气体或液体排出。
2. 穿刺或分离胸壁时，应靠近下一肋骨上缘，以免损伤肋间血管。
3. 直胸管插入困难时，不可暴力强行送入，可再用血管钳分离扩大创道，夹闭胸管尖端，用剪刀略加修剪使其锐利以减少阻力，并根据送入处的肌纤维走形方向略加转动胸管，多能顺利送入胸腔。
4. 带针胸管插入时一定要用左手控制好深度，以免失手刺入过深而造成严重后果。
5. 病人肥胖、腹胀或有腹水时，置管操作时应考虑膈肌的位置，可选用高位肋间或向斜上方置入，此时以血管钳送入直胸管更为安全。
6. 保持胸管通畅，要经常挤压胸管，不要使其弯曲、牵拉太紧，以免胸管脱落。
7. 经常检查水封瓶有无漏气现象。水封瓶水面距引流口垂直距离应大于 60 cm，以免病人呛咳时胸腔负压将瓶内液体吸入胸腔。
8. 鼓励病人定期咳嗽、深呼吸，以利肺扩张。

第三节　三腔二囊管的应用

三腔二囊管（可简称为三腔管）是一条长为 1 m，远端和中端 1/3 处带有两个圆形气囊（胃气囊及食管气囊），管上有三条分别与远端胃管口及食管、胃气囊相通的管腔，应用于抢救食道胃底静脉曲张破裂大出血的工具。有报道其止血率达 73%。

一、适应证

肝硬化并食道下段、胃底静脉曲张破裂出血者。

二、禁忌证

1. 病情垂危或深昏迷不能配合者。
2. 咽喉、食管肿瘤病变或曾进行局部手术者。
3. 合并胸腹主动脉瘤者。

三、器械准备

1. 一般物品。50 mL 注射器、3 个血管钳、2 个注射器（分干、湿使用）、2 个治疗盘、镊子、无菌巾、无菌碗、液状石蜡、0.5 kg 重沙袋（或盐水瓶）、血压计、绷带、手套及宽胶布等。

2. 三腔二囊管。选择气囊完整、质地良好的三腔二囊管，头端有注水—吸引孔。找到管壁上 45 cm、60 cm、65 cm 三处标记及三腔通道的外口。

四、操作方法

1. 检查气囊有无漏气，充气膨胀后是否均匀，通向食管囊、胃囊和胃腔的管道是否通畅。

2. 从体外向两囊内注气，观察并记录食管囊和胃囊的压力分别为 20～40 mmHg 和 40～60 mmHg 时的注气量。再抽尽双囊内气体，用止血钳封闭两囊的管口。

3. 于三腔管之前端及气囊表面涂以石蜡，将三腔管从病人鼻腔送入，达咽部时嘱病人吞咽，使三腔管顺利送入至 65 cm 标记处，如由胃管抽出胃内容物，或者用听诊器在胃脘区能听到气过水声则表示管端已至幽门。或者置胃管口于水中，若有气泡随呼吸不断溢出，则说明三腔管已误入气道内。

4. 用注射器先向胃囊注入空气 250～300 mL（囊内压 40～50 mmHg），使胃气囊充气，用血管钳将此腔钳住，然后将三腔管向外拉，感觉有中等度阻力时，表示胃气囊已压于胃底部。再以 0.5 kg 重沙袋（或盐水瓶）通过滑车持续牵引三腔管，以达到充分压迫的目的。

5. 胃囊充气后观察 5 min 仍未能压迫止血者，再向食管囊内注入空气 100～200 mL（30～40 mmHg），然后再钳住此管腔，以直接压迫食管下端的曲张静脉。

6. 定时自胃管内抽吸胃内容物，以观察有否继续出血，并可进行鼻饲和有关治疗。

7. 每 2～3 h 检查气囊内压力一次，如压力不足应及时注气增压。每 8～12 h 食管囊放气并放松牵引一次，同时将三腔管再稍深入，使胃囊与胃底黏膜分离并口服液体石蜡 15～20 mL，以防胃底黏膜与气囊粘连或坏死，30 min 后再使气囊充气加压。

8. 出血停止 24 h 后，取下牵引沙袋或盐水瓶并将食管气囊和胃气囊放气，继续留置胃内观察 24 h，如未再出血，可嘱病人口服液体石蜡 15～20 mL，然后抽尽双囊气体，缓慢将三腔管拔出。

五、注意事项

1. 插管前先清除病人鼻腔内的结痂及分泌物，躁动、不合作者可肌注安定 5～10 mg。置管后病人应侧卧或头部侧转，便于分泌物吐出，防止吸入性肺炎。

2. 干湿注射器要分开使用，不要向囊内注入液体或食物，以免导致拔管困难。

3. 认真检查三腔二囊管气囊有无松脱、漏气，充气后膨胀是否均匀，通向食管囊、胃囊和胃腔的管道是否通畅，看清管壁上 45 cm、60 cm、65 cm 三处的标记及三腔通道和外口。如管上气囊漏气，特别是胃囊漏气或充气不足，不能保持必要的压力，可导致

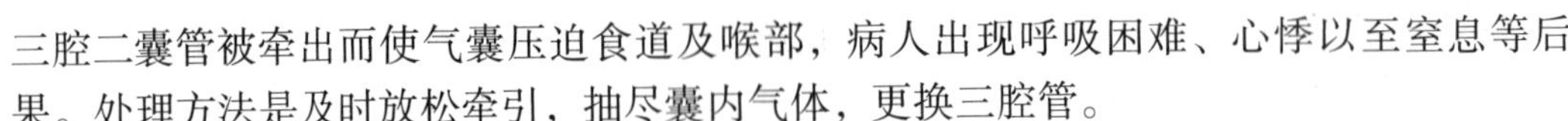

三腔二囊管被牵出而使气囊压迫食道及喉部，病人出现呼吸困难、心悸以至窒息等后果。处理方法是及时放松牵引，抽尽囊内气体，更换三腔管。

4. 胃气囊一般需保持囊内压为 40 ~ 50 mmHg，需注气 250 ~ 300 mL，食管囊内压为 30 ~ 40 mmHg，需注气 100 ~ 200 mL。充气时不宜过快或过猛牵拉，以免引起反射致迷走神经张力增高或因刺激心脏，导致呼吸困难、心悸、窒息等。

5. 使用三腔二囊管后禁止经口进食。

6. 注气时先注胃气囊，后注食管气囊；放气时先放食管气囊，后放胃气囊。

第四节　心包穿刺术

正常心包腔内约有 30 mL 液体，起润滑作用，当液体量超过 50 mL 时称心包积液。心包填塞是其最危重的表现，心包穿刺抽液是治疗填塞的最有效方法，它不仅能解除心脏受压症状，而且可判定积液的性质及原因和注药，是临床上治疗心包积液的最常用方法。

一、适应证

1. 诊断抽液检查，判定积液的性质与病原。

2. 治疗心包填塞时，穿刺抽液以减轻症状；化脓性心包炎时，穿刺可排脓；心包腔内注射药物等。

二、禁忌证

出血性疾病；心脏扩大为主而积液量少；抽出液体为血性时，应立即停止抽吸。

三、器械准备

心包穿刺包、手套、治疗盘（碘酒、酒精、棉签、局部麻醉药）、盛水容器、送检器皿、各种抢救药物和器械。如需心包腔内注射药物，应同时准备相应的药物。

四、操作方法

1. 病人取坐位或半卧位，任选下述三个部位之一穿刺。

（1）左侧第 5 肋间锁骨中线外心浊音界内 2 cm 左右，沿第 6 肋骨上缘向背部并稍向正中线刺入。如膈肌较低，可以从第 6 肋间隙刺入。此法最常用。

（2）在剑突和左肋弓缘所形成的夹角内，穿刺针与胸壁成 30°角，向上穿刺可进入心包腔下部与后部。

（3）特殊部位：①如心浊音或心影向右扩大较显著，可于胸骨右缘第 4 肋间向内、向后指向脊柱刺入。但此法有伤及乳房内动脉之危险，需特别慎重。②确知有大量渗液压迫肺部，在其他部位不能抽液体时，可于背部左侧第 7 肋或第 8 肋间向前并略向内刺入。③左侧包裹性心包积液时，可选左侧第 4 肋间。④在胸骨剑突位置不能获得液体而仍认为有必要在剑突附近穿刺时，可选剑突的正下方。

2. 常规消毒局部皮肤，术者及助手均戴无菌手套、铺无菌孔巾。自皮肤至心包壁层以2%利多卡因做局部麻醉。

3. 术者持针穿刺，助手以血管钳夹持与其连接之导液橡皮管。在心尖部进针时，应使针自下而上，向脊柱方向缓慢刺入；剑突下进针时，针体应与腹壁成30°～40°角，向上、向后并稍向左刺入心包腔下部。待针锋抵抗感突然消失时，示针已穿过心包壁层，同时感到心脏搏动，此时应稍退针，不得与搏动的心脏相接触，以免划破心脏。助手立即用血管钳夹住针体固定深度，术者将30 mL注射器接于橡皮管上，然后放松橡皮管上止血钳，缓慢抽吸液体，当针管吸满后，先用血管钳将橡皮管夹住，再取下针管以防空气进入，将抽出液体计量和分盛于试管中送检。

4. 术毕拔出针后，盖消毒纱布，压迫数分钟，用胶布固定。

五、注意事项

1. 严格掌握适应证。因此术有一定危险性，应由有经验医师操作或指导，并应在心电图监护下进行穿刺，较为安全。

2. 术前须进行心脏超声检查，确定液平段大小及穿刺部位，选液平段最大、距体表最近点作为穿刺部位，或在超声显像指导下进行穿刺抽液更为准确、安全。

3. 术前应向病人做好解释，消除顾虑，并嘱其在穿刺过程中切勿咳嗽或深呼吸。术前半小时肌注安定10 mg与可待因0.03 g。

4. 麻醉要完全，以免因疼痛引起神经源性休克。当休克发生时，应立即停止抽液，让病人平卧，必要时静注0.1%肾上腺素0.3～0.5 mL。

5. 抽液量第一次不宜超过200 mL，以后再抽时逐渐增多到300～500 mL。抽液速度要慢，过快、过多可使大量血液回流心脏而导致肺水肿。

6. 如抽出鲜血，应立即停止抽吸，并严密观察有无心包填塞出现。

7. 取下空针前夹闭橡皮管，以防空气进入心包腔。

8. 术中、术后均需密切观察呼吸、血压、脉搏等的变化。

9. 床边准备好必需的抢救药物和器械。

第五节　电复律术

电复律术（cardioversion）包括同步电复律和非同步电复律，非同步电复律又称为电除颤（defibrillation）。同步电复律是以病人自身的心电信号即心电图上的R波为触发标识，同步瞬间发放高能脉冲电流通过心脏，以消除某些异位快速心律失常的过程，同步的目的在于避开心动周期中的易损期；电除颤则应用高能电脉冲对心脏行紧急非同步电击，以消除心室扑动、心室颤动、无脉性室速等心律失常。

一、适应证

1. 电除颤：适用于心脏骤停最常见的心电情况——心室颤动和无脉性室速，某些无法同步的室性心动过速也适用电除颤。

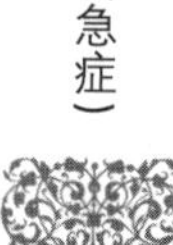

2. 同步电复律：适用于心房扑动、心房颤动、阵发性室上性心动过速、阵发性室性心动过速，尤其适用于伴心绞痛或急性心肌梗死、心力衰竭、血压下降等血流动力学障碍及药物治疗无效者。通常根据紧急程度分为两类：①Ⅰ类：任何引起血流动力学不稳定、心肌缺血或心力衰竭的心律失常，常需要进行急诊同步电复律。②Ⅱ类：无急诊电复律指征，即使择期电复律也要权衡复律成功及维持窦性心律的可能性与复律的风险，包括无症状的心房颤动或心房扑动、慢心室率的心房颤动、病态窦房结综合征伴传导系统病变等。

二、禁忌证

1. 下列情况禁用电复律：①洋地黄中毒引起的快速心律失常，洋地黄中毒时心脏对电击的敏感性增加，易导致恶性心律失常的发生。②室上性心律失常伴完全性房室传导阻滞或持续心房颤动未用影响房室传导药物情况下心室率已很缓慢。③伴有病态窦房结综合征者。④近期有动脉栓塞或经超声心动图检查发现心房内血栓而未接受抗凝治疗者。

2. 房颤病人存在下列情况不宜行电复律：①拟近期接受心脏外科手术者。②电解质紊乱尤其低血钾者，复律前应先纠正电解质紊乱。③甲状腺功能亢进伴房颤而未对甲亢行正规治疗者。④左心功能严重损害或心脏、心房明显增大者。⑤复律后在奎尼丁或胺碘酮的维持下又复发或不能耐受抗心律失常药物维持治疗者。⑥伴风湿活动或感染性心内膜炎而未得到控制的病人。⑦房颤为阵发性，既往发作次数少，持续时间短，预期可自动转复者。

三、操作方法

1. 体外电除颤操作步骤：①病人仰卧。②开启电除颤仪，调至除颤功能。③以电极板检查是否为可除颤心律（选用除颤仪监护导联的 PADDLES 导联模式）。④快速清洁病人胸壁，两电极板上均匀涂抹导电糊。⑤选择能量并充电（单相波用 360 J，双相波用 120 ~ 200 J）。⑥放置两电极板（胸骨电极板位于胸骨右侧第 2 肋间右侧锁骨下方，心尖电极板位于左腋中线第 4 肋间），电极板应压紧胸壁。⑦再次确认病人为可除颤心律。⑧大喊提醒，环顾四周，确定无人员（包括操作者自身）直接或间接接触病人，双手同时按压放电按钮完成除颤。⑨放电结束后，立即从胸外按压开始继续行心肺复苏术。

2. 体外同步电复律操作步骤：①病人仰卧。②吸氧。③以电除颤仪行持续心电监护（选用除颤仪监护中 QRS 波群显示清晰的导联）。④向病人和家属说明操作意义和风险，取得知情同意。⑤建立静脉通道，做好气管插管等复苏抢救准备。⑥将除颤仪复律模式调为同步模式（SYNC），观察心电监护示波，检查除颤仪同步性能，确认除颤仪与病人 QRS 波同步良好。⑦经静脉缓慢注入镇静剂，直至病人神志朦胧状态，停止用药。⑧快速清洁病人胸壁，两电极板上均匀涂抹导电糊。⑨关闭氧气，根据不同心律失常类型选择能量并充电。⑩放置两电极板（胸骨电极板位于胸骨右侧第 2 肋间右侧锁骨下方，心尖电极板位于左腋中线第 4 肋间），电极板应压紧胸壁。⑪提醒周围人员，环顾四周，确定无人员（包括操作者自身）直接或间接接触病人，双手同时按压放电按钮，持续按住直至放电。⑫观察并记录心电图。⑬若无效可重复电复律（最多3次），再次复律应增加电量，最大可达到双相波200 J或单相波360 J。⑭转复过程中及转复结束后均应严密监测病人心律、心率、呼吸、血压、神志等情况。

3. 复律能量的选择。房颤起始能量为100～200 J（双相波）、200 J（单相波）；房扑和阵发性室上速所需能量较低，为50～100 J；室速应分别对待，形态及频率规则的单形性室速采用100 J，形态及频率不规则的多形性室速应与室颤等同对待，即采用200 J能量；室颤和室扑均采用200 J除颤。

四、并发症及其处理

电复律的并发症发生率约为14.5%，主要与基础心脏疾患和电击所用能量大小相关。除了心室颤动强调一次成功而首次电击给予最大能量之外，电复律宜尽量利用低水平的有效能量。

1. 诱发各种心律失常。

（1）期前收缩：期前收缩发生率最高，多与疾病本身或电刺激有关。

（2）室性心动过速或室颤：其发生可因同步装置不良、放电能量不足、心脏本身病变、洋地黄过量、电解质紊乱、酸中毒等引起，应配合应用利多卡因或普罗帕酮及纠正电解质紊乱，立即再行电复律。

（3）缓慢型心律失常：最常见的为窦性心动过缓、窦性停搏和房室传导阻滞，与直流电刺激迷走神经、复律前应用抗心律失常药物、本身存在窦房结或房室结功能不良等有关，多在短时间内消失，持续时间长或症状严重者可静脉注射阿托品0.5～1 mg或静脉滴注异丙肾上腺素，每分钟1～2 μg，必要时行临时心脏起搏。

2. 栓塞。慢性房颤电复律成功后心房恢复有节律的收缩可使心房内的附壁血栓脱落，引起动脉栓塞，发生率为1%～5%。

3. 低血压。低血压发生率为1%～3%，多见于高能量电击后，大部分持续时间短暂，在数小时内可自行恢复，如果持续时间长，可静脉滴注多巴胺等血管活性药物。

4. 急性肺水肿。急性肺水肿常在电击后1～3 h内发生，发生率为0.3%～3%。可能与左心房与左心室功能不全有关，个别病人则可能与肺栓塞有关。一旦发生，即予以相应处理。

5. 心肌损伤。心肌损伤因使用过大电击能量或反复多次电击所致，发生率约为3%，表现为心电图ST－T改变，心肌酶和心肌标志物轻度升高，应动态严密观察，严重者可予以相应处理。

6. 皮肤灼伤。是电极板按压不紧或导电糊涂抹过少或不均匀所致，反复多次高能量电击也可引起，一般无须特殊处理。

五、注意事项

1. 洋地黄中毒所致的心律失常。洋地黄中毒时心肌兴奋性增高，对电击敏感性增加，电击易于引起恶性心律失常。原则上洋地黄中毒时禁忌电复律/电除颤治疗，若快

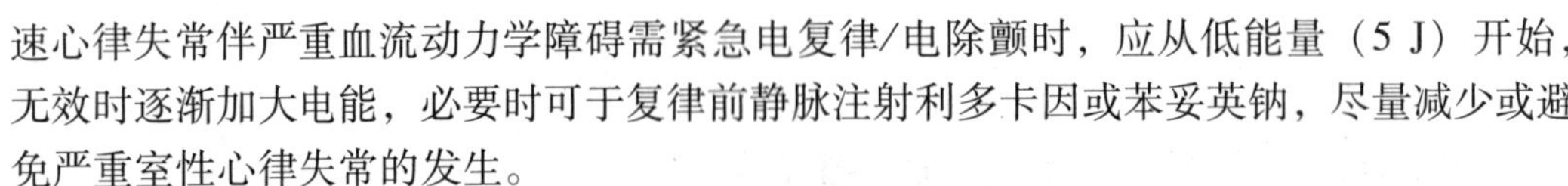

速心律失常伴严重血流动力学障碍需紧急电复律/电除颤时，应从低能量（5 J）开始，无效时逐渐加大电能，必要时可于复律前静脉注射利多卡因或苯妥英钠，尽量减少或避免严重室性心律失常的发生。

2．安置心脏起搏器的病人。尽可能用最低有效电能量；电极板放置位置应距离起搏器不少于 10 cm，尽量采用前后位的电极板放置方法；电击后立即测试起搏器功能，重新程控起搏器。

3．妊娠期间的电复律/电除颤。电复律/电除颤时，到达胎儿心脏的电能很小，引起胎儿室颤的概率很低。孕妇接受多次高能电复律治疗后分娩的婴儿正常，说明怀孕期间电复律/电除颤是安全的。但实施电复律时仍应监测胎儿心电图，尽量选择低有效电能量。

4．自动体外除颤器。自动体外除颤器（automated external defibrillator，AED）是一种便携式，专为院前急救和公众设计的电除颤设备。其操作可根据语音提示和屏幕显示进行，且可以经内置电脑分析和确定病人是否需要予以电除颤。若仪器自动判定为可除颤心律，则会自动充电，充电完毕后操作者可依据语音提示按下放电键，即完成电除颤。但应注意，AED 仅能分辨室颤和给予除颤，并无法判断病人是否出现心脏骤停，亦无法进行除电除颤之外的其他电复律。

方剂索引

二画

二冬汤（《医学心悟》）：天冬、麦冬、花粉、黄芩、知母、甘草、人参、荷叶

二陈汤（《太平惠民和剂局方》）：半夏、陈皮、茯苓、炙甘草

八珍汤（《正体类要》）：人参、白术、茯苓、甘草、白芍药、川芎、熟地黄、当归、生姜、大枣

八正散（《太平惠民和剂局方》）：木通、车前子、萹蓄、瞿麦、滑石、炙甘草、大黄、山栀子、灯芯草

十灰散（《十药神书》）：大蓟、小蓟、侧柏叶、茅根、棕榈皮、丹皮、山栀子、大黄、荷叶、茜草根

三画

大补阴丸（《丹溪心法》）：熟地、龟板、猪脊髓、蜂蜜、黄柏、知母

大柴胡汤（《伤寒论》）：柴胡、大黄、枳实、白芍药、半夏、黄芩、生姜、大枣

大承气汤（《伤寒论》）：大黄、芒硝、枳实、厚朴

三甲复脉汤（《温病条辨》）：生牡蛎、生鳖甲、生龟板、生地、麦冬、白芍、麻仁、炙甘草、阿胶

三子养亲汤（《韩氏医通》）：白芥子、苏子、莱菔子

三仁汤（《温病条辨》）：杏仁、飞滑石、白蔻仁、竹叶、厚朴、薏苡仁、半夏、通草

三圣散（《儒门事亲》）：防风、瓜蒂、藜芦

小陷胸汤（《伤寒论》）：黄连、法半夏、瓜蒌实

小蓟饮子（《济生方》）：生地黄、小蓟、滑石、通草、炒蒲黄、淡竹叶、藕节、当归、山栀子、炙甘草

小青龙汤（《伤寒论》）：麻黄、芍药、细辛、干姜、炙甘草、桂枝、法半夏、五味子

四画

丹参饮（《时方歌括》）：丹参、檀香、砂仁

乌梅丸（《伤寒论》）：乌梅、川椒、细辛、黄连、黄柏、干姜、桂枝、附子、人

参、当归

六君子汤（《校注妇人良方》）：人参、白术、茯苓、炙甘草、陈皮、制半夏

六味地黄丸（《小儿药证直诀》）：熟地黄、山药、茯苓、丹皮、泽泻、山茱萸

化痰通络汤（《临床中医内科学》）：法半夏、生白术、天麻、胆星、丹参、香附、酒大黄、茯苓、天竺黄

天麻钩藤饮（《杂病证治新义》）：天麻、钩藤、生石决明、栀子、黄芩、川牛膝、杜仲、益母草、桑寄生、夜交藤、茯神

王氏连朴饮（《随息居重订霍乱论》）：黄连、厚朴、半夏、石菖蒲、栀子、豆豉、芦根

五虎追风散（《晋男史传恩家传方》）：蝉蜕、天南星、天麻、蜈蚣、僵蚕

五画

生脉散（《内伤外辨惑论》）：人参、麦冬、五味子

归脾汤（《济生方》）：人参、黄芪、白术、茯神、酸枣仁、龙眼肉、木香、当归、炙甘草、远志、生姜、大枣

四逆汤（《伤寒论》）：附子、干姜、炙甘草

四逆加人参汤（《伤寒论》）：炮附子、干姜、炙甘草、人参

瓜蒌薤白半夏汤（《金匮要略》）：瓜蒌、薤白、白酒、半夏

龙胆泻肝汤（《兰室秘藏》）：龙胆草、栀子、黄芩、木通、车前子、泽泻、生地、当归、柴胡、甘草

甘露消毒丹（《医效秘传》）：滑石、茵陈、木通、黄芩、连翘、川贝母、射干、石菖蒲、白蔻仁、藿香、薄荷

甘草泻心汤（《伤寒论》）：炙甘草、黄芩、人参、干姜、黄连、大枣、半夏

白虎汤（《伤寒论》）：石膏、知母、粳米、甘草

白虎加人参汤（《伤寒论》）：人参、石膏、知母、粳米、甘草

代抵当丸（《证治准绳》）：大黄、当归尾、生地、穿山甲、芒硝、桃仁、肉桂

石韦散（《证治准绳》）：石韦、瞿麦、滑石、冬葵子、车前子

玉枢丹（《百一选方》）：山慈菇、五倍子、千金子仁、红芽大戟、麝香、朱砂、雄黄

六画

安宫牛黄丸（《温病条辨》）：牛黄、郁金、犀角、黄连、朱砂、栀子、雄黄、黄芩、珍珠、冰片、麝香、金箔衣

达原饮（《 温疫论》）：槟榔、厚朴、草果、知母、芍药、黄芩、甘草

血府逐瘀汤（《医林改错》）：桃仁、红花、当归、生地黄、川芎、赤芍、牛膝、桔梗、柴胡、枳壳、甘草

七画

八画

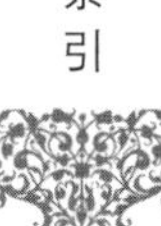

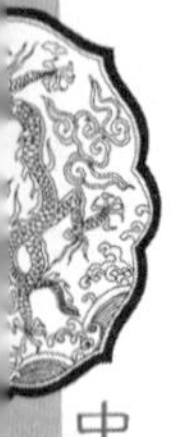

九画

养心汤（《仁斋直指方论》）：黄芪、茯苓、半夏、当归、川芎、远志、肉桂、柏子仁、酸枣仁、五味子、人参、甘草、茯神

香苏散（《太平惠民和剂局方》）：香附、苏叶、炙甘草、陈皮

宣白承气汤（《温病条辨》）：生石膏、生大黄、杏仁、瓜蒌皮

射干麻黄汤（《金匮要略》）：射干、麻黄、生姜、细辛、紫菀、款冬花、大枣、法半夏、五味子

独参汤（《景岳全书》）：人参

星蒌承气汤（经验方）：生大黄、芒硝、全瓜蒌、胆南星、丹参、天竺黄

茵陈蒿汤（《伤寒论》）：茵陈、大黄、栀子

茵陈五苓散（《金匮要略》）：茵陈蒿、桂枝、茯苓、白术、泽泻、猪苓

茵陈术附汤（《医学心悟》）：茵陈蒿、白术、附子、干姜、炙甘草、肉桂

茜根散（《景岳全书》）：茜根草、侧柏叶、阿胶、黄芩、甘草、生地黄

保和丸（《丹溪心法》）：山楂、神曲、半夏、茯苓、陈皮、连翘、莱菔子

牵正散（《杨氏家藏方》）：全蝎、僵蚕、白附子

十画

真武汤（《伤寒论》）：茯苓、芍药、白术、生姜、附子

涤痰汤（《济生方》）：半夏、橘红、胆星、竹茹、石菖蒲、枳实、人参、茯苓

柴胡疏肝散（《景岳全书》）：柴胡、芍药、枳壳、炙甘草、陈皮、香附、川芎

消渴方（《丹溪心法》）：生地汁、天花粉末、生姜汁、藕汁、人乳（或牛乳）、蜂蜜、黄连末

桃红四物汤（《医宗金鉴》）：赤芍、当归、熟地黄、川芎、桃仁、红花

桃核承气汤（《伤寒论》）：桃仁、大黄、桂枝、甘草、芒硝

蚕矢汤（《随息居重订霍乱论》）：蚕砂、木瓜、黄连、薏苡仁、栀子、黄芩、大豆卷、制半夏、吴茱萸、通草

通脉四逆汤（《伤寒论》）：附子、干姜、炙甘草

通窍活血汤（《医林改错》）：桃仁、红花、川芎、赤芍、麝香、老葱、鲜姜、大枣、酒

调胃承气汤（《伤寒论》）：大黄、芒硝、炙甘草

十一画

麻黄附子细辛汤（《伤寒论》）：麻黄、附子、细辛

麻杏甘石汤（《伤寒论》）：麻黄、杏仁、炙甘草、石膏

黄连温胆汤（《六因条辨》）：黄连、半夏、陈皮、茯苓、甘草、竹茹、枳实、大

枣、生姜

黄芩滑石汤（《温病条辨》）：黄芩、滑石、茯苓皮、大腹皮、白蔻仁、通草、猪苓

黄连解毒汤（《外台秘要》引崔氏方）：黄连、黄芩、黄柏、栀子

银翘散（《温病条辨》）：银花、连翘、桔梗、薄荷、竹叶、生甘草、荆芥穗、淡豆豉、牛蒡子、芦根

清营汤（《温病条辨》）：犀角、生地黄、元参、竹叶、麦冬、丹参、黄连、银花、连翘

清瘟败毒饮（《疫疹一得》）：生石膏、生地、犀角、黄连、栀子、桔梗、黄芩、知母、赤芍、玄参、连翘、甘草、丹皮、竹叶

清宫汤（《温病条辨》）：元参心、莲子心、竹叶卷心、连翘心、麦冬（连心）、犀角

清热解毒汤（经验方）：半边莲、蒲公英、鬼针草、黄芩、栀子、鲜茅根、生大黄

羚角钩藤汤（《通俗伤寒论》）：羚羊角、钩藤、桑叶、菊花、生地、白芍、贝母、竹茹、茯神、甘草

黄连阿胶汤（《伤寒论》）：黄连、黄芩、芍药、鸡子黄、阿胶

猪苓汤（《伤寒论》）：猪苓、茯苓、泽泻、滑石、阿胶

绿豆饮（《证治准绳》）：绿豆粉、黄连、葛根、甘草

十二画

温胆汤（《三因极一病证方论》）：半夏、陈皮、茯苓、甘草、竹茹、枳实、大枣、生姜

黑锡丹（《太平惠民和剂局方》）：沉香、炮附子、葫芦巴、阳起石、炒茴香、木香、补骨脂、肉豆蔻、川楝子、肉桂、黑锡、硫黄

葶苈大枣泻肺汤（《金匮要略》）：葶苈子、大枣

犀角散（《太平圣惠方》）：犀角、黄连、栀子、茵陈、大黄、芒硝、赤芍、柴胡、白藓皮、土瓜根、天花粉、煅贝齿

犀角地黄汤（《备急千金要方》）：犀角、生地黄、芍药、丹皮

葛根芩连汤（《伤寒论》）：葛根、甘草、黄芩、黄连

十四画

酸枣仁汤（《金匮要略》）：酸枣仁、茯苓、川芎、知母、甘草

十五画

镇肝熄风汤（《医学衷中参西录》）：怀牛膝、代赭石、龙骨、牡蛎、龟板、玄参、天冬、白芍、茵陈、川楝子、生麦芽、甘草

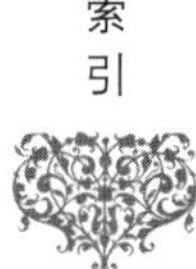

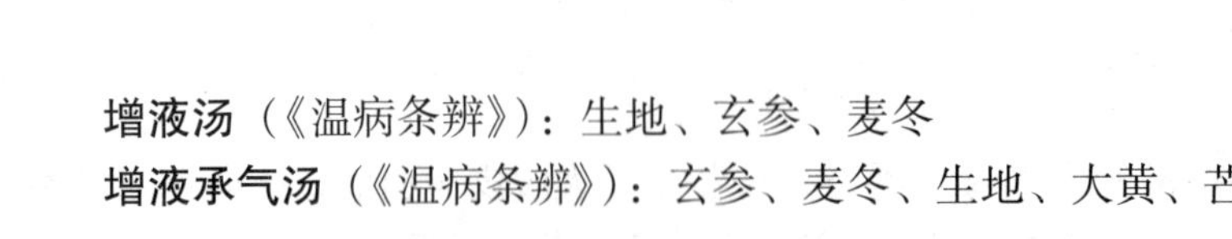

增液汤（《温病条辨》）：生地、玄参、麦冬

增液承气汤（《温病条辨》）：玄参、麦冬、生地、大黄、芒硝

十九画

藿香正气散（《太平惠民和剂局方》）：藿香、紫苏、桔梗、白芷、厚朴、大腹皮、陈皮、半夏、茯苓、白术、甘草、生姜、大枣

藿朴夏苓汤（《退思庐感证辑要》）：藿香、豆豉、杏仁、厚朴、白蔻仁、半夏、赤茯苓、猪苓、泽泻、意苡仁

参考书目

[1] 任继学. 中医急诊学［M］. 上海：上海科学技术出版社，1997.
[2] 姜良铎. 中医急诊学［M］. 北京：中国中医药出版社，2003.
[3] 贾丽丽. 中西医结合急症学［M］. 北京：科学出版社，2002.
[4] 何梦乔，钟后德，毛仁忠. 实用急救学［M］. 上海：复旦大学出版社，2005.
[5] 肖奇明，罗学宏. 急诊医学［M］. 长沙：中南大学出版社，2002.
[6] 王吉耀. 内科学［M］. 3 版. 北京：人民卫生出版社，2015.
[7] 陈灏珠. 实用内科学［M］. 15 版. 北京：人民卫生出版社，2017.
[8] 王吉耀. 内科学［M］. 2 版. 北京：人民卫生出版社，2012.
[9] 陈灏珠. 实用内科学［M］. 13 版. 北京：人民卫生出版社，2009.
[10] 田德禄. 中医内科学［M］. 北京：人民卫生出版社，2002.
[11] 刘亦选，陈镜合. 中医内科学［M］. 北京：人民卫生出版社，1998.
[12] 陈镜合，周海平，朱敏. 中西医结合内科危重急症诊疗手册［M］. 广州：广东高等教育出版社，1998.
[13] 王海燕. 肾脏病学［M］. 2 版. 北京：人民卫生出版社，1998.
[14] 刘新民. 实用内分泌学［M］. 北京：人民军医出版社，1997.
[15] 陈灏珠. 实用内科学［M］. 11 版. 北京：人民卫生出版社，2001.
[16] 张伯臾. 中医内科学［M］. 上海：上海科学技术出版社，1985.
[17] 刘亦选，黄衍寿，罗日永. 内科急症学［M］. 广州：广东高等教育出版社，1995.
[18] 巢振南，房居敬. 现代临床急诊医学［M］. 北京：人民军医出版社，1996.
[19] 李家增，王鸿利，贺石林. 现代出血病学［M］. 上海：上海科学技术文献出版社，2004.
[20] 罗绍凯，洪文德，李娟. 临床血液病学［M］. 北京：科学出版社，2003.

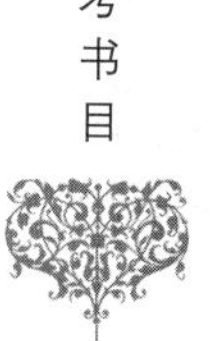